中国健康消费与公共卫生投入双检报告

(2019)

主编／王亚南　杨正权

副主编／陈勇强　方彧　魏海燕

ANNUAL EVALUATION REPORT ON THE HEALTH CONSUMPTION AND PUBLIC HEALTH EXPENDITURE OF CHINA (2019)

社会科学文献出版社
SOCIAL SCIENCES ACADEMIC PRESS (CHINA)

本项研究获得以下机构及其项目支持

中共云南省委宣传部云南省哲学社会科学创新工程
云南省社会科学院中国人文发展研究与评价重点实验室
昆明市社会科学院中国健康城市研究与评价实验室

发布机制 中国人文发展研究与评价实验室
中国健康城市研究与评价实验室

主编单位 云南省社会科学院
昆明市社会科学院

合作单位 中国社会科学院中国文化研究中心
国家行政学院社会和文化教研部
北京大学文化产业研究院
社会科学文献出版社
光明日报文化产业研究中心

主　　编　王亚南　杨正权

副主编　陈勇强　方　彧　魏海燕

编　　委　（以姓氏笔画为序）

尹　峻（执行）　邓云斐　冯　瑞　曲晓燕
刘　婷（执行）　李　燕　李志杰（执行）
吴　敏　汪　洋　沈宗涛　张　超　赵　勇
赵　娟（执行）　袁春生　高　军（执行）
郭　娜　惠　鸣　温　源　谢青松　意　娜

撰著

健康消费总报告　王亚南　陈勇强　方　彧　魏海燕

卫生投入总报告　王亚南　刘　婷　陈勇强　魏海燕

技 术 报 告　王亚南　方　彧　高　军　赵　娟

消费排行报告　王亚南　刘　婷　李志杰　黄剑辉

投入排行报告　王亚南　赵　娟　尹　峻　李美婷

子　报　告　（以文序排列）

魏海燕　袁春生　汪　洋　郭　娜
邓云斐　沈宗涛　黄剑辉　卢晓慧
胡云霞　高　山　李美婷　姜剑波
高会平　李　佳　李　敏　高一璟
陈晓磊　郑先芳

主要编撰者简介

王亚南　云南省社会科学院研究员，文化发展研究中心主任，中国人文发展研究与评价实验室首席科学家，云南省中青年社会科学工作者协会会长。主要研究方向为民俗学、民族学及文化理论、文化战略和文化产业研究，主要学术贡献有：①1985年首次界定“口承文化”概念，随后完成系统研究，提出口承文化传统为人类社会的文明渊薮，成文史并非文明史起点；②1988年解析人生仪礼中“亲长身份晋升仪式”，指出中国传统“政亲合一”社会结构体制和“天赋亲权”社会权力观念；③1996年开始从事文化战略和文化产业研究，提出“高文化含量”的“人文经济”论述，概括出中心城市以外文化产业发展的“云南模式”；④1999年提出“现代中华民族是56个国内民族平等组成的国民共同体”和“中国是国内多民族的统一国家”论点，完成国家社会科学基金项目“中华统一国民共同体论”；⑤2006年来致力于人文发展量化分析检测评价体系研创，相继主编撰著连年出版《中国文化消费需求景气评价报告》（2011年起）、《中国文化产业供需协调检测报告》（2013年起）、《中国公共文化投入增长测评报告》（2015年起）、《中国人民生活发展指数检测报告》（2016年起）、《中国民生消费需求景气评价报告》（2018年起）、《中国健康消费与公共卫生投入双检报告》（2018年起），近年来应有关方面要求新增《中国经济发展结构优化检测报告》（2019年）、《中国社会建设均衡发展检测报告》（2019年）。

方　彧　中国老龄科学研究中心副研究员，中国社会科学院博士。主要研究方向为口头传统、老龄文化和文化产业研究。全程参与研创“中国人文发展量化分析检测评价系列”，合作发表《中国文化产业新十年路向——

基于文化需求和共享的考量》《中国文化产业发展空间：4万亿消费需求透析》《深化文化体制改革机制创新的若干现实问题透析》等论文和研究报告，参与组织撰著“中国人文发展量化分析检测评价系列”年度报告，负责文稿统改及英译审校。

刘 婷 云南省社会科学院民族文学研究所研究员，博士，美国威斯康星大学访问学者，云南省中青年学术与技术带头人后备人才，云南省社会科学院“民族文化保护与发展”研究创新团队首席专家，云南省社会科学院文化发展研究中心秘书长，云南省中青年社会科学工作者协会秘书长，中国西南民族研究学会灾害研究专业委员会秘书长，《云南文化发展蓝皮书》副主编。主要研究方向为文化人类学，代表作《民俗休闲文化论》（专著）、《休闲民俗与文化传承》（专著）、《中国西部民族文化通志·礼仪卷》（主编主撰），主持国家社会科学基金一般项目《韧性理论视角下的哈尼族异地搬迁与社区重构研究》、西部项目《云南少数民族民俗文化保护的新思路》，在《民族文学研究》、《西南民族大学学报》、《云南社会科学》、*International Journal of Business Anthropology* 等刊物发表论文数十篇。全程参与研创“中国人文发展量化分析检测评价系列”，合作发表《面向协调增长的中国文化消费需求——“十五”以来分析与“十二五”测算》《中国文化产业未来十年发展空间——以扩大文化消费需求与共享为目标》《各省域文化产业未来十年增长空间——基于需求与共享的测算排行》等论文和研究报告，参与组织撰著“中国人文发展量化分析检测评价系列”年度报告，负责人员组织和撰稿统筹。

赵 娟 云南省社会科学院民族文学研究所副研究员，《云南文化发展蓝皮书》副主编，云南省中青年社会科学工作者协会秘书处主任。主要研究方向为古典文学、民族文化和文化产业研究，合著出版《经典阅读与现代生活》。全程参与研创“中国人文发展量化分析检测评价系列”，合作发表《以国家统计标准分析各地文化产业发展成效》《中国文化产业未来十年发展空间——以扩大文化消费需求与共享为目标》《各省域文化产业未来十年增长空间——基于需求与共享的测算排行》等论文和研究报告，参与组织撰著“中国人文发展量化分析检测评价系列”年度报告，负责文稿统改。

摘　要

2000～2017 年，全国居民健康消费总量由 2138.96 亿元增至 20450.57 亿元，年均增长 14.20%。健康消费增长高于产值年增 0.99 个百分点，高于居民收入年增 1.21 个百分点，高于总消费年增 1.86 个百分点，低于居民积蓄年增 0.65 个百分点。全国健康消费城乡比缩小 41.66%，地区差缩小 8.40%。依据历年动态推演预测，至 2020 年全国居民健康消费城乡比将明显缩减，地区差也将略微缩减；至 2035 年全国居民健康消费城乡比将继续极显著缩减，地区差将略微扩增。假定全国同步实现健康消费历年最小城乡比直至弥合城乡比，健康消费需求指数将更加明显提升。

从 2000 年以来基数值纵向检测可以看出，中部健康消费需求指数提升最高，西部次之，东北再次，东部稍低，表明区域均衡发展国家方略已见成效；湖北、贵州、安徽、广西、河南占据前 5 位。2017 年无差距理想值横向检测发现，差距仍在于各方面协调性、均衡性还不够理想；湖北、黑龙江、湖南、天津、北京占据前 5 位。另有基数值纵向检测显示，2005 年以来湖北、贵州、山西、甘肃、河南占据前 5 位；2010 年以来湖北、甘肃、青海、海南、四川占据前 5 位；2016 年以来湖南、广西、北京、湖北、天津占据前 5 位。

同期，全国卫生投入总量由 494.26 亿元增至 14450.63 亿元，年均增长 21.96%。卫生投入增速显著高于产值增速，也明显高于财政收入、财政支出增速；同时明显高于教育投入增速，但较明显低于科技投入增速，而显著高于文化投入增速。全国卫生投入人均值地区差缩小 24.70%。以消解发展不平衡不充分为最终目标，测算 2020 年公共卫生投入预期增长目标：按实现全国各地最小地区差测算，全国总量应达到 25980.38 亿元，人均值应达到 1843. 33 元；按实现人均值地区均等测算，全国总量应达到 40939. 22 亿元，人均值统一取北京值为 2904. 67 元。

各省域卫生投入增长综合评价排行：无差距理想值横向测评，西藏、青海、云南、甘肃、广西为“2017 年度卫生投入指数排名”前 5 位；自身基数值纵向测评，安徽、河南、陕西、湖南、重庆为“2000 ~ 2017 年卫生投入指数提升”前 5 位；安徽、湖南、重庆、江西、河南为“2005 ~ 2017 年卫生投入指数提升”前 5 位；广东、重庆、安徽、福建、海南为“2010 ~ 2017 年卫生投入指数提升”前 5 位；安徽、内蒙古、青海、天津、海南为“2016 ~ 2017 年卫生投入指数提升”前 5 位。

目 录

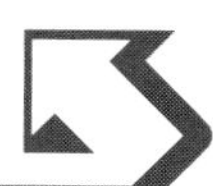

Ⅰ 总报告

Ⅱ 技术报告与综合分析

Ⅲ 省域居民消费报告

Ⅳ 省域公共投入报告

总 报 告

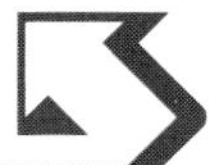

General Reports

ℝ.1

中国城乡居民健康消费状况总体评价

——2000～2017年分析与2017年检测

王亚南　陈勇强　方 彧　魏海燕*

摘　要： 以城乡综合演算人均值衡量，2017年全国居民总消费为2000年的6.58倍，非物消费为7.92倍，其中健康消费为8.71倍。物质消费比重明显降低5.95个百分点，非物消费比重明显增高5.95个百分点，消费结构出现较大升级变化，而健康消费占总消费比重增高1.92个百分点。但居民消费率从35.91%明显下降至31.46%，“十二五”以来略有回升，而

* 王亚南，云南省社会科学院研究员，文化发展研究中心主任，主要研究方向为民俗学、民族学及文化理论、文化战略和文化产业研究；陈勇强，昆明市社会科学院副院长，主要从事文化建设、文化产业研究；方彧，中国老龄科学研究中心副研究员，中国社会科学院博士，主要研究方向为口头传统、老龄文化和文化产业研究；魏海燕，云南省政协信息中心主任编辑，主要从事传媒信息分析研究。

健康消费占居民收入比从 4.60% 较明显升高至 5.52%。居民总消费、非物消费地区差逐渐缩小，健康消费地区差显著缩小；居民总消费、非物消费城乡比逐渐缩小，健康消费城乡比极显著缩小。“不平衡的发展”在民生领域部分改善。依据历年动态推演预测，至 2020 年全国居民健康消费城乡比将明显缩减，地区差也将略微缩减；至 2035 年全国居民健康消费城乡比将继续极显著缩减，地区差将略微扩增。

关键词： 全国 健康消费 需求状况 检测评价

本系列研究多年前出版《中国文化消费需求景气评价报告》，至今四度进入中国社会科学院创新工程学术出版项目，入选“中国梦与中国发展道路研究丛书”英文版；数年前出版《中国公共文化投入增长测评报告》，也进入中国社会科学院创新工程学术出版项目，用以检验基本公共文化服务均等化进程及其现实差距具有特定意义。国际社会总是“教科文”并提，我国习惯“教科文卫”并列，教科文卫本身即为社会建设与发展的同一个大类领域，诸多方面具有研究方法和分析模型的相通、相融性。基于以上两种较为成熟的文化蓝皮书，平行移植指标体系和测评方法，同时归并民生消费需求检测与公共服务投入检测两个方面，于是有了居民健康消费与公共卫生投入增长态势“双检”尝试。现为第 2 个年度卷。

全国及各地居民健康消费增长体现出从衣食温饱“基本小康”迈向相对富足“全面小康”进程中民众日益注重自身身心健康的历史进步，可由一个重要方面反映“人民美好生活需要”，而其间存在的城乡差距、地区差距也由一个重要方面反映“不平衡不充分的发展”缺憾。尤其是公共卫生投入属于基本公共服务民生范畴，直接关系到宪法保障公民社会权利之“国民待遇”问题，全国及各地公共卫生投入增长的地区差距（相应数据无城乡投向分类）更是由一个重要方面反映“不平衡不充分的发展”缺憾。

因此，本项研究的城乡差距、地区差距检测不仅对准我国“全面建成小康社会”目标年2020年，而且对准我国“基本建成现代化国家”目标年2035年，现代化国家的民生发展理应消除社会结构体制上的城乡鸿沟和地区鸿沟。

本书直接面向全国及各地城乡居民健康消费需求增长动态、基本公共卫生投入均等化进程开展检测，同时针对公众市场需求中的居民健康消费开支、公共财政预算支出中的卫生投入，进行尽可能全面结构化的相关性分析测算，可以为国家“健康中国”建设目标和各地“大健康产业”发展战略提供确切的“数据事实”依据，亦可为各地相关建设实施进程提供数理分析方法和指标演算模型的检测结果参考。

鉴于民生消费需求检测与公共服务投入检测各属完全不同的领域，此书构思设计耗费心力，经过长时间的反复斟酌，最终采用双重总报告、并行排行报告、两组省域子报告的“复式”结构，以统一的技术报告有机维系为一体。本文为全国居民健康消费分析检测总报告，全国公共卫生投入分析检测总报告另见后文。这是本书体例上的特别之处，需要开卷首先予以说明。

一　全国民生消费主要数据相关情况

各类民生消费需求增长离不开经济增长、居民收入增长。鉴于经济财政、人民生活总体分析纳入“全面小康检测报告”系列，民生消费总体分析集中于“民生指数报告”系列之民生消费卷，这里结合民生背景数据直接切入非物消费及包含其间的健康消费分析。本书集中关注“健康消费”为国家现行统计制度下“人民生活”居民消费支出分类项“医疗保健”消费部分。①

① 在国家现行统计制度之“人民生活”部分里，城乡居民消费支出分为8个类别项：食品烟酒、衣着、居住、生活用品及服务、交通通信、教育文化娱乐、医疗保健、其他用品及服务。本项检测将前4类消费（分别简称食品、衣着、居住、用品消费）归为“物质（生活）消费”，后4类消费（分别简称交通、文教、健康、其他消费）归为“非物（生活）消费”。

（一）民生消费及健康消费总量增长

全国城乡民生消费主要数据增长变化基本情况见图 1，限于制图容量，侧重列出民生消费分类数据，突出单列健康消费总量数据。居民收入、总消费数据可从中推算出来，同时产值、财政收入、财政支出背景数据置于后台演算。

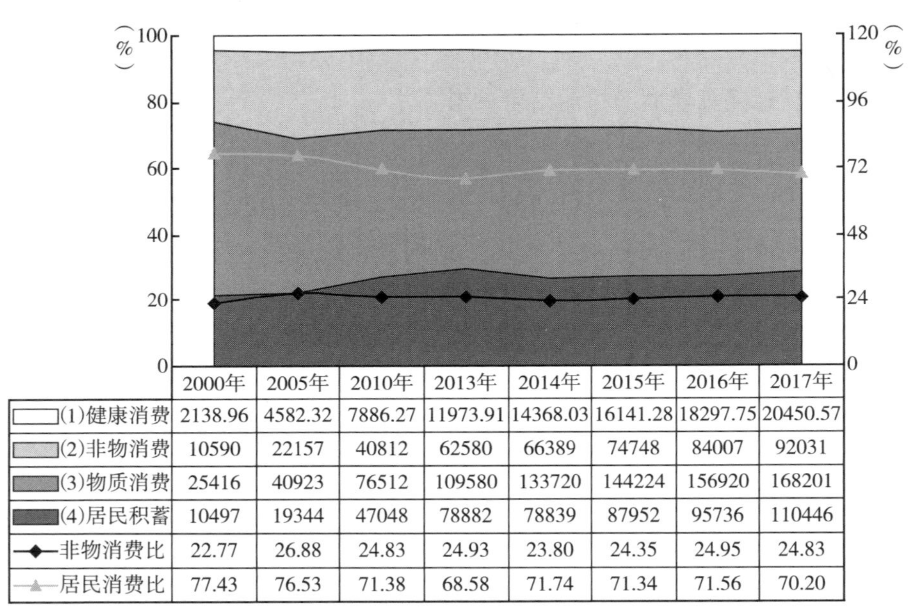

	2000年	2005年	2010年	2013年	2014年	2015年	2016年	2017年
(1)健康消费	2138.96	4582.32	7886.27	11973.91	14368.03	16141.28	18297.75	20450.57
(2)非物消费	10590	22157	40812	62580	66389	74748	84007	92031
(3)物质消费	25416	40923	76512	109580	133720	144224	156920	168201
(4)居民积蓄	10497	19344	47048	78882	78839	87952	95736	110446
非物消费比	22.77	26.88	24.83	24.93	23.80	24.35	24.95	24.83
居民消费比	77.43	76.53	71.38	68.58	71.74	71.34	71.56	70.20

图 1　全国城乡民生消费主要数据增长变化基本情况

左轴面积：全国城乡居民（1）健康消费、（2）非物消费、（3）物质消费、（4）积蓄总量（亿元转换为%），（2）+（3）=总消费，（2）+（3）+（4）=居民收入，各项数值间呈直观比例。右轴曲线：非物消费比、居民消费比（占居民收入比）（%），二者之差即为物质消费比，二者之比即为非物消费比重（占总消费比），二者之差再与居民消费比之比即为物质消费比重。囿于制图空间省略若干年度，文中描述历年变化包括省略年度，后同。

1. 城乡人民生活相关背景数据增长简况

2000～2017 年，全国城乡居民收入总量年均增长 12.99%，积蓄总量年均增长 14.85%。居民收入年均增长率低于产值增长 0.22 个百分点，低于财政收入增长 3. 23 个百分点。①

2. 城乡居民消费总量及其分类增长状况

2000 ~ 2017 年，全国城乡居民消费总量年均增长 12. 34%。居民消费年均增长率低于产值增长 0. 87 个百分点，低于财政支出增长 3. 83 个百分点。同期，全国城乡居民物质消费总量年均增长 11. 76%。物质消费年均增长率低于居民收入增长 1. 23 个百分点，低于总消费增长 0. 58 个百分点。同期，全国城乡居民非物消费总量年均增长 13. 56%。非物消费年均增长率高于居民收入增长 0. 57 个百分点，高于总消费增长 1. 22 个百分点。

与此同时，全国城乡居民健康消费总量年均增长 14. 20%。健康消费年均增长率高于居民收入增长 1. 21 个百分点，高于总消费增长 1. 86 个百分点；高于物质消费增长 2. 44 个百分点，高于非物消费增长 0. 64 个百分点；仅低于居民积蓄增长 0. 65 个百分点。

3. 城乡居民消费需求相关比值变化状况

在全国居民收入当中，2000 年有 77. 43% 用于全部生活消费支出，为历年最高比值；2013 年仅有 68. 58% 用于全部生活消费支出，为历年最低（最佳）比值；2000 年仅有 22. 77% 用于非物消费支出，为历年最低比值；2005 年有 26. 88% 用于非物消费支出，为历年最高（最佳）比值。居民收入与总消费之差即为居民积蓄，非物消费与总消费之差即为物质消费。

这几组数据链之间的相关比值可以通过结构化关系推算。居民消费比占百分比剩余部分（100% 与之差值）为居民积蓄率，即居民积蓄在居民收入里所占比例；居民消费比与非物消费比之差（差值）为物质消费比，也就是非物消费比占居民消费比剩余部分为物质消费比，即物质消费在居民收入里所占比例；非物消费比与居民消费比之比（商值）为非物消费比重，即非物消费在总消费里所占比例；居民消费比与非物消费比之差再与居民消费比之比为物质消费比重，也就是非物消费比重占百分比剩余部分为物质消费

① 本项检测数据库运算无限保留小数，难免与按稿面整数或常规两位小数演算产生的小数有出入，此属机器比人工精细之处，并非误差。全书同。

比重，即物质消费在总消费里所占比例。诸如此类的结构化相关性分析体现了数理抽象的优势，透露出严谨而精密的逻辑力量，通过数理关系推演充分揭示“数据事实”基本态势。

这17年间，全国居民消费比降低7.23个百分点，同时非物消费比却升高2.06个百分点，反过来导致物质消费比降低9.29个百分点。继续深入分析，居民消费比与非物消费比升降方向及其程度有差异，意味着非物消费占总消费比重变化，反过来又导致物质消费占总消费比重变化。由这些相对比值关系变化就能够看出民生消费需求态势，从中体现出民生发展的基本走向。

在这当中，全国城乡居民健康消费增长较大幅度高于居民收入增长，高于总消费增长，高于物质消费增长，高于非物消费增长，势必导致一系列相关比值发生明显变化。

（二）产值与收入、消费、积蓄之间增长关系

分析产值与居民收入、总消费、物质消费、非物消费、积蓄之间增长关系，可以检测究竟是什么因素对居民消费需求各方面增长产生重要影响。全国产值与居民收入、消费、积蓄增长态势见图2，因相关系数分析需有历年不间断增长指数，而制图空间有限，故截取2000～2010年（后台检测2000～2017年）。

1. 产值与居民收入、消费历年增长相关性

2000～2010年，标号（1）全国产值与（2）居民收入历年增长指数之间，相关系数为0.9098，亦即在90.98%程度上同步变动，呈很强正相关性，其间历年高低对比可见当年增长同步关系；与（3）居民总消费历年增长之间，相关系数为0.7587，亦即在75.87%程度上同步变动，呈稍强正相关性；与（4）物质消费历年增长之间，相关系数为0.8511，亦即在85.11%程度上同步变动，呈较强正相关性；与（5）非物消费历年增长之间，相关系数为－0.4117，亦即在41.17%程度上逆向变动，呈稍强负相关性。

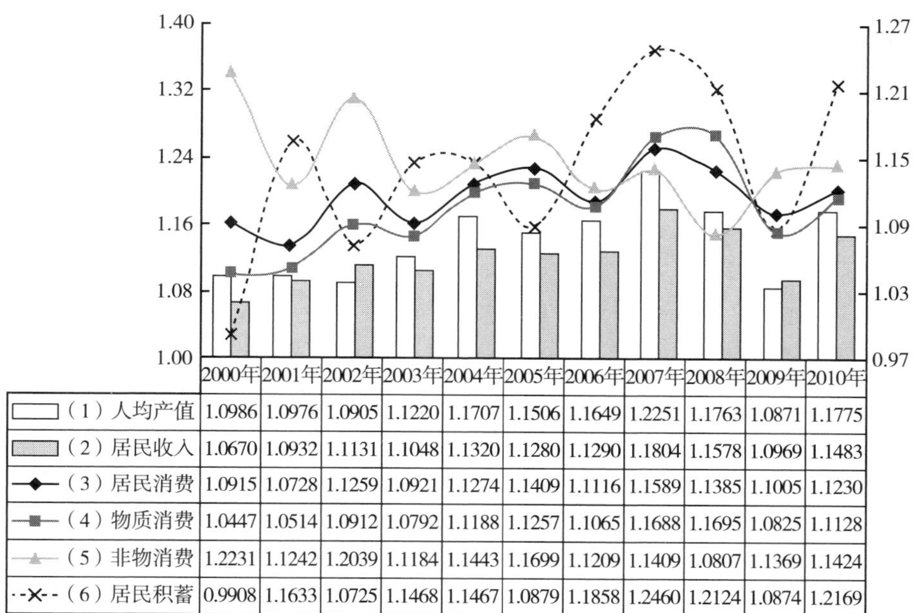

	2000年	2001年	2002年	2003年	2004年	2005年	2006年	2007年	2008年	2009年	2010年
（1）人均产值	1.0986	1.0976	1.0905	1.1220	1.1707	1.1506	1.1649	1.2251	1.1763	1.0871	1.1775
（2）居民收入	1.0670	1.0932	1.1131	1.1048	1.1320	1.1280	1.1290	1.1804	1.1578	1.0969	1.1483
（3）居民消费	1.0915	1.0728	1.1259	1.0921	1.1274	1.1409	1.1116	1.1589	1.1385	1.1005	1.1230
（4）物质消费	1.0447	1.0514	1.0912	1.0792	1.1188	1.1257	1.1065	1.1688	1.1695	1.0825	1.1128
（5）非物消费	1.2231	1.1242	1.2039	1.1184	1.1443	1.1699	1.1209	1.1409	1.0807	1.1369	1.1424
（6）居民积蓄	0.9908	1.1633	1.0725	1.1468	1.1467	1.0879	1.1858	1.2460	1.2124	1.0874	1.2169

图2　全国产值与居民收入、消费、积蓄增长态势

左轴柱形：全国产值、居民收入年增指数。右轴曲线：居民消费、积蓄年增指数，上年＝1（小于1为负增长）。曲线间走势并行即正相关同步增长，上下交错对应即负相关逆向增长；相关系数1为绝对正相关完全同步，0为完全不相关，－1为绝对负相关完全逆向。曲线（5）与（6）之间形成横向镜面峰谷对应水中倒影负相关关系。

这些数据之间的增长相关性表明，全国经济增长并不能“自然”带动国内居民生活消费向着非物质需求方向“升级”。倘若各地大体如此，对于“中国现实”特殊性的这一“逆规律性”揭示即可成立。

2. 居民积蓄与收入、消费历年增长相关性

2000～2010年，标号（6）居民积蓄与（2）居民收入历年增长指数之间，相关系数为0.8261，亦即在82.61%程度上同步变动，呈稍强正相关性；与（3）居民总消费历年增长之间，相关系数为0.4082，亦即在40.82%程度上同步变动，呈很弱正相关性；与（4）物质消费历年增长之间，相关系数为0.6703，亦即在67.03%程度上同步变动，呈较弱正相关性；与（5）非物消费历年增长之间，相关系数为－0.7751，亦即在

77.51%程度上逆向变动，呈极强负相关性。

在全国范围这些数据之间的增长相关性中，相互间影响的正反方向、强弱程度一目了然。

特别是（5）非物消费与（6）居民积蓄增长曲线之间，形成横向镜面峰谷对应水中倒影，其间呈77.51%逆向增长相关性。“积蓄负相关性”对于非物消费显著成立，对于总消费不成立，对于物质消费不成立。经后台数据库扩展演算，非物消费与积蓄增长之间2000～2013年长时段逆向程度为69.63%，呈很强负相关；2000～2006年逆向极值达95.15%，呈极强负相关。非物消费包含文化消费，因而与本项研究早年揭示的文化消费需求之“积蓄负相关性”相通对应，甚至其间曲线走向图形也极为近似。

显然，全国居民积蓄增长“自然而然”地抑制了国内居民生活消费向着非物质需求方向更快地“升级”。倘若这一点在各地得到普遍印证，又可成为“中国现实”中的特定“规律性”“趋势性”发现。①

二　全国居民非物消费结构化分析

国家现行统计制度中居民消费后四类——交通通信、教育文化娱乐、医疗保健、其他用品及服务（以下行文分别简称“交通、文教、健康、其他”）消费属于非物生活范畴，维系着人们社会交往、身心状态、精神生活等“扩展需求”。居民非物生活分类消费测算为民生消费需求检测系统的二级子系统之三，其中展开相关性分析又包含着三级子系统之五至八。

（一）非物生活分类消费增长分析

全国居民非物消费分类结构性关系见图3。

1. 交通消费人均值增长及其比重变化

全国城乡综合演算，2000年居民交通消费人均值为200.30元，2017年

① 本项研究针对各地分别取2000年以来17年间各自典型时段进行检测，这一“规律”普遍适用于全国31个省域，且绝大多数省域具有很高显著性或较高明显性。

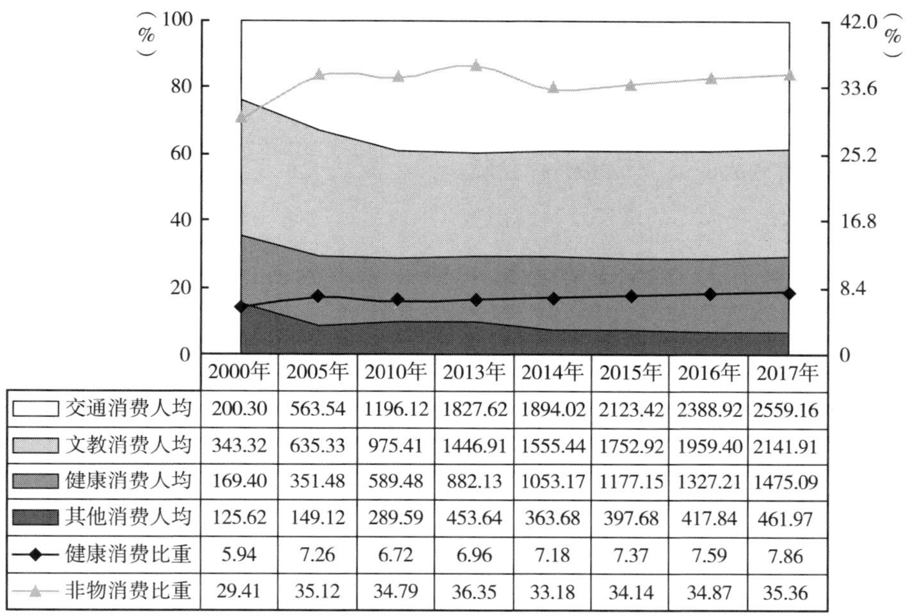

	2000年	2005年	2010年	2013年	2014年	2015年	2016年	2017年
交通消费人均	200.30	563.54	1196.12	1827.62	1894.02	2123.42	2388.92	2559.16
文教消费人均	343.32	635.33	975.41	1446.91	1555.44	1752.92	1959.40	2141.91
健康消费人均	169.40	351.48	589.48	882.13	1053.17	1177.15	1327.21	1475.09
其他消费人均	125.62	149.12	289.59	453.64	363.68	397.68	417.84	461.97
健康消费比重	5.94	7.26	6.72	6.96	7.18	7.37	7.59	7.86
非物消费比重	29.41	35.12	34.79	36.35	33.18	34.14	34.87	35.36

图3　全国居民非物消费分类结构性关系

左轴面积：全国城乡综合演算交通、文教、健康、其他消费人均值（元转换为%），各项数值间呈直观比例。右轴曲线：健康消费比重、非物消费比重（占总消费比）（%）。另需说明，近年来年鉴始发布2014年以来城乡综合演算人均值民生数据，与总量数据之间存在演算误差，对应年鉴同时发布的产值人均值和总量分别演算相应消费率有出入，本文恢复自行演算城乡人均值，后同。

居民交通消费人均值为2559.16元。这17年间，全国城乡居民人均交通消费年均增长16.17%；其中“十五”期间年均增长22.98%，“十一五”期间年均增长16.24%，“十二五”以来年均增长11.48%。

基于居民交通消费与总消费之间历年数值演算，2000～2017年，全国居民交通消费比重增高6.61个百分点；其中“十五”期间增高4.62个百分点，“十一五”期间增高1.99个百分点，“十二五”以来降低0.0050个百分点。最高（最佳，非物消费占比以高为佳，后同）比重值为2013年的14.41%，最低比重值为2000年的7.02%。

民生消费需求已超越维持温饱的“基本小康”阶段，在物质生活需求达到较高水平之际，非物质生活需求迅速提升。交通消费比重持续显著增高，可以视为人们社会生活交往需求高涨的一种具体表现，这不难在生活现实里找到依据：全国每年有上亿人次出境旅游，数十亿人次国内旅游；电话通信已成为国民必需消费，手机及移动网络更是国内海量人群必备，当然电信行业垄断造成的高收费也不容置疑。

2. 文教消费人均值增长及其比重变化

全国城乡综合演算，2000 年居民文教消费人均值为 343.32 元，2017 年居民文教消费人均值为 2141.91 元。这 17 年间，全国城乡居民人均文教消费年均增长 11.37%；其中“十五”期间年均增长 13.10%，“十一五”期间年均增长 8.95%，“十二五”以来年均增长 11.89%。

基于居民文教消费与总消费之间历年数值演算，2000～2017 年，全国居民文教消费比重降低 0.63 个百分点；其中“十五”期间增高 1.09 个百分点，“十一五”期间降低 2.01 个百分点，“十二五”以来增高 0.29 个百分点。最高比重值为 2002 年的 13.82%，最低比重值为 2014 年的 10.60%。

这里发现一个问题，多年以来许多研究者预期中的“精神文化消费需求高涨”局面仍未出现。或许人民生活从满足温饱需求，到物质消费全面提升，再到注重社会生活交往需求，最后到追求精神文化生活丰富多彩，尚有待于“更上一层楼”。本项检测将居民文教消费比重值界定为“精神需求系数”，可直接衡量民生需求向精神层面提升的程度。

3. 健康消费人均值增长及其比重变化

全国城乡综合演算，2000 年居民健康消费人均值为 169.40 元，2017 年居民健康消费人均值为 1475.09 元。这 17 年间，全国城乡居民人均健康消费年均增长 13.58%；其中“十五”期间年均增长 15.72%，“十一五”期间年均增长 10.90%，“十二五”以来年均增长 14.00%。

基于居民健康消费与总消费之间历年数值演算，2000～2017 年，全国居民健康消费比重增高 1.92 个百分点；其中“十五”期间增高 1.32 个百分点，“十一五”期间降低 0.54 个百分点，“十二五”以来增高 1.14 个百分点。最高比重值为 2017 年的 7.86%，最低比重值为 2000 年的 5.94%。

健康消费比重增高明显并不难理解，健康是人们的“共同价值观”，而若干年来医药费用暴涨、保健产业暴利也不容忽视。

4. 其他消费人均值增长及其比重变化

全国城乡综合演算，2000 年居民其他消费人均值为 125.62 元，2017 年居民其他消费人均值为 461.97 元。这 17 年间，全国城乡居民人均其他消费年均增长 7.96%；其中“十五”期间年均增长 3.49%，“十一五”期间年均增长 14.20%，“十二五”以来年均增长 6.90%。

基于居民其他消费与总消费之间历年数值演算，2000～2017 年，全国居民其他消费比重降低 1.94 个百分点；其中“十五”期间降低 1.32 个百分点，“十一五”期间增高 0.22 个百分点，“十二五”以来降低 0.84 个百分点。最高比重值为 2001 年的 4.59%，最低比重值为 2016 年的 2.39%。

其他消费属“非明确”项，包括除了非物消费以上三类之外的其余消费开支，依据早年统计年鉴所列细目分类可知，家政服务相关支出包含其中。

恩格尔系数检测仅能对应“基本小康”阶段，即使扩展为整个物质消费也难以适用于“全面小康”进程。为此，本项检测将全部非物消费视为“全面小康”民生应有消费。综合全国居民交通、文教、健康、其他消费比重变化，17 年间整个非物消费比重上升 5.96 个百分点。这就是“国民消费结构升级”的具体体现及其精细度量。

实际说来，“交通消费”作为“交通通信消费”简称，包含通信消费，而通信消费里的信息内容消费部分显然应当属于精神消费。假设全国居民信息内容消费占通信消费一半，通信消费又占整个交通通信消费一半，那么信息内容消费比重则上升 1.65 个百分点，再与文教消费比重变化合并演算，2000 年以来 17 年间全国居民整个精神消费比重理当上升 1.02 个百分点。

（二）居民收入、积蓄与非物消费之间增长关系

分析居民收入、积蓄与非物生活分类消费之间增长关系，可以检测究竟是什么因素对居民非物生活分类消费增长产生重要影响。全国居民收入、积

蓄与非物消费增长态势见图 4，因相关系数分析需有历年不间断增长指数，而制图空间有限，故截取 2000 ~ 2010 年（后台检测 2000 ~ 2017 年）。

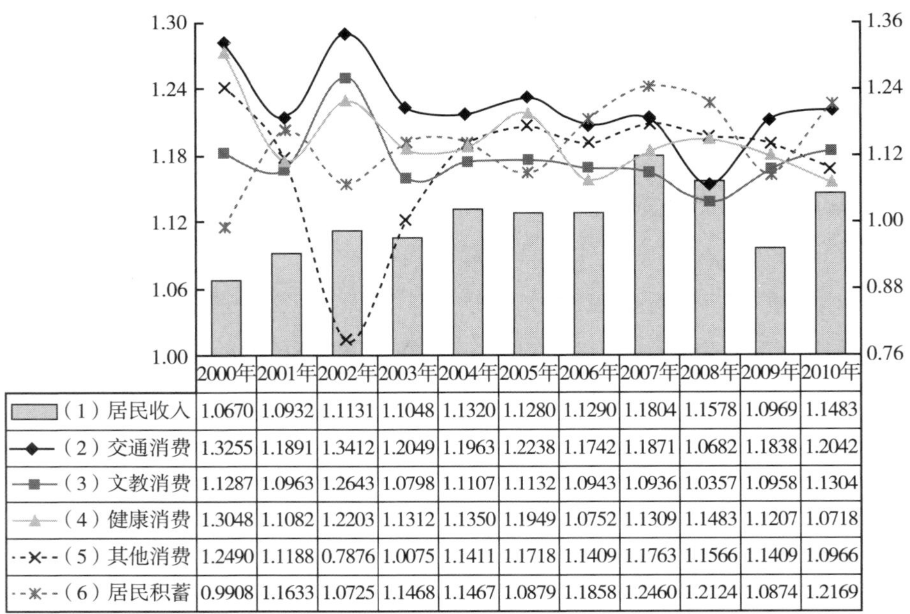

	2000年	2001年	2002年	2003年	2004年	2005年	2006年	2007年	2008年	2009年	2010年
（1）居民收入	1.0670	1.0932	1.1131	1.1048	1.1320	1.1280	1.1290	1.1804	1.1578	1.0969	1.1483
（2）交通消费	1.3255	1.1891	1.3412	1.2049	1.1963	1.2238	1.1742	1.1871	1.0682	1.1838	1.2042
（3）文教消费	1.1287	1.0963	1.2643	1.0798	1.1107	1.1132	1.0943	1.0936	1.0357	1.0958	1.1304
（4）健康消费	1.3048	1.1082	1.2203	1.1312	1.1350	1.1949	1.0752	1.1309	1.1483	1.1207	1.0718
（5）其他消费	1.2490	1.1188	0.7876	1.0075	1.1411	1.1718	1.1409	1.1763	1.1566	1.1409	1.0966
（6）居民积蓄	0.9908	1.1633	1.0725	1.1468	1.1467	1.0879	1.1858	1.2460	1.2124	1.0874	1.2169

图 4　全国居民收入、积蓄与非物消费增长态势

左轴柱形：居民收入年增指数。右轴曲线：非物消费各单项、积蓄年增指数，上年 = 1（小于 1 为负增长）。曲线（2）、（3）、（4）与（6）之间大体形成横向镜面峰谷对应水中倒影负相关关系。

1. 居民收入与非物消费历年增长相关性

2000 ~ 2010 年，标号（1）居民收入与（2）交通消费历年增长指数之间，相关系数为 -0. 5494，亦即在 54. 94% 程度上逆向变动，呈较强负相关性；与（3）文教消费历年增长之间，相关系数为 - 0. 2373，亦即在 23. 73% 程度上逆向变动，呈很弱负相关性；与（4）健康消费历年增长之间，相关系数为 -0. 4793，亦即在 47. 93% 程度上逆向变动，呈稍强负相关性；与（5）其他消费历年增长之间，相关系数为 0. 0527，亦即在 5. 27% 程度上同步变动，呈极弱正相关性。

这些数据之间的增长相关性表明，全国居民收入增加不能“必然”带来国内居民生活消费向着非物质需求，尤其是精神文化需求方向“升级”。倘若各地大体如此，对于“中国现实”特殊性的这一“逆规律性”揭示即可成立。

2. 居民积蓄与非物消费历年增长相关性

2000～2010年，标号（6）居民积蓄与（2）交通消费历年增长指数之间，相关系数为－0.7329，亦即在73.29%程度上逆向变动，呈极强负相关性；与（3）文教消费历年增长之间，相关系数为－0.4557，亦即在45.57%程度上逆向变动，呈稍强负相关性；与（4）健康消费历年增长之间，相关系数为－0.8046，亦即在80.46%程度上逆向变动，呈极强负相关性；与（5）其他消费历年增长之间，相关系数为0.0731，亦即在7.31%程度上同步变动，呈极弱正相关性。

在全国范围这些数据之间的增长相关性中，相互间影响的正反方向、强弱程度一目了然。

特别是（4）健康消费、（2）交通消费、（3）文教消费与（6）居民积蓄增长曲线之间，形成横向镜面峰谷对应水中倒影，其间分别呈80.46%、73.29%、45.57%逆向增长相关性。“积蓄负相关性”对于健康消费显著成立，对于交通消费明显成立，对于文教消费基本成立，对于其他消费不成立。经后台数据库扩展演算，健康消费与积蓄增长之间2000～2017年长时段逆向程度为63.02%，呈很强负相关；2000～2004年逆向极值达99.88%，呈极强负相关。

显然，全国居民积蓄增长已经严重地抑制了国内居民消费向着增强人们身心健康、扩展社会生活交往、提升精神文化需求方向更快地“升级”。倘若这一点在各地得到普遍印证，即可成为“中国现实”中的特定“规律性”“趋势性”发现。[①]

所有这些分析结果叠加在一起就可以看出，全国产值增长、居民收入增

① 本项研究集中于健康消费，针对各地分别取2000年以来17年间各自典型时段进行检测，这一“规律”普遍适用于全国23个省域，且绝大多数省域具有很高显著性或较高明显性，而对于河南、湖北、重庆、海南、安徽基本成立，湖南局部时段成立，广东、陕西不明显。

长对于非物消费增长仅有较弱影响，而居民积蓄增长对于非物消费增长却有极强的负面影响。全国城乡居民非物消费增长的“积蓄负相关性”与文化消费需求增长的“积蓄负相关性”出奇相似。其实也不用奇怪，非物消费当中本身就包含着精神文化生活消费。

可以想见，一方面，中国人民生活消费已经突破了维持物质需求阶段，旺盛的“发展性”消费需求必定会表现出来；另一方面，公共服务体系和社会保障体制还不够完善，城乡居民为求“自我保障”的积蓄增长依然居高不下，这两个方面的“博弈”仍在持续之中。倘若没有“积蓄负相关性”，或这一负相关效应减弱，那么全国居民健康消费、交通消费、文教消费等非物消费将出现更高增长，“国民消费结构升级”也将更加明显。

三　全国城乡居民健康消费相关性分析

全国城乡居民健康消费及其相关性变动态势见图 5。

1. 健康消费相关比值历年变化状况

前面在非物消费分类单项数据检测当中，已经对全国城乡居民健康消费比重及其历年变化展开详尽分析，这里不再重复，转而检测健康消费率、健康消费比历年变化动态。

健康消费率为健康消费与产值之间相对比值（商值），亦即每年社会总财富中由居民用于健康消费支出部分。以全国城乡综合数值演算，2000 年健康消费率为 2.13%，2017 年健康消费率为 2.47%。这 17 年间，全国健康消费率上升 0.34 个百分点；其中“十五”期间上升 0.32 个百分点，“十一五”期间下降 0.54 个百分点，“十二五”以来陡升 0.56 个百分点。

基于健康消费与产值之间历年数值演算，2000 ~ 2017 年，全国健康消费率最高（最佳）值为 2017 年的 2.47%，最低值为 2010 年的 1.91%。具体展开逐年测算，健康消费率在 2004 年、2006 ~ 2008 年、2010 年降低，在 2000 ~ 2003 年、2005 年、2009 年、2011 ~ 2017 年升高，近年来达到历年最佳值。这表明，全国城乡健康消费市场逐渐扩大，广大民众健康消费对于经

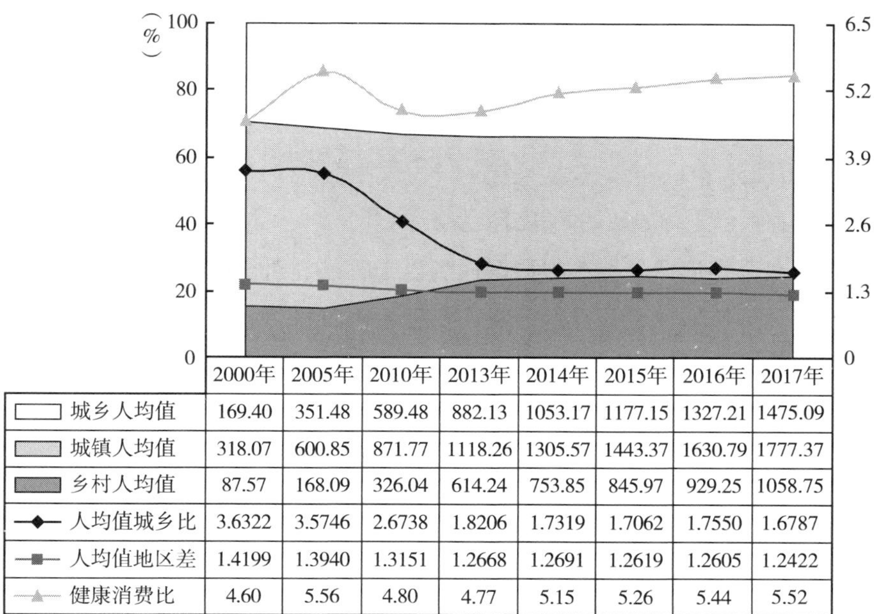

	2000年	2005年	2010年	2013年	2014年	2015年	2016年	2017年
城乡人均值	169.40	351.48	589.48	882.13	1053.17	1177.15	1327.21	1475.09
城镇人均值	318.07	600.85	871.77	1118.26	1305.57	1443.37	1630.79	1777.37
乡村人均值	87.57	168.09	326.04	614.24	753.85	845.97	929.25	1058.75
人均值城乡比	3.6322	3.5746	2.6738	1.8206	1.7319	1.7062	1.7550	1.6787
人均值地区差	1.4199	1.3940	1.3151	1.2668	1.2691	1.2619	1.2605	1.2422
健康消费比	4.60	5.56	4.80	4.77	5.15	5.26	5.44	5.52

图5　全国城乡居民健康消费及其相关性变动态势

左轴面积：全国城乡综合、城镇、乡村居民健康消费人均值（元转换为%），各项数值间呈直观比例。右轴曲线：健康消费城乡比（乡村＝1）、地区差（无差距＝1）；健康消费比（%，占居民收入比）。此为民生消费三级子系统之七。

济增长的拉动作用增大。

健康消费比为健康消费与居民收入之间相对比值（商值），亦即每年居民收入中用于健康消费支出部分。以全国城乡综合数值演算，2000 年健康消费比为4.60%，2017 年健康消费比为5.52%。这17 年间，全国健康消费比上升0.92 个百分点；其中“十五”期间上升0.96 个百分点，“十一五”期间下降0.76 个百分点，“十二五”以来陡升0.72 个百分点。

基于健康消费与居民收入之间历年数值演算，2000～2017 年，全国健康消费比最高（最佳）值为2005 年的5.56%，最低值为2000 年的4.60%。具体展开逐年测算，健康消费比在2006～2008 年、2010 年、2012～2013 年降低，在2000～2005 年、2009 年、2011 年、2014～2017 年升高，近年来尚未达到2005 年最佳值。

特别应注意，我国应对国际金融危机实施“拉动内需，扩大消费，改善民生”政策以来，由于政策措施转化为实际效益存在滞后期，进入“十二五”期间，全国城乡居民健康消费率、健康消费比、健康消费比重都呈现明显回升态势。

2. 城乡综合人均值及地区差变动状况

前面在非物消费分类单项数据检测当中，已经对全国城乡居民健康消费人均值及其历年增长展开详尽分析，此处不再重复，直接切入人均值地区差检测。

基于各地与全国之间城乡居民健康消费人均值历年绝对偏差值的平均值演算，2000～2017 年，全国居民健康消费地区差最小值为 2017 年的 1.2422，最大值为 2002 年的 1.4294。这 17 年间，全国居民健康消费地区差缩小 12.52%；其中“十五”期间缩小 1.83%，“十一五”期间缩小 5.66%，“十二五”以来缩小 5.55%。这表明，全国各地居民健康消费增长同步均衡性较明显增强，体现“全面小康”进程缩小居民健康消费地区差距的有效进展。

据既往历年动态推演测算，全国居民健康消费地区差 2020 年将为 1.2289，相比当前略微缩减；2035 年将为 1.2806，相比当前略微扩增。

3. 城镇与乡村人均值及城乡比变动状况

2000 年，全国城镇居民健康消费人均值为 318.07 元，乡村居民健康消费人均值为 87.57 元，健康消费城乡比为 3.6322；2017 年，全国城镇居民健康消费人均值为 1777.37 元，乡村居民健康消费人均值为 1058.75 元，健康消费城乡比为 1.6787。

这 17 年间，全国城镇居民人均健康消费年均增长 10.65%，乡村居民人均健康消费年均增长 15.79%，乡村年均增长率高于城镇 5.14 个百分点。城乡之间增长相关系数为 0.1656，即历年增长同步程度为 16.56%，呈极弱正相关性。倘若用城乡各自年度增长指数绘制出两条曲线，就可以看出，二者历年增长严重失衡，其间均衡度很差。

基于全国城乡之间居民健康消费人均值历年绝对值差异演算，2000～

2017 年，全国居民健康消费城乡比最小值为 2017 年的 1.6787，最大值为 2002 年的 4.1378。这 17 年间，全国居民健康消费城乡比缩小 53.78%；其中“十五”期间缩小 1.59%，“十一五”期间缩小 25.20%，“十二五”以来缩小 37.22%。这表明，全国城乡之间居民健康消费增长同步均衡性显著增强，体现“全面小康”进程缩小居民健康消费城乡差距的有效进展。

据既往历年动态推演测算，全国居民健康消费城乡比 2020 年将为 1.4650，相比当前明显缩减；2035 年将为 0.7415，相比当前继续极显著缩减为“城乡倒挂”，即乡村人均值高于城镇人均值。诚然，这只是长期预测的理论演算值，揭示出一种积极向好的趋势。

4. 当前各地城乡比、地区差横向比较

全国居民健康消费城乡比、地区差不过是各地既有城乡比、地区差的集中反映，而历史遗留的各方面既有城乡差距、地区差距还比较大，构成中国“非均衡性”社会结构体制鸿沟。为了全面揭示当前各地此项城乡差距、地区差距现实状况，特附各地居民健康消费城乡比、地区差对比见图 6。各地城镇、乡村数值形成直观比例体现城乡差距，城乡综合数值形成直观比例体现地区差距。

2017 年，全国城镇健康消费人均值为 1777.37 元。16 个省域城镇人均值高于全国城镇人均值，按人均值高低依次为北京、上海、天津、辽宁、湖北、吉林、陕西、新疆、黑龙江、青海、宁夏、内蒙古、重庆、浙江、云南、山东。其中，北京城镇人均值 3088.03 元最高，高达全国城镇人均值的 173.74%。

15 个省域城镇人均值低于全国城镇人均值，按人均值高低依次为山西、甘肃、河北、湖南、河南、四川、江苏、海南、广东、安徽、广西、贵州、福建、江西、西藏。其中，西藏城镇人均值 639.69 元最低，低至全国城镇人均值的 35.99%。

全国乡村健康消费人均值为 1058.75 元，仅为城镇人均值的 59.57%。17 个省域乡村人均值高于全国乡村人均值，按人均值高低依次为北京、黑龙江、上海、湖北、天津、吉林、江苏、浙江、内蒙古、青海、陕西、辽

□ 城乡综合人均值 ▨ 城镇人均值 ■ 乡村人均值

地区（地区差/城乡比）	城乡综合人均值	城镇人均值	乡村人均值
湖南（1.0159/1.4448）	1451.59	1692.98	1171.76
新疆（1.0208/2.1280）	1505.79	2065.63	970.70
重庆（1.0280/2.1297）	1516.45	1882.50	883.92
江苏（1.0284/1.1281）	1516.96	1573.73	1394.99
河北（1.0287/1.6197）	1432.68	1737.33	1072.63
山东（1.0296/1.5767）	1518.81	1780.61	1129.32
山西（1.0550/1.8574）	1393.96	1741.43	937.54
宁夏（1.0789/1.7120）	1591.43	1936.64	1131.21
四川（1.0885/1.4591）	1344.60	1595.62	1093.55
广东（1.1009/1.6312）	1326.26	1503.56	921.72
青海（1.1019/1.5339）	1625.45	1948.62	1270.36
内蒙古（1.1319/1.4804）	1669.69	1907.32	1288.40
甘肃（1.1336/1.9550）	1277.99	1741.16	890.64
河南（1.1488/1.7729）	1255.53	1611.50	908.95
浙江（1.1584/1.3660）	1708.77	1871.76	1370.21
陕西（1.1891/1.6985）	1754.04	2140.81	1260.44
云南（1.1944/2.6215）	1188.34	1786.61	681.52
黑龙江（1.2186/1.2679）	1797.60	1966.74	1551.16
安徽（1.2217/1.2659）	1148.02	1274.55	1006.81
海南（1.2325/2.3909）	1132.19	1505.06	629.49
吉林（1.2406/1.5462）	1830.04	2164.05	1399.57
全国（1.2422/1.6787）	1475.09	1777.37	1058.75
福建（1.2425/1.3625）	1117.45	1235.07	906.50
广西（1.2622/1.3471）	1088.27	1254.24	931.04
湖北（1.2644/1.5055）	1865.15	2165.46	1438.32
辽宁（1.3643/1.9019）	2012.53	2380.14	1251.45
江西（1.3941/1.4539）	893.81	1044.26	718.24
贵州（1.3955/2.0648）	891.73	1244.00	602.48
天津（1.6243/1.8474）	2395.99	2599.52	1407.16
上海（1.7482/1.8777）	2578.74	2734.69	1456.41
西藏（1.7991/4.3374）	296.28	639.69	147.48
北京（1.9664/1.8173）	2900.55	3088.03	1699.28

0　798　1596　2394　3192　3990　4788　5586　6384　7182　7980（元）

图 6　2017 年全国及各地健康消费地区差、城乡比实际比较

纵轴坐标：各地地名附地区差指数（左，无差距 = 1）、城乡比指数（右，乡村人均值 = 1），自上而下按地区差大小倒序排列。横向柱形：左：城乡综合人均值（元），中：城镇人均值（元），右：乡村人均值（元）。上下对比体现地区差距，左右对比体现城乡差距，各地直观差异显著。

宁、湖南、宁夏、山东、四川、河北。其中，北京乡村人均值 1699. 28 元最高，高达全国乡村人均值的 160. 50%。

14 个省域乡村人均值低于全国乡村人均值，按人均值高低依次为安徽、新疆、山西、广西、广东、河南、福建、甘肃、重庆、江西、云南、海南、贵州、西藏。其中，西藏乡村人均值 147. 48 元最低，低至全国乡村人均值的 13. 93%。

基于城镇与乡村人均绝对值及其不同增长进行演算，全国健康消费城乡比为 1. 6787，即全国城镇人均值为乡村人均值的 167. 87%。

16 个省域城乡比小于全国城乡比，按城乡比大小倒序为江苏、安徽、黑龙江、广西、福建、浙江、湖南、江西、四川、内蒙古、湖北、青海、吉林、山东、河北、广东。其中，江苏城乡比 1. 1281 最小，仅为全国总体城乡比的 67. 20%。

15 个省域城乡比大于全国城乡比，按城乡比大小倒序为陕西、宁夏、河南、北京、天津、山西、上海、辽宁、甘肃、贵州、新疆、重庆、海南、云南、西藏。其中，西藏城乡比 4. 3374 最大，高达全国总体城乡比的 258. 37%。

同年，全国城乡健康消费地区差为 1. 2422，即 31 个省域人均值与全国人均值的绝对偏差平均值为 24. 22%。各省域地区差取当地人均值与全国人均值的上下偏差绝对值演算。

21 个省域地区差小于全国地区差，按地区差大小倒序为湖南、新疆、重庆、江苏、河北、山东、山西、宁夏、四川、广东、青海、内蒙古、甘肃、河南、浙江、陕西、云南、黑龙江、安徽、海南、吉林。其中，湖南地区差 1. 0159 最小，仅为全国总体地区差的 81. 79%。

10 个省域地区差大于全国地区差，按地区差大小倒序为福建、广西、湖北、辽宁、江西、贵州、天津、上海、西藏、北京。其中，北京地区差 1. 9664 最大，高达全国总体地区差的 158. 30%。

我国“不平衡不充分的发展”缺陷在大至整个民生消费需求领域、小至任一单项消费需求领域，都有十分明显的反映。其中健康消费人均值城乡综合演算首位北京为2900.55元，末位西藏为296.28元，前者是后者的9.79倍，此即区域间两地对比最大差距；城镇首位北京为3088.03元，乡村末位西藏为147.48元，前者是后者的20.94倍，此即城乡间两极对比最大差距。在“全面小康”进程目标年2020年为期不远之际，眼下这样一种全国纵向城乡之间、横向区域之间的双重“非均衡性”格局实在触目惊心。

四　全国居民健康消费需求指数检测

综合以上各类数据分析检测，包括居民收入、总消费、物质消费、非物消费、居民积蓄五个二级子系统指标体系提供背景数据演算，共有二级指标（类别项）41项，三级指标（演算项）156项测算数值，汇总加权得出全国民生消费需求指数作为后台演算支持，厚积薄取产生全国城乡居民健康消费需求检测结果。

全国城乡居民健康消费需求指数变动态势见图7。

1. 各年度理想值横向检测指数

各年度理想值横向检测方法的基本设置：①总量份额以上年为基准衡量升降变化（全国份额100%自为基准）；②人均绝对值以全国平均值为基准衡量增减变动（全国自为基准）；③人均值城乡比、地区差以假定实现无差距理想值衡量现实差距（全国亦然）；④相关性比值以全国总体比值为基准衡量大小差异（全国自为基准）；⑤相关人均值之间增长率比差以上年为基准衡量高低程度（全国亦然）。

以假定全国各类民生数据城乡、地区无差距理想值为100，2017年全国城乡总体健康消费需求指数为88.89，低于无差距理想值11.11%，但高于上年（2016年）检测指数0.70个点。各年度（包括图7中省略年度，下同）此项检测指数对比，全部各个年度均低于无差距理想值100；2001年、2003年、2005～2015年、2017年14个年度高于上年检测指数值。其中，历年此项指数最高值为2017年的88.89，最低值为2002年的80.25。

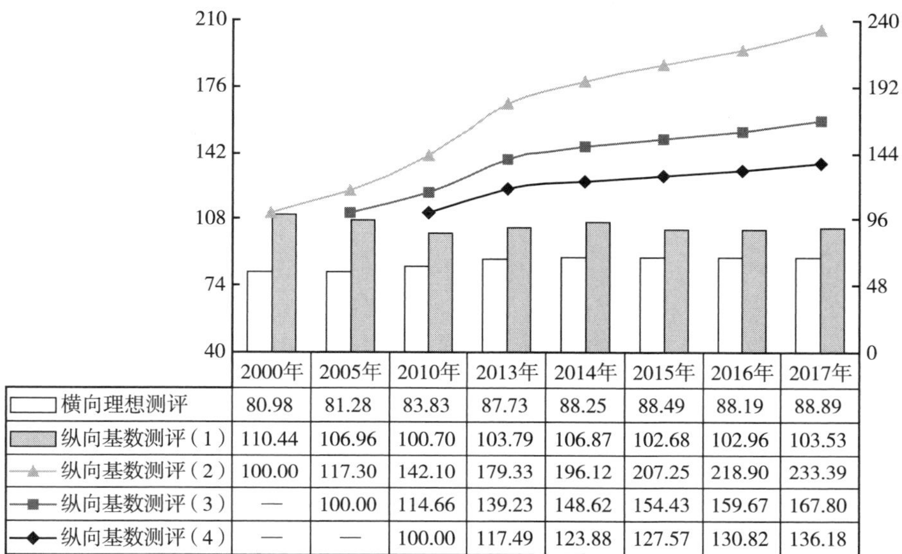

	2000年	2005年	2010年	2013年	2014年	2015年	2016年	2017年
横向理想测评	80.98	81.28	83.83	87.73	88.25	88.49	88.19	88.89
纵向基数测评（1）	110.44	106.96	100.70	103.79	106.87	102.68	102.96	103.53
纵向基数测评（2）	100.00	117.30	142.10	179.33	196.12	207.25	218.90	233.39
纵向基数测评（3）	—	100.00	114.66	139.23	148.62	154.43	159.67	167.80
纵向基数测评（4）	—	—	100.00	117.49	123.88	127.57	130.82	136.18

图7　全国城乡居民健康消费需求指数变动态势

左轴柱形：左历年横向测评（城乡、地区无差距理想值=100）；右逐年纵向测评（1），上年基数值=100。右轴曲线：时段纵向测评（起点年基数值=100），（2）以2000年为起点（“十五”以来，以“九五”末年为基点，后同），（3）以2005年为起点（“十一五”以来），（4）以2010年为起点（“十二五”以来）。

2. 2000年以来基数值纵向检测指数

各时段基数值纵向检测方法的基本设置：①总量份额值升降，②人均绝对值增减，③人均值城乡比、地区差扩减，④相关性比值高低，⑤相关人均值之间增长率比差大小，所有这些指标的检测演算均以起点年度为基数进行测算，优于起点年“加分”而逊于起点年“减分”，全国总体及各地概莫能外。各时段纵向检测同理，区别仅在于起始年度不同。

以“全面小康”进程起点年“九五”末年2000年数据指标演算基数值为100，2017年全国城乡总体健康消费需求指数为233.39，高于起点年基数值133.39%，也高于上年（2016年）检测指数14.49个点。各年度此项检测指数对比，全部各个年度均高于起点年基数值100；2002～2017年16个年度高于上年检测指数值。其中，历年此项指数最高值为2017年的

233.39，最低值为2001年的102.37。

3. 2005年以来基数值纵向检测指数

以“全面小康”进程第一个五年期“十五”末年2005年数据指标演算基数值为100，2017年全国城乡总体健康消费需求指数为167.80，高于起点年基数值67.80%，也高于上年（2016年）检测指数8.13个点。各年度此项检测指数对比，全部各个年度均高于起点年基数值100；2007~2017年11个年度高于上年检测指数值。其中，历年此项指数最高值为2017年的167.80，最低值为2006年的102.41。

4. 2010年以来基数值纵向检测指数

以“全面小康”进程第二个五年期“十一五”末年2010年数据指标演算基数值为100，2017年全国城乡总体健康消费需求指数为136.18，高于起点年基数值36.18%，也高于上年（2016年）检测指数5.36个点。各年度此项检测指数对比，全部各个年度均高于起点年基数值100；2012~2017年6个年度高于上年检测指数值。其中，历年此项指数最高值为2017年的136.18，最低值为2011年的108.00。

5. 逐年度基数值纵向检测指数

以上一年（2016年）起点数据指标演算基数值为100，2017年全国城乡总体健康消费需求指数为103.53，高于起点年基数值3.53%，也高于上年检测指数0.57个点。各年度此项检测指数对比，2000~2006年、2008~2017年17个年度高于起点年基数值100；2002年、2005年、2008~2009年、2011年、2014年、2016~2017年8个年度高于上年检测指数值。其中，历年此项指数最高值为2000年的110.44，最低值为2007年的99.41。

ℝ.2

中国公共卫生投入增长状况综合评价

——2000~2017年分析与2017年检测

王亚南　刘 婷　陈勇强　魏海燕*

摘　要：　2000~2017年，全国卫生投入总量由494.26亿元增至14450.63亿元，年均增长21.96%，进展十分显著。各个五年规划期以来纵向测评的综合指数最高值均出现在2017年，逐年增长检测却显得起伏不定，并非连年持续向好；横向测评距离理想值的差距一向非常明显，综合指数不时略有下降。深入检测卫生投入与经济、财政相关背景，与教育、科技、文化投入相邻关系，检测各类数据人均值演算的地区之间均衡性，可以揭示其间进展与差距所在：①卫生投入增长显著高于产值增长，也明显高于财政收入、财政支出增长，同时明显高于教育投入增长，但较明显低于科技投入增长，而显著高于文化投入增长；②除了文化投入以外，其余各类数据的地区差皆呈现为缩小态势，卫生投入人均值地区差缩小24.70%。全国各地经济、财政“协调增长”，教育、科技、卫生事业投入“均等增长”，正在逐渐成为现实，而不再仅仅是一种追求中的理想。

关键词：　全国　卫生投入　增长检测　综合评价

* 王亚南，云南省社会科学院研究员，文化发展研究中心主任，主要研究方向为民俗学、民族学及文化理论、文化战略和文化产业研究；刘婷，云南省社会科学院民族文学研究所研究员，博士，美国威斯康星大学访问学者，主要研究方向为文化人类学；陈勇强，昆明市社会科学院副院长，主要从事文化建设、文化产业研究；魏海燕，云南省政协信息中心主任编辑，主要从事传媒信息分析研究。

国家早已公布《“十三五”推进基本公共服务均等化规划》，落实均等化目标必然涉及服务范围和内容、服务质量和条件等方面，任何一个方面的均等化都需要公共财政投入的均等化作为基础保障。各类基本公共服务为宪法保障公民社会权利平等“国民待遇”范畴，因而属中央事权；国家应制定全国基本公共服务投入统一标准，方能切实落实均等化目标。基于《中国公共文化投入增长测评报告》分析检测成果的内参《基本公共服务目标倒逼文化投入均等化》经国务院发展研究中心《经济要参》2017 年第 32 期全文转报，导致“国办发〔2018〕6 号”文《国务院办公厅关于印发基本公共服务领域中央与地方共同财政事权和支出责任划分改革方案的通知》、“国办发〔2018〕67 号”文《医疗卫生领域中央与地方财政事权和支出责任划分改革方案》相继出台，表明这一方面已经出现值得高度关注的有益进展。

在“以人民为中心的发展思想”指导下，国家明确并推进“基本公共服务均等化”目标势在必行，必不可少与之配套的公共财政政策必然是基本公共服务投入的均等化。公共卫生服务是基本公共服务的重要部分，公共卫生投入是公共财政投入的重要方面。公共卫生投入是公共卫生服务的基础条件，公共卫生服务的均等化需要公共财政投入的均等化加以保证。

衡量公共卫生投入增长，首先当然看总量增长，总量增长具有规模扩增效应。其次要看人均值增长，在各地之间人均值才具有可比性。这两点已经成为常识，但远远不够。再次需要放到经济及公共财政发展的相关社会背景中，放到教科文卫投入增长的相邻同步关系中，放到居民文化消费占收入、支出比的同构可比关联中加以检验，形成多重关系交叉定位。最后还应该基于产值、财政收入、支出及教科文卫投入各类人均值演算地区差指数，这对于检验公共财政投入、公共文化服务的均等化成效至关重要。本项研究测评已经实现了这一应检测演算，基础数据来源为国家统计局《中国统计年鉴》历年卷。因基础数据未提供卫生投入的城乡投向，故缺反映“中国现实”极为重要的城乡比指标，留下遗憾。城乡差距、地区差距正是我国“不平衡不充分的发展”最具代表性的方面。

一　全国卫生投入及其相关背景基本态势

公共卫生投入增长检测不能孤立进行，应从全国经济、财政背景分析开始。

（一）经济财政基本面背景状况

2000 年以来全国卫生投入总量增长及相关背景关系态势见图 1。

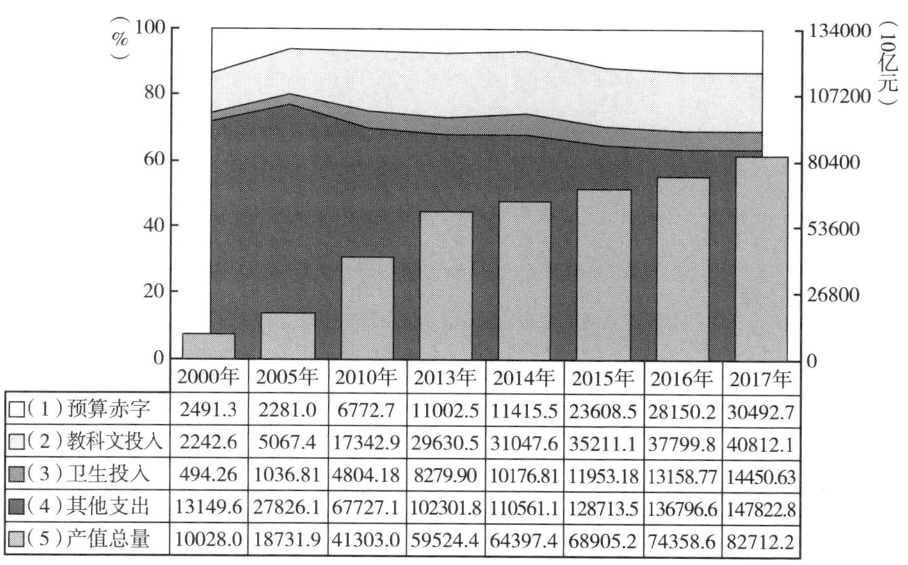

	2000年	2005年	2010年	2013年	2014年	2015年	2016年	2017年
□（1）预算赤字	2491.3	2281.0	6772.7	11002.5	11415.5	23608.5	28150.2	30492.7
□（2）教科文投入	2242.6	5067.4	17342.9	29630.5	31047.6	35211.1	37799.8	40812.1
■（3）卫生投入	494.26	1036.81	4804.18	8279.90	10176.81	11953.18	13158.77	14450.63
■（4）其他支出	13149.6	27826.1	67727.1	102301.8	110561.1	128713.5	136796.6	147822.8
■（5）产值总量	10028.0	18731.9	41303.0	59524.4	64397.4	68905.2	74358.6	82712.2

图 1　2000 年以来全国卫生投入总量增长及相关背景关系态势

左轴面积：财政收支预算赤字（国债等）、教科文投入、卫生投入、其他支出总量（亿元转换为%），（2）+（3）+（4）=财政支出总量，（2）+（3）+（4）-（1）=财政收入总量，各项数值呈直观比例。右轴柱形：产值总量（10 亿元，增长演算取亿元）。限于制图空间省略若干年度，后台演算历年增长变化包括省略年度，后同。

2000～2017 年，全国产值总量由 100280 亿元增至 827122 亿元，总增长 724.81%，年均增长 13.21%。同时，财政收入总量增长 1188.49%，年均增长 16.22%；财政支出总量增长 1178.31%，年均增长 16.17%；教科文卫综合投入（图 1 教科文投入与卫生投入之和，后同）总量增长 1919. 11%，年均增长 19. 34%；教科文卫综合投入之外财政支出统归为“其他支出”，其总量增长 1024. 13%，年均增长 15. 30%。

在此期间，全国财政收入总量年均增长高于产值总量年增 3. 01 个百分点。这就是居民收入增长赶不上产值（体现社会总财富）增长的一部分原因，另一部分原因在于企业利润总收益增长高于总产值增长，由此必然挤压居民收入增长应有的初次分配“蛋糕”份额。

同时，全国财政支出总量年均增长高于产值总量年增 2. 96 个百分点。这是公共财政支出持续加大的体现，其间包括公共服务投入持续加大，属于二次分配再转向民生。同期，全国其他支出总量年均增长高于产值总量年增 2. 09 个百分点。

至此转入分析重点。同样在此期间，全国教科文卫综合投入总量年均增长高于产值总量年增 6. 13 个百分点，同时高于财政收入总量年增 3. 12 个百分点，亦高于财政支出总量年增 3. 17 个百分点，也高于其他支出总量年增 4. 04 个百分点。

如此详尽比较下来可见，“十五”以来，全国教科文卫建设作为公共服务的一个重要方面，确实处于一种极为特殊的优先发展地位。尤其应当注意，“十一五”以来，全国教科文卫综合投入总量增长高于产值、财政收入和支出，以及其他支出总量增长的情况更加明显。

（二）卫生投入总量增长状况

卫生投入总量增长体现规模扩增效应，有利于宏观把握总体情况。但是，各地存在省域大小、人口多少的差异，地区经济规模、产业基础等也都有巨大差距。因此，总量数据在各地之间不具备很好的可比性。本项研究主要在全国层面考察卫生投入总量增长及教科文卫相邻关系变动态势，对于各地则侧重于分析其所占全国份额变动情况。

2000 年以来全国卫生投入总量增长及相邻关系变动态势见图 2。

2000 ~ 2017 年，全国卫生投入总量由 494. 26 亿元增至 14450. 63 亿元，

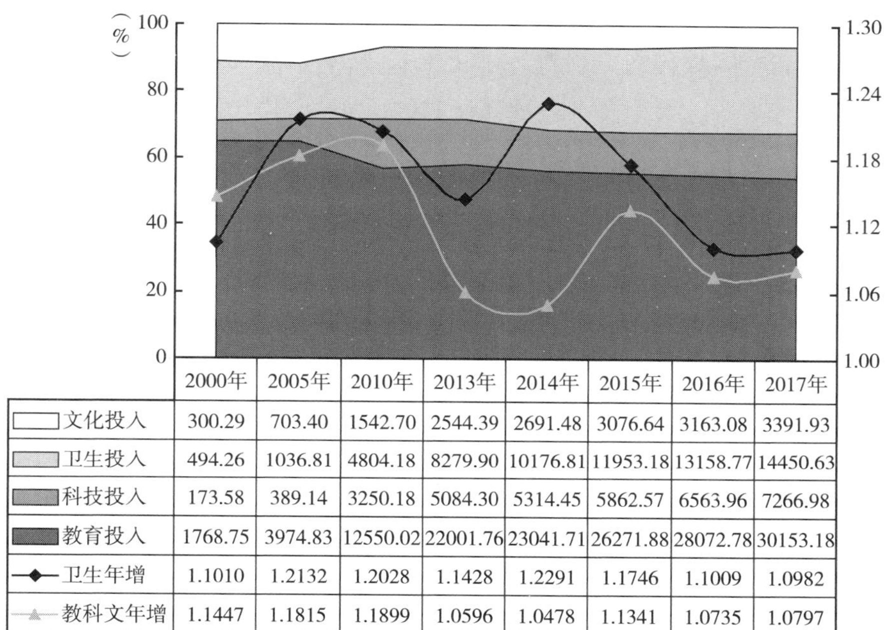

	2000年	2005年	2010年	2013年	2014年	2015年	2016年	2017年
文化投入	300.29	703.40	1542.70	2544.39	2691.48	3076.64	3163.08	3391.93
卫生投入	494.26	1036.81	4804.18	8279.90	10176.81	11953.18	13158.77	14450.63
科技投入	173.58	389.14	3250.18	5084.30	5314.45	5862.57	6563.96	7266.98
教育投入	1768.75	3974.83	12550.02	22001.76	23041.71	26271.88	28072.78	30153.18
卫生年增	1.1010	1.2132	1.2028	1.1428	1.2291	1.1746	1.1009	1.0982
教科文年增	1.1447	1.1815	1.1899	1.0596	1.0478	1.1341	1.0735	1.0797

图 2　2000 年以来全国卫生投入总量增长及相邻关系变动态势

左轴柱形：教育、科技、卫生、文化投入总量（亿元转换为%），各项数值呈直观比例。右轴曲线：卫生、教科文投入年增指数（上年 =1，保留 4 位小数，正文转换为 2 位小数增长百分比，后同）。后台数据库包含未出现的 1999 年数据，以测算 2000 年增长变化，后同。

总增长 2823.69%，年均增长 21.96%。其中，在 2001 年、2003 年、2005 ~ 2011 年、2014 ~ 2015 年 11 个年度超过 15%，在 2003 年、2005 ~ 2011 年、2014 年 9 个年度超过 20%。最高增长年度为 2007 年，增长 50.73%；最低增长年度为 2017 年，增长 9.82%。在此期间，全国卫生投入总量年均增长高于产值总量年增 8.75 个百分点，同时高于财政收入总量年增 5.74 个百分点，亦高于财政支出总量年增 5.79 个百分点。

检测其间历年增长相关系数，卫生投入与产值增长之间为 0.5429，与财政收入增长之间为 0.5106，与财政支出增长之间为 0.6443，即分别在 54.29%、51.06%、64.43% 程度上成正比，同步增长相关性较低。这表明，全国产值、财政收入、财政支出与卫生投入增长之间尚未形成良好的多重

“协调增长”关系。

同期，全国教科文三项投入总量增长 1719.86%，年均增长 18.61%。进一步细分来看，教育投入总量增长 1604.73%，年均增长 18.15%；科技投入总量增长 4086.06%，年均增长 24.57%；文化投入总量增长 1029.50%，年均增长 15.33%。

在此期间，全国教科文三项投入总量年均增长高于产值总量年增 5.40 个百分点，同时高于财政收入总量年增 2.39 个百分点，亦高于财政支出总量年增 2.44 个百分点，也高于其他支出总量年增 3.31 个百分点。

与之相比，全国卫生投入总量年均增长高于教科文三项投入总量年增 3.35 个百分点。显而易见，在 2000 年以来全国教科文卫综合投入优先高增长当中，卫生投入增长处于良性平衡状态，卫生投入增长与教科文投入增长之间的差距一目了然。从图 2 亦可清楚、直观地看出，卫生投入所占面积呈逐渐拓宽之势，表明其在教科文卫综合投入中的比例份额持续增高。

最后还需要重点检测 2007 年以来卫生投入增长情况。众所周知，2003 年“非典”在部分地区流行，我国公共服务和社会保障建设提上议程，2007 年中共十七大进一步强调保障民生，覆盖全民的医保体系建设迅速起步。2007 年以来 10 年里，全国卫生投入总量年均增长达到 21.93%，高于产值总量年增 10.09 个百分点，高于财政收入总量年增 9.04 个百分点，高于财政支出总量年增 6.83 个百分点，高于其他支出总量年增 7.38 个百分点，高于同期教科文三项投入总量年增 6.60 个百分点。

（三）人均值增长及其地区差变动状况

卫生投入人均值演算结果是衡量均等化的重要基准，只有基于人均值才能检测各地卫生投入高低，进而得出各地之间的地区差指数。更为重要的是，逐步缩小直至消除卫生投入（人均值）地区差距，实现公共卫生投入、公共卫生服务均等化势在必行，唯有实现卫生投入人均值的均等化，才谈得上卫生服务条件和服务质量的均等化。

2000 年以来全国卫生投入人均值增长及其地区差变动态势见图 3。

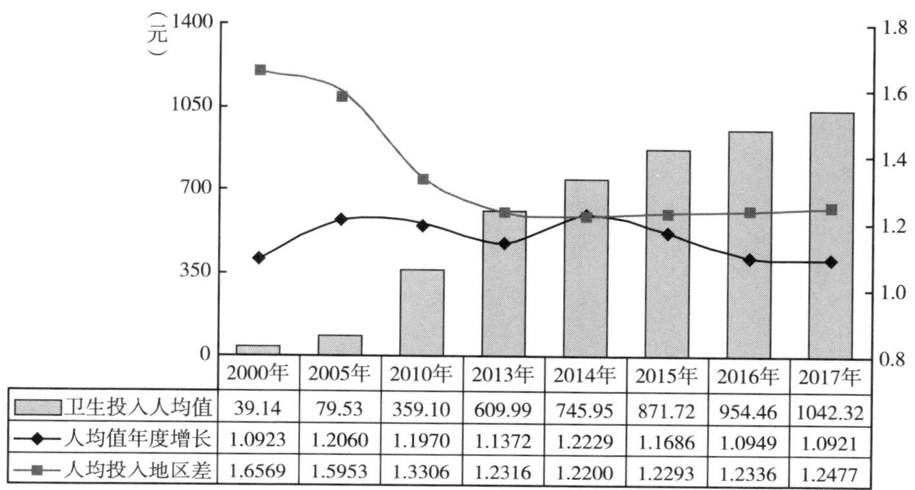

	2000年	2005年	2010年	2013年	2014年	2015年	2016年	2017年
卫生投入人均值	39.14	79.53	359.10	609.99	745.95	871.72	954.46	1042.32
人均值年度增长	1.0923	1.2060	1.1970	1.1372	1.2229	1.1686	1.0949	1.0921
人均投入地区差	1.6569	1.5953	1.3306	1.2316	1.2200	1.2293	1.2336	1.2477

图3　2000年以来全国卫生投入人均值增长及其地区差变动态势

左轴柱形：卫生投入人均值（元）。右轴曲线：人均值年度增长指数（上年 = 1，由于历年人口增长，人均值年增指数略低于总量年增指数）；人均值地区差指数（无差距 = 1，保留4位小数检测细微差异，后同）。

2000～2017年，全国卫生投入人均值由39.14元增至1042.32元，总增长2563.06%，年均增长21.30%，其中在2003年、2005～2011年、2014～2015年10个年度超过15%，在2003年、2005～2009年、2011年、2014年8个年度超过20%。最高增长年度为2007年，增长49.94%；最低增长年度为2004年，增长9.19%。

与此同时，全国卫生投入人均值地区差由1.6569缩小至1.2477，卫生投入人均值地区差缩小24.70%。全国卫生投入人均值地区差指数历年起伏变化，2001～2003年、2005～2014年13个年度地区差缩小，2000年、2004年、2015～2017年5个年度地区差扩大，前后对比总体处于缩小态势。最小地区差为2014年的1.2200，最大地区差为2000年的1.6569。

如此细致检测全国卫生投入人均值地区差变动状况，并非一种奢望的空谈。实际上，自2000年以来，在“全面建成小康社会”进程中，国家、各级政府及其公共财政已经做出了应有努力，并且取得了实质性的重大进展。就以此处涉及的产值、财政收入和支出，以及教科文投入数据展开分析。

2000～2017 年，在卫生投入的相关背景方面，全国产值人均值地区差前后对比总体呈现为缩小；财政收入人均值地区差前后对比总体呈现为缩小；财政支出人均值地区差前后对比总体呈现为缩小。

在卫生投入的相邻关系方面，全国教育投入人均值地区差前后对比总体呈现为缩小；科技投入人均值地区差前后对比总体呈现为缩小；文化投入人均值地区差前后对比总体呈现为扩大。

全国产值、财政收入和支出，以及教科文卫投入各类人均值地区差变动态势全面检测结果：除了文化投入以外，其余各类数据的地区差皆呈现为缩小态势，卫生投入人均值地区差缩小 24.70%。全国各地经济、财政"协调增长"，教育、科技、卫生事业投入"均等增长"，正在逐渐成为现实，而不再仅仅是一种追求中的理想。

全国公共卫生投入地区差不过是各地既有地区差的集中反映，而历史遗留的各方面既有城乡差距、地区差距还比较大，构成中国"非均衡性"社会结构体制鸿沟。为了全面揭示当前各地此项地区差距现实状况（遗憾的是无城乡分类数据测算此项城乡差距），特附 2017 年全国及各地卫生投入人均值及其地区差，见图 4。

各地数值形成直观比例体现地区差距，其间西部整体人均值超过全国人均值，甚至超过东部，显然得到中央财政转移支付扶持。由此却导致西部地区差指数极大，而这是一项"减分"逆指标。

2017 年，全国公共卫生投入人均值地区差为 1.2477，即 31 个省域人均值与全国人均值的上下偏差绝对值之平均值为 24.77%。四大区域整体地区差取相应省域人均值与全国人均值的上下偏差绝对值之平均值演算。东部地区差为 1.2625，大于全国地区差 1.19%；东北地区差为 1.1757，小于全国地区差 5.77%；中部地区差为 1.1013，小于全国地区差 11.74%；西部地区差为 1.3265，大于全国地区差 6.32%。

23 个省域地区差小于全国地区差，按地区差指数从小到大依次为湖北、浙江、广西、吉林、江西、福建、四川、陕西、江苏、新疆、甘肃、安徽、

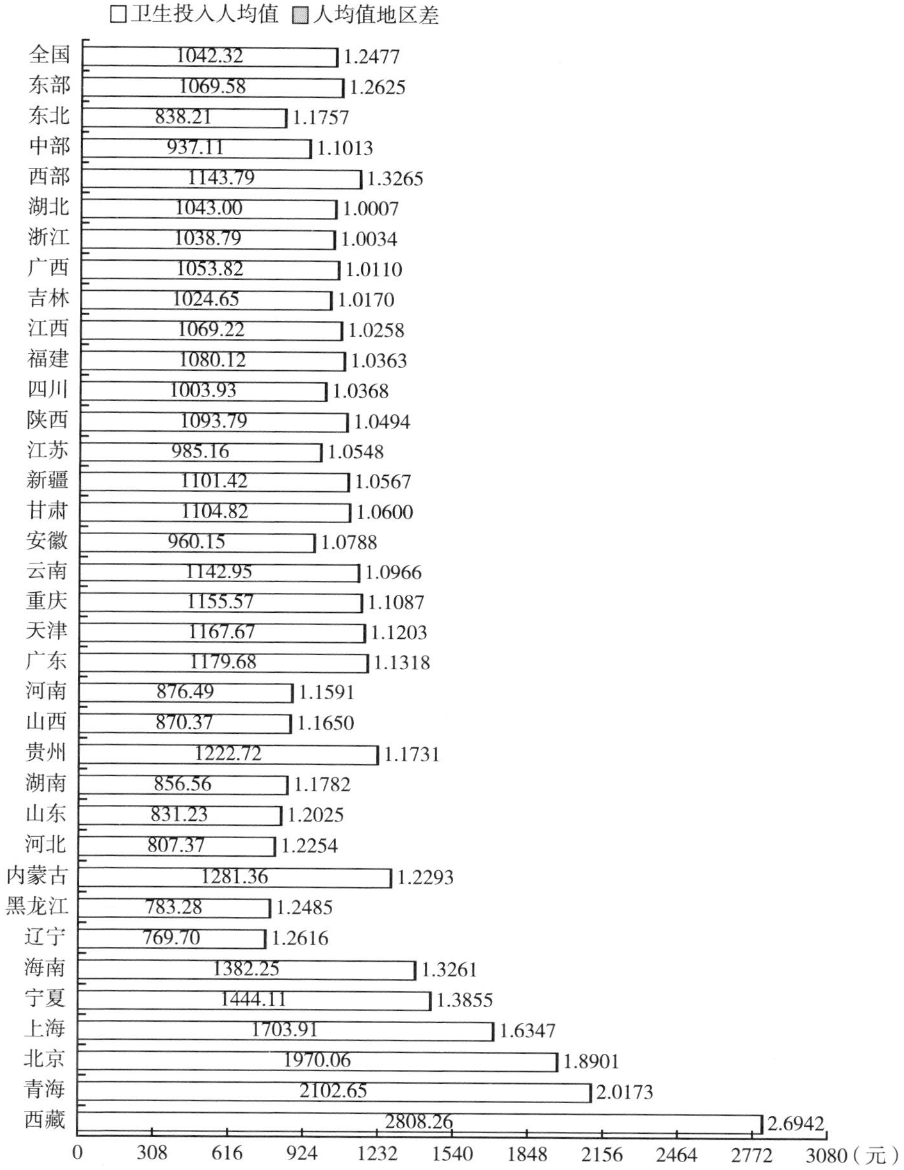

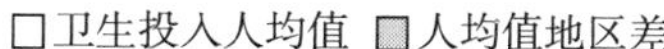

地区	卫生投入人均值	人均值地区差
全国	1042.32	1.2477
东部	1069.58	1.2625
东北	838.21	1.1757
中部	937.11	1.1013
西部	1143.79	1.3265
湖北	1043.00	1.0007
浙江	1038.79	1.0034
广西	1053.82	1.0110
吉林	1024.65	1.0170
江西	1069.22	1.0258
福建	1080.12	1.0363
四川	1003.93	1.0368
陕西	1093.79	1.0494
江苏	985.16	1.0548
新疆	1101.42	1.0567
甘肃	1104.82	1.0600
安徽	960.15	1.0788
云南	1142.95	1.0966
重庆	1155.57	1.1087
天津	1167.67	1.1203
广东	1179.68	1.1318
河南	876.49	1.1591
山西	870.37	1.1650
贵州	1222.72	1.1731
湖南	856.56	1.1782
山东	831.23	1.2025
河北	807.37	1.2254
内蒙古	1281.36	1.2293
黑龙江	783.28	1.2485
辽宁	769.70	1.2616
海南	1382.25	1.3261
宁夏	1444.11	1.3855
上海	1703.91	1.6347
北京	1970.06	1.8901
青海	2102.65	2.0173
西藏	2808.26	2.6942

横轴：0 308 616 924 1232 1540 1848 2156 2464 2772 3080（元）

图4　2017年全国及各地卫生投入人均值及其地区差

纵轴坐标：全国及四大区域之下，省域按卫生投入人均值地区差从小到大顺序自上而下排列。横向柱形：左为卫生投入人均值（元），右为人均值地区差（无差距 =1）。上下对比各地人均值，形成直观比例关系，可清晰看出地区差距。

云南、重庆、天津、广东、河南、山西、贵州、湖南、山东、河北、内蒙古。其中，湖北地区差1.0007处于首位，仅为全国地区差的80.20%。

8个省域地区差大于全国地区差，按地区差指数从小到大依次为黑龙江、辽宁、海南、宁夏、上海、北京、青海、西藏。其中，西藏地区差2.6942处于末位，高达全国地区差的215.94%。

各地地区差以全国人均值为基准值1演算上下偏差绝对值，绝对偏差值加基准值1即为当地地区差指数，指数越接近1意味着越趋近全国人均值。就理想状况而言，假设各地绝对均等无偏差，全国及各地地区差指数皆为1。

图4清晰可见，全国各地卫生投入的地区差距赫然在目，人均值首位西藏为末位辽宁的3.65倍，显然难以保证这两地基本公共卫生服务的均等化。我国“不平衡不充分的发展”缺陷甚至在公共服务领域也有明显体现，至今全国尚无基本公共服务和社会保障“国民待遇”统一标准。国家已经确定“基本公共服务均等化”目标，其实基本社会保障直接落到每一公民头上更应当尽快实行均等化，期待在2035年“基本建成现代化国家”之际实现，这一点恰好就是“现代化国家”国际通例的题中应有之义。

有必要明确一下，基本公共服务和社会保障属于现代共和制国家宪法保障公民平等社会权利之“国民待遇”范畴，公共投入均等化正是基本公共服务和社会保障均等化的基础条件。诚然公共服务均等化与公共投入均等化不能绝对画等号，但可以更为准确地判断，相近水平的公共投入标准才有可能保证相近水平的基本公共服务。因此，在能够进行数学抽象精确测算的方法意义上，以公共投入来检验基本公共服务均等化的现实差距无疑最为简便。

据既往历年动态推演测算，2020年全国公共卫生投入地区差将为1.2413，相比当前略微缩减；2035年全国公共卫生投入地区差将为1.5420，相比当前显著扩增。这是长期预测的理论演算值，基于既往增长态势合理推演供参考。

二　全国卫生投入相关协调性态势

（一）卫生投入相关背景变动状况

卫生投入增长的协调性检测首先在于与经济、财政相关背景关系的考察。历年卫生投入到底处于什么样的位置，在卫生投入绝对值及其增长的基础上，卫生投入与产值、财政收入和支出的历年相对比值起到决定性的作用。

2000 年以来全国卫生投入相关背景比值变动态势见图 5。

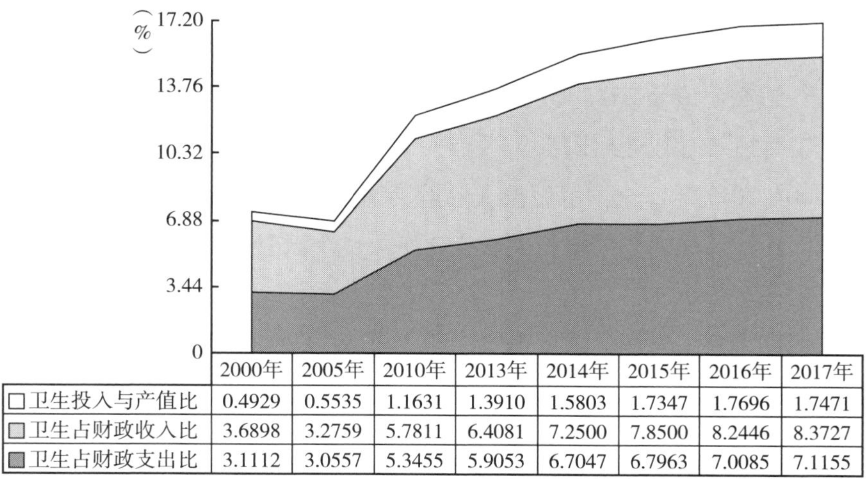

	2000年	2005年	2010年	2013年	2014年	2015年	2016年	2017年
□卫生投入与产值比	0.4929	0.5535	1.1631	1.3910	1.5803	1.7347	1.7696	1.7471
▨卫生占财政收入比	3.6898	3.2759	5.7811	6.4081	7.2500	7.8500	8.2446	8.3727
■卫生占财政支出比	3.1112	3.0557	5.3455	5.9053	6.7047	6.7963	7.0085	7.1155

图 5　2000 年以来全国卫生投入相关背景比值变动态势

左轴面积：卫生投入与产值比、占财政收入和支出比（%），各项比值历年升降呈直观比例。比值过小保留 4 位小数演算，正文按惯例保留 2 位小数。

1. 卫生投入与产值比

2000～2017 年，全国卫生投入总量年均增长高于产值年增 8.75 个百分点。由历年二者不同增长关系变化所致，全国卫生投入与产值比从 0.49% 增高至 1.75%，上升 1.25 个百分点。

分时期考察，全国此项比值“十五”前后（2000 年与 2005 年）对比，上升 0. 06 个百分点；“十一五”前后（2005 年与 2010 年）对比，上升 0. 6096 个百分点（保留 4 位小数分析细微变化）；“十二五”以来（2010 年与 2017 年）对比，上升 0. 58 个百分点。最高比值为 2016 年的 1. 77%，最低比值为 2000 年的 0. 49%。

2. 卫生投入占财政收入比

2000 ~ 2017 年，全国卫生投入总量年均增长高于财政收入年增 5. 74 个百分点。由历年二者不同增长关系变化所致，全国卫生投入占财政收入比从 3. 69% 增高至 8. 37%，上升 4. 68 个百分点。

分时期考察，全国此项比值“十五”前后（2000 年与 2005 年）对比，下降 0. 41 个百分点；“十一五”前后（2005 年与 2010 年）对比，上升 2. 51 个百分点；“十二五”以来（2010 年与 2017 年）对比，上升 2. 59 个百分点。最高比值为 2017 年的 8. 37%，最低比值为 2004 年的 3. 24%。

3. 卫生投入占财政支出比

2000 ~ 2017 年，全国卫生投入总量年均增长高于财政支出年增 5. 79 个百分点。由历年二者不同增长关系变化所致，全国卫生投入占财政支出比从 3. 11% 增高至 7. 12%，上升 4. 01 个百分点。

分时期考察，全国此项比值“十五”前后（2000 年与 2005 年）对比，下降 0. 06 个百分点；“十一五”前后（2005 年与 2010 年）对比，上升 2. 29 个百分点；“十二五”以来（2010 年与 2017 年）对比，上升 1. 77 个百分点。最高比值为 2017 年的 7. 12%，最低比值为 2002 年的 2. 88%。

以上分析检测表明，2000 年以来，全国卫生投入增长显著高于产值增长，也明显高于财政收入、财政支出增长，卫生投入与经济、财政“背景协调增长”已经得到充分体现。

（二）卫生投入相邻关系变动状况

卫生投入增长的协调性检测其次也在于与教育、科技、文化投入增长相邻关系的考察。教科文卫本身就可视为一个整体，卫生投入的重要

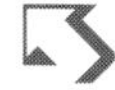

性究竟如何，与教育、科技、文化投入的历年相对比值具有重要的参照意义。

2000 年以来全国卫生投入相邻关系比值变动态势见图 6。

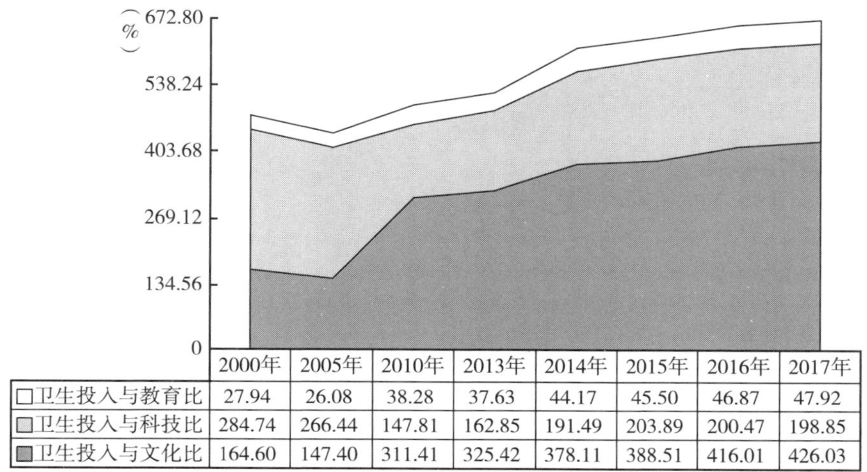

	2000年	2005年	2010年	2013年	2014年	2015年	2016年	2017年
□卫生投入与教育比	27.94	26.08	38.28	37.63	44.17	45.50	46.87	47.92
▨卫生投入与科技比	284.74	266.44	147.81	162.85	191.49	203.89	200.47	198.85
■卫生投入与文化比	164.60	147.40	311.41	325.42	378.11	388.51	416.01	426.03

图 6　2000 年以来全国卫生投入相邻关系比值变动态势

左轴面积：卫生投入与教育、科技、文化投入比（%），各项比值历年升降呈直观比例。

1. 卫生投入与教育投入比

2000 ~2017 年，全国卫生投入总量年均增长高于教育投入年增 3. 81 个百分点。由历年二者不同增长关系变化所致，全国卫生投入与教育投入比从 27. 94% 增高至 47. 92%，上升 19. 98 个百分点。

分时期考察，全国此项比值“十五”前后（2000 年与 2005 年）对比，下降 1. 86 个百分点；“十一五”前后（2005 年与 2010 年）对比，上升 12. 20 个百分点；“十二五”以来（2010 年与 2017 年）对比，上升 9. 64 个百分点。最高比值为 2017 年的 47. 92%，最低比值为 2002 年的 24. 01%。

2. 卫生投入与科技投入比

2000 ~2017 年，全国卫生投入总量年均增长低于科技投入年增 2. 61 个百分点。由历年二者不同增长关系变化所致，全国卫生投入与科技投入比从284.74%降低至198.85%，下降85.89个百分点。

分时期考察，全国此项比值“十五”前后（2000年与2005年）对比，下降18.30个百分点；“十一五”前后（2005年与2010年）对比，下降118.63个百分点；“十二五”以来（2010年与2017年）对比，上升51.04个百分点。最高比值为2000年的284.74%，最低比值为2007年的111.60%。

3. 卫生投入与文化投入比

2000～2017年，全国卫生投入总量年均增长高于文化投入年增6.63个百分点。由历年二者不同增长关系变化所致，全国卫生投入与文化投入比从164.60%增高为426.03%，上升261.43个百分点。

分时期考察，全国此项比值“十五”前后（2000年与2005年）对比，下降17.20个百分点；“十一五”前后（2005年与2010年）对比，上升164.01个百分点；“十二五”以来（2010年与2017年）对比，上升114.62个百分点。最高比值为2017年的426.03%，最低比值为2004年的145.56%。

以上分析检测表明，2000年以来，全国卫生投入增长明显高于教育投入增长，但较明显低于科技投入增长，而显著高于文化投入增长，教科文卫投入“相邻协调增长”尚未得到应有体现。

此外，对照图5中卫生投入占财政支出比与图6三项比值，分别推算其间商值百分值，即得出教育、科技、文化投入各占财政支出比。这样就可以检测教科文卫各项投入占财政支出比历年变化相关系数：教育投入占比与科技投入占比之间为0.9160，与文化投入占比之间为－0.7808，与卫生投入占比之间为0.8617，即分别在91.60%程度上成正比，78.08%程度上成反比，86.17%程度上成正比。对此不妨简化理解为，教育投入与卫生投入二者之间占财政支出比历年变化在86.17%程度上呈同步关系，其余类推。这表明，全国教科文投入各占财政支出比之间协调性不佳，而与卫生投入占财政支出比之间协调性较好。

三　全国卫生投入纵横向双重测评

综合以上分析，2000 年以来全国卫生投入总量年均增长 21.96%，人均值地区差卫生投入人均值地区差缩小 24.70%；卫生投入增长显著高于产值增长，也明显高于财政收入、财政支出增长；同时明显高于教育投入增长，但较明显低于科技投入增长，而显著高于文化投入增长。这些都集中体现在卫生投入增长综合指数测评演算之中。

2000 年以来全国卫生投入增长综合指数变动态势见图 7。基于不同时间段、不同基准值的各类综合指数测评结果均落实在 2017 年之上。综合指数取百分制，以便横向衡量百分点高低，纵向衡量百分比升降。

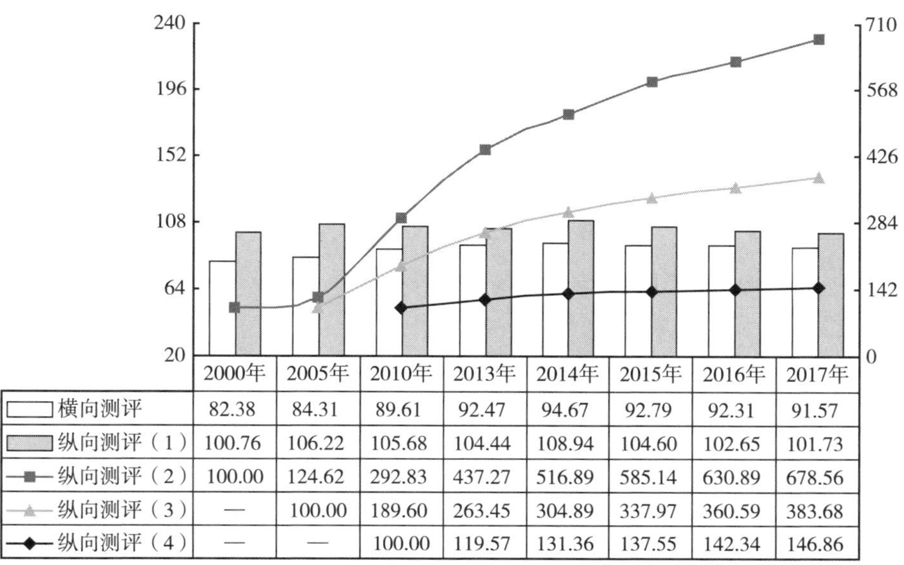

	2000年	2005年	2010年	2013年	2014年	2015年	2016年	2017年
横向测评	82.38	84.31	89.61	92.47	94.67	92.79	92.31	91.57
纵向测评（1）	100.76	106.22	105.68	104.44	108.94	104.60	102.65	101.73
纵向测评（2）	100.00	124.62	292.83	437.27	516.89	585.14	630.89	678.56
纵向测评（3）	—	100.00	189.60	263.45	304.89	337.97	360.59	383.68
纵向测评（4）	—	—	100.00	119.57	131.36	137.55	142.34	146.86

图 7　2000 年以来全国卫生投入增长综合指数变动态势

左轴柱形：左横向测评（无差距理想值 = 100）；右纵向测评（1），上年 = 100。右轴曲线：纵向测评（起点年基数值 = 100），（2）以 2000 年为起点，（3）以 2005 年为起点，（4）以 2010 年为起点。

1. 各年度理想值横向检测指数

以卫生投入人均值地区无差距状态为“理想值”100，2017 年全国卫生投入增长状况此项综合指数为 91.57，低于无差距理想值 8.43%，也低于上年测评指数 0.74 个点。

各年度（包括图 7 中省略年度）此项综合指数对比，全部各个年度均低于无差距理想值 100；2003 年、2005～2009 年、2011 年、2013～2014 年 9 个年度高于上年指数值。其中，最高值为 2014 年的 94.67，最低值为 2004 年的 82.23。

在此项测评中，全国总体的总量份额值、人均值、各项背景关系比值、相邻关系比值作为各地基准“定盘星”，同样也自为基准不“加分”也不“减分”，人均值地区差、同构关联占比倍差就成为变化衡量指标，全国总体“失分”全部来自人均值地区差、同构关联占比倍差的存在及其扩大。只要人均地区差、同构占比倍差缩小，全国总体综合指数就能够上升；只有彻底消除人均地区差、同构占比倍差，全国总体综合指数才能够达到“理想值”100。

2. 2000年以来基数值纵向检测指数

在此项测评中，全国及各地卫生投入总量份额值、人均值，各项背景关系比值、相邻关系比值，卫生投入人均值地区差，各项增长率比差，一概以自身 2000 年相应演算数值为基数值加以衡量。无论是全国总体还是各地，各项指标测算值优于 2000 年“加分”，逊于 2000 年“减分”，最终加权平衡各项指标间分值升降得失。这样有利于检测对比各地在不同时间段综合测评指数的提升程度，使“基数低而进步快”的欠发达或次发达地区有多种机会登上排行榜前列。以下各类纵向测评同理，区别仅在于起始年度不同。

以“九五”末年 2000 年为起点基数值 100，2017 年全国卫生投入增长状况此项综合指数为 678.56，高出 2000 年起点基数 578.56%，也高出上年测评指数 47.67 个点。

“十五”以来各年度此项综合指数对比，全部各个年度均高于 2000 年起点基数值 100；2002～2003 年、2005～2017 年 15 个年度高于上年指数值。

其中，最高值为 2017 年的 678.56，最低值为 2001 年的 103.00。

3. 2005年以来基数值纵向检测指数

以“十五”末年 2005 年为起点基数值 100，2017 年全国卫生投入增长状况此项综合指数为 383.68，高出 2005 年起点基数 283.68%，也高出上年测评指数 23.09 个点。

“十一五”以来各年度此项综合指数对比，全部各个年度均高于 2005 年起点基数值 100；全部各个年度均高于上年指数值。其中，最高值为 2017 年的 383.68，最低值为 2006 年的 107.80。

4. 2010年以来基数值纵向检测指数

以“十一五”末年 2010 年为起点基数值 100，2017 年全国卫生投入增长状况此项综合指数为 146.86，高出 2010 年起点基数 46.86%，也高出上年测评指数 4.52 个点。

“十二五”以来各年度此项综合指数对比，全部各个年度均高于 2010 年起点基数值 100；全部各个年度均高于上年指数值。其中，最高值为 2017 年的 146.86，最低值为 2011 年的 111.42。

5. 逐年度基数值纵向检测指数

以上一年（2016 年）为起点基数值 100，2017 年全国卫生投入增长状况此项综合指数为 101.73，高出 2016 年起点基数 1.73%，但低于上年基于 2015 年基数值的测评指数 0.92 个点。

逐年度此项综合指数对比，全部各个年度均高于自身上年起点基数值 100；2001 年、2003 年、2005 ~2009 年、2011 年、2013 ~2014 年 10 个年度高于上年指数值。其中，最高值为 2009 年的 116.82，最低值为 2004 年的 100.10。

2000 年以来，全国卫生投入增长进展十分显著。各个五年规划期以来纵向测评的综合指数最高值均出现在 2017 年，逐年增长检测却显得起伏不定，并非连年持续向好，卫生投入增长的协调性欠佳是其主要原因；横向测评距离理想值的差距一向非常明显，综合指数不时略有下降，原因在于卫生投入人均值地区差扩大，卫生投入增长的均衡性欠佳。

四　全国卫生投入均衡增长差距测算

按照各项数据增长及其间各类关系值变动，对全国卫生投入增长的“实然”状况做出综合评价，这还不是此项研究测评的最终意图。由此发现增长效益可能存在的不足，深入检测数据背后的现实问题及其“应然”差距，依据2000年以来相关方面增长的基本态势，就可以推演测算各种“或然”的、“应然”的和“理想”的增长目标。

2017年全国卫生投入总量、人均值增长差距测算见图8，其中包括“最佳比例值”“最小地区差”“全国均等化”三项，前两项属于协调、均衡增长“应然目标”（依据曾经出现的历年最佳关系值）测算，后一项属于全国各地完全实现均衡发展“理想目标”测算。各地依此类推。

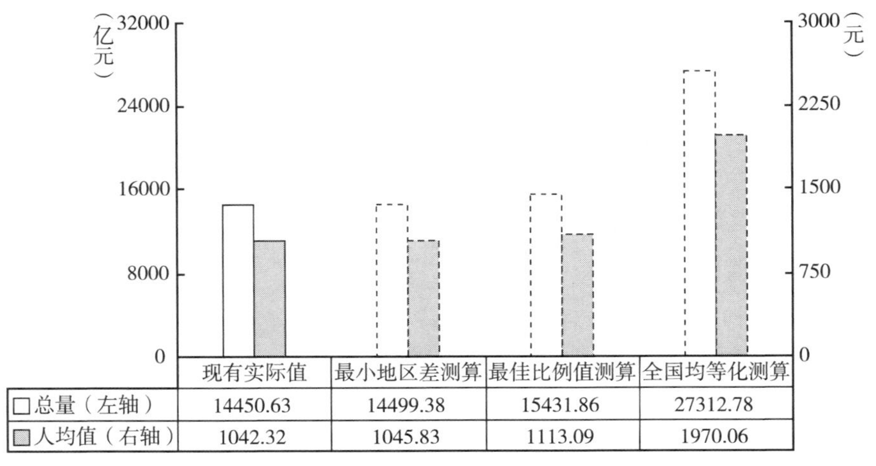

	现有实际值	最小地区差测算	最佳比例值测算	全国均等化测算
□总量（左轴）	14450.63	14499.38	15431.86	27312.78
▨人均值（右轴）	1042.32	1045.83	1113.09	1970.06

图8　2017年全国卫生投入总量、人均值增长差距测算

实线：现有实际值；虚线：目标测算值。最小地区差测算：假设全国及31个省域公共卫生投入以人均值计算实现2000年以来各自历年最小地区差；最佳比例值测算：假设全国产值—财政支出—教科文卫综合投入—卫生投入间均实现2000年以来历年最佳比值；全国均等化测算：假设全国及31个省域公共卫生投入以人均值计算实现均等化（均取北京人均值）。

（1）最小地区差目标：假设全国及 31 个省域卫生投入同步实现 2000 年以来各自历年最小地区差，即高于全国总体人均值各地取向下最接近全国人均值的“最小地区差”反推当地演算值，而低于全国总体人均值各地取向上最接近全国人均值的“最小地区差”反推当地演算值（上下偏差皆为偏离全国人均值基准的差距），最后按 31 个省域“最小地区差”偏差演算全国总体地区差，再反推全国演算值。按照这一“应然目标”测算，2017 年全国卫生投入人均值应达到 1045.83 元，总量应达到 14499.38 亿元，为现有实际值的 100.34%。

（2）最佳比例值目标：假设全国产值—财政支出、财政支出—教科文卫综合投入、教科文卫综合投入—卫生投入之间均实现 2000 年以来历年最佳比值，以三项最佳比值叠加演算。按照这一“应然目标”测算，2017 年全国卫生投入人均值应达到 1113.09 元，总量应达到 15431.86 亿元，为现有实际值的 106.79%。

（3）全国均等化目标：假设全国及 31 个省域卫生投入同步弥合既有地区差实现均等化（取北京现有人均值），即高于北京人均值各地向下趋同一致，而低于北京人均值各地向上趋同一致。按照这一“理想目标”测算，2017 年全国卫生投入人均值应达到 1970.06 元，总量应达到 27312.78 亿元，为现有实际值的 189.01%。

实际上，以上假定测算得到重要发现：如果各地普遍实现“最小地区差”增长目标，那么卫生投入人均值地区差将普遍明显缩小，各地卫生投入人均值将会逐步趋近（详见技术报告最后一个表格里各地测算数据），为今后实现全国卫生投入均等化（以人均值衡量）奠定良好基础。最终达到全国各地卫生投入均等化正是公共财政、公共卫生服务追求的理想目标。

技术报告与综合分析

Technical Report and Comprehensive Analysis

R.3
中国健康消费与公共卫生投入双检技术报告
——兼综合加权排行与增长差距检测

王亚南　方　彧　高　军　赵　娟*

摘　要：　本文作为“中国健康消费与公共卫生投入双检体系”技术报告，基于2000～2017年全国及各地相关数据，对基础数据来源、数据推演方法、相应数值关系、测评体系构思、具体指标测算加以说明，对各类数据事实所反映出来的增长相关态势进行分析。测评体系意在把居民健康消费与公共卫生

* 王亚南，云南省社会科学院研究员，文化发展研究中心主任，主要研究方向为民俗学、民族学及文化理论、文化战略和文化产业研究；方彧，中国老龄科学研究中心副研究员，中国社会科学院博士，主要研究方向为口头传统、老龄文化和文化产业研究；高军，昆明市社会科学院社会发展研究所所长、研究员，主要从事社会事业及发展研究；赵娟，云南省社会科学院民族文学研究所副研究员，主要研究方向为古典文学、民族文化和文化产业研究。

投入增长放到经济、财政增长和社会、民生发展相关背景中，放到教科文卫投入增长的相邻关系中，放到各类数据人均值地区差、城乡比的差距检测中，全面检验各方面增长的协调性和均衡性，从而得出现行统计制度下适用的综合评价指数，并实现演算过程的通约性和演算结果的可比性，可供重复验证。

关键词： 健康消费　卫生投入　增长态势　综合检测　测评排行

“中国健康消费与公共卫生投入双检体系”实为“中国居民健康消费需求评价体系”与“中国公共卫生投入增长测评体系”的并列合体，借助并整合十余年来本系列研究成果“文化消费需求景气评价”、“文化产业供需协调检测”、“公共文化投入增长测评”和“人民生活发展指数检测”四个体系的框架构思设计。其中，“健康消费需求评价”部分既可谓最早推出的“文化消费需求景气评价”移植扩展“姐妹篇”，又成为近年推出的“人民生活发展指数检测”里健康消费三级子系统分解独立“微缩版”；而“公共卫生投入增长测评”部分则直接就是几年前推出的“公共文化投入增长测评”平行移植“拓展版”。

这是人民生活层面单项消费需求评价与公共财政层面专项投入增长测评的直接对应检测，力求直接为国家“健康中国”建设目标和各地“大健康产业”发展战略提供咨询参考。

一　基础数据来源及其演算方法

“中国健康消费与公共卫生投入双检体系”数据来源、具体出处及相关演算见表1。

表 1 “中国健康消费与公共卫生投入双检体系”数据来源、具体出处及相关演算

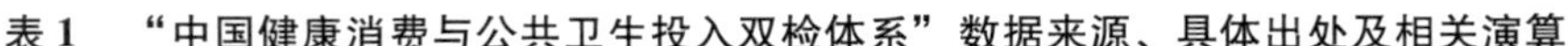

<table>
<tr><th>序号</th><th colspan="2">数据内容</th><th>数据来源</th><th>全国数据具体出处</th><th>省域数据具体出处</th></tr>
<tr><td>1</td><td colspan="2">城乡、城镇、乡村人口</td><td rowspan="22">国家统计局:《中国统计年鉴》历年各卷</td><td colspan="2">二、人口,2－7 分地区人口的城乡构成和出生率、死亡率、自然增长率</td></tr>
<tr><td>2</td><td colspan="2">产值总量及人均值</td><td>三、国民经济核算,3－1 国内生产总值</td><td>三、国民经济核算,3－9 地区生产总值和指数,3－10 人均地区生产总值和指数</td></tr>
<tr><td>3</td><td colspan="2">财政收入总量</td><td>七、财政,7－2 中央和地方一般公共预算主要收入项目</td><td>七、财政,7－5 分地区一般公共预算收入</td></tr>
<tr><td>4</td><td colspan="2">财政支出总量</td><td rowspan="2">七、财政,7－3 中央和地方一般公共预算主要支出项目</td><td rowspan="2">七、财政,7－6 分地区一般公共预算支出</td></tr>
<tr><td>5</td><td colspan="2">教育投入总量</td></tr>
<tr><td>6</td><td colspan="2">科技投入总量</td><td colspan="2" rowspan="3">（全国及各地文化投入数据项名为“文化体育与传媒”,涵括现行文化、新闻出版广电、体育三个行政管理系统投入）</td></tr>
<tr><td>7</td><td colspan="2">文化投入总量</td></tr>
<tr><td>8</td><td colspan="2">卫生投入总量</td></tr>
<tr><td>9</td><td colspan="2">城乡居民人均收入</td><td colspan="2">六、人民生活,6－17 全国居民分地区人均可支配收入（与城乡总量演算对应检验存在误差）</td></tr>
<tr><td>10</td><td colspan="2">城乡居民人均消费</td><td colspan="2">六、人民生活,6－19 全国居民分地区人均消费支出（与城乡总量演算对应检验存在误差）</td></tr>
<tr><td>11</td><td colspan="2">城镇居民人均收入</td><td colspan="2">六、人民生活,6－21 城镇居民分地区人均可支配收入</td></tr>
<tr><td>12</td><td colspan="2">城镇居民人均消费</td><td colspan="2">六、人民生活,6－23 城镇居民分地区人均消费支出</td></tr>
<tr><td>13</td><td colspan="2">乡村居民人均收入</td><td colspan="2">六、人民生活,6－25 农村居民分地区人均可支配收入</td></tr>
<tr><td>14</td><td colspan="2">乡村居民人均消费</td><td colspan="2">六、人民生活,6－27 农村居民分地区人均消费支出</td></tr>
<tr><td>15</td><td rowspan="8">城镇乡村消费分类项</td><td>A. 食品烟酒</td><td rowspan="8">城乡居民分类消费:
六、人民生活,6－20 全国居民分地区人均消费支出
城镇居民分类消费:
六、人民生活,6－24 城镇居民分地区人均消费支出
乡村居民分类消费:
六、人民生活,6－28 农村居民分地区人均消费支出</td><td rowspan="8">引入人口参数（城乡、城镇、乡村历年年末人口数据均换算为年平均人口数）演算衍生数据:
（1）第 3～8 类人均值
（2）第 9～25 类城乡总量
（3）第 11～25 类城镇、乡村总量,其和为城乡总量本源
（4）第 11～25 类城乡综合人均值</td></tr>
<tr><td>16</td><td>B. 衣着</td></tr>
<tr><td>17</td><td>C. 居住</td></tr>
<tr><td>18</td><td>D. 生活用品及服务</td></tr>
<tr><td>19</td><td>E. 交通通信</td></tr>
<tr><td>20</td><td>F. 教育文化娱乐</td></tr>
<tr><td>21</td><td>G. 医疗保健</td></tr>
<tr><td>22</td><td>H. 其他用品及服务</td></tr>
</table>

续表

<table>
<tr><th>序号</th><th colspan="2">数据内容</th><th>数据来源</th><th>全国数据具体出处</th><th>省域数据具体出处</th></tr>
<tr><td>23</td><td rowspan="3">增补</td><td>城乡、城镇、乡村居民物质生活消费</td><td colspan="2">A、B、C、D 四项消费合计，统一归为物质生活方面消费</td><td rowspan="3">(5)第 2 ~25 类人均值地区差
(6)第 9 ~25 类人均值城乡比
(7)第 15 ~ 25 类各分城乡、城镇、乡村 3 个层面演算
(8)东、中、西部和东北整体数据</td></tr>
<tr><td>24</td><td>城乡、城镇、乡村居民非物生活消费</td><td colspan="2">E、F、G、H 四项消费合计，大致归为社会生活、精神生活方面消费</td></tr>
<tr><td>25</td><td>城乡、城镇、乡村居民积蓄</td><td colspan="2">居民收入与消费之差，大于银行储蓄，且排除政府和企业部分</td></tr>
</table>

注：①数据具体出处章号章名、表号表名、统计项名称各年卷多有变化，以 2015 年卷（发布 2014 年数据）为准。该年卷始提供城乡综合人均收入、总消费及分类消费数据，本系列研究多年前率先展开民生数据城乡综合演算，引来国家统计制度及其数据发布改进，本项检测遂采用，此前诸多年度仍系自行演算。经两年使用验证，此类人均值与总量之间存在演算误差，居民收入、消费人均值和总量对应产值人均值和总量（同为年鉴发布）分别演算居民收入比、居民消费率结果有出入，因而本项检测回归自行演算城乡人均值，以保证数据库测算模型的规范性及其历年通行测评的标准化，必要时附年鉴提供的城乡人均值作为参考。②数据来源制表保留各分类消费原名称，行文分别简称“食品、衣着、居住、用品、交通、文教、健康、其他”消费，物质生活消费、非物生活消费简称“物质消费”“非物消费”。③本项检测体系借助并移植“文化消费需求景气评价”、“文化产业供需协调检测”、“公共文化投入增长测评”和“人民生活发展指数检测体系”四个体系的构思设计，数据来源及其演算方法整合“人民生活检测”和“公共投入测评”两个方面并进一步精细化。

（一）理解和使用统计数据的基本知识

表 1 对于数据来源、具体出处及相关演算的说明已经十分详细，无须再言。不过，有必要提及理解和使用统计数据的若干基本知识。

（1）全国及各地人口数据处于基础地位，是国民经济与社会发展一应统计数据总量与人均值之间相互转换演算的基本参数。具体说明，国家统计局出版发布各类统计数据，除了对于产值数据提供全国及各地总量和人均值以外，对于全国及各地财政收入、财政支出及其各项分类投入数据只提供总量，对于人民生活数据只提供人均值（以往仅提供城镇、乡村分别演算的人均值，近年才开始提供2014 年以来城乡综合演算人均值）。这样一来，需要从实演算各地民生数据（居民收入、总消费及其分类单项消费）总量占全国份额（各地总量本身不具可比性，但总量份额及其升降具有可比性），或需要精确演算各地财政收入、支出及其各类投入地区差距（各地总量只有规模意义，人均值才有均衡比较意义），首先就必须进行统计数据总量与人均值之间相互转换演算。这一工作本系列研究已经坚持了十年有余，于是深知人口数据的重要性，也熟悉使用人口数据的“行规”——人口参数应当先行演算转化为“年平均人口数”才能使用。

（2）每年《国民经济与社会发展统计公报》发布的当年某些重要数据，甚至历年卷《中国统计年鉴》发布的上年某些重要数据，均为“初步核算值”，需待随后年卷统计年鉴再校订为“最终核算值”。全国及各地产值总量、人均值数据正是如此，本书历年全国产值数据依照《中国统计年鉴》2015～2018年卷已经逐年校订，因而与历年《国民经济与社会发展统计公报》发布的产值“初步核算值”有出入，总量和人均值一般都会略微增大。

（3）全国及各地财政收入、财政支出数据与产值数据一起，构成经济、财政增长的宏观背景数据，对于检测各类公共投入，甚至民生发展的协调性极为重要。显然，在任何年度、任何地区，经济、财政、社会事业、人民生活各类数据协调增长才是最佳理想状态。

（4）在国际社会，在我国国内，“教科文”并提都是共识，我国习惯上又加“卫生”。在国家早期统计制度中，干脆合为一体称为“文教卫生事业费”。因此，检测公共卫生投入增长状况，必须放到教科文卫综合投入、各自增长的相邻关系背景当中进行考察。

（5）城乡居民收入、消费数据（收入与消费之差即为积蓄）是检测人民生活发展状况的基础（就业不在本报告研究范围之内）。在国家现行统计制度中，居民消费又分解为8个大类分别统计。考察居民健康消费状况，必然涉及居民消费分类数据；健康消费属于衣食温饱之外的非物质生活范畴，又必须涉及“非物消费”专项大类数据分析。全部人民生活数据都是相关关系背景。

以上简要说明透露，开展人文发展的量化分析、检测、评价，有必要在一切“可能有用”的数据之间建立结构关系，进行“结构化思考设计”和“相关性分析演算”，这其实就是本系列研究十余年来从事人文发展量化分析、检测、评价的方法论经验。

（二）量化分析阐释从公众知识起步

数据读取、辨识是构思、设计指标系统的基础，有关阐释从公众社会常识和学界公共知识开始。配合文中列表数据解读、指标解释，运用本项检测后台数据库的强大功能，通过相应演算揭示数据及数据关系潜藏的人民生活发展、公共财政投入动向。

鉴于中国各地之间幅员分布不均、发展程度不一，总量数值几乎不具可比性，转换为占全国份额值方能检验其升降变化状况，这就是“GDP 总量崇拜”的荒唐之处。人均值固然具有一定可比性，但孤立的一项或数项人均值比较并无多大意义。常见的可行方式是对比具备相关性联系的数据链之间的历年增长率。

无论是经济发展与民生增进之间的协调性检测，还是城乡、区域之间民生发展的均衡性检测，关键在于相应数据的年均增长率比较，及其历年增长指数的相关系数测量，正是其间的增长差异带来了各类相关比值（包括城乡比、地区差）的变化。需要注意一点常识：由于人口历年增长，经济、社会、民生发展总量数据演算增长率，略高于人均值演算增长率。本系列检测除专门说明以外，主要取人均值进行演算，以求尽可能精准。

2000～2017 年，在全国经济、财政背景总量数据之间，财政收入增长最快，年均增长 16.22%，高于产值年增 3.01 个百分点；财政支出增长次之，年均增长 16.17%，高于产值年增 2.96 个百分点；产值增长再次，年均增长 13.21%。

同期，在公共财政用于教科文卫投入总量数据之间，科技投入增长最快，年均增长 24.57%，高于财政支出年增 8.40 个百分点；卫生投入增长次之，年均增长 21.96%，高于财政支出年增 5.79 个百分点；教育投入增长再次，年均增长 18.15%，低于财政支出年增 1.98 个百分点；文化投入增长最慢，年均增长 15.33%，低于财政支出年增 0.84 个百分点。

同期，在居民收入、总消费、物质消费、非物消费、积蓄总量数据之间，居民积蓄增长最快，年均增长 14.85%，高于产值年增 1.64 个百分点；非物消费增长次之，年均增长 13.56%，高于产值年增 0.35 个百分点；居民收入增长再次，年均增长 12.99%，低于产值年增 0.22 个百分点；居民总消费增长又次，年均增长 12.34%，低于产值年增 0.87 个百分点；物质消费增长最慢，年均增长 11.76%，低于产值年增 1.45 个百分点。

民生领域的高增长出现在居民积蓄和非物消费两个方面：积蓄年均增长高于居民收入年均增长 1.86 个百分点，高于总消费年均增长 2.51 个百分点，甚至高于产值年均增长，但低于财政收入年均增长 1.37 个百分点；非物消费年均增长高于居民收入年均增长 0.57 个百分点，高于总消费年均增长 1.22 个百分点，甚至高于产值年均增长，但低于财政支出年均增长 2.61 个百分点。居民收入和积蓄同属民众财富收益，当与财政收入对应；居民总消费、物质消费和非物消费同属民生需求开支，自与财政支出对应。这样的对应分析出于本项研究的独特设计。

深入展开民生领域数据分析。居民物质消费方面分类检测：2000 年以来居住消费增长最快，年均增长 16.51%，高于居民收入年增 3.52 个百分点，高于总消费年增 4.17 个百分点；用品消费增长次之，年均增长 11.30%，低于居民收入年增 1.69 个百分点，低于总消费年增 1.04 个百分点；衣着消费增长再次，年均增长 10.95%，低于居民收入年增 2.04 个百分点，低于总消费年增 1.39 个百分点；食品消费增长最慢，年均增长 9.83%，低于居民收入年增 3.16 个百分点，低于总消费年增 2.51 个百分点。

居民非物消费方面分类检测：2000 年以来交通消费增长最快，年均增长 16.81%，高于居民收入年增 3.82 个百分点，高于总消费年增 4.47 个百分点；健康消费增长次之，年均增长 14.20%，高于居民收入年增 1.21 个百分点，高于总消费年增 1.86 个百分点；文教消费增长再次，年均增长 11.98%，低于居民收入年增 1.01 个百分点，低于总消费年增 0.36 个百分点；其他消费增长最慢，年均增长 8.56%，低于居民收入年增 4.43 个百分点，低于总消费年增 3.78 个百分点。

（三）建立结构化的数据相关性分析

在当今世界，社会发展程度、复杂程度日益增高，社会领域分化、行业分工越来越细密，若想单纯提取一个或几个具有绝对化因果性关系的因子进行哲学抽象简单解释，显然已经不够用。更多因素只具备相对化的相关性联系，需要展开更复杂、更精细的数学抽象分析。构思、设计指标系统关键在于分析、提取大量数据链之间不断变化的相关性动态。

相关系数检测可谓相关性分析最简便的通用方式，同时检验两组数据链历年增减变化趋势是否一致、变化程度是否相近、变化动向是否稳定。相关系数1为绝对相关，完全同步；0为无相关性，完全不同步；-1为绝对负相关，完全逆向同步。设数据项*A*历年增幅变化为*N*，若数据项*B*历年增幅（降幅绝对值）愈接近*N*（高低不论），即保持趋近性（正负不论），或历年增幅（降幅绝对值）存在固有差距（高低不论）但上下波动变化愈小，即保持平行（逆向）同步性，则二者相关系数（负值）愈高；反之相关系数（负值）愈低。

2000年以来17年间，产值历年增长与教育投入历年增长之间相关系数为0.6828，即教育投入在68.28%程度上随之增长；与科技投入历年增长之间相关系数为0.5488，即科技投入在54.88%程度上随之增长；与文化投入历年增长之间相关系数为0.1688，即文化投入在16.88%程度上随之增长；与卫生投入历年增长之间相关系数为0.5429，即卫生投入在54.29%程度上随之增长。

在民生方面，产值历年增长与居民收入历年增长之间相关系数为0.8276，即居民收入在82.76%程度上随之增长；与居民总消费历年增长之间相关系数为0.5930，即居民总消费在59.30%程度上随之增长。全国城乡居民收入增长滞后于产值增长，居民总消费增长更滞后于产值增长。

继续考察民生方面，产值历年增长与居民物质消费历年增长之间相关系数为0.4984，即物质消费在49.84%程度上随之增长；与居民非物消费历年增长之间相关系数为0.0747，即非物消费在7.47%程度上随之增长；与居民积蓄历年增长之间相关系数为0.6955，即居民积蓄在69.55%程度上随之增长。由此可见，居民消费结构升级主要体现于非物生活需求提升，产值增长并不会直接带动这一变化。而居民积蓄却超越总消费步伐，更贴近地跟随产值增长，产值增长带来居民收入增多，其中更多的部分变成了积蓄，并未用于扩大消费尤其是增加非物消费。

同时，财政收入历年增长与教育投入历年增长之间相关系数为0.8189，即教育投入在81.89%程度上随之增长；与科技投入历年增长之间相关系数为 0. 5905，即科技投入在 59. 05% 程度上随之增长；与文化投入历年增长之间相关系数为 0. 3023，即文化投入在 30. 23% 程度上随之增长；与卫生投入历年增长之间相关系数为 0. 5106，即卫生投入在 51. 06% 程度上随之增长。

在民生方面，财政收入历年增长与居民收入历年增长之间相关系数为 0. 6891，即居民收入在 68. 91% 程度上随之增长；与居民积蓄历年增长之间相关系数为 0. 5771，即居民积蓄在 57. 71% 程度上随之增长。

同时，财政支出历年增长与教育投入历年增长之间相关系数为 0. 7469，即教育投入在 74. 69% 程度上随之增长；与科技投入历年增长之间相关系数为 0. 3652，即科技投入在 36. 52% 程度上随之增长；与文化投入历年增长之间相关系数为 0. 6067，即文化投入在 60. 67% 程度上随之增长；与卫生投入历年增长之间相关系数为 0. 6443，即卫生投入在 64. 43% 程度上随之增长。

在民生方面，财政支出历年增长与居民总消费历年增长之间相关系数为 0. 3614，即居民总消费在 36. 14% 程度上随之增长；与居民物质消费历年增长之间相关系数为 0. 1961，即物质消费在 19. 61% 程度上随之增长；与居民非物消费历年增长之间相关系数为 0. 3605，即非物消费在 36. 05% 程度上随之增长。

全国城乡居民收入增长滞后于财政收入增长，居民积蓄增长也滞后于财政收入增长，居民总消费增长则滞后于财政支出增长，其间物质消费增长、非物消费增长均滞后于财政支出增长。与全国经济、财政背景相比，民生领域各项数据的增长变化并非一片乐观。这样一种分析检测模式运用于各个省域，各地之间不同经济、财政背景下民生发展的高下长短必定能够十分清晰地检验出来。

集中到民生领域，全国城乡居民收入历年增长与总消费之间相关系数为 0. 7851，即总消费在 78. 51% 程度上随之增长；与物质消费之间相关系数为 0. 7027，即物质消费在 70. 27% 程度上随之增长；与非物消费之间相关系数为 -0. 0332，即非物消费与之并无同步增长正向相关性；与居民积蓄之间相关系数为 0. 7639，即居民积蓄在 76. 39% 程度上随之增长。居民总消费历年增长与物质消费之间相关系数为 0.9142，即物质消费在 91.42% 程度上随之增长；与非物消费之间相关系数为 0.0300，即非物消费在 3.00% 程度上随之增长；与居民积蓄之间相关系数为 0.2068，即居民积蓄在 20.68% 程度上随之增长。由此看出，无论是居民收入增长还是总消费增长，都不会必然带动非物消费增长引发的需求结构变化。

二 检测体系建构与指标系统设计

（一）中国民生消费需求景气评价体系

“中国民生消费需求景气评价体系”指标系统见表 2，本文提取其间全国及各地居民健康消费子系统为主运行，其余均作为相关背景系统同时展开相关性检测。

在这里，需要对表 2 里“中国民生消费需求景气评价体系”若干参用和自设的相关性比值指标做出解释。同时，调用后台数据库演算功能，实际检测这些特定比值的历年变化动态，证实其设计依据和实际功用。为保证各类数据演算尽可能精确，有利于检测其间相关性比值升降等微小变动，以下取人均值展开测算。

1. 参用相关性比值阐述及其演算

（1）居民消费率：城乡居民消费与产值的相对比值，这无疑是国内居民消费需求拉动经济增长的关键性数据。无论是从拉动经济发展角度来看，还是从提升消费需求来看，居民消费率势必都是越高越好。然而，居民消费率的历年变化态势甚至不如居民收入比的历年变化态势。

2000 年，全国居民消费率为 35.91%；到 2017 年，全国居民消费率下降至 31.46%。这意味着，“全面小康”建设进程 17 年来，居民消费增长滞后于产值增长，而且滞后程度甚于居民收入增长的滞后程度。这就是国家多年以来十分注重“拉动内需，扩大消费，改善民生”的真实背景，这不仅是应对国际金融危机的短期对策，而且应当成为拉动经济发展的长期政策。

（2）居民消费比：城乡居民消费与居民收入的相对比值。面向“全面小康”衡量民生发展，全部物质消费放大为“必需消费”，全部非物消费扩展为“应有消费”，居民消费需求升降体现人民生活质量水平，额外剩余部分大小又体现人民生活富余程度。

表2　“中国民生消费需求景气评价体系”指标系统

<table>
<tr><th colspan="2" rowspan="2">一级指标
（子系统）</th><th colspan="2" rowspan="2">二级指标
（类别项）</th><th colspan="4">三级指标（演算项）</th></tr>
<tr><th>（1）</th><th>（2）</th><th>（3）</th><th>（4）</th></tr>
<tr><td rowspan="3">一</td><td rowspan="3">经济、财政（相关背景值演算）</td><td colspan="6">产值：国民总收入极度近似值。后台演算相关性背景值及其诸多相对比值</td></tr>
<tr><td colspan="6">财政收入：与居民收入对应。后台演算“财政收入比”等相关性背景值</td></tr>
<tr><td colspan="6">财政支出：与居民消费对应。后台演算“财政用度比”等相关性背景值</td></tr>
<tr><td>二</td><td>居民收入（背景子系统演算）</td><td>（一）
（二）
（三）</td><td>收入绝对值
静态相关比值
动态历年增长</td><td>总量份额变化
居民收入比
历年增率比</td><td>人均绝对值
收入对比度
历年增率比</td><td>人均值地区差
反检消费比
历年增率比</td><td>人均值城乡比
反检积蓄率
历年增率比</td></tr>
<tr><td>三</td><td>居民总消费（A、B、C、D、E、F、G、H八项合计）</td><td>（一）
（二）
（三）</td><td>总消费绝对值
静态相关比值
动态历年增长</td><td>总量份额变化
居民消费率
历年增率比</td><td>人均绝对值
支出对比度
历年增率比</td><td>人均值地区差
居民消费比
历年增率比</td><td>人均值城乡比
反检抑制度
历年增率比</td></tr>
<tr><td>四</td><td>居民物质生活消费分类（A、B、C、D四项分类）</td><td rowspan="3">消费三级子系统</td><td>A. 食品烟酒
B. 衣着
C. 居住
D. 生活用品及服务</td><td colspan="4">（说明：城镇、乡村消费项人均值为抽样调查样本基础数据，分类数据难免存在小数四舍五入情况，汇为大类会形成放大误差，与总消费数据产生出入，本项检测已改进遂行平衡演算，得出的总量和城乡人均值更具合理性）</td></tr>
<tr><td rowspan="2">五</td><td rowspan="2">居民非物生活消费分类（E、F、G、H四项分类）</td><td rowspan="2">E. 交通通信
F. 教育文化娱乐
G. 医疗保健
H. 其他用品及服务</td><td colspan="4">健康消费同总消费二、三级指标，相关比值相应变动</td></tr>
<tr><td>总量份额变化
单项消费率
单项增率比</td><td>人均绝对值
单项对比度
单项增率比</td><td>人均值地区差
单项消费比
单项增率比</td><td>人均值城乡比
单项比重值
单项增率比</td></tr>
<tr><td>六</td><td>居民积蓄（背景子系统演算）</td><td>（一）
（二）
（三）</td><td>积蓄绝对值
静态相关比值
动态历年增长</td><td>总量份额变化
民生富裕度
历年增率比</td><td>人均绝对值
富足对比度
历年增率比</td><td>人均值地区差
居民积蓄率
历年增率比</td><td>人均值城乡比
对消费抑制度
历年增率比</td></tr>
</table>

注：①基础数据来源及其衍生数据演算依据：国家统计局出版发布全国性统计年鉴历年卷，同一口径数据保障检测程序通约性及评价结果可比性。②衡量“全面小康”重在民生，置于相应经济、财政背景下，建立并检测可能存在的一应相关性，尤其是城乡比、地区差两项逆指标，测算各方面、各层次间增长协调性、均衡性的现实差距和预期目标。③本项检测放大全部物质消费为“全面小康”必需消费，扩展全部非物消费为“全面小康”应有消费，其中医疗保健消费简称“健康消费”。

2000 年，全国居民消费比为 77.43%；到 2017 年，全国居民消费比下降至 70.20%。继居民消费率降低之后，居民消费比亦呈降低之势，表明居民消费增长滞后于居民收入增长。本来居民收入增长已滞后于产值增长，居民消费增长又滞后于居民收入增长，这意味着居民消费率的降低态势甚于居民收入比的降低态势，居民消费增长不力的问题比居民收入增长不力的问题更加严峻。

（3）物质消费综合比重：城乡居民物质消费大类合计数值与总消费的相对比值，这一项分析由恩格尔系数放大而来。原始的恩格尔定律、恩格尔系数以食品消费为必需消费，仅仅适用于解决温饱的“基本小康”检测，本项研究放大至全部物质消费检测。

2000 年，全国居民物质消费比重为 70.59%；到 2017 年，全国居民物质消费比重下降至 64.64%。这意味着，“全面小康”建设进程 17 年来，城乡居民物质消费在总消费中所占比重持续降低，这就为社会生活交往消费、精神文化消费留出更大的余地。

（4）非物消费综合比重：城乡居民非物消费大类合计数值与总消费的相对比值，这一项分析由恩格尔系数扩展而来。沿用恩格尔定律检测“全面小康”远远不够，譬如移动电话通信消费已成为国民极普遍必需消费，本项研究扩展至全部非物消费检测。

2000 年，全国居民非物消费比重为 29.41%；到 2017 年，全国居民非物消费比重上升至 35.36%。这意味着，“全面小康”建设进程 17 年来，城乡居民非物消费在总消费中所占比重持续提升，这就是中国人民生活切实进入“全面小康”阶段的深刻而具体的体现。

（5）分类项消费比重：物质消费、非物消费两个大类一共有八个分类项，各自分别占居民总消费的不同相对比值。实际上，仅从这里就可以看出中国人民生活发生深刻变化的一些端倪。

2000～2017 年，全国居民食品消费从 42.94% 下降至 29.26%，比重位次保持第 1 位不变；居住消费从 12.07% 上升至 22.45%，比重位次保持第 2 位不变；交通消费从 7.02% 上升至 13.63%，比重位次由第 6 位升至第 3

位；文教消费从 12.04% 下降至 11.41%，比重位次由第 3 位降至第 4 位；健康消费从 5.94% 上升至 7.86%，比重位次由第 7 位升至第 5 位；衣着消费从 8.40% 下降至 6.80%，比重位次由第 4 位降至第 6 位；用品消费从 7.18% 下降至 6.13%，比重位次由第 5 位降至第 7 位；其他消费从 4.41% 下降至 2.46%，比重位次保持第 8 位不变。

2. 自设相关性比值阐述及其演算

（1）支出对比度：居民消费与财政支出的相关性比值，取居民消费率与财政用度比相对比值。同样在居民消费与财政支出之间建立相关性，分析检测二者的相对比值，可以更加透彻地揭示出，居民消费增长不仅与产值增长相比明显滞后，而且与财政用度增长相比更显滞后。

这是一种双向对应检测的相对比值，互为对方倒数演算。基于居民消费演算，2000 年，全国（居民）支出对比度为 2.2664，即全国居民消费率为财政用度比的 2.27 倍，通俗说就是居民消费支出占社会总财富消耗份额为财政用度份额的 2.27 倍；到 2017 年，全国（居民）支出对比度下降至 1.2814，即全国居民消费为财政用度的 1.28 倍。这意味着，“全面小康”建设进程 17 年来，居民消费增长更加明显地滞后于财政支出增长。

反向检测基于财政用度演算，2000 年，全国（财政）支出对比度为 0.4412，即全国财政用度比为居民消费率的 44.12%；到 2017 年，全国（财政）支出对比度上升至 0.7804，即全国财政用度比为居民消费率的 78.04%。

（2）居民收入反检消费比、反检积蓄率，居民消费反检积蓄对消费抑制度：居民收入直接决定民生消费需求，居民积蓄直接影响民生消费需求。为使“民生消费需求景气评价”三个子系统及居民收入、积蓄两个背景子系统皆相对自足完成相关性分析，各自得出专项测算指数，本项检测体系设置了特定相关性比值的反向检测。这些反检比值皆为相应比值的反方向演算，亦可简化成相应比值倒数演算百分值，不必再予过多解释。

（3）分类项消费相关比值：居民消费各级分类项，包括物质消费、非物消费大类合计，表 2、表 4 里物质消费、非物消费分类各四个单项消费，相关性比值由总消费相关性比值类推，无须逐一阐释。对照总消费比值唯一不同点在于，另设一类占总消费比重值，文中解说均已具体涉及。

本项研究同样别出心裁地将这些构思设计运用于各省域分析检测，各地不同经济、财政（公共投入）、居民财富（收入和积蓄）背景下民生消费需求增长、消费结构升级、消费层次提升孰上孰下、孰高孰低的绝对比较和相对比较也都能够做到通约测算。

（二）中国教科文卫综合投入增长测评体系

“中国教科文卫综合投入增长测评体系”指标系统见表3，本文提取其间全国及各地公共卫生投入子系统为主运行，其余均作为相关背景系统同时展开相关性检测。

表3 “中国教科文卫综合投入增长测评体系”指标系统

<table>
<tr><th colspan="2" rowspan="2">一级指标（子系统）</th><th colspan="2" rowspan="2">二级指标（类别项）</th><th colspan="6">三级指标（演算项）</th></tr>
<tr><th>（1）</th><th>（2）</th><th>（3）</th><th>（4）</th><th>（5）</th><th>（6）</th></tr>
<tr><td rowspan="4">一</td><td rowspan="4">教育投入二级子系统</td><td>（一）</td><td>绝对值</td><td>总量份额</td><td>人均值</td><td>地区差</td><td colspan="3">（无城乡投向数据缺城乡比指标）</td></tr>
<tr><td>（二）</td><td>静态比值</td><td>与产值比</td><td>占财收比</td><td>占财支比</td><td>与文化比</td><td>与科技比</td><td>与卫生比</td></tr>
<tr><td>（三）</td><td>动态增长</td><td>历年增率比</td><td>历年增率比</td><td>历年增率比</td><td>历年增率比</td><td>历年增率比</td><td>历年增率比</td></tr>
<tr><td colspan="2">补充说明</td><td colspan="3">经济财政宏观背景关系相关性</td><td colspan="3">教科文卫投入相邻关系相关性</td></tr>
<tr><td rowspan="4">二</td><td rowspan="4">科技投入二级子系统</td><td>（一）</td><td>绝对值</td><td>总量份额</td><td>人均值</td><td>地区差</td><td colspan="3">（无城乡投向数据缺城乡比指标）</td></tr>
<tr><td>（二）</td><td>静态比值</td><td>与产值比</td><td>占财收比</td><td>占财支比</td><td>与教育比</td><td>与文化比</td><td>与卫生比</td></tr>
<tr><td>（三）</td><td>动态增长</td><td>历年增率比</td><td>历年增率比</td><td>历年增率比</td><td>历年增率比</td><td>历年增率比</td><td>历年增率比</td></tr>
<tr><td colspan="2">补充说明</td><td colspan="3">经济财政宏观背景关系相关性</td><td colspan="3">教科文卫投入相邻关系相关性</td></tr>
<tr><td rowspan="5">三</td><td rowspan="5">文化投入二级子系统</td><td>（一）</td><td>绝对值</td><td>总量份额</td><td>人均值</td><td>地区差</td><td colspan="3">（无城乡投向数据缺城乡比指标）</td></tr>
<tr><td>（二）</td><td>静态比值</td><td>与产值比</td><td>占财收比</td><td>占财支比</td><td>与教育比</td><td>与科技比</td><td>与卫生比</td></tr>
<tr><td>（三）</td><td>动态增长</td><td>历年增率比</td><td>历年增率比</td><td>历年增率比</td><td>历年增率比</td><td>历年增率比</td><td>历年增率比</td></tr>
<tr><td colspan="2">补充说明</td><td colspan="3">经济财政宏观背景关系相关性</td><td colspan="3">教科文卫投入相邻关系相关性</td></tr>
<tr><td colspan="2">附加指标</td><td colspan="3">文化投入占财政收入比与文化消费占居民收入比同构占比平衡</td><td colspan="3">文化投入占财政支出比与文化消费占居民消费比同构占比平衡</td></tr>
<tr><td rowspan="4">四</td><td rowspan="4">卫生投入二级子系统</td><td>（一）</td><td>绝对值</td><td>总量份额</td><td>人均值</td><td>地区差</td><td colspan="3">（无城乡投向数据缺城乡比指标）</td></tr>
<tr><td>（二）</td><td>静态比值</td><td>与产值比</td><td>占财收比</td><td>占财支比</td><td>与教育比</td><td>与科技比</td><td>与文化比</td></tr>
<tr><td>（三）</td><td>动态增长</td><td>历年增率比</td><td>历年增率比</td><td>历年增率比</td><td>历年增率比</td><td>历年增率比</td><td>历年增率比</td></tr>
<tr><td colspan="2">补充说明</td><td colspan="3">经济财政宏观背景关系相关性</td><td colspan="3">教科文卫投入相邻关系相关性</td></tr>
</table>

续表

一级指标（子系统）		二级指标（类别项）		三级指标（演算项）					
				（1）	（2）	（3）	（4）	（5）	（6）
附加	文教综合二级子系统	（一）	绝对值	总量份额	人均值	地区差	文化投入与教育投入合计		
		（二）	静态比值	与产值比	占财收比	占财支比	与教科文卫综合投入比		
		（三）	动态增长	历年增率比	历年增率比	历年增率比	与教科文卫综合投入历年增率比		
		补充说明		经济财政宏观背景关系相关性			教科文卫投入相邻关系相关性		

注：基础数据来源及其衍生数据演算依据：国家统计局出版发布全国性统计年鉴历年卷，同一口径数据保障检测程序通约性及评价结果可比性。

“中国教科文卫综合投入增长测评体系”由“中国公共文化投入增长测评体系”发展而成。“中国公共文化投入增长测评体系”运行多年，2015～2018年持续出版文化蓝皮书《中国公共文化投入增长测评报告》，对于检验公共文化服务均等化进程具有特定意义。现平行移植为“中国公共卫生投入增长测评体系”，作为《中国健康消费与公共卫生投入双检报告》组成部分，对于检验公共卫生服务均等化进程亦有特定意义。

1. 参用相关性比值

教科文卫公共投入背景关系值。教科文卫公共投入增长的背后因素，无疑是经济增长和财政收入、财政支出增长，因此教科文卫公共投入数据需要放到产值和财政收入、财政支出数据的背景关系中开展考察，于是就有了背景关系值列联分析的相关性比值衍生数据——教科文卫公共投入相对于产值的比例值、对应财政收入的比例值、占财政支出的比重值，从中检验教科文卫公共投入增长与产值、财政收入、财政支出增长之间的协调性。

具体展开即为公共教育投入、科技投入、文化投入、卫生投入分别相对于产值的比例值、对应财政收入的比例值、占财政支出的比重值，从中检验公共教育投入、科技投入、文化投入、卫生投入增长分别与产值、财政收入、财政支出增长之间的协调性。

2. 自设相关性比值

教科文卫公共投入相邻关系值。在财政预算里，教科文卫投入具有密切的相邻关系，甚至早年直接作为财政支出的一个综合大类“文教卫生事业费”。鉴于这种相邻关系，其间的“毗邻可比性”抑或强于其他任何方面，于是就有了相邻关系值列联分析的相关性比值衍生数据——公共教育投入、科技投入、文化投入、卫生投入分别占教科文卫综合投入的比重值。

具体分解交错对应即为教育投入与科文卫（科技、文化、卫生）投入的相对关系比值，科技投入与教文卫（教育、文化、卫生）投入的相对关系比值，文化投入与教科卫（教育、科技、卫生）投入的相对关系比值，卫生投入与教科文（教育、科技、文化）投入的相对关系比值，从中检验教科文卫投入之间增长的协调性。

三　检测指标权重及其演算方式

（一）中国民生消费需求景气评价体系

“中国民生消费需求景气评价体系”指标分类取值、演算权重、演算方式见表4，其间突出本文从中提取使用的全国及各地“居民健康消费需求景气评价”子系统，其余均作为相关背景系统同时展开相关性检测。

表4　“中国民生消费需求景气评价体系”指标权重、演算方式

一级指标（子系统）		二级指标（类别项）		三级指标（演算项）		演算权重	年度理想值横向检测	历年基数值纵向检测	系统综合演算权重（%）	
一	居民总消费二级子系统（全部消费支出合计值演算）	(一)	消费绝对值	1	总量份额变化	2	上年份额基准	自身起始年指标基准（第7、11项反向检测，逆指标以低为佳）	100	50
				2	人均绝对值	2.5	全国人均基准			
				3	人均值地区差	3	假定无差距理想值基准			
				4	人均值城乡比	3.5				
		(二)	静态相关比值	5	居民消费率	0.5	全国比值基准（第7项反向检测，逆指标以低为佳）			
				6	支出对比度	0.5				
				7	居民消费比	0.5				
				8	反检积蓄抑制度	0.5				
		(三)	动态历年增长	9	与产值增率比	1.25	上年基准（第11项反向检测逆指标）并对比全国			
				10	与财政支出增率比	1.25				
				11	与居民收入增率比	1.25				
				12	与居民积蓄增率比	1.25				

续表

<table>
<tr><th colspan="2">一级指标
（子系统）</th><th colspan="2">二级指标
（类别项）</th><th colspan="2">三级指标
（演算项）</th><th>演算
权重</th><th>年度理想值
横向检测</th><th>历年基数值
纵向检测</th><th colspan="2">系统综合演
算权重（%）</th></tr>
<tr><td rowspan="4">二</td><td rowspan="4">物质生活消费分类二级子系统（同下）</td><td colspan="2">A. 食品烟酒</td><td colspan="5" rowspan="4">二、三级指标及其演算与健康消费子系统同构，但 7 ~ 8 项、11 ~ 12 项反向检测，物质消费占比设为逆指标以低为佳（恩格尔定律关系、恩格尔系数放大演算）</td><td>32.5</td><td rowspan="4">30</td></tr>
<tr><td colspan="2">B. 衣着</td><td>27.5</td></tr>
<tr><td colspan="2">C. 居住</td><td>22.5</td></tr>
<tr><td colspan="2">D. 生活用品及服务</td><td>17.5</td></tr>
<tr><td rowspan="15">三</td><td rowspan="15">非物生活消费分类二级子系统（分类四项各自演算再加权综合作为专项指数，与非物消费大类合计演算不同）</td><td colspan="2">E. 交通通信</td><td colspan="5" rowspan="2">二、三级指标及其演算与健康消费子系统同构（恩格尔定律关系、恩格尔系数延展演算）</td><td>32.5</td><td rowspan="15">20</td></tr>
<tr><td colspan="2">F. 教育文化娱乐</td><td>27.5</td></tr>
<tr><td rowspan="4">（一）</td><td rowspan="4">G. 医疗保健消费绝对值</td><td>1</td><td>总量份额变化</td><td>2</td><td>上年份额基准</td><td rowspan="12">自身起始年指标基准</td><td rowspan="12">22.5</td></tr>
<tr><td>2</td><td>人均绝对值</td><td>2.5</td><td>全国人均基准</td></tr>
<tr><td>3</td><td>人均值地区差</td><td>3</td><td rowspan="2">假定无差距理想值基准</td></tr>
<tr><td>4</td><td>人均值城乡比</td><td>3.5</td></tr>
<tr><td rowspan="4">（二）</td><td rowspan="4">G. 医疗保健静态相关比值</td><td>5</td><td>单项消费率</td><td>0.5</td><td rowspan="4">全国比值基准</td></tr>
<tr><td>6</td><td>单项支出对比度</td><td>0.5</td></tr>
<tr><td>7</td><td>单项消费比</td><td>0.5</td></tr>
<tr><td>8</td><td>单项消费比重值</td><td>0.5</td></tr>
<tr><td rowspan="4">（三）</td><td rowspan="4">G. 医疗保健动态历年增长</td><td>9</td><td>与产值增率比</td><td>1.25</td><td rowspan="4">上年基准
并对比全国</td></tr>
<tr><td>10</td><td>与财政支出增率比</td><td>1.25</td></tr>
<tr><td>11</td><td>与居民收入增率比</td><td>1.25</td></tr>
<tr><td>12</td><td>与总消费增率比</td><td>1.25</td></tr>
<tr><td colspan="2">H. 其他用品及服务</td><td colspan="5">二、三级指标及其演算与健康消费子系统同构（恩格尔定律关系、恩格尔系数延展演算）</td><td>17.5</td></tr>
</table>

注：①“民生消费需求景气评价”指标系统包含一级指标（子系统）3 项，二级指标（类别项）27 项，三级指标（演算项）108 项；另有居民收入、居民积蓄两个后台演算背景二级子系统，加起来共有二级指标（类别项）41 项，三级指标（演算项）156 项。②恩格尔定律以食品消费为必需消费，仅适用于“基本小康”温饱检测，放大全部物质消费为必需消费，方对应“全面小康”民生发展检测，其占居民收入、总消费比反向检测以低为佳，即恩格尔定律关系、恩格尔系数放大演算；同样扩展全部非物消费为“全面小康”应有消费，其占居民收入、总消费比正向检测以高为佳，体现需求质量提升、消费结构优化。③本系列检测中“地区差”“城乡比”逆指标权重最大，城乡差距、地区差距正是我国“不平衡不充分的发展”最具代表性的方面，历朝历代城乡鸿沟、地区鸿沟引发动荡带来的内乱就是“历史周期律”的社会结构体制根源。

尤其需要详尽解释的当为本系列研究检测精心构思、设计的若干特殊性相关演算。建立指标体系，固然需要采用数学抽象的各种演算方法，然而构思诸多方面相关性分析，设计各类相对比值指标，同样需要哲学抽象的因果关系、相关联系思索提取。

数千年“国野之分”城乡鸿沟和“割据分治”地区鸿沟系中国社会结构长期存在“非均衡性”历史遗痕的主要根源，亦为全国当今经济、社会、民生发展“非均衡性”的主要成因。城乡差距和地区差距正是我国“不平衡不充分的发展”最具代表性的方面，我国当前深层社会结构体制矛盾正在于此。

本系列研究首创城乡比指标倒数权衡测算，独创地区差指标演算方法及其倒数权衡测算，自“文化消费需求景气评价”首先用于文化消费需求的城乡之间、地区之间均等化差距检测，在“公共文化投入增长测评”中用于作为公共服务基础条件的公共投入均等化差距检测，至“人民生活发展指数检测”全面展开经济、财政、民生诸多方面“非均衡性”检验，而“民生消费需求景气评价”自然全盘予以继承。

所谓“城乡比”是较早出现的城乡间差异衡量演算，取城镇人均值与乡村人均值的倍差值（乡村人均值 =1）。本系列研究以此倍差值的倒数（$1/N$，N = 城乡比，若城乡无差距 $N=1$，则 $1/N$ 亦 =1，逆指标转为中性）作为无差距理想值权衡系数，检测城乡比存否及其历年大小增减变化。

所谓“地区差”是本系列研究类比于“城乡比”精心设计的地区间差异衡量演算，但演算方法复杂得多：以全国人均值为基准值 1 衡量，各省域（包括省、自治区、直辖市在内的省级行政区划）无论是高于全国人均值，还是低于全国人均值，相通演算即取当地与全国人均值商值的绝对偏差值（不论正负）加基准值 1 作为省域地区差指数，全国及四大区域取相关范围省域绝对偏差值的平均值加基准值 1 作为相应地区差指数。同样以其倒数（$1/N$，N = 地区差，若地区无差距 $N=1$，则 $1/N$ 亦 =1，逆指标转为中性）作为无差距理想值权衡系数，检测地区差存否及其历年大小增减变化。

国家和地区经济发展与社会建设、民生改善密切相关，而居民收入直接决定着民生消费需求，检测产值、居民收入人均值地区差历年变化与各类民生数据人均值地区差历年变化之间的相关系数，可以准确反映出这一点。

2000～2017 年，全国产值地区差从 1. 4929 缩小至 1. 3491。居民收入历年地区差变动与之相关系数为 0. 9569，即在 95. 69% 程度上同步变化；居民总消费历年地区差变动与之相关系数为 0. 9680，即在 96. 80% 程度上同步变化；物质消费历年地区差变动与之相关系数为 0. 7506，即在 75. 06% 程度上同步变化；非物消费历年地区差变动与之相关系数为 0. 8519，即在 85. 19% 程度上同步变化；居民积蓄历年地区差变动与之相关系数为 0. 9032，即在 90. 32% 程度上同步变化。

与之相应，全国居民收入地区差从 1. 3606 缩小至 1. 2720。居民总消费历年地区差变动与之相关系数为 0. 9851，即在 98. 51% 程度上同步变化；物质消费历年地区差变动与之相关系数为 0. 6384，即在 63. 84% 程度上同步变化；非物消费历年地区差变动与之相关系数为 0. 9474，即在 94. 74% 程度上同步变化；积蓄历年地区差变动与之相关系数为 0. 9680，即在 96. 80% 程度上同步变化。

此外，全国城乡居民总消费与物质消费之间历年地区差变动相关系数为 0. 7364，即在 73. 64% 程度上同步变化；与非物消费之间历年地区差变动相关系数为 0. 9042，即在 90. 42% 程度上同步变化；与居民积蓄之间历年地区差变动相关系数为 0. 9258，即在 92. 58% 程度上同步变化。

进一步展开，全国城乡居民收入与食品消费之间历年地区差变动相关系数为 0. 9466，即在 94. 66% 程度上同步变化；与衣着消费之间历年地区差变动相关系数为 0. 9426，即在 94. 26% 程度上同步变化；与居住消费之间历年地区差变动相关系数为 -0. 2166，即在 21. 66% 程度上逆向同步变化；与用品消费之间历年地区差变动相关系数为 0. 9210，即在 92. 10% 程度上同步变化。全国各类物质消费地区差大多随之缩小，唯有居住消费地区差有所扩大。

同样，全国城乡居民收入与交通消费之间历年地区差变动相关系数为 0. 9390，即在 93. 90% 程度上同步变化；与文教消费之间历年地区差变动相关系数为 0. 8532，即在 85. 32% 程度上同步变化；与健康消费之间历年地区差变动相关系数为 0. 9242，即在 92. 42% 程度上同步变化；与其他消费之间历年地区差变动相关系数为0.7652，即在76.52%程度上同步变化。全国各类非物消费地区差普遍随之缩小。

这一系列的数据分析表明，全国经济发展与民生增进已经在缩小地区差距方面取得了明显进展。然而，在争取缩小城乡差距方面，情况不容全面乐观。

产值数据不分城乡，城乡比检测集中于民生数据当中。2000～2017年，全国城镇居民与乡村居民同类数据历年增长相关系数检验，在收入之间为0.4798，即城乡同步增长程度为47.98%，呈很弱正相关，收入城乡比从2.7869缩小至2.7096；在总消费之间为0.4396，即城乡同步增长程度为43.96%，呈很弱正相关，总消费城乡比从2.9926缩小至2.2315；在物质消费之间为0.8631，即城乡同步增长程度为86.31%，呈较强正相关，物质消费城乡比从2.7183缩小至2.2593；在非物消费之间为－0.4048，即城乡逆向增长程度为40.48%，呈稍强负相关，非物消费城乡比从3.8093缩小至2.1820；在积蓄之间为0.6570，即城乡同步增长程度为65.70%，呈较弱正相关，积蓄城乡比从2.1978扩大至4.8231。

这些数据分析表明，全国城镇与乡村之间人民生活发展诸方面的同步性大多较弱以至极弱。在居民财富收益增长方面，城乡差距缩减不大甚或继续扩大；在居民消费需求增长方面，城乡差距在较大程度甚至很大程度上缩小。

（二）中国教科文卫综合投入增长测评体系

“中国教科文卫综合投入增长测评体系”指标分类取值、演算权重、演算方式见表5，其间突出本书从中提取使用的全国及各地“公共卫生投入增长测评”子系统，其余均作为相关背景系统同时展开相关性检测。

2000～2017年，全国产值人均值地区差从1.4929缩小至1.3491，公共教育投入历年地区差变动与之相关系数为0.9377，即在93.77%程度上同步变化；科技投入历年地区差变动与之相关系数为0.6925，即在69.25%程度上同步变化；文化历年地区差变动与之相关系数为－0.6258，即在62.58%程度上逆向变化；公共卫生投入历年地区差变动与之相关系数为0.9584，即在95.84%程度上同步变化。

表 5 “中国教科文卫综合投入增长测评体系”指标权重、测评方式

<table>
<tr><th rowspan="2">子系统</th><th colspan="4">评价指标</th><th rowspan="2">演算权重</th><th rowspan="2">共时性理想值横向测评</th><th rowspan="2">历时性基数值纵向测评</th></tr>
<tr><th>序号</th><th>分类</th><th colspan="2">取值</th></tr>
<tr><td>教育</td><td colspan="5" rowspan="3">教育投入、科技投入、文化投入 3 个二级子系统评价指标的分类取值、演算权重同卫生投入二级子系统，其中文化投入二级子系统附加文化消费与投入占收入比倍差、文化消费与投入占支出比倍差 2 项指标</td><td rowspan="3">同卫生投入二级子系统</td><td rowspan="3">同卫生投入二级子系统</td></tr>
<tr><td>科技</td></tr>
<tr><td>文化</td></tr>
<tr><td rowspan="15">卫生</td><td>1</td><td rowspan="2">数量指标绝对数值</td><td colspan="2">卫生投入总量占全国份额</td><td>1</td><td>取总量份额值</td><td rowspan="15">取自身起始年度基数值衡量</td></tr>
<tr><td>2</td><td colspan="2">卫生投入人均值</td><td>2</td><td rowspan="7">取全国平均值为基准衡量</td></tr>
<tr><td>3</td><td rowspan="6">质量指标相对比值</td><td rowspan="3">卫生投入</td><td>与产值比</td><td>0. 125</td></tr>
<tr><td>4</td><td>占财政收入比</td><td>0. 125</td></tr>
<tr><td>5</td><td>占财政支出比</td><td>0. 125</td></tr>
<tr><td>6</td><td rowspan="3">卫生投入</td><td>与教育投入比</td><td>0. 125</td></tr>
<tr><td>7</td><td>与科技投入比</td><td>0. 125</td></tr>
<tr><td>8</td><td>与卫生投入比</td><td>0. 125</td></tr>
<tr><td>9</td><td>均衡性校正指标比差系数</td><td colspan="2">卫生投入人均值地区差</td><td>4</td><td>取无差距理想值衡量</td></tr>
<tr><td>10</td><td rowspan="6">协调性平衡指标增长率比</td><td rowspan="6">卫生投入历年增率</td><td>与产值增率比</td><td>0. 25</td><td rowspan="6">取自身上年值为基准衡量</td></tr>
<tr><td>11</td><td>与财政收入增率比</td><td>0. 25</td></tr>
<tr><td>12</td><td>与财政支出增率比</td><td>0. 25</td></tr>
<tr><td>13</td><td>与教育投入增率比</td><td>0. 25</td></tr>
<tr><td>14</td><td>与科技投入增率比</td><td>0. 25</td></tr>
<tr><td>15</td><td>与卫生投入增率比</td><td>0. 25</td></tr>
<tr><td>文教</td><td colspan="5">附加文教投入二级子系统，评价指标的分类取值、演算权重同卫生投入二级子系统</td><td>同卫生投入二级子系统</td><td>同卫生投入二级子系统</td></tr>
</table>

注：①年鉴未提供全国及各地教育、科技、文化、卫生投入数据城镇与乡村投向分类，无法演算人均值城乡比指数，故缺反映“中国现实”极为重要的“城乡比”指标，留下遗憾。②基本公共服务和社会保障属于宪法保障公民社会权利的“国民待遇”范畴，最直接而普遍体现“以人民为中心的发展思想”，基本公共服务和社会保障（公共财政层面即为公共投入）全面均等化是最基本的“合宪”要求，因而本系列检测赋予公共投入地区差逆指标极大权重。

同期，全国财政收入地区差从 1. 6706 缩小至 1. 5741，公共教育投入历年地区差变动与之相关系数为 0. 9226，即在 92. 26% 程度上同步变化；科技投入历年地区差变动与之相关系数为 0. 6879，即在 68. 79% 程度上同步变化；文化历年地区差变动与之相关系数为 -0. 5779，即在 57. 79% 程度上逆向变化；公共卫生投入历年地区差变动与之相关系数为0.9440，即在94.40%程度上同步变化。

同期，全国财政支出地区差从1.4835缩小至1.3730，公共教育投入历年地区差变动与之相关系数为0.9294，即在92.94%程度上同步变化；科技投入历年地区差变动与之相关系数为0.3870，即在38.70%程度上同步变化；文化历年地区差变动与之相关系数为-0.7137，即在71.37%程度上逆向变化；公共卫生投入历年地区差变动与之相关系数为0.9722，即在97.22%程度上同步变化。

数据分析显示，以人均值演算检验，全国产值、财政收入、财政支出地区差距逐步缩小，公共教育投入、科技投入、卫生投入地区差距随之逐渐缩小，分别由1.4389、1.7102和1.6569缩减为1.2756、1.6739和1.2477；而公共文化投入地区差距却“逆动”持续扩大，由1.4571扩增为1.6340。

全国及各地教育、科技、文化、卫生投入数据均未提供县城及其以上城市投向与乡镇及其以下农村投向分类数据，无法演算人均值城乡比指数，故缺反映“中国现实”极为重要的“城乡比”指标，留下莫大遗憾。

在人民主权制宪的体制下，基本公共服务和社会保障属于宪法保护全体公民基本社会权利的“国民待遇”范畴，最直接体现“以人民为中心的发展思想”，也最直接体现“人民主权”的立国之本。从理论上来说，国家推进基本公共服务和社会保障体系建设，必须完全、彻底实现“城乡一体化”“全民均等化”，这样才符合我国“单一制”国家体制。

目前我国基本公共服务和社会保障按地区分出事实上的三六九等，由各个省域甚至县域根据自身财力各自为之，在社会发展、民生发展领域形成“属地待遇”。因此，国家明确“基本公共服务均等化”目标并积极推进，既是贯彻“以人民为中心的发展思想”的题中之义，也是落实“依宪治国”基本方针的理中之事。

（三）检测系统的指标权重设置

设计相关性比值检测存在“理论值”，譬如居民收入比、居民消费率，保持居民收入增长与经济发展同步，实现居民消费增长拉动经济发展，居民收入比、居民消费率必须至少维持不降；设计城乡比、地区差检测存在“理想值”，最终应实现城乡、区域之间消除体制性、结构性差异，而历年增长波动的随机性差异在所难免。可是，权重设置只能取经验值，成为量化分析评价的一道“难题”，最后综合演算的通约性、合理性在较大程度上取决于此。

本系列研究十余年来历经“文化消费需求景气评价”、“文化产业供需协调检测”、“公共文化投入增长测评”和“人民生活发展指数检测”屡次设计与实施，积累了丰富经验。随后分解独立“民生消费需求景气评价”，同样使用2015年数据反复进行测试，并以总消费、物质消费、非物消费合计演算与分类演算交叉检验相互印证，最后基本定型。

此次组合建构“中国健康消费与公共卫生投入双检体系”，保留了相关性数据之间逐一对应的历年增长率对比指标（其间差异极其微小），在各省域之间很好地起到“平衡器”作用，使各地综合指数差异尽可能减小。在充分体现各地民生发展成效的同时，以细微差异确定各地排行。这一点在“应然增长测算”（各地综合指数更为接近）和“理想增长测算”（各地综合指数极度接近）中发挥得更加淋漓尽致。

这样一种检测突破了以往人文研究的“非精密科学”方法局限，实现数理抽象量化分析的客观检测，做到演算的通约性和结果的可比性，可供重复运算检验。分析测算基于国家统计局正式出版公布的统计数据及专门设计的演算数据库，基本上具备了类似于理工科实验检测的科学性、客观性、模式化、规范化、标准化条件。

四　双检综合加权与增长差距检测

（一）2017年居民健康消费与公共卫生投入主要数据

综合全国各地2017年居民健康消费与公共卫生投入主要数据见表6，

分区域按公共卫生投入人均值地区差倒序排列。省域排列以1、2、3……为序，四大区域排列以［1］、［2］、［3］、［4］为序，其中地区差、城乡比以小为佳取倒序，后同。

表6　全国各地2017年居民健康消费与公共卫生投入主要数据

地区	2017年居民健康消费现有实际值						2017年公共卫生投入现有实际值			
	总量（亿元）	人均值（元）	地区差（无差距=1）	排序	城乡比（乡村=1）	排序	总量（亿元）	人均值（元）	地区差（无差距=1）	排序
全国	**20450.57**	**1475.09**	**1.2422**	—	**1.6787**	—	**14450.63**	**1042.32**	**1.2477**	—
湖北	1099.23	1865.15	1.2644	24	1.5055	11	614.69	1043.00	1.0007	1
江西	411.78	893.81	1.3941	26	1.4539	8	492.59	1069.22	1.0258	5
安徽	714.70	1148.02	1.2217	19	1.2659	2	597.74	960.15	1.0788	12
河南	1198.47	1255.53	1.1488	14	1.7729	19	836.66	876.49	1.1591	17
山西	514.65	1393.96	1.0550	7	1.8574	22	321.34	870.37	1.1650	18
湖南	993.05	1451.59	1.0159	1	1.4448	7	585.98	856.56	1.1782	20
中部	**4945.32**	**1340.01**	**1.1833**	［1］	**1.5652**	［2］	**3474.88**	**937.11**	**1.1013**	［1］
吉林	498.69	1830.04	1.2406	21	1.5462	13	279.22	1024.65	1.0170	4
黑龙江	681.98	1797.60	1.2186	18	1.2679	3	297.17	783.28	1.2485	24
辽宁	880.18	2012.53	1.3643	25	1.9019	24	336.63	769.70	1.2616	25
东北	**2066.46**	**1892.01**	**1.2745**	［3］	**1.5606**	［1］	**919.86**	**838.21**	**1.1757**	［2］
浙江	960.93	1708.77	1.1584	15	1.3660	6	584.17	1038.79	1.0034	2
福建	434.97	1117.45	1.2425	22	1.3625	5	420.44	1080.12	1.0363	6
江苏	1215.72	1516.96	1.0284	4	1.1281	1	789.52	985.16	1.0548	9
天津	373.65	2395.99	1.6243	28	1.8474	21	182.10	1167.67	1.1203	15
广东	1470.02	1326.26	1.1009	10	1.6312	16	1307.56	1179.68	1.1318	16
山东	1515.22	1518.81	1.0296	6	1.5767	14	829.27	831.23	1.2025	21
河北	1073.76	1432.68	1.0287	5	1.6197	15	605.10	807.37	1.2254	22
海南	104.33	1132.19	1.2325	20	2.3909	29	127.37	1382.25	1.3261	26
上海	623.80	2578.74	1.7482	29	1.8777	23	412.18	1703.91	1.6347	28
北京	629.96	2900.55	1.9664	31	1.8173	20	427.87	1970.06	1.8901	29
东部	**8425.26**	**1580.66**	**1.3160**	［4］	**1.5961**	［3］	**5728.22**	**1069.58**	**1.2625**	［3］
广西	529.06	1088.27	1.2622	23	1.3471	4	512.31	1053.82	1.0110	3
四川	1113.59	1344.60	1.0885	9	1.4591	9	831.46	1003.93	1.0368	7
陕西	670.74	1754.04	1.1891	16	1.6985	17	418.27	1093.79	1.0494	8
新疆	364.63	1505.79	1.0208	2	2.1280	27	266.71	1101.42	1.0567	10

续表

地区	2017 年居民健康消费现有实际值						2017 年公共卫生投入现有实际值			
	总量（亿元）	人均值（元）	地区差（无差距 =1）	排序	城乡比（乡村 =1）	排序	总量（亿元）	人均值（元）	地区差（无差距 =1）	排序
甘肃	334. 58	1277. 99	1. 1336	13	1. 9550	25	289. 24	1104. 82	1. 0600	11
云南	568. 71	1188. 34	1. 1944	17	2. 6215	30	546. 99	1142. 95	1. 0966	13
重庆	464. 27	1516. 45	1. 0280	3	2. 1297	28	353. 79	1155. 57	1. 1087	14
贵州	318. 13	891. 73	1. 3955	27	2. 0648	26	436. 21	1222. 72	1. 1731	19
内蒙古	421. 51	1669. 69	1. 1319	12	1. 4804	10	323. 48	1281. 36	1. 2293	23
宁夏	107. 98	1591. 43	1. 0789	8	1. 7120	18	97. 98	1444. 11	1. 3855	27
青海	96. 80	1625. 45	1. 1019	11	1. 5339	12	125. 21	2102. 65	2. 0173	30
西藏	9. 90	296. 28	1. 7991	30	4. 3374	31	93. 80	2808. 26	2. 6942	31
西部	**5013. 53**	**1331. 38**	**1. 2020**	［2］	**1. 8131**	［4］	**4327. 66**	**1143. 79**	**1. 3265**	［4］

注：①年鉴提供人民生活数据为城镇、乡村分别统计人均值，总量需据年平均人口演算，因全国人口包括武装力量，各地人口不含，故各地总量之和不等于全国总量。另需说明，近年年鉴始发布 2014 年以来城乡人均值数据，但与总量数据之间存在演算误差，对应同时发布的产值人均值和总量分别演算相关性比值有出入，本文恢复自行演算城乡人均值。②年鉴提供财政收支各项分类数据为总量，人均值需据年平均人口演算。

1. 2017年居民健康消费主要数据

2017 年，全国城乡居民健康消费总量为 20450. 57 亿元。东部总量 8425. 26 亿元，占全国份额 41. 31%；东北总量 2066. 46 亿元，占全国份额 10. 13%；中部总量 4945. 32 亿元，占全国份额 24. 25%；西部总量 5013. 53 亿元，占全国份额 24. 58%。四大区域份额已做平衡，保证演算合理性，后同。

31 个省域居民健康消费占全国总量份额高低依次为山东、广东、江苏、河南、四川、湖北、河北、湖南、浙江、辽宁、安徽、黑龙江、陕西、北京、上海、云南、广西、山西、吉林、重庆、福建、内蒙古、江西、天津、新疆、甘肃、贵州、宁夏、海南、青海、西藏。其中，山东处于首位，总量为 1515. 22 亿元，占全国 7. 41%；西藏处于末位，总量为 9. 90 亿元，占全国 0. 05%。

同年，全国城乡居民健康消费人均值为 1475. 09 元。东北人均值

1892.01 元最高，为全国人均值的 128.26%；东部人均值 1580.66 元次之，为全国人均值的 107.16%；中部人均值 1340.01 元再次，仅为全国人均值的 90.84%；西部人均值 1331.38 元较低，仅为全国人均值的 90.26%。

16 个省域人均值高于全国人均值，按人均值高低依次为北京、上海、天津、辽宁、湖北、吉林、黑龙江、陕西、浙江、内蒙古、青海、宁夏、山东、江苏、重庆、新疆。其中，北京人均值 2900.55 元处于首位，高达全国人均值的 196.64%。

15 个省域人均值低于全国人均值，按人均值高低依次为湖南、河北、山西、四川、广东、甘肃、河南、云南、安徽、海南、福建、广西、江西、贵州、西藏。其中，西藏人均值 296.28 元处于末位，低至全国人均值的 20.09%。

最高北京人均值为最低西藏人均值的 9.79 倍，各个省域之间人民生活消费需求增长的“非均衡性”差距十分显著。

2. 2017年公共卫生投入主要数据

2017 年，全国公共卫生投入总量为 14450.63 亿元。东部总量 5728.22 亿元，占全国份额 39.94%；东北总量 919.86 亿元，占全国份额 6.41%；中部总量 3474.88 亿元，占全国份额 24.23%；西部总量 4327.66 亿元，占全国份额 30.17%。

31 个省域公共卫生投入占全国总量份额高低依次为广东、河南、四川、山东、江苏、湖北、河北、安徽、湖南、浙江、云南、广西、江西、贵州、北京、福建、陕西、上海、重庆、辽宁、内蒙古、山西、黑龙江、甘肃、吉林、新疆、天津、海南、青海、宁夏、西藏。其中，广东处于首位，总量为 1307.56 亿元，占全国 9.05%；西藏处于末位，总量为 93.80 亿元，占全国 0.65%。

同年，全国公共卫生投入人均值为 1042.32 元。西部人均值 1143.79 元最高，为全国人均值的 109.74%；东部人均值 1069.58 元次之，为全国人均值的 102.62%；中部人均值 937.11 元再次，仅为全国人均值的 89.91%；东北人均值 838.21 元较低，仅为全国人均值的 80.42%。

19 个省域人均值高于全国人均值，按人均值高低依次为西藏、青海、北京、上海、宁夏、海南、内蒙古、贵州、广东、天津、重庆、云南、甘肃、新疆、陕西、福建、江西、广西、湖北。其中，西藏人均值 2808.26 元处于首位，高达全国人均值的 269.42%。

12 个省域人均值低于全国人均值，按人均值高低依次为浙江、吉林、四川、江苏、安徽、河南、山西、湖南、山东、河北、黑龙江、辽宁。其中，辽宁人均值 769.70 元处于末位，低至全国人均值的 73.84%。

最高西藏人均值为最低辽宁人均值的 3.65 倍，显然难以保障“公共卫生服务均等化”，公共卫生投入均等化无疑是不容回避的基础条件。

（二）居民健康消费与公共卫生投入双检结果综合加权

全国各地居民健康消费与公共卫生投入双检综合加权排行见表 7，分区域以无差距横向检测结果位次排列。

表 7　全国各地居民健康消费与公共卫生投入双检综合加权排行

地区	各五年期起始年纵向检测（基数值 = 100）						2017 年度检测			
	“十五”以来 17 年（2000 ~ 2017）		“十一五”以来 12 年（2005 ~ 2017）		“十二五”以来 7 年（2010 ~ 2017）		基数值纵向检测（2016 年 = 100）		无差距横向检测（理想值 = 100）	
	检测指数	排序	检测指数	排序	检测指数	排序	检测指数	排序	检测指数	排序
全国	**417.71**	—	**257.19**	—	**140.60**	—	**102.79**	—	**90.85**	—
黑龙江	323.34	26	206.18	26	133.09	25	103.77	13	105.01	1
辽宁	292.85	27	188.45	28	132.04	28	102.39	24	103.38	3
吉林	404.60	19	243.34	22	134.40	24	102.91	17	101.35	6
东北	**326.98**	［4］	**207.05**	［4］	**132.77**	［4］	**102.99**	［3］	**102.16**	［1］
湖北	498.44	15	325.77	9	161.70	1	105.08	5	103.87	2
湖南	589.25	10	336.86	7	150.04	8	106.38	1	99.08	10
安徽	726.70	1	394.74	1	151.36	6	106.09	2	93.86	22
山西	416.71	18	238.39	23	134.73	23	102.16	26	93.21	23
河南	636.19	5	338.19	6	139.72	18	101.39	28	92.21	25
江西	685.59	3	377.46	2	141.13	16	102.69	22	89.55	27
中部	**577.58**	［1］	**326.97**	［1］	**145.45**	［1］	**103.72**	［1］	**94.85**	［2］
青海	627.42	6	287.26	15	151.66	5	102.98	16	101.57	4

续表

地区	各五年期起始年纵向检测(基数值=100)						2017 年度检测			
	"十五"以来 17 年(2000~2017)		"十一五"以来 12 年(2005~2017)		"十二五"以来 7 年(2010~2017)		基数值纵向检测(2016 年=100)		无差距横向检测(理想值=100)	
	检测指数	排序	检测指数	排序	检测指数	排序	检测指数	排序	检测指数	排序
内蒙古	478.39	16	274.64	17	136.87	21	104.52	7	99.36	7
陕西	597.48	9	308.16	12	138.38	20	103.70	14	99.20	8
甘肃	538.71	12	311.52	10	153.18	3	102.87	18	99.14	9
广西	660.08	4	356.78	4	148.97	9	105.71	4	98.78	11
四川	566.30	11	310.14	11	153.04	4	102.31	25	98.53	12
宁夏	514.40	14	288.74	14	135.09	22	102.68	23	96.31	16
云南	404.36	20	249.23	18	142.28	14	104.02	11	95.91	17
新疆	354.08	23	220.20	25	141.71	15	102.80	19	95.63	18
重庆	606.86	8	350.67	5	145.35	13	101.40	27	95.24	20
贵州	703.01	2	361.31	3	146.93	11	103.90	12	86.83	30
西藏	535.28	13	307.02	13	133.00	26	102.79	20	63.26	31
西部	**529.16**	[2]	**295.83**	[2]	**144.67**	[2]	**102.62**	[4]	**92.97**	[3]
天津	253.68	29	201.71	27	140.36	17	105.85	3	101.45	5
北京	248.12	30	181.64	31	127.81	30	105.02	6	97.73	13
河北	439.44	17	247.49	20	130.26	29	104.52	8	97.39	14
浙江	289.38	28	187.64	29	124.30	31	103.55	15	96.64	15
山东	368.60	22	246.94	21	139.45	19	101.38	29	95.37	19
江苏	349.80	24	222.35	24	145.67	12	104.03	10	94.69	21
广东	338.01	25	247.55	19	150.15	7	104.10	9	92.56	24
福建	389.62	21	281.79	16	148.58	10	100.17	30	90.05	26
上海	245.38	31	182.84	30	132.33	27	96.46	31	89.47	28
海南	614.71	7	334.55	8	156.99	2	102.72	21	88.75	29
东部	**333.03**	[3]	**224.65**	[3]	**137.81**	[3]	**103.05**	[2]	**90.44**	[4]

注：居民消费需求评价与公共投入增长测评属不同领域，两方面检测结果综合加权成为难题。全结构化量化分析已实现数学抽象，可依数学公理进行合理演算：①纵向测评只涉及自身历时对比，仅需处理消费与投入关键数据之间大小各异的权重平衡，取相应数值演算比重完成加权；②横向测评另涉及各地共时比较，需要同时处理消费与投入关键数据之间大小各异的权重平衡，以及各地自身权重大小各异的再度加权平衡，取上述比重演算结果进一步演算地区差异，完成双重加权。此表基于 B.3 文表 5、B.4 文表 10 综合加权，鉴于这是一种全新的尝试，仅供参考。

1. 共时性的理想值横向测评

各年度理想值横向检测方法的基本设置：①总量份额以上年为基准衡量

升降变化（全国份额100%自为基准）；②人均绝对值以全国平均值为基准衡量增减变动（全国自为基准）；③人均值城乡比、地区差以假定实现无差距理想值衡量现实差距（全国亦然）；④相关性比值以全国总体比值为基准衡量大小差异（全国自为基准）；⑤相关人均值之间增长率比差以上年为基准衡量高低程度（全国亦然）。

在各年度理想值横向测评中，各地总量份额值以全国总量基准值来衡量（全国份额为100%自成基准），各地人均值、各项相关性比值以全国平均值来衡量（全国自为基准），份额上升或高于全国平均值“加分”，份额下降或低于全国平均值“减分”；全国及各地人均值城乡比（公共投入数据无此项）、地区差以无差距理想状态加以衡量，各项增长率差距比自身衡量，无论是全国总体还是各地，只要存在人均值地区差和增长率比差，一律实行“扣分”，最终加权平衡各项指标间分值增减得失。

在此项指数检测中，综合演算之所以“失分”，就在于“协调增长”“均衡发展”两个方面尚有不小差距。主要原因在于所有各类数据人均值的城乡比、地区差继续存在，有些数据的城乡比、地区差还比较大，以其倒数（数值越大其倒数越小）作为权衡系数势必“失分”较多。只要各类数据人均值城乡比、地区差缩小，检测指数就能够上升；只有彻底消除各类数据人均值城乡比、地区差，检测指数才能够达到理想值100。次要原因在于所有各类数据与其对应的经济、财政、居民收入、总消费等类数据增长率之间存在差异，假定全部相关对应数据之间实现同步增长，检测指数才不会“失分”，若增长率反超则反而“加分”。其余总量份额、人均绝对值、相关性比值各项指标，均以全国总体数值为基准测算各地高低差异，而对于全国总体“得分”无影响。

2. 历时性的基数值纵向测评

各时段基数值纵向检测方法的基本设置：①总量份额值升降；②人均绝对值增减；③人均值城乡比、地区差扩减；④相关性比值高低；⑤相关人均值之间增长率比差大小，所有这些指标的检测演算均以起点年度为基数进行测算，优于起点年“加分”而逊于起点年“减分”，全国总体及各地概莫能外。各时段纵向检测同理，区别仅在于起始年度不同。

在各时段基数值纵向测评中，全国及各地总量份额值、人均值，各项相关性比值，人均值城乡比（公共投入数据无此项）、地区差，各项增长率比差，一概以自身起点年度相应演算数值为基数值加以衡量。无论是全国总体还是各地，各项指标测算值优于起点年度“加分”，逊于起点年度“减分”，最终加权平衡各项指标间分值升降得失。这样有利于检测对比各地在不同时间段综合测评指数的提升程度，使“基数低而进步快”的欠发达或次发达地区有多种机会登上排行榜前列。

在此项指数检测中，综合演算“得分”逐年升降变化一目了然，“得分”升高源于多个方面：首先得益于各类数据总量占全国份额上升，人均值逐年稳步提高，其次得益于各类数据人均值城乡比、地区差逐渐缩小，再次得益于各类相关性比值有所升高（物质消费比值反向检测降低为佳），最后得益于各类数据与其对应的经济、财政、居民收入、总消费等类数据增长率之间的差异缩减甚至或有反超。至于全国自身份额指标，由于恒定份额100%自为基准，对于全国总体“得分”无影响。各时段纵向检测同理。

（三）居民健康消费与公共卫生投入增长差距应然测算

全国各地2017年居民健康消费与公共卫生投入增长差距测算见表8，分区域按公共卫生投入人均值地区差倒序排列。

表8　全国各地2017年居民健康消费与公共卫生投入增长差距测算

地区	2017年居民健康消费假定弥合城乡比测算值					2017年公共卫生投入假定最小地区差测算值				
	总量（亿元）	差距（现有值=1）	人均值（元）	地区差（无差距=1）	排序	总量（亿元）	差距（现有值=1）	人均值（元）	地区差（无差距=1）	排序
全国	**24641.33**	**1.2049**	**1777.37**	**1.2041**	—	**14461.86**	**1.0008**	**1043.13**	**1.1345**	—
黑龙江	746.15	1.0941	1966.74	1.1065	14	394.95	1.3290	1041.01	1.0020	2
吉林	589.70	1.1825	2164.05	1.2176	20	282.42	1.0115	1036.39	1.0065	10
辽宁	1040.96	1.1827	2380.14	1.3391	26	451.55	1.3414	1032.46	1.0102	14
东北	**2376.81**	**1.1502**	**2192.77**	**1.2211**	[3]	**1128.91**	**1.2273**	**1028.71**	**1.0062**	[1]

续表

地区	2017 年居民健康消费假定弥合城乡比测算值					2017 年公共卫生投入假定最小地区差测算值				
	总量（亿元）	差距（现有值 =1）	人均值（元）	地区差（无差距 =1）	排序	总量（亿元）	差距（现有值 =1）	人均值（元）	地区差（无差距 =1）	排序
江西	481.09	1.1683	1044.26	1.4125	27	480.73	0.9759	1043.48	1.0003	1
安徽	793.47	1.1102	1274.55	1.2829	22	646.33	1.0813	1038.20	1.0047	7
山西	642.94	1.2493	1741.43	1.0202	3	381.66	1.1877	1033.76	1.0090	12
湖北	1276.21	1.1610	2165.46	1.2184	21	622.40	1.0125	1056.07	1.0124	15
河南	1538.26	1.2835	1611.50	1.0933	11	866.15	1.0352	907.38	1.1301	24
湖南	1158.18	1.1663	1692.98	1.0475	6	601.40	1.0263	879.10	1.1572	25
中部	**5890.15**	**1.1911**	**1610.20**	**1.1791**	**[2]**	**3598.67**	**1.0356**	**970.50**	**1.0523**	**[2]**
陕西	818.64	1.2205	2140.81	1.2045	19	399.79	0.9558	1045.47	1.0023	3
广西	609.75	1.1525	1254.24	1.2943	23	508.69	0.9929	1046.37	1.0031	4
云南	855.03	1.5034	1786.61	1.0052	2	501.37	0.9166	1047.64	1.0043	6
四川	1321.49	1.1867	1595.62	1.1023	13	852.08	1.0248	1028.84	1.0137	16
内蒙古	481.50	1.1423	1907.32	1.0731	9	267.63	0.8273	1060.13	1.0163	17
贵州	443.80	1.3950	1244.00	1.3001	24	380.33	0.8719	1066.10	1.0220	18
重庆	576.34	1.2414	1882.50	1.0592	8	330.37	0.9338	1079.07	1.0345	19
甘肃	455.84	1.3624	1741.16	1.0204	4	283.94	0.9817	1084.59	1.0397	20
宁夏	131.40	1.2169	1936.64	1.0896	10	77.47	0.7906	1141.74	1.0945	22
新疆	500.19	1.3718	2065.63	1.1622	18	285.05	1.0688	1177.18	1.1285	23
青海	116.04	1.1988	1948.62	1.0964	12	87.14	0.6959	1463.33	1.4028	28
西藏	21.37	2.1591	639.69	1.6401	30	72.44	0.7723	2168.92	2.0793	31
西部	**6331.39**	**1.2629**	**1707.09**	**1.1706**	**[1]**	**4046.32**	**0.9350**	**1069.43**	**1.1534**	**[3]**
海南	138.69	1.3293	1505.06	1.1532	16	96.43	0.7571	1046.45	1.0032	5
广东	1666.54	1.1337	1503.56	1.1541	17	1161.93	0.8886	1048.30	1.0050	8
福建	480.75	1.1053	1235.07	1.3051	25	408.42	0.9714	1049.25	1.0059	9
江苏	1261.21	1.0374	1573.73	1.1146	15	830.08	1.0514	1035.77	1.0071	11
浙江	1052.58	1.0954	1871.76	1.0531	7	581.27	0.9950	1033.64	1.0091	13
河北	1302.08	1.2126	1737.33	1.0225	5	720.10	1.1900	960.80	1.0789	21
山东	1776.41	1.1724	1780.61	1.0018	1	869.85	1.0489	871.90	1.1641	26
天津	405.40	1.0849	2599.52	1.4626	28	222.66	1.2227	1427.73	1.3687	27
上海	661.52	1.0605	2734.69	1.5386	29	362.63	0.8798	1499.08	1.4371	29
北京	670.67	1.0646	3088.03	1.7374	31	434.60	1.0157	2001.07	1.9183	30
东部	**9415.86**	**1.1176**	**1807.12**	**1.2543**	**[4]**	**5687.97**	**0.9930**	**1062.06**	**1.1997**	**[4]**

注：①全国及各地分别假定居民消费实现弥合自身城乡比、公共投入实现历年最小地区差，省域总量之和不等于全国总量；②国家已经明确基本公共服务均等化目标，相关公共投入均等化势在必行，差距指数值 =1 说明当前即为自身历年最小地区差，小于 1 需向下趋近全国人均值，大于 1 需向上趋近全国人均值。

1. 假定2017年健康消费弥合城乡比测算

2017 年，全国城乡居民健康消费总量为 24641.33 亿元。东部总量 9415.86 亿元，占全国份额 39.21%；东北总量 2376.81 亿元，占全国份额 9.90%；中部总量 5890.15 亿元，占全国份额 24.53%；西部总量 6331.39 亿元，占全国份额 26.37%。四大区域份额已做平衡，保证演算合理性，后同。

31 个省域居民健康消费占全国总量份额高低依次为山东、广东、河南、四川、河北、湖北、江苏、湖南、浙江、辽宁、云南、陕西、安徽、黑龙江、北京、上海、山西、广西、吉林、重庆、新疆、内蒙古、江西、福建、甘肃、贵州、天津、海南、宁夏、青海、西藏。其中，山东处于首位，总量为 1776.41 亿元，占全国 7.21%；西藏处于末位，总量为 21.37 亿元，占全国 0.09%。

同年，全国城乡居民健康消费人均值为 1777.37 元。东北人均值 2192.77 元最高，为全国人均值的 123.37%；东部人均值 1807.12 元次之，为全国人均值的 101.67%；西部人均值 1707.09 元再次，仅为全国人均值的 96.05%；中部人均值 1610.20 元较低，仅为全国人均值的 90.59%。

16 个省域人均值高于全国人均值，按人均值高低依次为北京、上海、天津、辽宁、湖北、吉林、陕西、新疆、黑龙江、青海、宁夏、内蒙古、重庆、浙江、云南、山东。其中，北京人均值 3088.03 元处于首位，高达全国人均值的 173.74%。

15 个省域人均值低于全国人均值，按人均值高低依次为山西、甘肃、河北、湖南、河南、四川、江苏、海南、广东、安徽、广西、贵州、福建、江西、西藏。其中，西藏人均值 639.69 元处于末位，低至全国人均值的 35.99%。

最高北京人均值为最低西藏人均值的 4.83 倍，省域差异明显缩减但仍存在“非均衡性”距离，而四大区域之间人均值已经较为接近。

2. 假定2017年卫生投入最小地区差测算

2017 年，全国公共卫生投入总量为 14461.86 亿元。东部总量 5687.97 亿元，占全国份额 39.33%；东北总量 1128.91 亿元，占全国份额 7.81%；中部总量 3598.67 亿元，占全国份额 24.88%；西部总量 4046.32 亿元，占全国份额 27.98%。

31 个省域公共卫生投入占全国总量份额高低依次为广东、山东、河南、四川、江苏、河北、安徽、湖北、湖南、浙江、广西、云南、江西、辽宁、北京、福建、陕西、黑龙江、山西、贵州、上海、重庆、新疆、甘肃、吉林、内蒙古、天津、海南、青海、宁夏、西藏。其中，广东处于首位，总量为 1161.93 亿元，占全国 8.03%；西藏处于末位，总量为 72.44 亿元，占全国 0.50%。

同年，全国公共卫生投入人均值为 1043.13 元。西部人均值 1069.43 元最高，为全国人均值的 102.52%；东部人均值 1062.06 元次之，为全国人均值的 101.82%；东北人均值 1028.71 元再次，仅为全国人均值的 98.62%；中部人均值 970.50 元较低，仅为全国人均值的 93.04%。

19 个省域人均值高于全国人均值，按人均值高低依次为西藏、北京、上海、青海、天津、新疆、宁夏、甘肃、重庆、贵州、内蒙古、湖北、福建、广东、云南、海南、广西、陕西、江西。其中，西藏人均值 2168.92 元处于首位，高达全国人均值的 207.93%。

12 个省域人均值低于全国人均值，按人均值高低依次为黑龙江、安徽、吉林、江苏、山西、浙江、辽宁、四川、河北、河南、湖南、山东。其中，山东人均值 871.90 元处于末位，低至全国人均值的 83.59%。

最高西藏人均值为最低山东人均值的 2.49 倍，省域差异明显缩减但仍存在“均等化”距离，而四大区域之间人均值已经十分接近。

在假定居民消费弥合城乡比、公共投入最小地区差情况下进行测算，居民消费增长“非均衡性”差距指数意味着全国及各地均存在明显距离；公共投入“均等化目标”差距指数值小于 1 有青海等 16 个省域，意味着需要向下趋近全国人均值，方能缩小自身地区差，并影响全国地区差亦可缩小；差距指数值大于 1 有辽宁等 15 个省域，意味着需要向上趋近全国人均值，方能缩小自身地区差，并影响全国地区差亦可缩小。据此假定演算，再检验全国及各地居民健康消费和公共卫生投入地区差，均有大幅缩减甚至相互极为接近，切实可行地贴近体现“协调”“共享”新发展理念，体现“以人民为中心”新发展思想。

R.4

全国省域居民健康消费需求指数排行

——2017 年检测与 2020 年测算

王亚南　刘 婷　李志杰　黄剑辉*

摘　要： 居民健康消费需求指数系“中国人民生活发展指数检测体系”的八个三级子系统之一。从 2000 年以来基数值纵向检测可以看出，中部健康消费需求指数提升最高，西部次之，东北再次，东部稍低，表明区域均衡发展国家方略已见成效；湖北、贵州、安徽、广西、河南占据前 5 位。2017 年无差距理想值横向检测发现，差距仍在于各方面协调性、均衡性还不够理想；湖北、黑龙江、湖南、天津、北京占据前 5 位。另有基数值纵向检测显示，2005 年以来湖北、贵州、山西、甘肃、河南占据前 5 位；2010 年以来湖北、甘肃、青海、海南、四川占据前 5 位；2016 年以来湖南、广西、北京、湖北、天津占据前 5 位。假定全国及各地同步实现健康消费历年最小城乡比直至弥合城乡比，健康消费需求指数将更加明显提升。

关键词： 全面小康　健康消费　民生需求　测评排行

* 王亚南，云南省社会科学院研究员，文化发展研究中心主任，主要研究方向为民俗学、民族学及文化理论、文化战略和文化产业研究；刘婷，云南省社会科学院民族文学研究所研究员，博士，美国威斯康星大学访问学者，主要研究方向为文化人类学；李志杰，昆明市社会科学院城市战略研究所所长、研究员，主要从事城市发展战略性宏观性研究规划；黄剑辉，昆明市社会科学院办公室主任、副研究员，主要从事城市文化、文化产业等方面的研究。

本项检测指标系统包含多层结构设计，其中居民消费二级子系统同时亦为相对独立、同属多层结构的“中国民生消费需求景气评价体系”，健康消费单项需求指数及其排行即为居民消费系统的三级子系统之一。基础数据皆来源于国家统计局《中国统计年鉴》，采用检测指标自足设计方式，分别实现对应数据的相关性分析测算，独立完成单项检测指数演算。

一 居民健康消费总量增长基本情况

根据正式出版公布的既往年度统计数据和最新年度统计数据，按照本项研究检测的构思设计进行演算，全国及各地城乡居民健康消费总量增长状况见表1，分区域以份额增减变化位次排列。

表1 全国及各地城乡居民健康消费总量增长状况

地区	2000年健康消费总量		2017年健康消费总量		17年间总量增长变化			
	城乡总量（亿元）	占全国份额（%）	城乡总量（亿元）	占全国份额（%）	年均增长指数		份额增减变化	
					上年=1	排序	比例（%）	排序
全国	**2138.96**	**100.00**	**20450.57**	**100.00**	**1.1420**	—	—	—
湖北	74.01	3.46	1099.23	5.38	1.1720	1	55.34	1
安徽	57.28	2.68	714.70	3.49	1.1601	3	30.50	3
江西	36.30	1.70	411.78	2.01	1.1536	7	18.65	7
河南	106.35	4.97	1198.47	5.86	1.1531	8	17.87	8
山西	46.00	2.15	514.65	2.52	1.1526	10	17.01	10
湖南	89.54	4.19	993.05	4.86	1.1520	13	15.99	13
中部	**409.49**	**19.44**	**4931.88**	**24.18**	**1.1576**	[1]	**24.41**	[1]
新疆	28.93	1.35	364.63	1.78	1.1607	2	31.82	2
青海	8.04	0.38	96.80	0.47	1.1576	4	25.96	4
宁夏	9.03	0.42	107.98	0.53	1.1572	5	25.13	5
云南	48.99	2.29	568.71	2.78	1.1551	6	21.43	6
贵州	28.24	1.32	318.13	1.56	1.1531	9	17.84	9
广西	47.54	2.22	529.06	2.59	1.1523	11	16.41	11
甘肃	30.14	1.41	334.58	1.64	1.1521	12	16.09	12
陕西	61.27	2.86	670.74	3.28	1.1512	14	14.51	14
重庆	43.63	2.04	464.27	2.27	1.1492	16	11.29	16

续表

地区	2000 年健康消费总量		2017 年健康消费总量		17 年间总量增长变化			
	城乡总量（亿元）	占全国份额(%)	城乡总量（亿元）	占全国份额(%)	年均增长指数		份额增减变化	
					上年 =1	排序	比例(%)	排序
四川	105.63	4.94	1113.59	5.45	1.1486	17	10.26	17
内蒙古	42.92	2.01	421.51	2.06	1.1438	20	2.71	20
西藏	1.60	0.07	9.90	0.05	1.1131	30	-35.31	30
西部	**455.95**	**21.64**	**4999.90**	**24.52**	**1.1513**	[2]	**13.28**	[2]
海南	9.54	0.45	104.33	0.51	1.1511	15	14.41	15
河北	102.50	4.79	1073.76	5.25	1.1482	18	9.56	18
天津	36.14	1.69	373.65	1.83	1.1473	19	8.13	19
北京	66.78	3.12	629.96	3.08	1.1411	21	-1.33	21
山东	173.19	8.10	1515.22	7.41	1.1361	23	-8.49	23
上海	72.49	3.39	623.80	3.05	1.1350	24	-9.99	24
江苏	142.67	6.67	1215.72	5.94	1.1343	26	-10.87	26
广东	174.05	8.14	1470.02	7.19	1.1337	27	-11.66	27
福建	53.74	2.51	434.97	2.13	1.1309	28	-15.35	28
浙江	163.97	7.67	960.93	4.70	1.1096	31	-38.71	31
东部	**995.07**	**47.23**	**8402.36**	**41.20**	**1.1337**	[3]	**-12.78**	[3]
辽宁	100.17	4.68	880.18	4.30	1.1364	22	-8.10	22
吉林	58.01	2.71	498.69	2.44	1.1349	25	-10.09	25
黑龙江	88.06	4.12	681.98	3.33	1.1280	29	-19.00	29
东北	**246.25**	**11.69**	**2060.85**	**10.10**	**1.1331**	[4]	**-13.55**	[4]

注：①全国及各省域分别演算未予平衡，省域总量之和不等于全国总量，四大区域占全国份额已加以平衡。②数据演算屡经四舍五入，可能出现细微出入，属于演算常规无误。③年均增长指数保留 4 位小数，以便精确排序，④省域排列以 1、2、3……为序，四大区域排列以［1］、［2］、［3］、［4］为序，后同。

2000 年，全国城乡健康消费总量为 2138.96 亿元；2017 年，全国城乡健康消费总量为 20450.57 亿元。2000 年以来 17 年间，全国城乡健康消费总量年均增长 14.20%。

20 个省域总量年均增长高于全国平均增长，11 个省域总量年均增长低于全国平均增长。其中，湖北总量年均增长 17.20% 最高，高于全国总量年增 3.00 个百分点；浙江总量年均增长 10.96% 最低，低于全国总量年增 3.24 个百分点。

全国健康消费总量始终为份额基准100，基于各地历年不同增长状况，中部总量份额上升，增高24.41%；西部总量份额上升，增高13.28%；东部总量份额下降，降低12.78%；东北总量份额下降，降低13.55%。总量份额变化取百分点将易于直观对比，但取百分比则更有利于精确排序。

20个省域总量占全国份额上升，11个省域总量占全国份额下降。其中，湖北总量份额变化态势最佳，增高55.34%；浙江总量份额变化态势不佳，降低38.71%。各省域总量份额变化取决于年均增长幅度，其份额增减程度取百分比演算，排序结果即与年均增长指数排序一致。

单项消费增长放到相关背景中考察更有意义。全国健康消费总量历年平均增长率为14.20%，处于总消费八个分类单项消费中第3位，其年均增长高于产值年增0.99个百分点，高于居民收入年增1.21个百分点，高于居民总消费年增1.86个百分点，高于物质消费年增2.44个百分点，高于非物消费年增0.64个百分点，低于居民积蓄年增0.65个百分点。按分类单项消费增长率高低衡量，全国非物消费增长主要在于交通消费增长，其次在于健康消费增长，而文教消费、其他消费增长低于整个非物消费增长。

相关系数检测可谓相关性分析最简便的通用方式，同时检验两组数据链历年增减变化趋势是否一致、变化程度是否相近、变化动向是否稳定。相关系数1为绝对相关，完全同步；0为无相关性，完全不同步；-1为绝对负相关，完全逆向同步。设数据项A历年增幅变化为N，若数据项B历年增幅（降幅绝对值）愈接近N（高低不论），即保持趋近性（正负不论），或历年增幅（降幅绝对值）存在固有差距（高低不论）但上下波动变化愈小，即保持平行（逆向）同步性，则二者相关系数（负值）愈高；反之相关系数（负值）愈低。

健康消费历年增长相关系数（可简化理解为增长同步程度）如下。

（1）与产值之间全国为-0.1470，呈很弱负相关，15个省域呈负相关；内蒙古最高为0.4489，青海最低为-0.3311。

（2）与居民收入之间全国为-0.2000，呈很弱负相关，12个省域呈负相关；青海最高为0.3260，河北最低为-0.3447。

（3）与总消费之间全国为0.2602，呈极弱正相关，30个省域呈60%以下弱相关，其中4个省域呈负相关；青海最高为0.6934，天津最低为-0.7365。

（4）与非物消费之间全国为0.5521，呈很弱正相关，17个省域呈60%以下弱相关；吉林最高为0.8456，上海最低为0.1032。

（5）与居民积蓄之间全国为-0.6302，呈很强负相关，9个省域呈低于-50%强负相关；重庆最高为0.3841，西藏最低为-0.7063。

对应数据链之间增长变化相关系数的高低、正负差异在于，其间增长动向的同步性是强还是弱，增幅升降的趋向性相近或是相左。后台数据库检测表明，2000~2017年，全国健康消费年均增长较明显高于产值增长，明显高于居民收入增长，显著高于居民总消费增长，较明显高于非物消费增长，较明显低于居民积蓄增长。

二 健康消费人均值相关均衡性检测

1. 城乡综合人均值及其地区差

全国及各地健康消费人均值及其地区差变化状况见表2，分区域以地区差扩减变化倒序位次排列。

表2 全国及各地健康消费人均值及其地区差变化状况

地区	2000年健康消费地区差距			2017年健康消费地区差距				17年间地区差扩减（负值缩小为佳，取倒序）	
	城乡综合人均值		地区差	城乡综合人均值		地区差	附年鉴		
	人均值（元）	排序	（无差距=1）	人均值（元）	排序	（无差距=1）	人均值（元）	比例（%）	排序
全国	**169.40**	—	**1.4199**	**1475.09**	—	**1.2422**	**1451.21**	**-12.51**	—
浙江	361.53	4	2.1342	1708.77	9	1.1584	1696.06	-45.72	1
上海	465.40	2	2.7473	2578.74	2	1.7482	2602.06	-36.37	2
北京	510.93	1	3.0161	2900.55	1	1.9664	2899.67	-34.80	3
天津	368.79	3	2.1770	2395.99	3	1.6243	2389.99	-25.39	4
广东	232.42	6	1.3720	1326.26	21	1.1009	1319.46	-19.76	5
江苏	196.24	9	1.1584	1516.96	14	1.0284	1510.91	-11.22	12

续表

地区	2000年健康消费地区差距			2017年健康消费地区差距				17年间地区差扩减（负值缩小为佳，取倒序）	
	城乡综合人均值		地区差（无差距=1）	城乡综合人均值		地区差（无差距=1）	附年鉴人均值（元）	比例（%）	排序
	元	排序		元	排序				
山东	193.71	10	1.1435	1518.81	13	1.0296	1484.31	-9.96	16
河北	154.28	17	1.0893	1432.68	18	1.0287	1396.32	-5.56	20
海南	122.99	23	1.2740	1132.19	26	1.2325	1101.18	-3.26	24
福建	159.81	14	1.0566	1117.45	27	1.2425	1105.28	17.59	30
东部	**232.16**	**[1]**	**1.7168**	**1580.66**	**[2]**	**1.3160**	**—**	**-23.35**	**[1]**
安徽	91.48	28	1.4600	1148.02	25	1.2217	1135.91	-16.32	6
湖南	136.77	20	1.1926	1451.59	17	1.0159	1423.96	-14.82	7
河南	112.69	26	1.3348	1255.53	23	1.1488	1219.82	-13.93	9
山西	142.60	18	1.1582	1393.96	19	1.0550	1359.66	-8.91	18
江西	86.63	29	1.4886	893.81	29	1.3941	877.83	-6.35	19
湖北	124.41	21	1.2656	1865.15	5	1.2644	1838.35	-0.09	25
中部	**114.99**	**[4]**	**1.3166**	**1340.01**	**[3]**	**1.1833**	**—**	**-10.12**	**[2]**
黑龙江	231.77	7	1.3681	1797.60	7	1.2186	1791.29	-10.93	13
辽宁	239.79	5	1.4155	2012.53	4	1.3643	1999.89	-3.62	21
吉林	217.28	8	1.2826	1830.04	6	1.2406	1818.31	-3.27	23
东北	**231.28**	**[2]**	**1.3554**	**1892.01**	**[1]**	**1.2745**	**—**	**-5.97**	**[3]**
四川	123.17	22	1.2729	1344.60	20	1.0885	1320.24	-14.49	8
甘肃	118.21	24	1.3022	1277.99	22	1.1336	1233.44	-12.95	10
重庆	141.51	19	1.1647	1516.45	15	1.0280	1471.93	-11.74	11
广西	100.47	27	1.4069	1088.27	28	1.2622	1075.63	-10.29	14
贵州	75.64	30	1.5535	891.73	30	1.3955	851.16	-10.17	15
云南	116.17	25	1.3142	1188.34	24	1.1944	1125.27	-9.12	17
新疆	159.70	15	1.0573	1505.79	16	1.0208	1466.28	-3.45	22
青海	156.53	16	1.0760	1625.45	11	1.1019	1598.66	2.41	26
宁夏	164.55	13	1.0287	1591.43	12	1.0789	1553.55	4.88	27
内蒙古	181.34	11	1.0705	1669.69	10	1.1319	1653.76	5.74	28
西藏	62.26	31	1.6325	296.28	31	1.7991	271.55	10.21	29
陕西	168.73	12	1.0040	1754.04	8	1.1891	1704.82	18.44	31
西部	**126.59**	**[3]**	**1.2403**	**1331.38**	**[4]**	**1.2020**	**—**	**-3.09**	**[4]**

注：附《中国统计年鉴》2018年卷发布2017年城乡人均值供参考，其与总量数据之间存在演算误差，对应年鉴同时发布的产值人均值和总量分别演算的相应消费率有出入，本文恢复采用自行演算城乡人均值，以保证数据库测算模型的规范性及其历年通行测评的标准化。

2000 年，全国城乡健康消费人均值为 169.40 元。11 个省域人均值高于全国人均值，20 个省域人均值低于全国人均值。其中，北京人均值 510.93 元最高，高达全国人均值的 301.61%；西藏人均值 62.26 元最低，低至全国人均值的 36.75%。

2017 年，全国城乡健康消费人均值为 1475.09 元。16 个省域人均值高于全国人均值，15 个省域人均值低于全国人均值。其中，北京人均值最高，为 2900.55 元，高达全国人均值的 196.64%；西藏人均值最低，为 296.28 元，低至全国人均值的 20.09%。

2000 年以来 17 年间，全国城乡健康消费人均值年均增长 13.58%。19 个省域人均值年均增长高于全国平均增长，12 个省域人均值年均增长低于全国平均增长。其中，湖北人均值年均增长 17.27% 最高，高于全国人均值年增 3.69 个百分点；浙江人均值年均增长 9.57% 最低，低于全国人均值年增 4.01 个百分点。

各省域地区差指数依据其人均值与全国人均值的绝对偏差进行演算，全国和四大区域地区差取相应省域与全国人均值的绝对偏差平均值进行演算。当地人均值增大本身具有正面效应，但本来高于全国人均值的省域会导致地区差继续扩大，带来负面效应；而本来低于全国人均值的省域则导致地区差逐渐缩小，带来正面效应。

2000 年，全国城乡健康消费地区差为 1.4199，即 31 个省域人均值与全国人均值的绝对偏差平均值为 41.99%。23 个省域地区差小于全国地区差，8 个省域地区差大于全国地区差。其中，陕西地区差 1.0040 最小，即与全国人均值的绝对偏差为 0.40%，仅为全国总体地区差的 70.71%；北京地区差 3.0161 最大，即与全国人均值的绝对偏差为 201.61%，高达全国总体地区差的 212.41%。

2017 年，全国城乡健康消费地区差为 1.2422，即 31 个省域人均值与全国人均值的绝对偏差平均值为 24.22%。21 个省域地区差小于全国地区差，10 个省域地区差大于全国地区差。其中，湖南地区差 1.0159 最小，即与全国人均值的绝对偏差为 1.59%，仅为全国总体地区差的 81.79%；北京地区差1.9664最大，即与全国人均值的绝对偏差为96.64%，高达全国总体地区差的158.30%。

基于全国及各地城乡健康消费历年不同增长状况，与2000年相比，全国地区差显著缩小12.51%。同期，25个省域地区差缩小，6个省域地区差扩大。这无疑表明，全国及绝大部分省域健康消费需求增长变化态势已经转入“区域均衡发展”的健康轨道。10个省域地区差变化态势好于全国地区差变化态势，21个省域地区差变化态势逊于全国地区差变化态势。其中，浙江地区差变化态势最佳，缩减45.72%；陕西地区差变化态势不佳，扩增18.44%。

本项检测体系的地区差距相关性考察在经济、社会、民生全数据链当中通约演算，各地经济增长、居民收入增加、消费需求增进的地区差距具有贯通性。全国及各地产值地区差动态有可能影响居民生活各方面地区差变化，随之居民收入、总消费、物质或非物消费、积蓄地区差动态又有可能影响各分类单项消费地区差变化。

健康消费历年地区差变动相关系数（可简化理解为地区差变化同步程度）如下。

（1）与产值之间全国为0.9735，呈极强正相关，5个省域呈75%以上强相关，22个省域呈60%以下弱相关；北京最高为0.9783，陕西最低为-0.7657。

（2）与居民收入之间全国为0.9242，呈很强正相关，9个省域呈75%以上强相关，20个省域呈60%以下弱相关；北京最高为0.9313，内蒙古最低为-0.7967。

（3）与总消费之间全国为0.9622，呈极强正相关，8个省域呈75%以上强相关，19个省域呈60%以下弱相关；河南最高为0.9459，福建最低为-0.8102。

（4）与非物消费之间全国为0.7948，呈稍强正相关，11个省域呈75%以上强相关，18个省域呈60%以下弱相关；北京最高为0.9599，宁夏最低为-0.7016。

（5）与居民积蓄之间全国为 0. 8573，呈较强正相关，2 个省域呈 75% 以上强相关，28 个省域呈 60% 以下弱相关；广东最高为 0. 8506，陕西最低为 -0. 7846。

2000 ~2017 年，全国健康消费地区差缩小 12. 51%，与之对应的数据链之间地区差变化相关系数的高低、正负差异在于，其间地区差扩减幅度的同步性是强还是弱，扩减变化的趋向性相近或是相左。后台数据库检测表明，全国产值地区差缩小 9. 63%，居民收入地区差缩小 6. 51%，居民总消费地区差缩小 7. 02%，非物消费地区差缩小 13. 13%，居民积蓄地区差缩小 7. 83%。

2. 城镇与乡村人均值及其城乡比

全国及各地健康消费人均值及其城乡比变化状况见表 3，分区域以城乡比扩减变化倒序位次排列。

表 3　全国及各地健康消费人均值及其城乡比变化状况

地区	2000 年居民消费城乡差距			2017 年居民消费城乡差距			17 年间城乡比扩减（负值缩小为佳，取倒序）	
	城镇人均值（元）	乡村人均值（元）	城乡比（乡村 =1）	城镇人均值（元）	乡村人均值（元）	城乡比（乡村 =1）	比例（%）	排序
全国	**318. 07**	**87. 57**	**3. 6322**	**1777. 37**	**1058. 75**	**1. 6787**	**-53. 78**	**—**
贵州	233. 28	27. 68	8. 4277	1244. 00	602. 48	2. 0648	-75. 50	1
西藏	264. 80	16. 07	16. 4779	639. 69	147. 48	4. 3374	-73. 68	2
广西	228. 01	52. 38	4. 3530	1254. 24	931. 04	1. 3471	-69. 05	3
青海	307. 24	78. 20	3. 9289	1948. 62	1270. 36	1. 5339	-60. 96	6
四川	266. 07	72. 84	3. 6528	1595. 62	1093. 55	1. 4591	-60. 06	7
陕西	336. 24	91. 40	3. 6788	2140. 81	1260. 44	1. 6985	-53. 83	14
宁夏	327. 05	88. 53	3. 6942	1936. 64	1131. 21	1. 7120	-53. 66	15
新疆	330. 54	73. 67	4. 4868	2065. 63	970. 70	2. 1280	-52. 57	18
重庆	293. 23	68. 87	4. 2577	1882. 50	883. 92	2. 1297	-49. 98	20
甘肃	272. 44	70. 60	3. 8589	1741. 16	890. 64	1. 9550	-49. 34	23
内蒙古	287. 03	104. 46	2. 7478	1907. 32	1288. 40	1. 4804	-46. 12	24
云南	291. 76	64. 31	4. 5368	1786. 61	681. 52	2. 6215	-42. 22	25
西部	**279. 53**	**66. 91**	**4. 1780**	**1707. 09**	**941. 52**	**1. 8131**	**-56. 60**	**[1]**

续表

地区	2000 年居民消费城乡差距			2017 年居民消费城乡差距			17 年间城乡比扩减（负值缩小为佳，取倒序）	
	城镇人均值（元）	乡村人均值（元）	城乡比（乡村 =1）	城镇人均值（元）	乡村人均值（元）	城乡比（乡村 =1）	比例（%）	排序
山西	300.81	60.35	4.9844	1741.43	937.54	1.8574	-62.74	5
河南	280.78	63.55	4.4183	1611.50	908.95	1.7729	-59.87	8
安徽	181.23	58.05	3.1220	1274.55	1006.81	1.2659	-59.45	9
湖南	270.24	82.23	3.2864	1692.98	1171.76	1.4448	-56.04	12
湖北	208.96	69.67	2.9993	2165.46	1438.32	1.5055	-49.80	21
江西	148.80	63.48	2.3440	1044.26	718.24	1.4539	-37.97	28
中部	**233.74**	**66.59**	**3.5103**	**1610.20**	**1028.77**	**1.5652**	**-55.41**	[2]
河北	376.71	78.28	4.8123	1737.33	1072.63	1.6197	-66.34	4
海南	247.31	44.15	5.6016	1505.06	629.49	2.3909	-57.32	10
福建	266.00	87.38	3.0442	1235.07	906.50	1.3625	-55.24	13
广东	346.56	100.31	3.4549	1503.56	921.72	1.6312	-52.79	16
江苏	294.39	129.52	2.2729	1573.73	1394.99	1.1281	-50.37	19
浙江	541.06	200.06	2.7045	1871.76	1370.21	1.3660	-49.49	22
山东	322.60	118.69	2.7180	1780.61	1129.32	1.5767	-41.99	26
北京	588.80	249.00	2.3647	3088.03	1699.28	1.8173	-23.15	29
上海	500.86	208.92	2.3974	2734.69	1456.41	1.8777	-21.68	30
天津	407.75	270.90	1.5052	2599.52	1407.16	1.8474	22.73	31
东部	**378.15**	**117.77**	**3.2109**	**1807.12**	**1132.21**	**1.5961**	**-50.29**	[3]
黑龙江	341.85	117.20	2.9168	1966.74	1551.16	1.2679	-56.53	11
吉林	336.00	102.65	3.2733	2164.05	1399.57	1.5462	-52.76	17
辽宁	352.20	109.51	3.2161	2380.14	1251.45	1.9019	-40.86	27
东北	**344.68**	**110.48**	**3.1198**	**2192.77**	**1405.12**	**1.5606**	**-49.98**	[4]

2000 年，全国城镇健康消费人均值为 318.07 元。13 个省域城镇人均值高于全国城镇人均值，18 个省域城镇人均值低于全国城镇人均值。其中，北京城镇人均值最高，为 588.80 元，高达全国城镇人均值的 185.12%；江西城镇人均值最低，为 148.80 元，低至全国城镇人均值的 46.78%。

同年，全国乡村健康消费人均值为 87.57 元。13 个省域乡村人均值高于全国乡村人均值，18 个省域乡村人均值低于全国乡村人均值。其中，天津乡村人均值最高，为270.90元，高达全国乡村人均值的309.35%；西藏乡村人均值最低，为16.07元，低至全国乡村人均值的18.35%。

2017年，全国城镇健康消费人均值为1777.37元。16个省域城镇人均值高于全国城镇人均值，15个省域城镇人均值低于全国城镇人均值。其中，北京城镇人均值最高，为3088.03元，高达全国城镇人均值的173.74%；西藏城镇人均值最低，为639.69元，低至全国城镇人均值的35.99%。

同年，全国乡村健康消费人均值为1058.75元，仅为城镇人均值的59.57%。17个省域乡村人均值高于全国乡村人均值，14个省域乡村人均值低于全国乡村人均值。其中，北京乡村人均值最高，为1699.28元，高达全国乡村人均值的160.50%；西藏乡村人均值最低，为147.48元，低至全国乡村人均值的13.93%。

2000年以来17年间，全国城镇健康消费人均值年均增长10.65%。20个省域城镇人均值年均增长高于全国城镇平均增长，11个省域城镇人均值年均增长低于全国城镇平均增长。其中，湖北城镇人均值年均增长14.75%最高，高于全国城镇年增4.09个百分点；西藏城镇人均值年均增长5.33%最低，低于全国城镇年增5.33个百分点。

同期，全国乡村健康消费人均值年均增长15.79%，高于全国城镇年增5.14个百分点。在此期间，30个省域乡村人均值年均增长高于自身城镇年增。19个省域乡村人均值年均增长高于全国乡村平均增长，12个省域乡村人均值年均增长低于全国乡村平均增长。其中，贵州乡村人均值年均增长19.87%最高，高于全国乡村年增4.07个百分点；天津乡村人均值年均增长10.18%最低，低于全国乡村年增5.61个百分点。

城乡比及其扩减变化基于城镇与乡村人均绝对值及其不同增长进行演算，在民生发展的城乡差距长期存在的情况下，倘若乡村人均值增长滞后于城镇人均值增长，势必导致城乡比进一步扩大。

2000年，全国健康消费城乡比为3.6322，即全国城镇人均值为乡村人均值的363.22%，其间倍差为3.63。16个省域城乡比小于全国城乡比，15

个省域城乡比大于全国城乡比。其中，天津城乡比 1.5052 最小，即城镇与乡村的人均值倍差为 1.51，仅为全国总体城乡比的 41.44%；西藏城乡比 16.4779 最大，即城镇与乡村的人均值倍差为 16.48，高达全国总体城乡比的 453.66%。

2017 年，全国健康消费城乡比为 1.6787，即全国城镇人均值为乡村人均值的 167.87%，其间倍差为 1.68。16 个省域城乡比小于全国城乡比，15 个省域城乡比大于全国城乡比。其中，江苏城乡比 1.1281 最小，即城镇与乡村的人均值倍差为 1.13，仅为全国总体城乡比的 67.20%；西藏城乡比 4.3374 最大，即城镇与乡村的人均值倍差为 4.34，高达全国总体城乡比的 258.37%。

基于全国城镇与乡村健康消费历年不同增长状况，与 2000 年相比，全国城乡比极显著缩小 53.78%。同期，30 个省域城乡比缩小，1 个省域城乡比扩大。这无疑表明，全国及绝大部分省域健康消费需求增长变化态势已经转入“城乡均衡发展”的健康轨道。14 个省域城乡比变化态势好于全国城乡比变化态势，17 个省域城乡比变化态势逊于全国城乡比变化态势。其中，贵州城乡比变化态势最佳，缩减 75.50%；天津城乡比变化态势不佳，扩增 22.73%。

本项检测体系的城乡差距相关性考察集中于民生数据链当中。首先，有必要检验城镇与乡村之间健康消费增长相关系数（可简化理解为城乡增长同步程度）：全国为 0.1656，呈极弱正相关，城乡增长同步性极差，31 个省域呈 60% 以下弱相关，其中 13 个省域呈负相关；海南最高为 0.5227，西藏最低为 -0.6140。

其次，全国及各地居民收入、总消费、积蓄的城乡差距动态有可能对分类单项消费的城乡差距变化产生影响，而物质生活或非物生活分类单项消费的城乡差距动态又有可能反过来对总消费、积蓄的城乡差距变化产生影响，尤其是各类消费需求之间城乡比变化具有贯通性。

健康消费历年城乡比变动相关系数（可简化理解为城乡比变化同步程度）如下。

（1）与居民收入之间全国为0.5619，呈很弱正相关，14个省域呈60%以下弱相关，其中4个省域呈负相关；重庆最高为0.8742，上海最低为-0.5748。

（2）与总消费之间全国为0.9007，呈很强正相关，26个省域呈75%以上强相关，1个省域呈60%以下弱相关；河北最高为0.9651，上海最低为0.0045。

（3）与非物消费之间全国为0.8544，呈较强正相关，24个省域呈75%以上强相关，3个省域呈60%以下弱相关；青海最高为0.9712，上海最低为-0.2571。

（4）与居民积蓄之间全国为-0.7667，呈极强负相关，19个省域呈低于-50%强负相关；广西最高为0.1072，河北最低为-0.9209。

2000～2017年，全国健康消费城乡比缩小53.78%，与之对应的数据链之间城乡比变化相关系数的高低、正负差异在于，其间城乡比扩减幅度的同步性是强还是弱，扩减变化的趋向性相近或是相左。后台数据库检测表明，全国居民收入城乡比缩小2.77%，居民总消费城乡比缩小25.43%，非物消费城乡比缩小42.72%，居民积蓄城乡比扩大119.45%。

中国社会由历史承继下来的结构性、体制性“非均衡格局”弊端根深蒂固，长期存在的城乡差距、地区差距系全国及各地民生发展“非均衡性”的主要成因。进入“全面建成小康社会”时期以来，国家把解决“三农问题”列为“重中之重”，并致力于推进区域“均衡发展”。就本文涉及的数据范围来看，国家大力推进缩小区域发展差距的几大战略已见成效，推进缩小城乡发展差距的长年多方努力更显成效。

三　健康消费相关性比值协调性检测

全国及各地健康消费相关性比值状况见表4，分区域以健康消费比重升降位次排列。

表 4　全国及各地居民健康消费相关性比值状况

地区	健康消费与居民收入相关性				健康消费与居民总消费相关性			
	健康消费比		17 年间比值升降（负值下降，上升为佳）		健康消费比重		17 年间比值升降（负值下降，上升为佳）	
	2000 年	2017 年			2000 年	2017 年		
	比例（%）	比例（%）	比例（%）	排序	比例（%）	比例（%）	比例（%）	排序
全国	**4.60**	**5.52**	**20.00**	—	**5.94**	**7.86**	**32.32**	—
湖北	3.51	7.64	117.66	1	4.49	10.79	140.31	1
湖南	4.07	5.99	47.17	6	4.73	8.17	72.73	3
安徽	3.21	5.05	57.32	2	4.33	7.09	63.74	5
江西	2.95	3.90	32.20	15	3.97	5.99	50.88	9
河南	4.31	5.97	38.52	10	5.98	8.81	47.32	12
山西	4.97	6.57	32.19	16	6.78	9.89	45.87	13
中部	**3.82**	**5.90**	**54.45**	[1]	**4.97**	**8.49**	**70.82**	[1]
广西	3.40	5.27	55.00	3	4.17	7.90	89.45	2
云南	4.50	6.08	35.11	14	5.37	8.92	66.11	4
重庆	4.27	6.06	41.92	9	5.15	8.23	59.81	6
贵州	3.36	4.96	47.62	5	4.11	6.49	57.91	7
四川	4.19	6.26	49.40	4	5.21	8.05	54.51	8
陕西	6.47	8.05	24.42	19	7.65	11.30	47.71	10
青海	5.69	8.22	44.46	7	7.01	10.18	45.22	15
甘肃	5.25	7.50	42.86	8	6.56	9.27	41.31	16
宁夏	6.00	7.42	23.67	20	7.14	10.05	40.76	17
新疆	5.38	7.28	35.32	13	6.93	9.66	39.39	18
内蒙古	5.43	6.23	14.73	24	7.00	8.68	24.00	23
西藏	2.53	1.80	-28.85	31	3.21	2.68	-16.51	31
西部	**4.53**	**6.33**	**39.74**	[2]	**5.56**	**8.62**	**55.04**	[2]
吉林	6.41	8.47	32.14	17	7.86	11.60	47.58	11
黑龙江	6.51	8.39	28.88	18	8.57	11.44	33.49	19
辽宁	6.04	7.17	18.71	23	7.61	9.76	28.25	21
东北	**6.29**	**7.84**	**24.64**	[3]	**7.99**	**10.69**	**33.79**	[3]
海南	3.60	4.88	35.56	12	4.93	7.17	45.44	14
山东	4.76	5.41	13.66	25	6.53	8.46	29.56	20
广东	3.35	3.98	18.81	22	4.20	5.30	26.19	22
河北	4.69	6.38	36.03	11	7.26	8.96	23.42	24
福建	3.24	3.62	11.73	26	4.30	5.15	19.77	25
上海	4.24	4.42	4.25	28	5.61	6.55	16.76	26
天津	5.38	6.46	20.07	21	7.46	8.58	15.01	27
江苏	4.01	4.23	5.49	27	5.53	6.35	14.83	28
北京	5.66	5.07	-10.42	29	6.97	7.75	11.19	29
浙江	5.45	4.00	-26.61	30	7.19	6.23	-13.35	30
东部	**4.31**	**4.64**	**7.66**	[4]	**5.77**	**6.77**	**17.33**	[4]

注：健康消费相关性分析取健康消费比、健康消费比重两项。对于相关性比值的构思设计及界定阐释，参见《中国人民生活发展指数检测体系阐释与排行》一文（王亚南：《中国人民生活发展指数检测体系阐释与排行——“全面建成小康社会”民生标准考量》，《社会科学》2015 年第 9 期）。

1. 健康消费与居民收入之比

2000 年，全国健康消费比为 4.60%，此为全国城乡居民健康消费在居民收入中所占的比例，非物生活类“扩展消费”占比以高为佳。15 个省域比值高于全国总体比值，16 个省域比值低于全国总体比值。其中，黑龙江比值 6.51% 最高，高达全国总体比值的 141.61%；西藏比值 2.53% 最低，低至全国总体比值的 54.96%。

到 2017 年，全国健康消费比为 5.52%，这意味着在居民收入中所占比例上升，非物生活类“扩展消费”占比升高为佳。18 个省域比值高于全国总体比值，13 个省域比值低于全国总体比值。其中，吉林比值 8.47% 最高，高达全国总体比值的 153.54%；西藏比值 1.80% 最低，低至全国总体比值的 32.59%。

基于健康消费与居民收入历年不同增长状况，与 2000 年相比，全国健康消费比升高 20.00%，在物质生活、非物消费八个分类项中占居民收入比例位次保持第 8 位不变。同期，28 个省域比值上升，3 个省域比值下降。21 个省域比值升降变化态势好于全国比值变化，10 个省域比值升降变化态势逊于全国比值变化。其中，湖北比值升降变化态势最佳，升高 117.66%；西藏比值升降变化态势不佳，降低 28.85%。

2. 健康消费与居民总消费之比

2000 年，全国健康消费比重为 5.94%，此为全国城乡居民健康消费在居民总消费中所占的比重，非物生活类“扩展消费”占比以高为佳。16 个省域比值高于全国总体比值，15 个省域比值低于全国总体比值。其中，黑龙江比值 8.57% 最高，高达全国总体比值的 144.22%；西藏比值 3.21% 最低，低至全国总体比值的 54.00%。

到 2017 年，全国健康消费比重为 7.86%，这意味着在居民总消费中所占比重上升，非物生活类“扩展消费”占比升高为佳。20 个省域比值高于全国总体比值，11 个省域比值低于全国总体比值。其中，吉林比值 11.60% 最高，高达全国总体比值的 147.56%；西藏比值 2.68% 最低，低至全国总体比值的 34.14%。

基于健康消费与居民总消费历年不同增长状况，与2000年相比，全国健康消费比重升高32.32%，在物质生活、非物消费八个分类项中占总消费比重位次保持第8位不变。同期，29个省域比值上升，2个省域比值下降。19个省域比值升降变化态势好于全国比值变化，12个省域比值升降变化态势逊于全国比值变化。其中，湖北比值升降变化态势最佳，升高140.31%；西藏比值升降变化态势不佳，降低16.51%。

本项检测体系建立各类相关性比值分析测算十分复杂，不同方面、不同层次的比值当然不具可比性。以下可对应比值之间历年变化相关系数（可简化理解为比值变化同步程度）检测限于同一层面展开：①健康消费率与居民收入比；②与居民消费率同属对应于产值的相对比值；③健康消费比与居民消费比；④与非物消费比；⑤与居民积蓄率同属对应于居民收入的相对比值；⑥健康消费比重与非物消费比重同属对应于总消费的相对比值。

相关性比值之间历年变化相关系数如下。

（1）健康消费率与居民收入比之间全国为0.7672，呈稍强正相关，15个省域呈75%以上强相关，9个省域呈60%以下弱相关；内蒙古最高为0.9713，安徽最低为-0.3089。

（2）与居民消费率之间全国为0.6815，呈较弱正相关，16个省域呈75%以上强相关，10个省域呈60%以下弱相关；内蒙古最高为0.9550，安徽最低为-0.2514。

（3）健康消费比与居民消费比之间全国为0.0668，呈极弱正相关，26个省域呈60%以下弱相关，其中15个省域呈负相关；浙江最高为0.9263，陕西最低为-0.7371。

（4）与非物消费比之间全国为0.6464，呈较弱正相关，9个省域呈75%以上强相关，13个省域呈60%以下弱相关；青海最高为0.9425，上海最低为-0.3635。

（5）与居民积蓄率之间全国为-0.0668，呈极弱负相关，16个省域呈负相关，其中7个省域呈低于-50%强负相关；陕西最高为0.7371，浙江最低为-0.9263。

（6）健康消费比重与非物消费比重之间全国为0.7277，呈较弱正相关，13个省域呈75%以上强相关，10个省域呈60%以下弱相关；青海最高为0.9095，上海最低为-0.7339。

对应数据链之间比值升降变化相关系数的高低、正负差异在于，其间增长升降的同步性是强还是弱，升降变化的趋向性相近或是相左。后台数据库检测表明，2000~2017年，全国健康消费率增高0.34%，而居民收入比降低1.55%，居民消费率降低4.45%；健康消费比增高0.92%，而居民消费比降低7.23%，非物消费比增高2.06%，居民积蓄率增高7.23%；健康消费比重增高32.32%，而非物消费比重增高5.95%。按分类单项消费比重值升降变化衡量，全国非物消费比重升高主要在于交通消费比重上升，其次在于医疗消费比重上升，而文教消费比重、其他消费比重反向下降。

四 "全面小康"进程健康消费需求指数排行

2017年统计数据为目前已经正式出版公布的最新年度全国及各地系统数据。全国及各地健康消费需求指数排行见表5，分区域以2017年度无差距横向检测结果位次排列。

表5 全国及各地居民健康消费需求指数排行

地区	各五年期起始年纵向检测(基数值=100)						2017年度检测			
	"十五"以来17年(2000~2017)		"十一五"以来12年(2005~2017)		"十二五"以来7年(2010~2017)		基数值纵向检测(2016年=100)		无差距横向检测(理想值=100)	
	检测指数	排序	检测指数	排序	检测指数	排序	检测指数	排序	检测指数	排序
全国	**233.39**	—	**167.80**	—	**136.18**	—	**103.53**	—	**88.89**	—
黑龙江	221.48	21	160.59	23	138.05	15	105.19	9	100.29	2
吉林	225.84	20	167.34	18	131.38	23	103.99	16	97.77	6
辽宁	219.42	22	152.91	25	134.18	19	101.86	23	94.91	10
东北	**221.25**	[3]	**158.79**	[3]	**134.65**	[3]	**103.55**	[3]	**97.24**	[1]
湖北	328.78	1	210.02	1	164.51	1	106.88	4	101.81	1
湖南	265.76	7	177.15	13	149.97	7	110.15	1	99.76	3
山西	260.54	10	197.66	3	133.84	21	104.35	12	91.92	17

续表

地区	各五年期起始年纵向检测（基数值=100）						2017年度检测			
	"十五"以来17年（2000~2017）		"十一五"以来12年（2005~2017）		"十二五"以来7年（2010~2017）		基数值纵向检测（2016年=100）		无差距横向检测（理想值=100）	
	检测指数	排序	检测指数	排序	检测指数	排序	检测指数	排序	检测指数	排序
河南	276.90	5	192.51	5	133.92	20	102.62	21	88.65	22
安徽	299.36	3	185.60	10	144.60	8	98.58	28	87.21	24
江西	245.91	15	149.72	26	129.94	24	103.84	17	82.62	28
中部	**280.30**	[1]	**185.36**	[1]	**142.18**	[2]	**104.40**	[1]	**91.76**	[2]
陕西	252.86	13	183.86	11	137.79	16	104.80	10	96.00	8
青海	265.12	8	190.41	7	156.89	3	100.26	27	95.42	9
内蒙古	229.52	19	174.78	14	129.90	25	104.06	15	94.47	12
四川	273.33	6	191.82	6	154.01	5	103.37	18	93.47	14
宁夏	245.50	16	163.56	21	128.59	27	101.67	24	92.22	16
广西	287.78	4	186.39	9	152.29	6	108.52	2	91.61	18
新疆	245.18	17	174.25	15	144.25	9	103.27	19	91.15	19
甘肃	262.65	9	197.49	4	161.15	2	102.61	22	90.89	20
重庆	259.03	11	163.61	20	134.18	18	100.74	25	89.79	21
云南	250.41	14	165.16	19	140.83	13	104.25	13	85.72	26
贵州	314.76	2	199.15	2	143.04	10	105.82	6	80.07	30
西藏	195.46	26	123.69	31	114.95	31	97.37	30	56.70	31
西部	**261.44**	[2]	**180.52**	[2]	**143.25**	[1]	**104.07**	[2]	**88.95**	[3]
天津	178.91	28	171.50	16	140.86	12	106.46	5	98.58	4
北京	178.51	29	134.25	29	119.75	29	107.41	3	98.43	5
河北	257.91	12	189.35	8	134.22	17	105.51	7	96.22	7
山东	209.96	24	163.24	22	132.08	22	102.87	20	94.71	11
浙江	175.96	31	134.60	28	115.94	30	104.58	11	94.26	13
江苏	212.50	23	170.42	17	142.01	11	104.17	14	93.15	15
广东	189.70	27	143.29	27	127.50	28	105.48	8	88.47	23
上海	177.47	30	133.96	30	129.43	26	93.73	31	86.78	25
福建	202.40	25	156.72	24	139.72	14	98.28	29	82.79	27
海南	243.97	18	180.46	12	156.72	4	100.64	26	80.13	29
东部	**203.29**	[4]	**157.02**	[4]	**129.72**	[4]	**103.31**	[4]	**88.60**	[4]

1. 各年度理想值横向检测指数

2017年度无差距横向检测健康消费需求指数，全国为88.89，即设各类人均值城乡、地区无差距为理想值 100 加以比较衡量，全国总体尚存差距 11. 11 个点。21 个省域此项指数高于全国指数，即健康消费需求指数检测结果高于全国平均水平；10 个省域此项指数低于全国指数，即健康消费需求指数检测结果低于全国平均水平。

在此项检测中，湖北、黑龙江、湖南、天津、北京占据前 5 位。湖北此项指数 101. 81 最高，高于全国总体指数 12. 92 个点；西藏此项指数 56. 70 最低，低于全国总体指数 32. 19 个点。

2. 2000年以来基数值纵向检测指数

“十五”以来 17 年纵向检测健康消费需求指数，全国为 233. 39，即设 2000 年为基数值 100 加以对比衡量，至 2017 年提升 133. 39%。18 个省域此项指数高于全国指数，即健康消费需求指数提升速度高于全国平均速度；13 个省域此项指数低于全国指数，即健康消费需求指数提升速度低于全国平均速度。

在此项检测中，湖北、贵州、安徽、广西、河南占据前 5 位。湖北此项指数 328. 78 最高，即指数提升高达 228. 78%；浙江此项指数 175. 96 最低，即指数提升仅为 75. 96%。

3. 2005年以来基数值纵向检测指数

“十一五”以来 12 年纵向检测健康消费需求指数，全国为 167. 80，即设 2005 年为基数值 100 加以对比衡量，至 2017 年提升 67. 80%。17 个省域此项指数高于全国指数，即健康消费需求指数提升速度高于全国平均速度；14 个省域此项指数低于全国指数，即健康消费需求指数提升速度低于全国平均速度。

在此项检测中，湖北、贵州、山西、甘肃、河南占据前 5 位。湖北此项指数 210. 02 最高，即指数提升高达 110. 02%；西藏此项指数 123. 69 最低，即指数提升仅为 23. 69%。

4. 2010年以来基数值纵向检测指数

“十二五”以来 7 年纵向检测健康消费需求指数，全国为 136. 18，即设 2010 年为基数值 100 加以对比衡量，至 2017 年提升 36. 18%。16 个省域此项指数高于全国指数，即健康消费需求指数提升速度高于全国平均速度；15个省域此项指数低于全国指数，即健康消费需求指数提升速度低于全国平均速度。

在此项检测中，湖北、甘肃、青海、海南、四川占据前5位。湖北此项指数164.51最高，即指数提升高达64.51%；西藏此项指数114.95最低，即指数提升仅为14.95%。

5. 逐年度基数值纵向检测指数

2017年度基数值纵向检测健康消费需求指数，全国为103.53，即设上年2016年为基数值100加以对比衡量，至2017年提升3.53%。17个省域此项指数高于全国指数，即健康消费需求指数提升速度高于全国平均速度；14个省域此项指数低于全国指数，即健康消费需求指数提升速度低于全国平均速度。

在此项检测中，湖南、广西、北京、湖北、天津占据前5位。湖南此项指数110.15最高，即指数提升10.15%；上海此项指数93.73最低，即指数降低6.27%。

现有增长关系格局存在经济增长与民生发展不够协调的问题，存在城乡、区域间民生发展不够均衡的问题，维持现有格局既有增长关系并非应然选择。实现经济、社会、民生发展的协调性，增强城乡、区域发展的均衡性，均为“全面建成小康社会”的既定目标，有些甚至具体化为约束性指标。假定全国及各地城乡比、地区差不再扩大以至消除，健康消费增长将更加明显，各地排行也将发生变化，可为“全面建成小康社会”进程最后攻坚决胜起到“倒计时”预测提示作用。

五 “全面小康”目标年预期增长目标

（一）实现健康消费最小城乡比应然测算

消除城乡差距的第一步是缩小城乡差距，以全国及各地同步缩小城乡差距为基本假定，维持 2000～2017 年其余数据增长关系，测算 2020 年健康消费总量、人均值，再取健康消费历年最小城乡比进行演算。

据此假设推演健康消费“应然增长”动向，亦即协调增长“应有目标”，预测全国及各地 2020 年健康消费主要数据及单项需求指数见表 6，分区域以 2016～2020 年纵向检测结果位次排列。

表 6　全国及各地 2020 年健康消费增长及需求指数应然预测

地区	实现最小城乡比测算（维持其余数据增长关系）				健康消费需求指数测算			
	健康消费数值		人均值差距		2016～2020 年纵向检测（2017 年基数值＝100）		2020 年度横向检测（无差距理想值＝100）	
	城乡总量（亿元）	城乡人均（元）	地区差（无差距＝1）	城乡比（乡村＝1）	差距指数	排序（倒序）	预测指数	排序
全国	**29097.60**	**2066.71**	**1.2393**	**1.4650**	**107.95**	—	**90.61**	—
浙江	1245.67	2136.84	1.0339	1.2109	104.47	2	92.27	23
江苏	1669.56	2048.57	1.0088	0.9969	105.67	3	96.28	12
福建	598.77	1499.08	1.2747	1.1822	105.74	4	85.24	27
广东	2051.44	1763.70	1.1466	1.4289	105.84	5	86.96	26
山东	2118.07	2082.38	1.0076	1.4322	106.30	6	94.81	17
北京	858.76	3681.71	1.7814	1.4716	107.88	9	94.93	16
河北	1521.93	1985.08	1.0395	1.3365	108.62	13	96.95	10
海南	153.90	1623.71	1.2143	2.0271	109.84	19	83.31	28
天津	561.57	3317.46	1.6052	1.5052	110.39	24	97.12	9
上海	946.98	3673.08	1.7773	0.6782	141.91	31	112.99	1
东部	**11726.66**	**2132.33**	**1.2889**	**1.4109**	**106.38**	[1]	**89.07**	[4]
吉林	710.80	2615.90	1.2657	1.3546	108.30	12	100.31	5
黑龙江	957.40	2531.33	1.2248	1.0946	108.63	14	105.10	2
辽宁	1268.69	2883.07	1.3950	1.5888	110.18	22	100.28	6
东北	**2936.89**	**2694.42**	**1.2952**	**1.3810**	**108.21**	[2]	**100.98**	[1]
西藏	12.95	368.91	1.8215	3.4272	104.41	1	56.63	31
内蒙古	612.75	2393.69	1.1582	1.3198	107.40	7	95.69	13
宁夏	157.00	2238.27	1.0830	1.4947	107.59	8	94.98	15
陕西	982.52	2545.78	1.2318	1.4819	108.22	11	98.13	8
甘肃	487.81	1852.89	1.1035	1.7339	109.20	15	93.19	21
新疆	553.98	2175.08	1.0524	1.8279	109.50	18	94.25	19
重庆	693.34	2210.70	1.0697	1.7543	110.08	21	92.71	22

续表

地区	实现最小城乡比测算（维持其余数据增长关系）				健康消费需求指数测算			
	健康消费数值		人均值差距		2016～2020年纵向检测（2017年基数值=100）		2020年度横向检测（无差距理想值=100）	
	城乡总量（亿元）	城乡人均（元）	地区差（无差距=1）	城乡比（乡村=1）	差距指数	排序（倒序）	预测指数	排序
四川	1625.55	1953.58	1.0547	1.2410	110.19	23	96.82	11
贵州	463.13	1304.76	1.3687	1.6110	111.47	27	81.00	30
广西	781.95	1585.06	1.2331	1.0953	111.70	28	93.41	20
青海	146.89	2407.54	1.1649	1.2015	111.87	29	100.57	4
云南	847.46	1737.69	1.1592	2.1698	111.95	30	88.35	25
西部	**7365.34**	**1934.26**	**1.2084**	**1.5648**	**109.16**	［3］	**90.81**	［3］
江西	605.77	1291.74	1.3750	1.3364	107.89	10	83.10	29
山西	745.51	1972.92	1.0454	1.5605	109.34	16	95.06	14
湖南	1465.03	2099.80	1.0160	1.2498	109.34	17	98.70	7
河南	1746.33	1819.68	1.1195	1.5091	109.84	20	92.26	24
安徽	1066.31	1697.00	1.1789	1.0795	111.02	25	94.52	18
湖北	1729.42	2910.11	1.4081	1.3091	111.38	26	103.98	3
中部	**7358.38**	**1974.42**	**1.1905**	**1.3572**	**109.80**	［4］	**94.12**	［2］

注：①全国及20个省域城乡比自身趋于缩小，保持缩小趋势至2020年即为最小城乡比；11个省域城乡比自身趋于扩大，同样按各自历年最小城乡比假定测算。②纵向检测排序取倒序，指数越低差距越小；横向检测指数普遍接近，四大区域差异明显减小，全国地区差亦略微缩小，部分省域指数超出理想值100，由其他指标明显提升所致。

假定实现健康消费最小城乡比测算，2020年全国城乡健康消费总量应达29097.60亿元，人均值应为2066.71元。16个省域人均值高于全国人均值，15个省域人均值低于全国人均值。其中，北京人均值3681.71元最高，高达全国人均值的178.14%；西藏人均值368.91元最低，低至全国人均值的17.85%。

全国城乡健康消费地区差应为1.2393，即31个省域人均值与全国人均值的绝对偏差平均值为23.93%。21个省域地区差小于全国地区差，10个省域地区差大于全国地区差。其中，山东地区差1.0076最小，即与全国人均值的绝对偏差为0.76%，仅为全国总体地区差的81.30%；西藏地区差1.8215最大，即与全国人均值的绝对偏差为82.15%，高达全国总体地区差的 146.98%。

基于城乡人均值测算反推，全国城镇健康消费人均值应为 2353.16 元。14 个省域城镇人均值应高于全国城镇人均值，17 个省域城镇人均值应低于全国城镇人均值。其中，北京城镇人均值最高 3841.12 元，高达全国城镇人均值的 163.23%；西藏城镇人均值最低 713.73 元，低至全国城镇人均值的 30.33%。

基于城镇人均值演算反推，全国乡村健康消费人均值应为 1606.26 元，仅为城镇人均值的 68.26%。18 个省域乡村人均值高于全国乡村人均值，13 个省域乡村人均值低于全国乡村人均值。其中，上海乡村人均值 5110.06 元最高，高达全国乡村人均值的 318.13%；西藏乡村人均值 208.26 元最低，低至全国乡村人均值的 12.97%。

全国健康消费城乡比应为 1.4650，即全国城镇人均值为乡村人均值的 146.50%，其间倍差为 1.46。17 个省域城乡比小于全国城乡比，14 个省域城乡比大于全国城乡比。其中，上海城乡比 0.6782 最小，即城镇与乡村的人均值倍差为 0.68，仅为全国总体城乡比的 46.30%；西藏城乡比 3.4272 最大，即城镇与乡村的人均值倍差为 3.43，高达全国总体城乡比的 233.94%。

2017～2020 年纵向检测健康消费需求指数，全国应为 107.95，即设 2017 年为基数值 100 加以对比衡量，至 2020 年达到假定目标需提升 7.95%。10 个省域此项指数低于全国指数，即假定目标差距小于全国；21 个省域此项指数高于全国指数，即假定目标差距大于全国。其中，西藏此项指数 104.41 最低，即达到假定增长测算目标的差距最小；上海此项指数 141.91 最高，即达到假定增长测算目标的差距最大。

在此假定“应然目标”下，纵向检测指数即为差距测量结果，指数越低意味着差距越小，越容易实现。

2020 年度横向检测健康消费需求指数，全国应为 90.61，即设收入人均值城乡、地区无差距为理想值 100 加以比较衡量，全国总体尚存差距 9.39 个点。24 个省域此项指数高于全国指数，即假定目标测算结果高于全国；7

个省域此项指数依次低于全国指数，即假定目标测算结果低于全国。其中，上海此项指数 112.99 最高，即达到假定目标情况下高于全国总体指数 22.38 个点；西藏此项指数 56.63 最低，即达到假定目标情况下低于全国总体指数 33.98 个点。

在此项假定测算中，四大区域横向检测指数较为接近，地区性差异排序部分失去意义。由于预设全国所有省域同步达到“应然目标”，各地纵向检测差距愈大，倘若同时得以实现则横向检测排行有可能愈前，反之亦然。

实现健康消费最小城乡比“应然目标”，本身即为“协调增长”的基本需要。在假定实现最小城乡比情况下，与 2017 年相比，全国健康消费城乡比应明显缩小，31 个省域城乡比相应缩小；而全国健康消费地区差亦随之略微缩小，15 个省域地区差相应缩小。在此项假定测算当中，由于全国及 20 个省域城乡比自身趋于缩小，保持缩小趋势至 2020 年即为最小城乡比；11 个省域城乡比自身趋于扩大，同样按各自历年最小城乡比假定测算，于是城乡综合演算的健康消费总量、人均值明显提升。由此可知，既有城乡差距在全国社会结构中的“非均衡性”影响极大。

特别应当注意，各地健康消费需求指数不仅普遍提升，而且相互接近，在四大区域之间尤为接近。

（二）弥合健康消费城乡比理想测算

城乡差距系民生发展“非均衡性”的最主要成因，仅仅实现健康消费既往历年最小城乡比显然不够。假定全国及各地同步弥合健康消费城乡比，以最小城乡比演算的各自城镇人均值作为城乡持平人均值再进行测算，可以检测最终消除城乡差距的实际距离。

据此假设推演健康消费“理想增长”动向，亦即均衡发展“理想目标”，预测全国及各地 2020 年健康消费主要数据及单项需求指数见表 7，分区域以 2016 ~ 2020 年纵向检测结果位次排列。

表7　全国及各地2020年健康消费增长及需求指数理想预测

地区	实现弥合健康消费城乡比测算（同步弥合居民收入、总消费城乡比）			健康消费需求指数测算			
				2016～2020年纵向检测（2017年基数值=100）		2020年度横向检测（无差距理想值=100）	
	城乡总量（亿元）	城乡持平人均值（元）	地区差（无差距=1）	差距指数	排序（倒序）	预测指数	排序
全国	**33130.59**	**2353.16**	**1.2126**	**121.51**	—	**97.08**	—
江苏	1668.14	2046.82	1.1302	100.88	1	89.95	28
福建	629.71	1576.53	1.3300	108.51	2	85.37	30
浙江	1313.69	2253.53	1.0423	108.76	3	93.25	23
广东	2242.59	1928.03	1.1807	116.17	10	91.38	24
山东	2378.92	2338.83	1.0061	117.84	13	100.31	17
河北	1699.01	2216.05	1.0583	118.09	14	100.70	15
北京	895.94	3841.12	1.6323	120.75	17	99.01	19
上海	893.53	3465.75	1.4728	122.82	20	97.55	22
天津	592.83	3502.10	1.4883	124.33	21	102.44	11
海南	192.24	2028.20	1.1381	142.75	29	98.18	21
东部	**12506.59**	**2339.37**	**1.2479**	**117.34**	[1]	**94.10**	[4]
黑龙江	991.07	2620.34	1.1135	110.69	5	103.56	8
吉林	799.76	2943.32	1.2508	118.71	15	105.08	6
辽宁	1432.19	3254.62	1.3831	126.88	24	107.57	2
东北	**3223.02**	**2997.71**	**1.2491**	**119.20**	[2]	**105.98**	[1]
安徽	1100.96	1752.14	1.2554	109.64	4	91.09	25
湖南	1598.24	2290.72	1.0265	115.30	7	100.31	16
江西	676.87	1443.36	1.3866	116.76	11	87.22	29
湖北	1897.33	3192.65	1.3568	120.34	16	107.56	3
山西	869.00	2299.72	1.0227	126.67	22	103.36	9
河南	2063.50	2150.18	1.0863	126.69	23	100.72	14
中部	**8205.91**	**2219.70**	**1.1890**	**120.31**	[3]	**98.89**	[3]
广西	815.58	1653.25	1.2974	111.05	6	90.41	27
四川	1782.60	2142.33	1.0896	115.91	8	98.22	20
内蒙古	669.67	2616.02	1.1117	115.95	9	99.28	18
青海	158.61	2599.53	1.1047	117.37	12	101.36	13
宁夏	180.17	2568.62	1.0916	121.79	18	101.78	12
陕西	1126.06	2917.69	1.2399	122.03	19	104.61	7
重庆	805.21	2567.38	1.0910	132.19	25	102.46	10
贵州	570.45	1607.11	1.3170	133.53	26	90.83	26
甘肃	618.63	2349.79	1.0014	134.79	27	106.71	4
新疆	707.90	2779.43	1.1811	135.12	28	106.09	5
云南	1155.65	2369.63	1.0070	154.72	30	108.71	1
西藏	25.06	713.73	1.6967	196.77	31	84.44	31
西部	**8615.59**	**2306.59**	**1.1858**	**127.33**	[4]	**99.84**	[2]

注：纵向检测排序取倒序，指数越低差距越小；横向检测指数普遍接近理想值100，各地尚存地区差距影响，而全国地区差较明显缩小，较多省域指数超出理想值100，由其他指标明显提升所致。

假定弥合健康消费城乡比测算，2020 年全国城乡健康消费总量应达 33130.59 亿元，城乡持平人均值应为 2353.16 元，即前面测算的城镇人均值水平。14 个省域人均值高于全国人均值，17 个省域人均值低于全国人均值。其中，北京人均值 3841.12 元最高，高达全国人均值的 163.23%；西藏人均值 713.73 元最低，低至全国人均值的 30.33%。

全国城乡健康消费地区差应为 1.2126，即 31 个省域人均值与全国人均值的绝对偏差平均值为 21.26%。18 个省域地区差小于全国地区差，13 个省域地区差大于全国地区差。其中，甘肃地区差 1.0014 最小，即与全国人均值的绝对偏差为 0.14%，仅为全国总体地区差的 82.59%；西藏地区差 1.6967 最大，即与全国人均值的绝对偏差为 69.67%，高达全国总体地区差的 139.92%。

2017～2020 年纵向检测健康消费需求指数，全国应为 121.51，即设 2017 年为基数值 100 加以对比衡量，至 2020 年达到假定目标需提升 21.51%。17 个省域此项指数低于全国指数，即假定目标差距小于全国；14 个省域此项指数高于全国指数，即假定目标差距大于全国。其中，江苏此项指数 100.88 最低，即达到假定增长测算目标的差距最小；西藏此项指数 196.77 最高，即达到假定增长测算目标的差距最大。

在此假定“理想目标”下，纵向检测指数即为差距测量结果，指数越低意味着差距越小，越容易实现。

2020 年度横向检测健康消费需求指数，全国应为 97.08，即设各类人均值城乡、地区无差距为理想值 100 加以比较衡量，全国总体仅存差距 2.92 个点。22 个省域此项指数高于全国指数，即假定目标测算结果略高于全国；9 个省域此项指数低于全国指数，即假定目标测算结果略低于全国。其中，云南此项指数 108.71 最高，即达到假定目标情况下高于全国总体指数 11.63 个点；西藏此项指数 84.44 最低，即达到假定目标情况下低于全国总体指数 12.64 个点。

在此项假定测算中，四大区域横向检测指数较为接近，地区性差异排序部分失去意义。由于预设全国所有省域同步达到“理想目标”，各地纵向检测差距愈大，倘若同时得以实现则横向检测排行有可能愈前，反之亦然。

实现弥合健康消费城乡比“理想目标”，本身即为“均衡发展”的理念要求。在假定弥合城乡比情况下，与2017年相比，全国健康消费地区差亦随之较明显缩小，15个省域地区差相应缩小。据此假定测算可见，由于预设乡村健康消费高速增长，到2020年人均值与城镇持平，全国及各地城乡综合演算的健康消费总量、人均值大幅提升。由此得知，正是既有城乡差距加大全国“非均衡性”地区差距。

特别应当注意，各地健康消费需求指数普遍十分接近，在四大区域之间更为明显。

设置“应然目标”和“理想目标”展开测算，特别针对中国社会结构体制造成的“非均衡性”地区鸿沟和城乡鸿沟。本项检测回溯“全面小康”建设进程展开测算推演，倘若保持2000年以来全国及各地健康消费增长变化态势，到2020年健康消费地区差和城乡比依然明显存在，仅仅“维持现状”任其“自然增长”显然不够。彻底消除全国及各地民生发展各个方面的地区差距和城乡差距，还需要强有力的政策措施和长时期的持续努力，期待新中国成立百年之际得以基本弥合。

ℝ.5

全国省域公共卫生投入综合评价指数排行

——2017 年检测与 2020 年测算

王亚南　赵 娟　尹 峻　李美婷*

摘　要： 2000～2017 年，全国 31 个省域卫生投入总量年均增长超过 15%，其中 25 个省域总量年均增长超过 20%，安徽、陕西、湖南、河南、江西处于总量增长及份额提升前 5 位；29 个省域卫生投入人均值年均增长超过 15%，其中 21 个省域人均值年均增长超过 20%，安徽、陕西、河南、湖南、重庆处于人均值增长前 5 位。各省域卫生投入增长综合评价排行：无差距理想值横向测评，西藏、青海、云南、甘肃、广西为“2017 年度卫生投入指数排名”前 5 位；自身基数值纵向测评，安徽、河南、陕西、湖南、重庆为“2000～2017 年卫生投入指数提升”前 5 位；安徽、湖南、重庆、江西、河南为“2005～2017 年卫生投入指数提升”前 5 位；广东、重庆、安徽、福建、海南为“2010～2017 年卫生投入指数提升”前 5 位；安徽、内蒙古、青海、天津、海南为“2016～2017 年卫生投入指数提升”前 5 位。

关键词： 全国省域　卫生投入　综合评价　指数排行

* 王亚南，云南省社会科学院研究员，文化发展研究中心主任，主要研究方向为民俗学、民族学及文化理论、文化战略和文化产业研究；赵娟，云南省社会科学院民族文学研究所副研究员，主要研究方向为古典文学、民族文化和文化产业研究；尹峻，昆明市社会科学院产业经济研究所副所长、研究员，主要从事大健康产业研究；李美婷，昆明市社会科学院社会发展研究所副所长、副研究员，主要从事社会发展相关研究。

本文分析面向全国及东部、中部、西部和东北四大区域、31个省级行政区划（以下统称“省域”，包括省、自治区和直辖市，不涉及港澳台），首先检测卫生投入总量、人均值增长，其次检测经济、财政增长的相关社会背景，再次检测教科文卫投入增长的相邻同步关系，最后检测卫生投入人均值演算的地区差变动状况，由此形成多重关系交叉对比，综合测评2017年各省域卫生投入增长指数排行。鉴于另有省域子报告详加考察，文中侧重于全国总体增长与东部、中部、西部及东北四大区域各自不同增长加以比较，对31省域则着眼于各项检测指标排行。

一 各省域卫生投入增长基本情况

全国及各省域卫生投入总量增长态势可以提供一种宏观视角，便于把握基本态势，本文分析检测从各省域卫生投入总量占全国份额增减变化状况为起点展开。

（一）卫生投入总量份额增减变化

卫生投入总量增长及其占全国份额变动状况见表1，全国总体数据及其相关衍生值作为演算基准，列于表1首行。各省域依所处地理方位，从北到南、由东至西分为东北和东部、中部、西部四大区域，按17年间卫生投入总量占全国份额增减变化幅度高低排列。其中，省域主排行以1、2、3……为序，四大区域作为附加排行以［1］、［2］、［3］、［4］为序（后同）。

2000～2017年，全国卫生投入总量从494.26亿元增长至14450.63亿元，增量绝对值为13956.37亿元，总增长2823.69%，年均增长21.96%。

同期，东部总量年均增长20.41%，低于全国年增1.55个百分点，占全国份额由48.96%跌降为39.34%，降幅19.64%；东北总量年均增长20.18%，低于全国年增1.78个百分点，占全国份额由8.12%跌降为6.32%，降幅22.16%；中部总量年均增长24.71%，高于全国年增2.75个百分点，占全国份额由16.34%提升为23.87%，升幅为46.11%；西部总量年均增长 23.45%，高于全国年增 1.49 个百分点，占全国份额由 24.18% 提升为 29.72%，升幅为 22.92%。

表 1　卫生投入总量增长及其占全国份额变动状况

地区	卫生投入总量增长				占全国份额变动			
	2000 年	2017 年	17 年年均增长		2000 年	2017 年	17 年间份额增减	
	总量（亿元）	总量（亿元）	增长指数（上年 =1）	指数排序	份额（%）	份额（%）	增减百分比	增减排序
全国	**494.26**	**14450.63**	**1.2196**	—	**100**	**100**	—	—
中央财政	**11.86**	**107.60**	**1.1385**	—	**2.3995**	**0.7446**	**-68.97**	—
安徽	11.71	597.74	1.2603	1	2.3692	4.1364	74.59	1
湖南	11.88	585.98	1.2577	3	2.4036	4.0550	68.71	3
河南	17.30	836.66	1.2563	4	3.5002	5.7898	65.41	4
江西	10.32	492.59	1.2553	5	2.0880	3.4088	63.26	5
湖北	19.09	614.69	1.2266	16	3.8623	4.2537	10.13	16
山西	10.45	321.34	1.2233	17	2.1143	2.2237	5.17	17
中部	**80.74**	**3449.01**	**1.2471**	[1]	**16.3355**	**23.8675**	**46.11**	[1]
陕西	8.29	418.27	1.2594	2	1.6773	2.8945	72.57	2
青海	2.82	125.21	1.2500	7	0.5705	0.8665	51.88	7
广西	11.64	512.31	1.2493	8	2.3550	3.5452	50.54	8
重庆	8.04	353.79	1.2493	9	1.6267	2.4483	50.51	9
宁夏	2.35	97.98	1.2454	10	0.4755	0.6780	42.59	10
贵州	11.06	436.21	1.2413	11	2.2377	3.0186	34.90	11
四川	21.90	831.46	1.2385	12	4.4299	5.7538	29.89	12
甘肃	8.06	289.24	1.2344	13	1.6307	2.0016	22.74	13
内蒙古	9.11	323.48	1.2337	14	1.8432	2.2385	21.45	14
西藏	3.24	93.80	1.2189	20	0.6555	0.6491	-0.98	20
新疆	10.65	266.71	1.2086	23	2.1547	1.8457	-14.34	23
云南	22.38	546.99	1.2069	24	4.5278	3.7852	-16.40	24
西部	**119.52**	**4295.44**	**1.2345**	[2]	**24.1816**	**29.7249**	**22.92**	[2]
海南	2.80	127.37	1.2518	6	0.5665	0.8814	55.59	6
河北	17.46	605.10	1.2319	15	3.5326	4.1874	18.54	15
山东	28.26	829.27	1.2199	19	5.7176	5.7386	0.37	19
广东	47.73	1307.56	1.2150	21	9.6569	9.0485	-6.30	21
福建	16.14	420.44	1.2114	22	3.2655	2.9095	-10.90	22
江苏	32.57	789.52	1.2063	25	6.5896	5.4636	-17.09	25
浙江	27.24	584.17	1.1976	27	5.5113	4.0425	-26.65	27

续表

地区	卫生投入总量增长				占全国份额变动			
	2000 年总量（亿元）	2017 年总量（亿元）	17 年年均增长		2000 年份额（%）	2017 年份额（%）	17 年间份额增减	
			增长指数（上年 =1）	指数排序			增减百分比	增减排序
天津	8.69	182.10	1.1960	28	1.7582	1.2602	-28.32	28
北京	28.53	427.87	1.1727	30	5.7723	2.9609	-48.71	30
上海	32.58	412.18	1.1610	31	6.5917	2.8523	-56.73	31
东部	**242.00**	**5685.57**	**1.2041**	[3]	**48.9621**	**39.3448**	**-19.64**	[3]
吉林	9.38	279.22	1.2209	18	1.8978	1.9322	1.81	18
黑龙江	13.61	297.17	1.1989	26	2.7536	2.0565	-25.32	26
辽宁	17.13	336.63	1.1915	29	3.4658	2.3295	-32.79	29
东北	**40.12**	**913.01**	**1.2018**	[4]	**8.1172**	**6.3181**	**-22.16**	[4]

注：①表中全国、中央财政及各地卫生投入总量数据来源为《中国统计年鉴》，地方财政合计分解为东、中、西部和东北四大区域，其余均为演算衍生数值。②部分地区总量份额较小，故保留4位小数，份额增减百分比负值为下降百分比。

2000～2017 年各省域卫生投入总量年均增长幅度比较，19 个省域总量年均增长高于全国年增；12 个省域总量年均增长低于全国年增。安徽占据首位，总量年均增长高于全国年增 4.06 个百分点；上海处于末位，总量年均增长低于全国年增 5.86 个百分点。

各省域卫生投入历年总量份额比较。2000 年，广东占据首位，卫生投入总量占全国份额 9.66%；宁夏处于末位，卫生投入总量占全国份额 0.48%。到 2017 年，广东占据首位，卫生投入总量占全国份额 9.05%；西藏处于末位，卫生投入总量占全国份额 0.65%。

这 17 年间，各省域卫生投入总量占全国份额增减变化比较，19 个省域占全国份额各有提升；12 个省域占全国份额各有跌降。安徽占据首位，占全国份额提高 74.59%；上海处于末位，占全国份额降低 56.73%。

2017 年以上一年为基数，全国卫生投入总量年度增长 9.82%，低于“十五”年均增长 6.15 个百分点，低于“十一五”年均增长 26.07 个百分点。同年，13 个省域总量增长高于全国年增；18 个省域总量增长低于全国年增。

由于各省域之间人口规模差异极大，各地卫生投入总量数值本身不具可比性，增长幅度和份额变化却可以进行比较，此处仅提供各地总量增长幅度和份额增减排序。鉴于各省域之间卫生投入总量占全国份额差距巨大，各地份额增减百分点并无比较意义，故采用份额增减百分比加以比较，便于进行排序。实际上，总量增长与份额增减是联系在一起的，总量年均增长排序与份额增减百分比排序也是一致的。

（二）卫生投入人均值增长变化

以年平均人口衡量的卫生投入人均值增长状况见表2，各地按17年间卫生投入人均值年均增长指数高低排列。

表2　以年平均人口衡量的卫生投入人均值增长状况

地区	卫生投入人均绝对值				人均值增长变动				
	2000年		2017年		17年增量及增量比			17年间年均增长	
	人均值（元）	排序	人均值（元）	排序	增量值（元）	增量比（全国=1）	增量比排序	增长指数（上年=1）	指数排序
全国	**39.14**	**—**	**1042.32**	**—**	**1003.18**	**1**	**—**	**1.2130**	**—**
安徽	18.71	29	960.15	24	941.44	0.9385	23	1.2607	1
河南	18.33	30	876.49	25	858.16	0.8554	25	1.2554	3
湖南	18.14	31	856.56	27	838.42	0.8358	26	1.2545	4
江西	24.62	26	1069.22	17	1044.60	1.0413	15	1.2484	6
湖北	32.09	19	1043.00	19	1010.91	1.0077	19	1.2273	15
山西	32.40	18	870.37	26	837.97	0.8353	27	1.2136	18
中部	**22.67**	**[4]**	**937.11**	**[3]**	**914.44**	**0.9115**	**[3]**	**1.2447**	**[1]**
陕西	22.83	28	1093.79	15	1070.96	1.0676	14	1.2556	2
重庆	26.07	24	1155.57	11	1129.50	1.1259	9	1.2499	5
广西	24.60	27	1053.82	18	1029.22	1.0260	18	1.2474	7
贵州	29.62	22	1222.72	8	1193.10	1.1893	8	1.2446	8
四川	25.53	25	1003.93	22	978.40	0.9753	22	1.2411	9
青海	54.96	8	2102.65	2	2047.69	2.0412	2	1.2391	10
甘肃	31.60	21	1104.82	13	1073.22	1.0698	13	1.2325	12
宁夏	42.88	12	1444.11	5	1401.23	1.3968	5	1.2298	13
内蒙古	38.48	14	1281.36	7	1242.88	1.2389	7	1.2290	14

续表

地区	卫生投入人均绝对值				人均值增长变动				
	2000 年		2017 年		17 年增量及增量比			17 年间年均增长	
	人均值（元）	排序	人均值（元）	排序	增量值（元）	增量比（全国 =1）	增量比排序	增长指数（上年 =1）	指数排序
西藏	125.93	3	2808.26	1	2682.33	2.6738	1	1.2004	21
云南	53.07	9	1142.95	12	1089.88	1.0864	11	1.1979	24
新疆	58.78	7	1101.42	14	1042.64	1.0393	16	1.1881	26
西部	**33.18**	[3]	**1143.79**	[1]	**1110.61**	**1.1071**	[1]	**1.2315**	[2]
吉林	35.13	17	1024.65	21	989.52	0.9864	20	1.2195	17
黑龙江	35.82	16	783.28	30	747.46	0.7451	30	1.1990	23
辽宁	41.01	13	769.70	31	728.69	0.7264	31	1.1882	25
东北	**37.68**	[2]	**838.21**	[4]	**800.53**	**0.7980**	[4]	**1.2002**	[3]
海南	36.13	15	1382.25	6	1346.12	1.3419	6	1.2391	11
河北	26.28	23	807.37	29	781.09	0.7786	29	1.2232	16
山东	31.61	20	831.23	28	799.62	0.7971	28	1.2121	19
福建	48.00	10	1080.12	16	1032.12	1.0288	17	1.2010	20
江苏	44.80	11	985.16	23	940.36	0.9374	24	1.1994	22
广东	63.74	5	1179.68	9	1115.94	1.1124	10	1.1873	27
浙江	60.06	6	1038.79	20	978.73	0.9756	21	1.1826	28
天津	88.64	4	1167.67	10	1079.03	1.0756	12	1.1638	29
北京	218.29	1	1970.06	3	1751.77	1.7462	3	1.1382	30
上海	209.19	2	1703.91	4	1494.72	1.4900	4	1.1313	31
东部	**56.46**	[1]	**1069.58**	[2]	**1013.12**	**1.0099**	[2]	**1.1889**	[4]

注：①表中均为衍生数值，演算依据为《中国统计年鉴》。②人均值“增量比”小于 1 为小于全国总体人均增量。表中西部各地人均值普遍较高，显然是得到中央财政转移支付所致。

2000～2017 年，全国卫生投入人均值从 39.14 元增长至 1042.32 元，人均增量绝对值为 1003.18 元，总增长 2562.72%，年均增长 21.30%。

同期，东部人均值年均增长 18.89%，低于全国年增 2.41 个百分点，从全国人均值的 144.24% 降至 102.62%，人均增量为全国人均增量的 100.99%；东北人均值年均增长 20.02%，低于全国年增 1.28 个百分点，从全国人均值的 96.27% 降至 80.42%，人均增量为全国人均增量的 79.80%；中部人均值年均增长 24.47%，高于全国年增 3.17 个百分点，从全国人均值的57.92%升至89.91%，人均增量为全国人均增量的91.15%；西部人均值年均增长23.15%，高于全国年增1.85个百分点，从全国人均值的84.77%升至109.74%，人均增量为全国人均增量的110.71%。

2000~2017年各省域卫生投入人均值年均增长幅度比较，18个省域人均值年均增长高于全国年增；13个省域人均值年均增长低于全国年增。安徽占据首位，人均值年均增长高于全国年增4.77个百分点；上海处于末位，人均值年均增长低于全国年增8.16个百分点。

各省域卫生投入历年人均值比较。2000年，13个省域人均值高于全国人均值；18个省域人均值低于全国人均值。北京占据首位，人均值高达全国人均值的557.65%；湖南处于末位，人均值仅为全国人均值的46.35%。到2017年，19个省域人均值高于全国人均值；12个省域人均值低于全国人均值。西藏占据首位，人均值高达全国人均值的269.42%；辽宁处于末位，人均值仅为全国人均值的73.84%。

2017年以上一年为基数，全国卫生投入人均值年度增长9.21%，低于“十五”年均增长6.02个百分点，低于“十一五”年均增长25.98个百分点。同年，14个省域人均值年均增长高于全国年增；17个省域人均值年均增长低于全国年增。

当然，卫生投入增长状况分析不能孤立地进行，必须放到全国及各地经济、财政增长的相关社会背景当中，放到教科文卫投入增长的相邻同步关系当中，继续展开检测；同时有必要放到检验各地之间协调性、均等性的地区差指标测算当中，深入展开检测。因基础数据未提供卫生投入的城乡投向，故缺反映“中国现实”极为重要的城乡比指标，留下遗憾。在本项测评的具体演算过程中，卫生投入相关性比值以总量进行测算，卫生投入地区差指数以人均值进行测算。

二　各省域卫生投入相关背景协调状况

在本项测评里，全国及各省域卫生投入增长首先需要放到经济、财政增长的相关社会背景中，考察其间的“背景协调增长”状况，从而得出背景关系平衡指标演算比值。

卫生投入与产值、财政收入、财政支出相对比值变动状况见表 3，各省域按卫生投入总量与产值总量的相对比值升降高低排列。表 3 同时提供了 2000 年和 2017 年各地卫生投入相关背景相对比值演算结果，可以进行重复验算。

表 3　卫生投入与产值、财政收入、支出相对比值变动状况

地区	卫生投入与产值比(%)		卫生投入占财政收入比(%)		卫生投入占财政支出比(%)		17 年间比值升降变化(%)		
	2000 年	2017 年	2000 年	2017 年	2000 年	2017 年	与产值比	占财政收入比	占财政支出比
全国	**0.4929**	**1.7471**	**3.69**	**8.37**	**3.11**	**7.12**	**254.45**	**126.83**	**128.94**
河南	0.3424	1.8779	7.02	24.56	3.88	10.18	448.45	249.86	162.37
安徽	0.4036	2.2124	6.55	21.25	3.62	9.64	448.17	224.43	166.30
湖南	0.3345	1.7284	6.71	21.25	3.42	8.53	416.71	216.69	149.42
江西	0.5150	2.4622	9.25	21.92	4.62	9.64	378.10	136.97	108.66
山西	0.5662	2.0694	9.13	17.21	4.64	8.55	265.49	88.50	84.27
湖北	0.5384	1.7326	8.91	18.92	5.18	9.04	221.81	112.35	74.52
中部	**0.4272**	**1.9543**	**7.74**	**21.11**	**4.17**	**9.33**	**357.47**	**172.74**	**123.74**
黑龙江	0.4319	1.8687	7.34	23.90	3.56	6.40	332.67	225.61	79.78
辽宁	0.3669	1.4380	5.80	14.07	3.31	6.90	291.93	142.59	108.46
吉林	0.4806	1.8683	9.03	23.06	3.60	7.49	288.74	155.37	108.06
东北	**0.4106**	**1.6828**	**6.86**	**18.84**	**3.46**	**6.89**	**309.84**	**174.64**	**99.13**
甘肃	0.7652	3.8773	13.15	35.46	4.28	8.75	406.70	169.66	104.44
广西	0.5596	2.7658	7.92	31.72	4.50	10.44	394.25	300.51	132.00
青海	1.0702	4.7703	17.02	50.86	4.13	8.18	345.74	198.82	98.06
陕西	0.4595	1.9100	7.21	20.84	3.05	8.65	315.67	189.04	183.61
四川	0.5574	2.2484	9.36	23.24	4.84	9.56	303.37	148.29	97.52
重庆	0.5015	1.8213	9.22	15.71	4.28	8.16	263.17	70.39	90.65
宁夏	0.7972	2.8454	11.29	23.46	3.87	7.14	256.92	107.79	84.50
内蒙古	0.5917	2.0097	9.58	18.99	3.68	7.14	239.65	98.23	94.02
新疆	0.7809	2.4509	13.47	18.19	5.58	5.75	213.86	35.04	3.05
云南	1.1127	3.3401	12.38	29.00	5.40	9.57	200.18	134.25	77.22
贵州	1.0735	3.2214	12.97	27.03	5.49	9.46	200.08	108.40	72.31
西藏	2.7475	7.1550	60.10	50.47	5.40	5.58	160.42	-16.02	3.33
西部	**0.6994**	**2.5483**	**10.60**	**24.15**	**4.60**	**8.56**	**264.36**	**127.83**	**86.09**

续表

地区	卫生投入与产值比(%)		卫生投入占财政收入比(%)		卫生投入占财政支出比(%)		17年间比值升降变化(%)		
	2000年	2017年	2000年	2017年	2000年	2017年	与产值比	占财政收入比	占财政支出比
海南	0.5319	2.8543	7.15	18.90	4.37	8.82	436.62	164.34	101.83
河北	0.3462	1.7789	7.02	18.71	4.20	9.11	413.84	166.52	116.90
山东	0.3389	1.1417	6.09	13.60	4.61	8.96	236.88	123.32	94.36
广东	0.4444	1.4576	5.24	11.55	4.42	8.70	227.99	120.42	96.83
福建	0.4288	1.3064	6.89	14.97	4.98	8.98	204.66	117.27	80.32
浙江	0.4436	1.1284	7.95	10.06	6.32	7.76	154.37	26.54	22.78
江苏	0.3807	0.9194	7.26	9.66	5.51	7.43	141.50	33.06	34.85
上海	0.6829	1.3455	6.71	6.21	5.35	5.46	97.03	-7.45	2.06
天津	0.5104	0.9817	6.50	7.88	4.64	5.55	92.34	21.23	19.61
北京	0.9026	1.5273	8.27	7.88	6.44	6.27	69.21	-4.72	-2.64
东部	**0.4588**	**1.2696**	**6.63**	**10.83**	**5.09**	**7.80**	**176.72**	**63.35**	**53.24**

注：①表中皆为演算衍生数值。②与产值的比值太小保留4位小数，并按4位小数演算比值变化，正文表述按管理保留2位小数；其余比值及其升降演算保留2位小数。③比值升降百分比负值为下降百分比。

1. 卫生投入与产值比变化

2000～2017年，全国产值总量从100280.10亿元增长至827121.70亿元，年均增长13.21%，低于同期卫生投入总量年均增长8.75个百分点，卫生投入与产值比从0.49%上升至1.75%，升幅为254.45%。

同期，东部此项比值从0.46%上升至1.27%，升幅为176.72%；东北此项比值从0.41%上升至1.68%，升幅为309.84%；中部此项比值从0.43%上升至1.95%，升幅为357.47%；西部此项比值从0.70%上升至2.55%，升幅为264.36%。

与此同时，全部31个省域此项比值上升。其中，河南、安徽、海南、湖南、河北、甘肃、广西、江西、青海、黑龙江、陕西、四川、辽宁、吉林、山西、重庆、宁夏17个省域此项比值变动状况依次好于全国总体；其余14个省域此项比值变动状况依次逊于全国总体。河南占据首位，此项比值升高448.45%；北京处于末位，此项比值升高69.21%。

这一相对比值分析表明，2000～2017 年，全国及各省域卫生投入增长与产值增长相比较，其间背景增长协调性普遍向好。在全国及绝大部分省域，卫生投入增长超过了产值增长，经济增长成果已经在提升卫生投入上明显体现出来。

2017 年与上一年相比，全国此项比值下降 1.27%。同时，15 个省域此项比值上升；16 个省域此项比值下降。

2. 卫生投入占财政收入比变化

2000～2017 年，全国财政收入总量从 13395.23 亿元增长至 172592.77 亿元，年均增长 16.22%，低于同期卫生投入总量年均增长 5.74 个百分点，卫生投入占财政收入比从 3.69% 上升至 8.37%，升幅为 126.83%。

同期，东部此项比值从 6.63% 上升至 10.83%，升幅为 63.35%；东北此项比值从 6.86% 上升至 18.84%，升幅为 174.64%；中部此项比值从 7.74% 上升至 21.11%，升幅为 172.74%；西部此项比值从 10.60% 上升至 24.15%，升幅为 127.83%。

与此同时，28 个省域此项比值上升；3 个省域此项比值下降。其中，广西、河南、黑龙江、安徽、湖南、青海、陕西、甘肃、河北、海南、吉林、四川、辽宁、江西、云南 15 个省域此项比值变动状况依次好于全国总体；其余 16 个省域此项比值变动状况依次逊于全国总体。广西占据首位，此项比值升高 300.51%；西藏处于末位，此项比值降低 16.02%。

这一相对比值分析表明，2000～2017 年，全国及各省域卫生投入增长与财政收入增长相比较，其间背景增长协调性普遍向好。在全国及绝大部分省域，卫生投入增长超过了财政收入增长，财政收入增长成效已经在提升卫生投入上同时体现出来。

2017 年与上一年相比，全国此项比值上升 1.55%。同时，24 个省域此项比值上升；7 个省域此项比值下降。

3. 卫生投入占财政支出比变化

2000～2017 年，全国财政支出总量从 15886.50 亿元增长至 203085.49 亿元，年均增长 16.17%，低于同期卫生投入总量年均增长 5.79 个百分点，卫生投入占财政支出比从3.11%上升至7.12%，升幅为128.94%。

同期，东部此项比值从5.09%上升至7.80%，升幅为53.24%；东北此项比值从3.46%上升至6.89%，升幅为99.13%；中部此项比值从4.17%上升至9.33%，升幅为123.74%；西部此项比值从4.60%上升至8.56%，升幅为86.09%。

与此同时，30个省域此项比值上升；1个省域此项比值下降。其中，陕西、安徽、河南、湖南、广西5个省域此项比值变动状况依次好于全国总体；其余26个省域此项比值变动状况依次逊于全国总体。陕西占据首位，此项比值升高183.61%；北京处于末位，此项比值降低2.64%。

这一相对比值分析表明，2000～2017年，全国及各省域卫生投入增长与财政支出增长相比较，其间背景增长协调性普遍向好。在全国及绝大部分省域，卫生投入增长超过了财政支出增长，财政支出增长效应已经在提升卫生投入上同时体现出来。

2017年与上一年相比，全国此项比值上升1.53%。同时，17个省域此项比值上升；14个省域此项比值下降。

三　各省域卫生投入相邻关系协调状况

在本项测评里，全国及各省域卫生投入增长其次也需要放到教育、科技、文化投入增长的相邻同步关系中，考察其间的“相邻协调增长”状况，从而得出相邻关系平衡指标演算比值。

卫生投入与教育、科技、文化投入相对比值变动状况见表4，各省域按卫生投入总量与教育投入总量的相对比值升降高低排列。表4同时提供了2000年和2017年各地卫生投入相邻关系相对比值演算结果，可以进行重复验算。

1. 卫生投入与教育投入比变化

2000～2017年，全国教育投入总量从1768.75亿元增长至30153.18亿元，年均增长18.15%，低于同期卫生投入总量年均增长3.81个百分点，卫生投入与教育投入比从27.94%上升至47.92%，升幅为71.51%。

表 4　卫生投入与教育、科技、文化投入相对比值变动状况

地区	卫生投入与教育投入比(%)		卫生投入与科技投入比(%)		卫生投入与文化投入比(%)		17 年间比值升降变化(%)		
	2000 年	2017 年	2000 年	2017 年	2000 年	2017 年	与教育投入比	与科技投入比	与文化投入比
全国	**27.94**	**47.92**	**284.74**	**198.85**	**164.60**	**426.03**	**71.51**	**-30.16**	**158.83**
安徽	21.69	58.90	842.19	229.54	147.98	738.53	171.55	-72.74	399.07
河南	22.37	56.03	740.48	606.55	150.58	857.94	150.47	-18.09	469.76
湖南	23.35	52.54	677.21	640.95	131.53	393.74	125.01	-5.35	199.35
江西	27.04	52.37	869.84	410.20	188.21	659.82	93.68	-52.84	250.58
山西	27.38	51.77	967.03	639.54	160.82	446.79	89.08	-33.87	177.82
湖北	33.11	55.81	1237.96	262.39	193.19	645.31	68.56	-78.80	234.03
中部	**25.54**	**54.87**	**869.20**	**385.63**	**160.54**	**606.03**	**114.84**	**-55.63**	**277.49**
吉林	26.19	54.95	534.50	596.05	153.98	394.97	109.81	11.52	156.51
辽宁	25.99	51.94	525.19	586.64	169.55	389.43	99.85	11.70	129.68
黑龙江	27.79	51.85	498.64	633.49	158.81	554.86	86.58	27.04	249.39
东北	**26.62**	**52.80**	**517.94**	**604.10**	**162.00**	**433.34**	**98.35**	**16.64**	**167.49**
陕西	21.55	50.50	556.23	527.21	109.01	342.98	134.34	-5.22	214.63
广西	26.03	55.67	545.36	853.30	142.25	796.05	113.87	56.47	459.61
宁夏	29.10	57.42	513.18	383.45	129.98	429.46	97.32	-25.28	230.40
内蒙古	30.61	57.57	757.80	960.63	137.81	276.97	88.08	26.77	100.98
重庆	31.59	56.49	1102.43	596.53	238.29	723.70	78.82	-45.89	203.71
四川	33.79	59.85	664.28	780.16	206.04	583.63	77.12	17.44	183.26
甘肃	29.25	50.98	634.24	1119.79	140.09	447.81	74.29	76.56	219.66
青海	38.81	66.78	1471.32	1049.10	203.50	333.21	72.07	-28.70	63.74
云南	35.91	54.79	662.18	1024.00	210.45	767.17	52.58	54.64	264.54
贵州	34.79	48.36	715.73	497.27	191.20	673.90	39.01	-30.52	252.46
新疆	33.96	36.91	1022.62	622.95	207.76	331.72	8.69	-39.08	59.66
西藏	46.38	41.28	1732.60	1104.35	161.18	208.74	-11.00	-36.26	29.51
西部	**31.58**	**53.02**	**706.20**	**722.29**	**173.49**	**487.68**	**67.89**	**2.28**	**181.10**
河北	23.71	47.40	839.85	875.91	162.82	586.42	99.92	4.29	260.16
海南	29.10	57.67	732.38	1021.27	169.68	426.53	98.18	39.45	151.37
福建	26.05	49.92	516.83	422.80	160.65	481.37	91.63	-18.19	199.64
山东	23.93	43.88	733.20	423.59	160.80	584.41	83.37	-42.23	263.44
广东	32.98	50.77	435.58	158.70	181.28	457.40	53.94	-63.57	152.32
天津	28.14	41.90	653.10	157.00	187.40	314.31	48.90	-75.96	67.72
江苏	27.73	39.88	704.01	184.46	191.01	406.20	43.82	-73.80	112.66
上海	38.74	47.15	445.29	105.71	279.15	215.43	21.71	-76.26	-22.83
浙江	34.84	40.85	691.36	192.48	198.94	365.88	17.25	-72.16	83.91
北京	47.49	44.36	459.65	118.27	308.01	204.76	-6.59	-74.27	-33.52
东部	**31.08**	**45.53**	**552.30**	**203.07**	**197.33**	**389.31**	**46.49**	**-63.23**	**97.29**

注：比值及其升降演算保留 2 位小数，其余同前表。

同期，东部此项比值从31.08%上升至45.53%，升幅为46.49%；东北此项比值从26.62%上升至52.80%，升幅为98.35%；中部此项比值从25.54%上升至54.87%，升幅为114.84%；西部此项比值从31.58%上升至53.02%，升幅为67.89%。

与此同时，29个省域此项比值上升；2个省域此项比值下降。其中，安徽、河南、陕西、湖南、广西、吉林、河北、辽宁、海南、宁夏、江西、福建、山西、内蒙古、黑龙江、山东、重庆、四川、甘肃、青海20个省域此项比值变动状况依次好于全国总体；其余11个省域此项比值变动状况依次逊于全国总体。安徽占据首位，此项比值升高171.55%；西藏处于末位，此项比值降低11.00%。

这一相对比值分析表明，2000～2017年，全国及各省域卫生投入增长与教育投入增长相比较，其间相邻增长协调性普遍向好。在全国及绝大部分省域，卫生投入增长超过了教育投入增长，教育投入增长进展已经在相邻的卫生投入上引发同步效应。

2017年与上一年相比，全国此项比值上升2.24%。同时，23个省域此项比值上升；8个省域此项比值下降。

2. 卫生投入与科技投入比变化

2000～2017年，全国科技投入总量从173.58亿元增长至7266.98亿元，年均增长24.57%，高于同期卫生投入总量年均增长2.61个百分点，卫生投入与科技投入比从284.74%下降至198.85%，降幅为30.16%。

同期，东部此项比值从552.30%下降至203.07%，降幅为63.23%；东北此项比值从517.94%上升至604.10%，升幅为16.64%；中部此项比值从869.20%下降至385.63%，降幅为55.63%；西部此项比值从706.20%上升至722.29%，升幅为2.28%。

与此同时，10个省域此项比值上升；21个省域此项比值下降。其中，甘肃、广西、云南、海南、黑龙江、内蒙古、四川、辽宁、吉林、河北、陕西、湖南、河南、福建、宁夏、青海16个省域此项比值变动状况依次好于全国总体；其余15个省域此项比值变动状况依次逊于全国总体。甘肃占据首位，此项比值升高 76.56%；湖北处于末位，此项比值降低 78.80%。

这一相对比值分析表明，2000 ~2017 年，全国及各省域卫生投入增长与科技投入增长相比较，其间相邻增长协调性普遍欠佳。在全国及绝大部分省域，卫生投入增长滞后于科技投入增长，科技投入增长进展并未在相邻的卫生投入上引发同步效应，反而在教科文卫综合投入中压低卫生投入的比重。

2017 年与上一年相比，全国此项比值下降 0.81%。同时，12 个省域此项比值上升；19 个省域此项比值下降。

3. 卫生投入与文化投入比变化

2000 ~2017 年，全国文化投入总量从 300.29 亿元增长至 3391.93 亿元，年均增长 15.33%，低于同期卫生投入总量年均增长 6.63 个百分点，卫生投入与文化投入比从 164.60% 上升至 426.03%，升幅为 158.83%。

同期，东部此项比值从 197.33% 上升至 389.31%，升幅为 97.29%；东北此项比值从 162.00% 上升至 433.34%，升幅为 167.49%；中部此项比值从 160.54% 上升至 606.03%，升幅为 277.49%；西部此项比值从 173.49% 上升至 487.68%，升幅为 181.10%。

与此同时，29 个省域此项比值上升；2 个省域此项比值下降。其中，河南、广西、安徽、云南、山东、河北、贵州、江西、黑龙江、湖北、宁夏、甘肃、陕西、重庆、福建、湖南、四川、山西 18 个省域此项比值变动状况依次好于全国总体；其余 13 个省域此项比值变动状况依次逊于全国总体。河南占据首位，此项比值升高 469.76%；北京处于末位，此项比值降低 33.52%。

这一相对比值分析表明，2000 ~2017 年，全国及各省域卫生投入增长与文化投入增长相比较，其间相邻增长协调性普遍向好。在全国及绝大部分省域，卫生投入增长超过了文化投入增长，文化投入增长进展反过来显得在教科文卫综合投入中被压低比重。

2017 年与上一年相比，全国此项比值上升 2.41%。同时，26 个省域此项比值上升；5 个省域此项比值下降。

四 各省域卫生投入人均值地区差状况检测

在本项测评里，全国及各省域卫生投入增长最后仍需要展开人均值演算的地区差距检测，考察其间的“地区均衡增长”状况，从而得出地区差校正指标演算结果。这一点正是今后逐步实现公共文化服务、卫生投入均等化理想目标的必然要求。

卫生投入人均值地区差距变动状况见表5，各省域按地区差扩减变化排列。表5同时提供了2000年和2017年各地卫生投入人均值地区差演算结果，可以进行重复验算。

表5 卫生投入人均值地区差距变动状况

地区	2000年地区差距			2017年地区差距			17年间地区差扩减变化	
	地区差（无差距=1）	地区差倒数	倒数排序	地区差（无差距=1）	地区差倒数	倒数排序	扩减百分比	排序（倒序）
全国	**1.6569**	**0.6035**	—	**1.2477**	**0.8015**	—	**-24.70**	—
上海	5.3440	0.1871	30	1.6347	0.6117	28	-69.41	1
北京	5.5765	0.1793	31	1.8901	0.5291	29	-66.11	2
天津	2.2645	0.4416	28	1.1203	0.8926	15	-50.53	3
浙江	1.5344	0.6517	25	1.0034	0.9966	2	-34.61	4
广东	1.6283	0.6141	27	1.1318	0.8836	16	-30.49	5
福建	1.2261	0.8156	12	1.0363	0.9650	6	-15.48	17
江苏	1.1444	0.8738	7	1.0548	0.9480	9	-7.83	20
河北	1.3286	0.7527	14	1.2254	0.8161	22	-7.77	21
山东	1.1925	0.8386	10	1.2025	0.8316	21	0.84	25
海南	1.0769	0.9286	3	1.3261	0.7541	26	23.14	29
东部	**2.2316**	**0.4481**	[4]	**1.2625**	**0.7921**	[3]	**-43.43**	[1]
安徽	1.5221	0.6570	23	1.0788	0.9269	12	-29.12	7
江西	1.3711	0.7294	18	1.0258	0.9748	5	-25.18	10
河南	1.5317	0.6529	24	1.1591	0.8627	17	-24.33	11
湖南	1.5365	0.6508	26	1.1782	0.8487	20	-23.32	12
湖北	1.1803	0.8472	9	1.0007	0.9993	1	-15.22	18
山西	1.1724	0.8529	8	1.1650	0.8584	18	-0.63	24
中部	**1.3857**	**0.7217**	[2]	**1.1013**	**0.9080**	[1]	**-20.52**	[2]

续表

地区	2000年地区差距			2017年地区差距			17年间地区差扩减变化	
	地区差（无差距=1）	地区差倒数	倒数排序	地区差（无差距=1）	地区差倒数	倒数排序	扩减百分比	排序（倒序）
新疆	1.5017	0.6659	22	1.0567	0.9463	10	-29.63	6
广西	1.3715	0.7291	19	1.0110	0.9891	3	-26.29	8
陕西	1.4168	0.7058	21	1.0494	0.9529	8	-25.93	9
四川	1.3478	0.7420	16	1.0368	0.9645	7	-23.07	13
云南	1.3559	0.7375	17	1.0966	0.9119	13	-19.12	14
重庆	1.3339	0.7497	15	1.1087	0.9020	14	-16.88	15
西藏	3.2171	0.3108	29	2.6942	0.3712	31	-16.25	16
甘肃	1.1929	0.8383	11	1.0600	0.9434	11	-11.14	19
贵州	1.2434	0.8043	13	1.1731	0.8525	19	-5.65	23
内蒙古	1.0171	0.9832	1	1.2293	0.8134	23	20.86	28
宁夏	1.0954	0.9129	5	1.3855	0.7218	27	26.48	30
青海	1.4039	0.7123	20	2.0173	0.4957	30	43.69	31
西部	**1.4581**	**0.6858**	[3]	**1.3265**	**0.7538**	[4]	**-9.03**	[3]
吉林	1.1026	0.9069	6	1.0170	0.9833	4	-7.76	22
黑龙江	1.0848	0.9218	4	1.2485	0.8009	24	15.09	26
辽宁	1.0477	0.9545	2	1.2616	0.7927	25	20.42	27
东北	**1.0784**	**0.9273**	[1]	**1.1757**	**0.8506**	[2]	**9.02**	[4]

注：①表中均为演算衍生数值。②为检测细微差异，地区差指数及其倒数保留4位小数，扩减百分比负值为地区差缩小。

2000～2017年，全国卫生投入人均值地区差从1.6569减至1.2477，缩小24.70%。

同期，东部卫生投入人均值地区差从2.2316减至1.2625，缩小43.43%；东北卫生投入人均值地区差从1.0784增至1.1757，扩大9.02%；中部卫生投入人均值地区差从1.3857减至1.1013，缩小20.52%；西部卫生投入人均值地区差从1.4581减至1.3265，缩小9.03%。

各省域卫生投入人均值地区差历年对比，2000年，27个省域地区差小于全国总体地区差；4个省域地区差大于全国总体地区差。内蒙古占据首位，地区差仅为全国总体地区差的61.39%；北京处于末位，地区差达到全国总体地区差的336.57%。到2017年，23个省域地区差小于全国总体地区差；8个省域地区差大于全国总体地区差。湖北占据首位，地区差仅为全国总体地区差的80.20%；西藏处于末位，地区差达到全国总体地区差的215.94%。

2000~2017年各省域卫生投入人均值地区差增减变化比较，24个省域地区差缩小，即与全国总体人均值的绝对偏差值减小；7个省域地区差扩大，即与全国总体人均值的绝对偏差值增大。其中，上海、北京、天津、浙江、广东、新疆、安徽、广西、陕西、江西10个省域地区差增减变动依次好于全国总体状况；其余21个省域地区差增减变动依次逊于全国总体状况。上海占据首位，地区差缩小69.41%；青海处于末位，地区差扩大43.69%。

地区差指数分析表明，2000~2017年，在公共财政、公共文化服务体制和机制逐步完备，公共卫生投入“均等化”的理想要求逐步明确的同时，各省域之间卫生投入人均值变化动态的“增长均衡性”却明显欠佳。在较多省域，卫生投入人均值及其增减变动向着与全国总体平均值更加偏离（包括偏高和偏低两个方面）的方向发展，不仅导致自身地区差扩大，而且带来全国总体地区差扩大。

2017年与上一年相比，全国卫生投入人均值地区差扩大1.14%。同时，15个省域地区差缩小；16个省域地区差扩大。

五　各省域卫生投入增长综合评价排行

基于以上几个方面各项指标的分析数值，按照本项测评体系的测算方式和演算权重，最后得出2017年各地卫生投入增长综合指数评价排行。基于不同时间段、不同基准值的各类测评结果均落实在2017年之上。景气指数取百分制，以便横向衡量百分点高低，纵向衡量百分比升降。

全国及各地卫生投入增长测评综合指数变动状况见表6，各地以无差距理想状态横向测评的综合指数排行高低排列。

表 6　全国及各地卫生投入增长测评指数变动状况

地区	2000 年以来时段纵向测评（起点年基数值 = 100）						2017 年度测评			
	"十五"以来（2000 ~ 2017）		"十一五"以来（2005 ~ 2017）		"十二五"以来（2010 ~ 2017）		基数值纵向权衡（2016 年 = 100）		无差距横向权衡（理想值 = 100）	
	综合指数	排序	综合指数	排序	综合指数	排序	综合指数	排序	综合指数	排序
全国	**678.56**	—	**383.68**	—	**146.86**	—	**101.73**	—	**91.57**	—
西藏	571.13	21	326.36	22	134.90	28	103.36	10	128.78	1
青海	907.49	11	362.14	19	147.61	14	105.08	3	119.12	2
云南	564.42	22	336.64	21	143.80	18	103.79	8	112.38	3
甘肃	858.03	12	443.43	12	143.95	17	103.16	11	111.74	4
广西	1044.54	7	532.74	7	145.53	16	102.80	12	111.23	5
内蒙古	802.68	14	404.75	15	145.96	15	105.11	2	106.44	7
四川	958.69	9	468.60	10	151.74	8	100.89	25	105.76	8
贵州	986.16	8	479.58	9	149.78	12	102.50	15	105.30	9
宁夏	810.74	13	426.68	13	142.26	19	103.79	9	103.54	12
陕西	1150.12	3	507.50	8	139.33	23	101.94	19	103.44	14
重庆	1063.32	5	596.16	3	160.01	2	102.26	16	103.08	15
新疆	502.96	26	283.02	26	138.25	24	102.16	17	102.00	18
西部	**840.79**	[2]	**430.04**	[2]	**146.33**	[3]	**100.94**	[4]	**99.37**	[1]
江西	1053.15	6	567.84	4	150.48	10	101.74	22	105.18	10
安徽	1237.65	1	644.80	1	159.44	3	115.08	1	103.90	11
湖北	801.82	15	532.76	6	156.68	6	101.87	20	102.43	16
河南	1150.86	2	546.86	5	148.03	13	99.63	29	97.36	21
湖南	1137.46	4	607.52	2	150.14	11	99.996	28	94.40	25
山西	666.83	18	303.62	24	136.15	27	98.66	30	94.11	26
中部	**1002.67**	[1]	**529.46**	[1]	**150.13**	[1]	**102.76**	[1]	**98.67**	[2]
吉林	723.87	17	379.09	17	139.79	20	100.99	24	103.46	13
黑龙江	557.09	24	310.83	23	121.71	31	100.51	27	91.76	29
辽宁	484.86	27	281.37	27	126.46	29	103.80	7	89.70	31
东北	**565.62**	[3]	**315.98**	[4]	**128.51**	[4]	**101.74**	[3]	**93.85**	[3]
海南	918.38	10	460.78	11	157.21	5	104.43	5	107.01	6
福建	583.32	20	411.18	14	157.74	4	102.12	18	102.37	17
广东	504.75	25	364.76	18	175.61	1	102.55	14	99.51	19
浙江	475.94	28	274.89	28	138.05	25	101.85	21	98.97	20
江苏	561.22	23	302.32	25	151.32	9	103.81	6	96.60	22
北京	350.61	30	251.41	31	139.69	21	101.51	23	96.51	23
河北	761.55	16	350.66	20	123.24	30	102.75	13	94.70	24
天津	407.10	29	263.70	29	139.34	22	104.59	4	93.70	27
上海	348.17	31	256.81	30	136.71	26	100.58	26	93.41	28
山东	658.46	19	399.88	16	152.93	7	98.64	31	90.25	30
东部	**524.76**	[4]	**324.60**	[3]	**149.76**	[2]	**102.67**	[2]	**91.61**	[4]

注：表中个别指数值保留 3 位小数精确测算。

1. 各年度理想值横向检测指数

以卫生投入人均值地区无差距状态为“理想值”100，在年度横向测评中，2017 年全国卫生投入增长综合指数为 91.57，低于理想值 8.43%。此项测评中，由于全国卫生投入总量份额值（全国份额为 100% 基准）、人均绝对值、各项比值作为演算基准，全国总体综合指数高低，都缘于卫生投入人均值地区差缩小或扩大。

东部综合指数为 91.61，低于理想值 8.39%，同时高于全国总体指数 0.04 个点；东北综合指数为 93.85，低于理想值 6.15%，同时高于全国总体指数 2.28 个点；中部综合指数为 98.67，低于理想值 1.33%，同时高于全国总体指数 7.10 个点；西部综合指数为 99.37，低于理想值 0.63%，同时高于全国总体指数 7.80 个点。

在理想值横向测评中，四大区域和各省域综合指数高低，除了缘于自身卫生投入人均值地区差的存在及其扩减变化以外，更有可能缘于其卫生投入总量份额值上升或下降，卫生投入人均值、相关各项比值高于或低于全国总体平均值。

各省域综合测评结果比较，西藏、青海、云南、甘肃、广西占据“2017 年度卫生投入指数排名”全国前 5 位。29 个省域综合指数值高于全国总体指数值；2 个省域综合指数值低于全国总体指数值。

2. 2000年以来基数值纵向检测指数

以“九五”末年 2000 年为起点基数值 100，在“十五”以来 17 年间自身纵向测评中，2017 年全国卫生投入增长综合指数为 678.56，高于 2000 年基数值 578.56%。此项测评中，全国总体综合指数升降，缘于自身与 2000 年相比，2017 年各项指标数值或有升降。四大区域和各省域亦然。

东部综合指数为 524.76，高于基数值 424.76%，同时低于全国总体指数 153.80 个点；东北综合指数为 565.62，高于基数值 465.62%，同时低于全国总体指数 112.94 个点；中部综合指数为 1002.67，高于基数值 902.67%，同时高于全国总体指数 324.11 个点；西部综合指数为 840.79，高于基数值 740.79%，同时高于全国总体指数 162.23 个点。

各省域综合测评结果比较，安徽、河南、陕西、湖南、重庆占据“2000～2017年卫生投入指数提升”全国前5位。17个省域综合指数提升高于全国总体指数提升；14个省域综合指数提升低于全国总体指数提升。

3. 2005年以来基数值纵向检测指数

以“十五”末年2005年为起点基数值100，在“十一五”以来12年间自身纵向测评中，2017年全国卫生投入增长综合指数为383.68，高于2005年基数值283.68%。此项测评中，全国总体综合指数升降，缘于自身与2005年相比，2017年各项指标数值或有升降。四大区域和各省域亦然。

东部综合指数为324.60，高于基数值224.60%，同时低于全国总体指数59.08个点；东北综合指数为315.98，高于基数值215.98%，同时低于全国总体指数67.70个点；中部综合指数为529.46，高于基数值429.46%，同时高于全国总体指数145.78个点；西部综合指数为430.04，高于基数值330.04%，同时高于全国总体指数46.36个点。

各省域综合测评结果比较，安徽、湖南、重庆、江西、河南占据“2005～2017年卫生投入指数提升”全国前5位。16个省域综合指数提升高于全国总体指数提升；15个省域综合指数提升低于全国总体指数提升。

4. 2010年以来基数值纵向检测指数

以“十一五”末年2010年为起点基数值100，在“十二五”以来7年间自身纵向测评中，2017年全国卫生投入增长综合指数为146.86，高于2010年基数值46.86%。此项测评中，全国总体综合指数升降，缘于自身与2010年相比，2017年各项指标数值或有升降。四大区域和各省域亦然。

东部综合指数为149.76，高于基数值49.76%，同时高于全国总体指数2.90个点；东北综合指数为128.51，高于基数值28.51%，同时低于全国总体指数18.35个点；中部综合指数为150.13，高于基数值50.13%，同时高于全国总体指数3.27个点；西部综合指数为146.33，高于基数值46.33%，同时低于全国总体指数0.53个点。

各省域综合测评结果比较，广东、重庆、安徽、福建、海南占据

“2010～2017 年卫生投入指数提升” 全国前 5 位。14 个省域综合指数提升高于全国总体指数提升；17 个省域综合指数提升低于全国总体指数提升。

5. 逐年度基数值纵向检测指数

以最新数据年度的上年 2016 年为起点基数值 100，在逐年度自身纵向测评中，2017 年全国卫生投入增长综合指数为 101.73，高于 2016 年基数值 1.73%。此项测评中，全国总体综合指数升降，缘于自身与 2016 年相比，2017 年各项指标数值或有升降。四大区域和各省域亦然。

东部综合指数为 102.67，高于基数值 2.67%，同时高于全国总体指数 0.94 个点；东北综合指数为 101.74，高于基数值 1.74%，同时高于全国总体指数 0.01 个点；中部综合指数为 102.76，高于基数值 2.76%，同时高于全国总体指数 1.03 个点；西部综合指数为 100.94，高于基数值 0.94%，同时低于全国总体指数 0.79 个点。

各省域综合测评结果比较，安徽、内蒙古、青海、天津、海南占据 “2016～2017 年卫生投入指数提升” 全国前 5 位。22 个省域综合指数提升高于全国总体指数提升；9 个省域综合指数提升低于全国总体指数提升。

六　“全面小康” 目标年预期增长目标

以下部分将把视野扩展至 2020 年，面向 “全面建成小康社会” 目标年，探寻促进公共服务投入协调、均衡增长的可行路径及合理目标。根据国家已经明确的 “基本公共服务均等化” 追求目标，在本项测评体系的预测模型设计中，缩减直至达到最小地区差无疑是一种必不可少的 “应然” 测算方式，最终弥合地区差实现均等更是一种势在必行的 “理想” 测算方式。

基于实现最小地区差和弥合地区差测算 2020 年卫生投入见表 7，各地以假定实现人均值均等化情况下总量增长测算所需增长率高低倒序排列。

表 7　基于既往历年多重最佳比值测算 2020 年地区均等卫生投入

地区	2020 年实现最小地区差测算（其余基于 2000～2017 年年均增长）						2020 年弥合地区差实现均等化测算		
	卫生投入总量（亿元）	所需年均增长 增长率（%）	所需年均增长 排序（倒序）	卫生投入人均值（元）	所需年均增长率（%）	地区差（无差距 =1）	卫生投入总量（亿元）	所需年均增长率（%）	排序（倒序）
全国	**25980. 38**	**21. 60**	—	**1843. 33**	**20. 93**	**1. 1038**	**40939. 22**	**41. 50**	—
西藏	135. 37	13. 01	3	3870. 63	11. 29	2. 0998	101. 59	2. 02	1
青海	159. 65	8. 44	1	2611. 44	7. 49	1. 4167	177. 58	9. 13	2
宁夏	143. 56	13. 58	4	2037. 54	12. 16	1. 1054	204. 65	20. 22	5
内蒙古	483. 05	14. 30	5	1891. 90	13. 87	1. 0263	741. 64	23. 05	7
贵州	673. 29	15. 57	6	1902. 54	15. 88	1. 0321	1027. 94	23. 90	8
重庆	588. 81	18. 51	9	1925. 70	18. 56	1. 0447	888. 14	25. 87	9
云南	914. 94	18. 71	10	1869. 60	17. 83	1. 0143	1421. 48	26. 97	10
甘肃	509. 06	20. 74	14	1935. 54	20. 55	1. 0500	763. 95	27. 48	12
陕西	720. 00	19. 85	13	1865. 74	19. 48	1. 0122	1120. 93	27. 95	13
广西	912. 15	21. 20	18	1867. 34	21. 01	1. 0130	1418. 86	29. 00	17
新疆	470. 84	20. 86	15	1847. 39	18. 81	1. 0022	740. 30	29. 08	18
四川	1543. 84	22. 91	22	1875. 69	23. 16	1. 0176	2390. 78	30. 22	21
西部	**7254. 58**	**19. 09**	[1]	**1907. 27**	**18. 58**	**1. 1529**	**10997. 85**	**26. 50**	[1]
北京	690. 00	17. 27	8	2904. 67	13. 82	1. 5758	690. 00	12. 69	3
上海	645. 04	16. 10	7	2467. 21	13. 13	1. 3385	759. 41	16. 51	4
海南	177. 43	11. 68	2	1867. 49	10. 55	1. 0131	275. 97	21. 32	6
广东	2222. 16	19. 34	11	1870. 78	16. 61	1. 0149	3450. 24	27. 45	11
天津	311. 52	19. 60	12	1840. 44	16. 38	1. 0016	491. 65	28. 19	14
福建	747. 42	21. 14	17	1871. 18	20. 10	1. 0151	1160. 23	28. 89	15
浙江	1082. 82	22. 84	21	1853. 82	21. 30	1. 0057	1696. 62	30. 55	22
江苏	1507. 04	24. 05	24	1848. 42	23. 34	1. 0028	2368. 22	31. 60	23
山东	1582. 65	24. 04	23	1555. 98	23. 24	1. 1559	2954. 44	37. 39	28
河北	1312. 70	29. 45	28	1714. 63	28. 54	1. 0698	2223. 77	38. 46	29
东部	**10278. 77**	**21. 82**	[2]	**1844. 80**	**19. 93**	**1. 1193**	**16070. 55**	**29. 66**	[2]
江西	872. 33	20. 99	16	1862. 18	20. 31	1. 0102	1360. 68	28. 92	16
湖北	1095. 16	21. 23	19	1861. 33	21. 30	1. 0098	1709. 04	29. 13	19
安徽	1161. 49	24. 79	25	1867. 44	24. 83	1. 0131	1806. 60	31. 85	24
河南	1658. 92	25. 63	26	1734. 43	25. 55	1. 0591	2778. 22	34. 99	25
湖南	1165. 87	25. 77	27	1691. 16	25. 45	1. 0826	2002. 46	35. 96	26

续表

地区	2020 年实现最小地区差测算（其余基于 2000～2017 年年均增长）						2020 年弥合地区差实现均等化测算		
	卫生投入总量（亿元）	所需年均增长		卫生投入人均值（元）	所需年均增长率（%）	地区差（无差距＝1）	卫生投入总量（亿元）	所需年均增长率（%）	排序（倒序）
		增长率（%）	排序（倒序）						
山西	697.55	29.48	29	1844.83	28.46	1.0008	1098.29	35.97	27
中部	**6651.32**	**24.47**	［3］	**1789.28**	**24.06**	**1.0293**	**10755.28**	**32.89**	［3］
吉林	508.19	22.09	20	1858.24	21.95	1.0081	794.37	29.87	20
黑龙江	704.63	33.35	30	1857.78	33.36	1.0078	1101.70	38.76	30
辽宁	812.39	34.13	31	1842.52	33.77	1.0004	1280.70	39.66	31
东北	**2025.21**	**30.42**	［4］	**1846.22**	**30.11**	**1.0055**	**3176.77**	**36.58**	［4］

注：①最小地区差、弥合地区差测算均为全国及各地分别进行，演算未涉及人口增长及其分布变化，各地总量可能存在误差，各地之和不等于全国总量；②按统一假定测算，现远高于全国人均值各地较低增长甚至极低增长即可；③在假定均等理想情况下，全国及各地人均值相等（皆取表中北京值）地区差消除，各地总量仅与人口规模相关，无须再列出人均值部分。

1. 实现全国及各地最小地区差增长目标测算

实现公共卫生投入均等化目标的第一步是继续显著缩小现有地区差，而卫生投入历年地区差正趋于缩小，以最小地区差测算总量增长目标具有事实依据。在此假定情况下，全国及各地一律按照至 2020 年卫生投入检测推算的最小地区差展开增长测算。

以卫生投入最小地区差应然增长目标测算，2020 年全国卫生投入预期总量应达到 25980.38 亿元，基于 2017 年现有总量，所需年均增长率（依此倒序测量目标距离，所需增长率越低距离越小，下同）为 21.60%。

东部总量达到 10278.77 亿元，占全国份额 39.56%，所需年均增长率为 21.82%，高于全国所需增长；东北总量达到 2025.21 亿元，占全国份额 7.80%，所需年均增长率为 30.42%，高于全国所需增长；中部总量达到 6651.32 亿元，占全国份额 25.60%，所需年均增长率为 24.47%，高于全国所需增长；西部总量达到 7254.58 亿元，占全国份额 27.92%，所需年均增长率为 19.09%，低于全国所需增长。

19 个省域增长目标距离小于全国，12 个省域增长目标差距大于全国。

其中，青海处于首位，总量达到 159. 65 亿元，占全国份额 0. 61%，所需年均增长率为 8. 44%，低于全国 13. 16 个百分点；辽宁处于末位，总量达到 812. 39 亿元，占全国份额 3. 13%，所需年均增长率为 34. 13%，高于全国 12. 53 个百分点。

全国卫生投入预期人均值应达到 1843. 33 元，基于 2017 年现有人均值，所需年均增长率为 20. 93%。全国卫生投入预期总量应达到 25980. 38 亿元，基于 2017 年现有总量，所需年均增长率（依此倒序测量目标距离，所需增长率越低距离越小，下同）为 21. 60%。

东部人均值达到 1844. 80 元，为全国人均值的 100. 08%，所需年均增长率为 19. 93%，低于全国所需增长；东北人均值达到 1846. 22 元，为全国人均值的 100. 16%，所需年均增长率为 30. 11%，高于全国所需增长；中部人均值达到 1789. 28 元，为全国人均值的 97. 07%，所需年均增长率为 24. 06%，高于全国所需增长；西部人均值达到 1907. 27 元，为全国人均值的 103. 47%，所需年均增长率为 18. 58%，低于全国所需增长。

25 个省域增长目标距离小于全国，6 个省域增长目标差距大于全国。其中，西藏处于首位，人均值达到 3870. 63 元，为全国人均值的 209. 98%，所需年均增长率为 11. 29%，低于全国 9. 64 个百分点；山东处于末位，人均值达到 1555. 98 元，为全国人均值的 84. 41%，所需年均增长率为 23. 24%，高于全国 2. 31 个百分点。

全国卫生投入预期人均值地区差应为 1. 1038，与 2017 年现有人均值地区差相比，缩小 11. 53%。

东部地区差为 1. 1193，为全国地区差的 101. 40%，与自身现有地区差相比，缩小 11. 34%。东北地区差为 1. 0055，为全国地区差的 91. 09%，与自身现有地区差相比，缩小 14. 48%。中部地区差为 1. 0293，为全国地区差的 93. 24%，与自身现有地区差相比，缩小 6. 54%。西部地区差为 1. 1529，为全国地区差的 104. 44%，与自身现有地区差相比，缩小 13. 09%。

25 个省域地区差小于全国，6 个省域地区差大于全国。其中，辽宁处于首位，地区差为 1. 0004，为全国地区差的 90. 63%，与自身现有地区差相比，缩小 20.70%；西藏处于末位，地区差为 2.0998，为全国地区差的 190.23%，与自身现有地区差相比，缩小 22.06%。

2. 实现人均值地区均等增长目标测算

以上测算结果清晰可见，假定实现最小地区差，绝大部分省域人均值极为接近，距离弥合地区差并不遥远。在此基础上，进一步测算全国公共卫生投入均等化理想目标。在此假定情况下，全国及各地卫生投入人均值全面均等，人均值地区差彻底消除，仅需要测算全国及各地总量。

按照卫生投入均等化理想增长目标测算，2020 年全国预期总量应达到 40939.22 亿元，基于年现有总量，所需年均增长率为 41.50%。

东部总量达到 16070.55 亿元，占全国份额 39.25%，所需年均增长率为 29.66%，低于全国所需增长；东北总量达到 3176.77 亿元，占全国份额 7.76%，所需年均增长率为 36.58%，低于全国所需增长；中部总量达到 10755.28 亿元，占全国份额 26.27%，所需年均增长率为 32.89%，低于全国所需增长；西部总量达到 10997.85 亿元，占全国份额 26.86%，所需年均增长率为 26.50%，低于全国所需增长。

31 个省域增长目标距离都小于全国。其中，西藏处于首位，总量达到 101.59 亿元，占全国份额 0.25%，所需年均增长率为 2.02%，低于全国 39.48 个百分点；辽宁处于末位，总量达到 1280.70 亿元，占全国份额 3.13%，所需年均增长率为 39.66%，低于全国 1.84 个百分点。

实现人均值地区均等增长目标测算毕竟只是一种假定演算方式。实事求是地说，真正要实现这一“理想增长”目标，恐怕不是为时已经不远的“全面小康”目标年就能够做到的。所谓“增长”不仅在于增长的数量，而且在于增长的质量。如果说，数量绝对值的增长总有局限，不可能无节制地增长下去，那么，相关关系值的调节则是无限制的，总有必要探寻更加协调、更加均衡的增长方式。

当前，国家积极倡导并推进的“城乡一体化”社会建设、“全民均等化”民生发展，期待共和国百年之际全国各地能够基本弥合经济发展、社会建设、民生进步诸多方面的城乡差距和地区差距。弥合社会体制和生活现实中的城乡鸿沟、地区鸿沟，或许是消除中国社会结构“非均衡性”最后也最难的攻坚战，也是改变我国“不平衡不充分的发展”最可见效的决胜突破口，期待能够在共和国百年之前基本实现。尽快化解全国政治、行政治理高度统一“法理单一制”与各地经济、社会、民生发展极度分散的社会结构体制矛盾，无疑有利于彻底终结中国历朝历代城乡鸿沟、地区鸿沟引发动荡带来内乱的“历史周期律”。

省域居民消费报告*

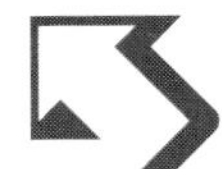

Provincial Reports of Residents' Consumption

R.6 湖北：2017年度健康消费需求排名第1位

魏海燕**

摘　要： 以湖北城乡人均值衡量，2017 年居民总消费为 2000 年的 6.24 倍，非物消费为 8.03 倍，其中健康消费为 14.99 倍。非物消费比重显著增高 7.83 个百分点，消费结构出现很大升级变化，而健康消费占总消费比重增高 6.29 个百分点。但居民消费率从 44.01% 极显著下降至 28.73%，“十二五”

* 限于篇幅无法全面展开省域居民健康消费单独分析，以兼顾排行位次与区域分布的方式选取子报告：按 R.4 健康消费检测排行报告表 5（排行汇总表）年度横向及各类纵向测评结果，取东、中、西部和东北（为平衡数量东北归并邻近河北、山东）四大区域各自省排名、直辖市单列排名、自治区单列排名首位 4 省 1 自治区 1 直辖市，另加其外位次最高 3 个省域以免高位次漏选，共 9 个省域按各地最高位次拟题排文，相同位次以先横向后较长时段纵向测评为序。未有独立子报告的省域见该报告详尽展开列表的各地分析对比及各类排行。

** 魏海燕，云南省政协信息中心主任编辑，主要从事传媒信息分析研究。

以来略有回升，而健康消费占居民收入比从3.51%极显著升高至7.64%。居民非物消费地区差逐渐缩小，但居民总消费地区差继续扩大，健康消费地区差略微扩大；居民总消费、非物消费城乡比逐渐缩小，健康消费城乡比极显著缩小。

关键词： 湖北　健康消费　需求状况　检测评价

一　湖北民生消费主要数据相关情况

湖北城乡民生消费主要数据增长变化基本情况见图1，限于制图容量，侧重列出民生消费分类数据，突出单列健康消费总量数据。居民收入、总消费数据可从中推算出来，同时产值、财政收入、财政支出背景数据置于后台演算。

1. 城乡人民生活相关背景数据增长简况

2000～2017年，湖北城乡居民收入总量年均增长11.96%，积蓄总量年均增长13.85%。居民收入年均增长率低于产值增长2.55个百分点，低于财政收入增长5.38个百分点。

2. 城乡居民消费总量及其分类增长状况

2000～2017年，湖北城乡居民消费总量年均增长11.31%。居民消费年均增长率低于产值增长3.20个百分点，低于财政支出增长7.39个百分点。同期，湖北城乡居民物质消费总量年均增长10.57%。物质消费年均增长率低于居民收入增长1.39个百分点，低于总消费增长0.74个百分点。湖北城乡居民非物消费总量年均增长12.98%。非物消费年均增长率高于居民收入增长1.02个百分点，高于总消费增长1.67个百分点。

与此同时，湖北城乡居民健康消费总量年均增长17.20%。健康消费年均增长率高于居民收入增长5.24个百分点，高于总消费增长5.89个百分

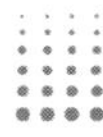

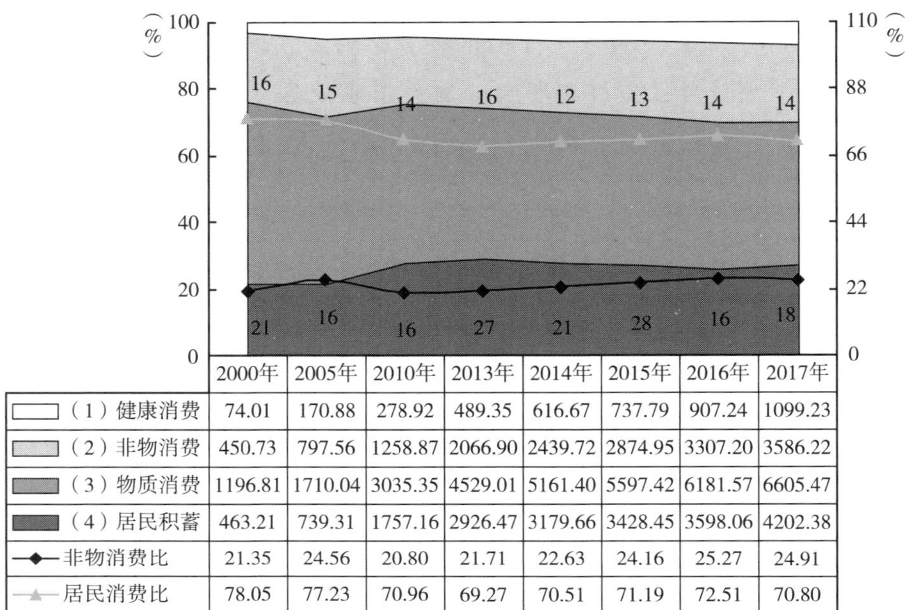

	2000年	2005年	2010年	2013年	2014年	2015年	2016年	2017年
（1）健康消费	74.01	170.88	278.92	489.35	616.67	737.79	907.24	1099.23
（2）非物消费	450.73	797.56	1258.87	2066.90	2439.72	2874.95	3307.20	3586.22
（3）物质消费	1196.81	1710.04	3035.35	4529.01	5161.40	5597.42	6181.57	6605.47
（4）居民积蓄	463.21	739.31	1757.16	2926.47	3179.66	3428.45	3598.06	4202.38
非物消费比	21.35	24.56	20.80	21.71	22.63	24.16	25.27	24.91
居民消费比	78.05	77.23	70.96	69.27	70.51	71.19	72.51	70.80

图 1　湖北城乡民生消费主要数据增长变化基本情况

左轴面积：城乡居民（1）健康消费、（2）非物消费、（3）物质消费、（4）积蓄总量（亿元转换为%），（2）+（3）=总消费，（2）+（3）+（4）=居民收入，各项数值间呈直观比例。右轴曲线：非物消费比、居民消费比（占居民收入比）（%），二者之差即为物质消费比，二者之比即为非物消费比重（占总消费比），二者之差再与居民消费比之比即为物质消费比重。标注非物消费比、居民消费比省域位次。

点；高于物质消费增长 6.63 个百分点，高于非物消费增长 4.22 个百分点；亦高于居民积蓄增长 3.35 个百分点。

3. 城乡居民消费需求相关比值变化状况

在湖北居民收入当中，2002 年有 78.81% 用于全部生活消费支出，为历年最高比值；2013 年仅有 69.27% 用于全部生活消费支出，为历年最低（最佳）比值；2010 年仅有 20.80% 用于非物消费支出，为历年最低比值；2002 年有 25.40% 用于非物消费支出，为历年最高（最佳）比值。居民收入与总消费之差即为居民积蓄，非物消费与总消费之差即为物质消费。

这 17 年间，湖北居民消费比降低 7.25 个百分点，同时非物消费比却升高 3.56 个百分点，反过来导致物质消费比降低 10.81 个百分点。继续深入分析，居民消费比与非物消费比升降方向及其程度有差异，意味着非物消费占总消费比重变化，反过来又导致物质消费占总消费比重变化。由这些相对比值关系变化就能够看出民生消费需求态势，从中体现出民生发展的基本走向。

在这当中，湖北城乡居民健康消费增长出现高于居民收入增长、高于总消费增长、高于物质消费增长、高于非物消费增长的较大增幅，势必导致一系列相关比值明显变化。

二　湖北居民非物消费结构化分析

国家现行统计制度中居民消费后四类——交通通信、教育文化娱乐、医疗保健、其他用品及服务（以下行文分别简称“交通、文教、健康、其他”）消费属于非物生活范畴，维系着人们社会交往、身心状态、精神生活等“扩展需求”。居民非物生活分类消费测算为民生消费需求检测系统的二级子系统之三，其中展开相关性分析又包含着三级子系统之五至八。

（一）非物生活分类消费增长分析

湖北居民非物消费分类结构性关系见图 2。

1. 交通消费人均值增长及其比重变化

湖北城乡综合演算，2000 年居民交通消费人均值为 154.44 元，2017 年居民交通消费人均值为 1823.20 元。这 17 年间，湖北城乡居民人均交通消费年均增长 15.63%；其中“十五”期间年均增长 21.34%，“十一五”期间年均增长 12.64%，“十二五”以来年均增长 13.82%。

同期，基于居民交通消费与总消费之间历年数值演算，湖北居民交通消费比重增高 4.97 个百分点；其中“十五”期间增高 3.92 个百分点，“十一五”期间增高 0.32 个百分点，“十二五”以来增高 0.73 个百分点。最高

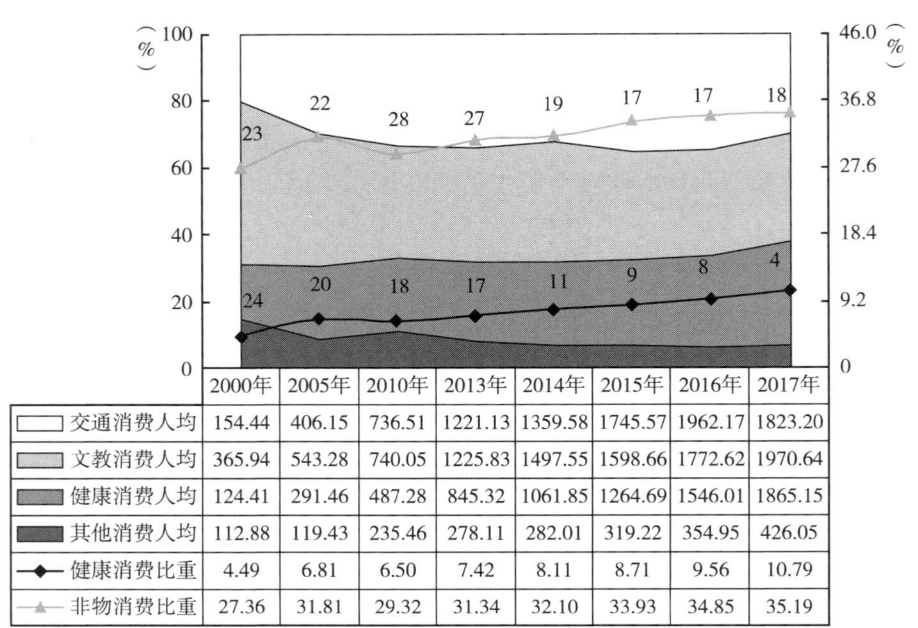

	2000年	2005年	2010年	2013年	2014年	2015年	2016年	2017年
交通消费人均	154.44	406.15	736.51	1221.13	1359.58	1745.57	1962.17	1823.20
文教消费人均	365.94	543.28	740.05	1225.83	1497.55	1598.66	1772.62	1970.64
健康消费人均	124.41	291.46	487.28	845.32	1061.85	1264.69	1546.01	1865.15
其他消费人均	112.88	119.43	235.46	278.11	282.01	319.22	354.95	426.05
健康消费比重	4.49	6.81	6.50	7.42	8.11	8.71	9.56	10.79
非物消费比重	27.36	31.81	29.32	31.34	32.10	33.93	34.85	35.19

图 2　湖北居民非物消费分类结构性关系

左轴面积：城乡综合演算交通、文教、健康、其他消费人均值（元转换为%），各项数值间呈直观比例。右轴曲线：健康消费比重、非物消费比重（占总消费比）（%）。标注健康消费比重、非物消费比重省域位次。

（最佳，非物消费占比以高为佳，后同）比重值为 2016 年的 12.13%，最低比重值为 2000 年的 5.58%。

2. 文教消费人均值增长及其比重变化

湖北城乡综合演算，2000 年居民文教消费人均值为 365.94 元，2017 年居民文教消费人均值为 1970.64 元。这 17 年间，湖北城乡居民人均文教消费年均增长 10.41%；其中“十五”期间年均增长 8.22%，“十一五”期间年均增长 6.38%，“十二五”以来年均增长 15.02%。

同期，基于居民文教消费与总消费之间历年数值演算，湖北居民文教消费比重降低 1.82 个百分点；其中“十五”期间降低 0.51 个百分点，“十一五”期间降低 2.84 个百分点，“十二五”以来增高 1.53 个百分点。最高比重值为 2002 年的 14.76%，最低比重值为 2008 年的 9.77%。

3. 健康消费人均值增长及其比重变化

湖北城乡综合演算，2000 年居民健康消费人均值为 124.41 元，2017 年居民健康消费人均值为 1865.15 元。这 17 年间，湖北城乡居民人均健康消费年均增长 17.27%；其中“十五”期间年均增长 18.56%，“十一五”期间年均增长 10.83%，“十二五”以来年均增长 21.14%。

同期，基于居民健康消费与总消费之间历年数值演算，湖北居民健康消费比重增高 6.29 个百分点；其中“十五”期间增高 2.32 个百分点，“十一五”期间降低 0.32 个百分点，“十二五”以来增高 4.29 个百分点。最高比重值为 2017 年的 10.79%，最低比重值为 2000 年的 4.49%。

4. 其他消费人均值增长及其比重变化

湖北城乡综合演算，2000 年居民其他消费人均值为 112.88 元，2017 年居民其他消费人均值为 426.05 元。这 17 年间，湖北城乡居民人均其他消费年均增长 8.13%；其中“十五”期间年均增长 1.14%，“十一五”期间年均增长 14.54%，“十二五”以来年均增长 8.84%。

同期，基于居民其他消费与总消费之间历年数值演算，湖北居民其他消费比重降低 1.61 个百分点；其中“十五”期间降低 1.28 个百分点，“十一五”期间增高 0.35 个百分点，“十二五”以来降低 0.68 个百分点。最高比重值为 2001 年的 4.31%，最低比重值为 2014 年的 2.15%。

恩格尔系数检测仅能对应“基本小康”阶段，即使扩展为整个物质消费也难以适用于“全面小康”进程。为此，本项检测将全部非物消费视为“全面小康”民生应有消费。综合湖北居民交通、文教、健康、其他消费比重变化，17 年间整个非物消费比重上升 7.83 个百分点。

实际说来，“交通消费”作为“交通通信消费”简称，包含通信消费，而通信消费里的信息内容消费部分显然应当归属于精神消费。假设湖北居民信息内容消费占通信消费一半，通信消费又占整个交通通信消费一半，那么信息内容消费比重则上升 1.24 个百分点，再与文教消费比重变化合并演算，2000 年以来 17 年间湖北居民精神消费比重仅仅下降 0.58 个百分点。

（二）居民收入、积蓄与非物消费之间增长关系

分析居民收入、积蓄与非物生活各项消费之间增长关系，可以检测究竟是什么因素对居民非物生活各项消费增长产生重要影响。湖北居民收入、积蓄与非物消费增长态势见图 3，因相关系数分析需有历年不间断增长指数，而制图空间有限，故截取 2000 ~ 2010 年（后台检测 2000 ~ 2017 年）。

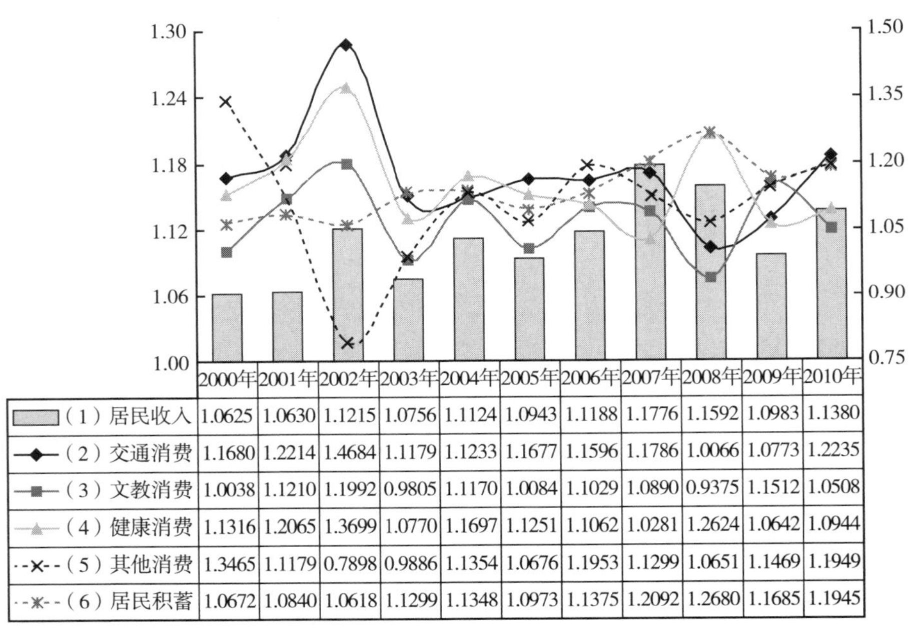

	2000年	2001年	2002年	2003年	2004年	2005年	2006年	2007年	2008年	2009年	2010年
（1）居民收入	1.0625	1.0630	1.1215	1.0756	1.1124	1.0943	1.1188	1.1776	1.1592	1.0983	1.1380
（2）交通消费	1.1680	1.2214	1.4684	1.1179	1.1233	1.1677	1.1596	1.1786	1.0066	1.0773	1.2235
（3）文教消费	1.0038	1.1210	1.1992	0.9805	1.1170	1.0084	1.1029	1.0890	0.9375	1.1512	1.0508
（4）健康消费	1.1316	1.2065	1.3699	1.0770	1.1697	1.1251	1.1062	1.0281	1.2624	1.0642	1.0944
（5）其他消费	1.3465	1.1179	0.7898	0.9886	1.1354	1.0676	1.1953	1.1299	1.0651	1.1469	1.1949
（6）居民积蓄	1.0672	1.0840	1.0618	1.1299	1.1348	1.0973	1.1375	1.2092	1.2680	1.1685	1.1945

图 3　湖北居民收入、积蓄与非物消费增长态势

左轴柱形：居民收入年增指数。右轴曲线：非物消费各单项、积蓄年增指数，上年 = 1（小于 1 为负增长）。曲线（2）与（6）之间大体形成横向镜面峰谷对应水中倒影负相关关系。

1. 居民收入与非物消费历年增长相关性

2000 ~ 2010 年，标号（1）居民收入与（2）交通消费历年增长之间，相关系数为 -0.0506，亦即在 5.06% 程度上逆向变动，呈极弱负相关性；与（3）文教消费历年增长之间，相关系数为 -0.0009，亦即在 0.09% 程度上逆向变动，呈极弱负相关性；与（4）健康消费历年增长之间，相关系数

为0.0015，亦即在0.15%程度上同步变动，呈极弱正相关性；与（5）其他消费历年增长之间，相关系数为 -0.1632，亦即在16.32%程度上逆向变动，呈很弱负相关性。

这些数据之间的增长相关性表明，湖北居民收入增加不能“必然”带来本地居民生活消费向着非物质需求，尤其是精神文化需求方向“升级”。

2. 居民积蓄与非物消费历年增长相关性

2000~2010年，标号（6）居民积蓄与（2）交通消费历年增长之间，相关系数为 -0.6057，亦即在60.57%程度上逆向变动，呈很强负相关性；与（3）文教消费历年增长之间，相关系数为 -0.3754，亦即在37.54%程度上逆向变动，呈稍强负相关性；与（4）健康消费历年增长之间，相关系数为 -0.2624，亦即在26.24%程度上逆向变动，呈较弱负相关性；与（5）其他消费历年增长之间，相关系数为0.1273，亦即在12.73%程度上同步变动，呈极弱正相关性。

在当地这些数据之间的增长相关性中，相互间影响的正反方向、强弱程度一目了然。

特别是（2）交通消费与（6）居民积蓄增长曲线之间，形成横向镜面峰谷对应水中倒影，其间呈60.57%逆向增长相关性。“积蓄负相关性”对于交通消费明显成立，对于文教消费不明显，对于健康消费不明显，对于其他消费不成立。经后台数据库扩展演算，健康消费与积蓄增长之间2000~2007年长时段逆向程度为72.17%，呈极强负相关；2002~2006年逆向极值达83.32%，呈极强负相关。

湖北居民积蓄增长已经严重地抑制了本地居民消费向着扩展社会生活交往方向更快地“升级”。

三　湖北城乡居民健康消费相关性分析

湖北城乡居民健康消费及其相关性变动态势见图4。

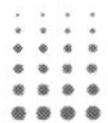

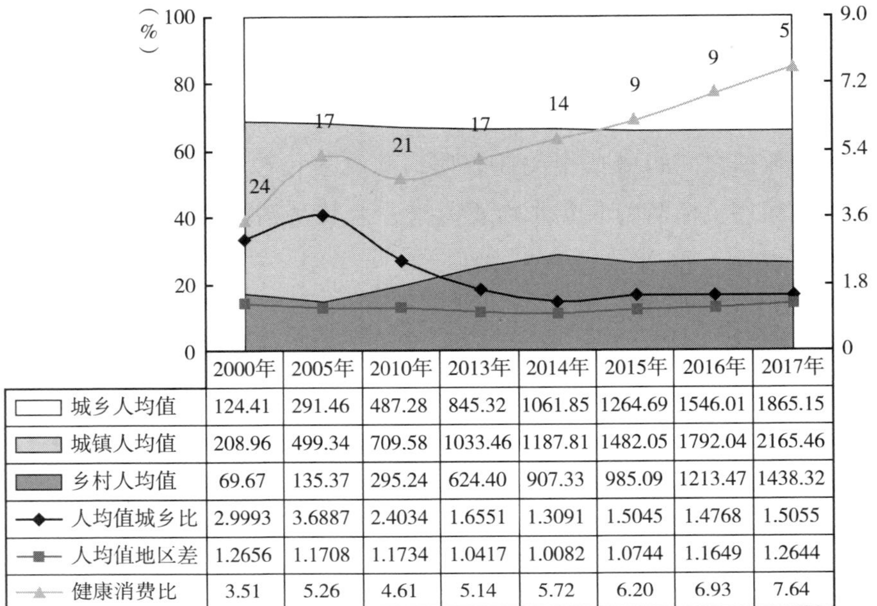

	2000年	2005年	2010年	2013年	2014年	2015年	2016年	2017年
城乡人均值	124.41	291.46	487.28	845.32	1061.85	1264.69	1546.01	1865.15
城镇人均值	208.96	499.34	709.58	1033.46	1187.81	1482.05	1792.04	2165.46
乡村人均值	69.67	135.37	295.24	624.40	907.33	985.09	1213.47	1438.32
人均值城乡比	2.9993	3.6887	2.4034	1.6551	1.3091	1.5045	1.4768	1.5055
人均值地区差	1.2656	1.1708	1.1734	1.0417	1.0082	1.0744	1.1649	1.2644
健康消费比	3.51	5.26	4.61	5.14	5.72	6.20	6.93	7.64

图 4　湖北城乡居民健康消费及其相关性变动态势

左轴面积：城乡综合、城镇、乡村居民健康消费人均值（元转换为%），各项数值间呈直观比例。右轴曲线：健康消费城乡比（乡村 = 1）、地区差（无差距 = 1）；健康消费比（%，占居民收入比）。此为民生消费三级子系统之七。标注此项消费比省域位次。

1. 健康消费相关比值历年变化状况

前面在非物消费分类单项数据检测当中，已经对湖北城乡居民健康消费比重及其历年变化展开详尽分析，这里仅补充健康消费比重排序，由于各地相应变化，湖北位次从 2000 年第 24 位升至 2017 年第 4 位。以下转而检测健康消费率、健康消费比历年变化动态。

健康消费率为健康消费与产值之间相对比值（商值），亦即每年社会总财富中由居民用于健康消费支出部分。以湖北城乡综合数值演算，2000 年健康消费率为 1.98%，2017 年健康消费率为 3.10%。这 17 年间，湖北健康消费率上升 1.12 个百分点；其中“十五”期间上升 0.57 个百分点，“十一五”期间下降 0.80 个百分点，“十二五”以来陡升 1.35 个百分点。

基于健康消费与产值之间历年数值演算，2000 ~ 2017 年，湖北健康消费率最高（最佳）值为 2017 年的 3.10%，最低值为 2010 年的 1.75%。具体展开逐年测算，健康消费率在 2000 年、2003 ~ 2007 年、2009 ~ 2010 年、2013 年降低，在 2001 ~ 2002 年、2008 年、2011 ~ 2012 年、2014 ~ 2017 年升高，近年来达到历年最佳值。由于各地相应变化，湖北健康消费率位次从 2000 年第 23 位升至 2017 年第 11 位。

健康消费比为健康消费与居民收入之间相对比值（商值），亦即每年居民收入中用于健康消费支出部分。以湖北城乡综合数值演算，2000 年健康消费比为 3.51%，2017 年健康消费比为 7.64%。这 17 年间，湖北健康消费比上升 4.13 个百分点；其中“十五”期间上升 1.75 个百分点，“十一五”期间下降 0.65 个百分点，“十二五”以来陡升 3.03 个百分点。

基于健康消费与居民收入之间历年数值演算，2000 ~ 2017 年，湖北健康消费比最高（最佳）值为 2017 年的 7.64%，最低值为 2000 年的 3.51%。具体展开逐年测算，健康消费比在 2006 ~ 2007 年、2009 ~ 2010 年、2013 年降低，在 2000 ~ 2005 年、2008 年、2011 ~ 2012 年、2014 ~ 2017 年升高，近年来达到历年最佳值。由于各地相应变化，湖北健康消费比位次从 2000 年第 24 位升至 2017 年第 5 位。

特别应注意，我国应对国际金融危机实施“拉动内需，扩大消费，改善民生”政策以来，由于政策措施转化为实际效益存在滞后期，进入“十二五”期间，湖北城乡居民健康消费率、健康消费比、健康消费比重都呈现明显回升态势。

2. 城乡综合人均值及地区差变动状况

前面在非物消费分类单项数据检测当中，已经对湖北城乡居民健康消费人均值及其历年增长展开详尽分析，此处仅补充各省域居民健康消费人均值排序，湖北位次从 2000 年第 21 位升至 2017 年第 5 位。以下直接切入人均值地区差检测。

基于当地与全国之间城乡居民健康消费人均值历年绝对偏差值演算，2000 ~ 2017 年，湖北居民健康消费地区差最小值为 2014 年的 1.0082，最大值为 2000 年的 1.2656。这 17 年间，湖北居民健康消费地区差缩小 0.09%；

其中“十五”期间缩小 7.49%，“十一五”期间扩大 0.22%，“十二五”以来扩大 7.76%。这表明，湖北与各地居民健康消费增长同步均衡性略微增强，体现“全面小康”进程缩小居民健康消费地区差距的有效进展。

由于各地相应变化，湖北地区差位次从 2000 年第 13 位降至 2017 年第 24 位。据既往历年动态推演测算，湖北居民健康消费地区差 2020 年将为 1.4001，相比当前较明显扩增；2035 年将为 2.3664，相比当前继续极显著扩增。

3. 城镇与乡村人均值及城乡比变动状况

2000 年，湖北城镇居民健康消费人均值为 208.96 元，乡村居民健康消费人均值为 69.67 元，健康消费城乡比为 2.9993；2017 年，湖北城镇居民健康消费人均值为 2165.46 元，乡村居民健康消费人均值为 1438.32 元，健康消费城乡比为 1.5055。

这 17 年间，湖北城镇居民人均健康消费年均增长 14.75%，乡村居民人均健康消费年均增长 19.49%，乡村年均增长率高于城镇 4.74 个百分点。城乡之间增长相关系数为 -0.0002，即历年增长逆向程度为 0.02%，呈极弱负相关性。各省域居民健康消费人均值排序，湖北城镇位次从 2000 年第 29 位升至 2017 年第 5 位，乡村位次从 2000 年第 21 位升至 2017 年第 4 位。

基于当地城乡之间居民健康消费人均值历年绝对值差异演算，2000 ~ 2017 年，湖北居民健康消费城乡比最小值为 2014 年的 1.3091，最大值为 2004 年的 4.1669。这 17 年间，湖北居民健康消费城乡比缩小 49.80%；其中“十五”期间扩大 22.99%，“十一五”期间缩小 34.84%，“十二五”以来缩小 37.36%。这表明，湖北城乡之间居民健康消费增长同步均衡性显著增强，体现“全面小康”进程缩小居民健康消费城乡差距的有效进展。

由于各地相应变化，湖北城乡比位次从 2000 年第 10 位降至 2017 年第 11 位。据既往历年动态推演测算，湖北居民健康消费城乡比 2020 年将为 1.3331，相比当前明显缩减；2035 年将为 0.7257，相比当前继续极显著缩减为“城乡倒挂”，即乡村人均值高于城镇人均值。诚然，这只是长期预测的理论演算值，揭示出一种积极向好的趋势。

四 湖北健康消费需求指数检测

湖北城乡居民健康消费需求指数变动态势见图5。

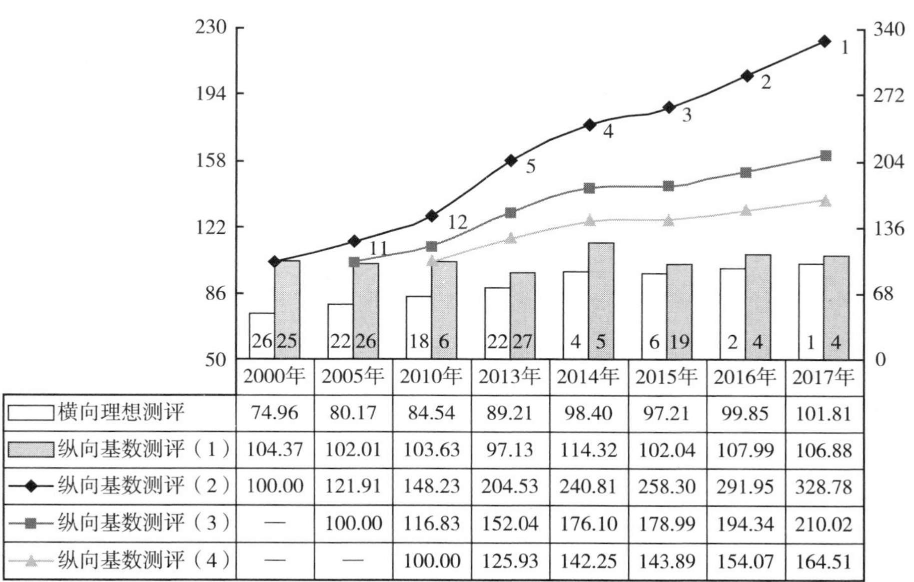

	2000年	2005年	2010年	2013年	2014年	2015年	2016年	2017年
横向理想测评	74.96	80.17	84.54	89.21	98.40	97.21	99.85	101.81
纵向基数测评（1）	104.37	102.01	103.63	97.13	114.32	102.04	107.99	106.88
纵向基数测评（2）	100.00	121.91	148.23	204.53	240.81	258.30	291.95	328.78
纵向基数测评（3）	—	100.00	116.83	152.04	176.10	178.99	194.34	210.02
纵向基数测评（4）	—	—	100.00	125.93	142.25	143.89	154.07	164.51

图5　湖北城乡居民健康消费需求指数变动态势

左轴柱形：左历年横向测评（城乡、地区无差距理想值=100）；右逐年纵向测评（1），上年基数值=100。右轴曲线：时段纵向测评（起点年基数值=100），（2）以2000年为起点（“十五”以来，以“九五”末年为基点，后同），（3）以2005年为起点（“十一五”以来），（4）以2010年为起点（“十二五”以来）。标注横向测评、纵向测评（1）（2）省域排行，纵向测评（2）起点年不计。

1. 各年度理想值横向检测指数

以假定各类民生数据城乡、地区无差距理想值为100，2017年湖北城乡健康消费需求指数为101.81，高于无差距理想值1.81%，但高于上年（2016年）检测指数1.96个点。湖北此项检测指数在省域间排行变化，2000年为第26位，2005年为第22位，2010年为第18位，2017年从上年第2位上升为第1位。

各年度（包括图5中省略年度，下同）此项检测指数对比，2017年1个年度高于无差距理想值100；2001～2002年、2004年、2006年、2008年、2010～2012年、2014年、2016～2017年11个年度高于上年检测指数值。其中，历年指数最高值为2017年的101.81，最低值为2000年的74.96。

2. 2000年以来基数值纵向检测指数

以“全面小康”建设进程起点年“九五”末年2000年数据指标演算基数值为100，2017年湖北城乡健康消费需求指数为328.78，高于起点年基数值228.78%，也高于上年（2016年）检测指数36.83个点。湖北此项检测指数在省域间排行变化，2000年起点不计，2005年为第11位，2010年为第12位，2017年从上年第2位上升为第1位。

各年度此项检测指数对比，全部各个年度均高于起点年基数值100；全部各个年度均高于上年检测指数值。其中，历年指数最高值为2017年的328.78，最低值为2001年的108.02。

3. 2005年以来基数值纵向检测指数

以“全面小康”建设进程第一个五年期“十五”末年2005年数据指标演算基数值为100，2017年湖北城乡健康消费需求指数为210.02，高于起点年基数值110.02%，也高于上年（2016年）检测指数15.68个点。湖北此项检测指数在省域间排行变化，2005年起点不计，2010年为第10位，2017年与上年持平，皆为第1位。

各年度此项检测指数对比，全部各个年度均高于起点年基数值100；全部各个年度均高于上年检测指数值。其中，历年指数最高值为2017年的210.02，最低值为2007年的103.26。

4. 2010年以来基数值纵向检测指数

以“全面小康”建设进程第二个五年期“十一五”末年2010年数据指标演算基数值为100，2017年湖北城乡健康消费需求指数为164.51，高于起点年基数值64.51%，也高于上年（2016年）检测指数10.44个点。湖北此项检测指数在省域间排行变化，2010年起点不计，2013年为第5位，2017年从上年第4位上升为第1位。

各年度此项检测指数对比，全部各个年度均高于起点年基数值 100；全部各个年度均高于上年检测指数值。其中，历年指数最高值为 2017 年的 164.51，最低值为 2011 年的 115.40。

5. 逐年度基数值纵向检测指数

以上一年（2016 年）起点数据指标演算基数值为 100，2017 年湖北城乡健康消费需求指数为 106.88，高于起点年基数值 6.88%，但低于上年检测指数 1.11 个点。湖北此项检测指数在省域间排行变化，2000 年为第 25 位，2005 年为第 26 位，2010 年为第 6 位，2017 年与上年持平，皆为第 4 位。

各年度此项检测指数对比，2000～2002 年、2004～2006 年、2008 年、2010～2012 年、2014～2017 年 14 个年度高于起点年基数值 100；2001～2002 年、2004 年、2006 年、2008 年、2010～2011 年、2014 年、2016 年 9 个年度高于上年检测指数值。其中，历年指数最高值为 2011 年的 116.99，最低值为 2007 年的 93.20。

ℝ.7

湖南：2016～2017年健康消费需求提升第1位

袁春生*

摘　要： 以湖南城乡人均值衡量，2017年居民总消费为2000年的6.14倍，非物消费为8.40倍，其中健康消费为10.61倍。非物消费比重极显著增高10.32个百分点，消费结构出现极大升级变化，而健康消费占总消费比重增高3.44个百分点。但居民消费率从53.33%极显著下降至35.87%，“十二五”以来略有回升，而健康消费占居民收入比从4.07%明显升高至5.99%。居民总消费、非物消费地区差继续扩大，健康消费地区差明显扩大；居民总消费、非物消费城乡比逐渐缩小，健康消费城乡比极显著缩小。

关键词： 湖南　健康消费　需求状况　检测评价

一　湖南民生消费主要数据相关情况

湖南城乡民生消费主要数据增长变化基本情况见图1，限于制图容量，侧重列出民生消费分类数据，突出单列健康消费总量数据。居民收入、总消费数据可从中推算出来，同时产值、财政收入、财政支出背景数据置于后台演算。

* 袁春生，云南省社会科学院科研处副处长、副研究员，主要从事民族文化、民族政治研究。

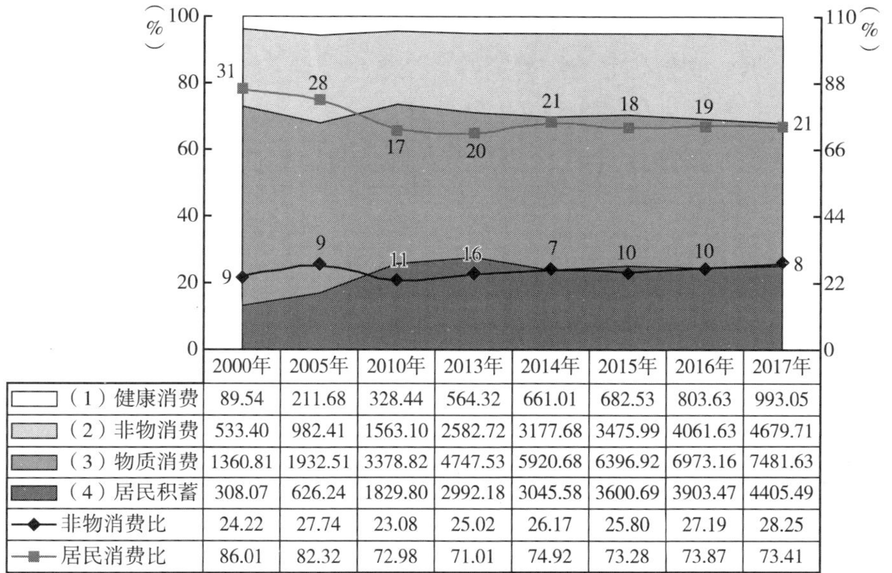

	2000年	2005年	2010年	2013年	2014年	2015年	2016年	2017年
（1）健康消费	89.54	211.68	328.44	564.32	661.01	682.53	803.63	993.05
（2）非物消费	533.40	982.41	1563.10	2582.72	3177.68	3475.99	4061.63	4679.71
（3）物质消费	1360.81	1932.51	3378.82	4747.53	5920.68	6396.92	6973.16	7481.63
（4）居民积蓄	308.07	626.24	1829.80	2992.18	3045.58	3600.69	3903.47	4405.49
非物消费比	24.22	27.74	23.08	25.02	26.17	25.80	27.19	28.25
居民消费比	86.01	82.32	72.98	71.01	74.92	73.28	73.87	73.41

图1　湖南城乡民生消费主要数据增长变化基本情况

左轴面积：城乡居民（1）健康消费、（2）非物消费、（3）物质消费、（4）积蓄总量（亿元转换为%），（2）＋（3）＝总消费，（2）＋（3）＋（4）＝居民收入，各项数值间呈直观比例。右轴曲线：非物消费比、居民消费比（占居民收入比）（%），二者之差即为物质消费比，二者之比即为非物消费比重（占总消费比），二者之差再与居民消费比之比即为物质消费比重。标注非物消费比、居民消费比省域位次。

1. 城乡人民生活相关背景数据增长简况

2000～2017年，湖南城乡居民收入总量年均增长12.60%，积蓄总量年均增长16.94%。居民收入年均增长率低于产值增长1.59个百分点，低于财政收入增长4.93个百分点。

2. 城乡居民消费总量及其分类增长状况

2000～2017年，湖南城乡居民消费总量年均增长11.56%。居民消费年均增长率低于产值增长2.63个百分点，低于财政支出增长7.62个百分点。同期，湖南城乡居民物质消费总量年均增长10.55%。物质消费年均增长率低于居民收入增长2.05个百分点，低于总消费增长1.01个百分点。同期，湖南城乡居民非物消费总量年均增长13.63%。非物消费年均增长率高于居民收入增长 1.03 个百分点，高于总消费增长 2.07 个百分点。

与此同时，湖南城乡居民健康消费总量年均增长 15.20%。健康消费年均增长率高于居民收入增长 2.60 个百分点，高于总消费增长 3.64 个百分点；高于物质消费增长 4.65 个百分点，高于非物消费增长 1.57 个百分点；仅低于居民积蓄增长 1.74 个百分点。

3. 城乡居民消费需求相关比值变化状况

在湖南居民收入当中，2000 年有 86.01% 用于全部生活消费支出，为历年最高比值；2013 年仅有 71.01% 用于全部生活消费支出，为历年最低（最佳）比值；2008 年仅有 22.29% 用于非物消费支出，为历年最低比值；2017 年有 28.25% 用于非物消费支出，为历年最高（最佳）比值。居民收入与总消费之差即为居民积蓄，非物消费与总消费之差即为物质消费。

这 17 年间，湖南居民消费比降低 12.60 个百分点，同时非物消费比却升高 4.03 个百分点，反过来导致物质消费比降低 16.63 个百分点。继续深入分析，居民消费比与非物消费比升降方向及其程度有差异，意味着非物消费占总消费比重变化，反过来又导致物质消费占总消费比重变化。由这些相对比值关系变化就能够看出民生消费需求态势，从中体现出民生发展的基本走向。

在这当中，湖南城乡居民健康消费增长出现高于居民收入增长、高于总消费增长、高于物质消费增长、高于非物消费增长的较大增幅，势必导致一系列相关比值明显变化。

二　湖南居民非物消费结构化分析

国家现行统计制度中居民消费后四类——交通通信、教育文化娱乐、医疗保健、其他用品及服务（以下行文分别简称“交通、文教、健康、其他”）消费属于非物生活范畴，维系着人们社会交往、身心状态、精神生活等“扩展需求”。居民非物生活分类消费测算为民生消费需求检测系统的二级子系统之三，其中展开相关性分析又包含着三级子系统之五至八。

（一）非物生活分类消费增长分析

湖南居民非物消费分类结构性关系见图2。

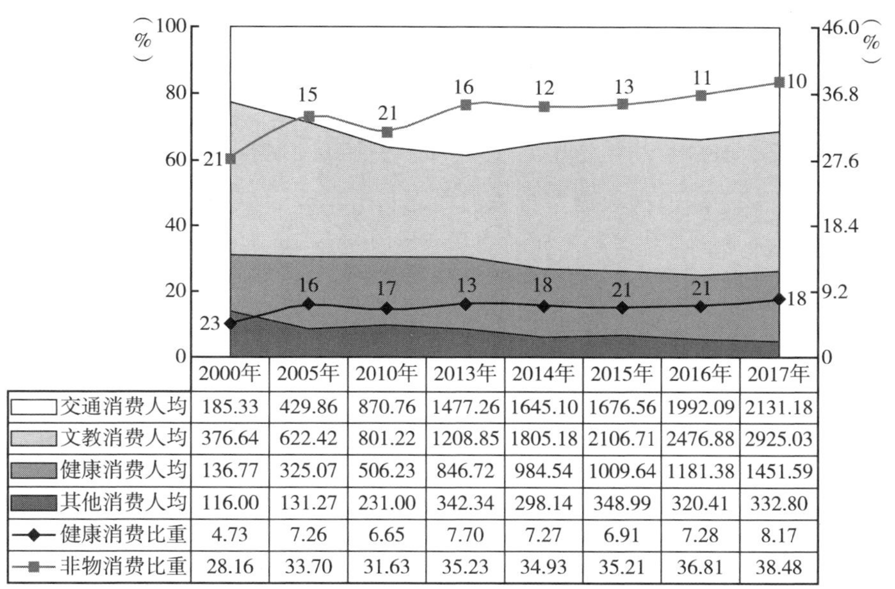

	2000年	2005年	2010年	2013年	2014年	2015年	2016年	2017年
交通消费人均	185.33	429.86	870.76	1477.26	1645.10	1676.56	1992.09	2131.18
文教消费人均	376.64	622.42	801.22	1208.85	1805.18	2106.71	2476.88	2925.03
健康消费人均	136.77	325.07	506.23	846.72	984.54	1009.64	1181.38	1451.59
其他消费人均	116.00	131.27	231.00	342.34	298.14	348.99	320.41	332.80
健康消费比重	4.73	7.26	6.65	7.70	7.27	6.91	7.28	8.17
非物消费比重	28.16	33.70	31.63	35.23	34.93	35.21	36.81	38.48

图2　湖南居民非物消费分类结构性关系

左轴面积：城乡综合演算交通、文教、健康、其他消费人均值（元转换为%），各项数值间呈直观比例。右轴曲线：健康消费比重、非物消费比重（占总消费比）（%）。标注健康消费比重、非物消费比重省域位次。

1. 交通消费人均值增长及其比重变化

湖南城乡综合演算，2000年居民交通消费人均值为185.33元，2017年居民交通消费人均值为2131.18元。这17年间，湖南城乡居民人均交通消费年均增长15.45%；其中“十五”期间年均增长18.33%，“十一五”期间年均增长15.16%，“十二五”以来年均增长13.64%。

同期，基于居民交通消费与总消费之间历年数值演算，湖南居民交通消费比重增高5.58个百分点；其中“十五”期间增高3.20个百分点，“十一五”期间增高1.83个百分点，“十二五”以来增高0.56个百分点。最高（最佳，非物消费占比以高为佳，后同）比重值为2013年的13.43%，最低比重值为2000年的6.41%。

2. 文教消费人均值增长及其比重变化

湖南城乡综合演算，2000年居民文教消费人均值为376.64元，2017年居民文教消费人均值为2925.03元。这17年间，湖南城乡居民人均文教消费年均增长12.81%；其中“十五”期间年均增长10.57%，“十一五”期间年均增长5.18%，“十二五”以来年均增长20.32%。

同期，基于居民文教消费与总消费之间历年数值演算，湖南居民文教消费比重增高3.44个百分点；其中“十五”期间增高0.89个百分点，“十一五”期间降低3.39个百分点，“十二五”以来增高5.94个百分点。最高比重值为2017年的16.45%，最低比重值为2008年的9.81%。

3. 健康消费人均值增长及其比重变化

湖南城乡综合演算，2000年居民健康消费人均值为136.77元，2017年居民健康消费人均值为1451.59元。这17年间，湖南城乡居民人均健康消费年均增长14.91%；其中“十五”期间年均增长18.90%，“十一五”期间年均增长9.26%，“十二五”以来年均增长16.24%。

同期，基于居民健康消费与总消费之间历年数值演算，湖南居民健康消费比重增高3.44个百分点；其中“十五”期间增高2.54个百分点，“十一五”期间降低0.62个百分点，“十二五”以来增高1.52个百分点。最高比重值为2017年的8.17%，最低比重值为2000年的4.73%。

4. 其他消费人均值增长及其比重变化

湖南城乡综合演算，2000年居民其他消费人均值为116.00元，2017年居民其他消费人均值为332.80元。这17年间，湖南城乡居民人均其他消费年均增长6.40%；其中“十五”期间年均增长2.50%，“十一五”期间年均增长11.97%，“十二五”以来年均增长5.35%。

同期，基于居民其他消费与总消费之间历年数值演算，湖南居民其他消费比重降低2.14个百分点；其中“十五”期间降低1.08个百分点，“十一五”期间增高0.10个百分点，“十二五”以来降低1.16个百分点。最高比重值为2001年的4.35%，最低比重值为2017年的1.87%。

恩格尔系数检测仅能对应“基本小康”阶段，即使扩展为整个物质消费也难以适用于“全面小康”进程。为此，本项检测将全部非物消费视为“全面小康”民生应有消费。综合湖南居民交通、文教、健康、其他消费比重变化，17年间整个非物消费比重上升10.32个百分点。

实际说来，“交通消费”作为“交通通信消费”简称，包含通信消费，而通信消费里的信息内容消费部分显然应当归属于精神消费。假设湖南居民信息内容消费占通信消费一半，通信消费又占整个交通通信消费一半，那么信息内容消费比重则上升1.40个百分点，再与文教消费比重变化合并演算，2000年以来17年间湖南居民精神消费比重理当上升4.83个百分点。

（二）居民收入、积蓄与非物消费之间增长关系

分析居民收入、积蓄与非物生活各项消费之间增长关系，可以检测究竟是什么因素对居民非物生活各项消费增长产生重要影响。湖南居民收入、积蓄与非物消费增长态势见图3，因相关系数分析需有历年不间断增长指数，而制图空间有限，故截取2000~2010年（后台检测2000~2017年）。

1. 居民收入与非物消费历年增长相关性

2000~2010年，标号（1）居民收入与（2）交通消费历年增长之间，相关系数为-0.6018，亦即在60.18%程度上逆向变动，呈很强负相关性；与（3）文教消费历年增长之间，相关系数为-0.4277，亦即在42.77%程度上逆向变动，呈稍强负相关性；与（4）健康消费历年增长之间，相关系数为-0.1231，亦即在12.31%程度上逆向变动，呈很弱负相关性；与（5）其他消费历年增长之间，相关系数为0.3713，亦即在37.13%程度上同步变动，呈极弱正相关性。

这些数据之间的增长相关性表明，湖南居民收入增加不能“必然”带来本地居民生活消费向着非物质需求，尤其是精神文化需求方向“升级”。

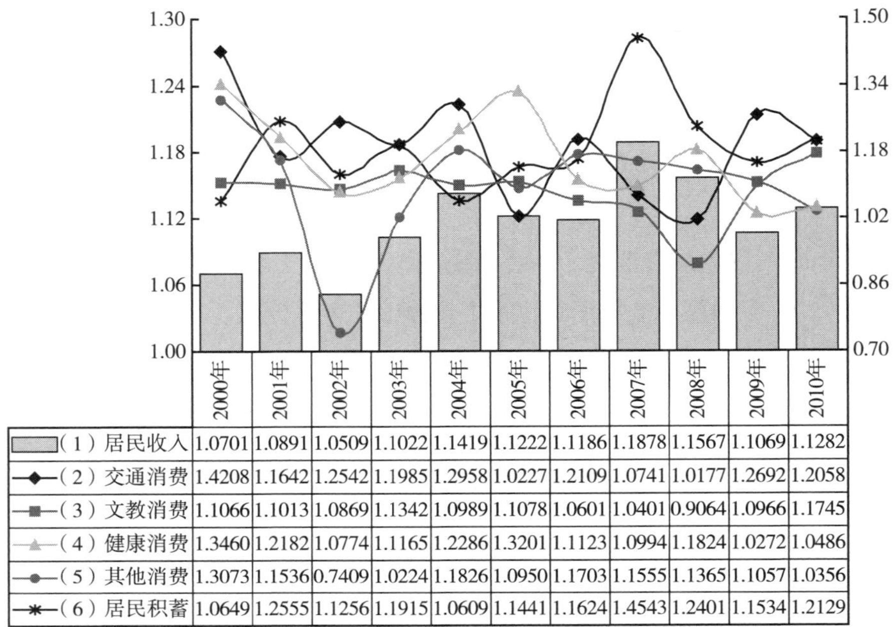

	2000年	2001年	2002年	2003年	2004年	2005年	2006年	2007年	2008年	2009年	2010年
（1）居民收入	1.0701	1.0891	1.0509	1.1022	1.1419	1.1222	1.1186	1.1878	1.1567	1.1069	1.1282
（2）交通消费	1.4208	1.1642	1.2542	1.1985	1.2958	1.0227	1.2109	1.0741	1.0177	1.2692	1.2058
（3）文教消费	1.1066	1.1013	1.0869	1.1342	1.0989	1.1078	1.0601	1.0401	0.9064	1.0966	1.1745
（4）健康消费	1.3460	1.2182	1.0774	1.1165	1.2286	1.3201	1.1123	1.0994	1.1824	1.0272	1.0486
（5）其他消费	1.3073	1.1536	0.7409	1.0224	1.1826	1.0950	1.1703	1.1555	1.1365	1.1057	1.0356
（6）居民积蓄	1.0649	1.2555	1.1256	1.1915	1.0609	1.1441	1.1624	1.4543	1.2401	1.1534	1.2129

图 3　湖南居民收入、积蓄与非物消费增长态势

左轴柱形：居民收入年增指数。右轴曲线：非物消费各单项、积蓄年增指数，上年 =1（小于 1 为负增长）。曲线（2）与（6）之间大体形成横向镜面峰谷对应水中倒影负相关关系。

2. 居民积蓄与非物消费历年增长相关性

2000～2010 年，标号（6）居民积蓄与（2）交通消费历年增长之间，相关系数为 -0.6299，亦即在 62.99% 程度上逆向变动，呈很强负相关性；与（3）文教消费历年增长之间，相关系数为 -0.3120，亦即在 31.20% 程度上逆向变动，呈较弱负相关性；与（4）健康消费历年增长之间，相关系数为 -0.3601，亦即在 36.01% 程度上逆向变动，呈稍强负相关性；与（5）其他消费历年增长之间，相关系数为 0.0195，亦即在 1.95% 程度上同步变动，呈极弱正相关性。

在当地这些数据之间的增长相关性中，相互间影响的正反方向、强弱程度一目了然。

特别是（2）交通消费与（6）居民积蓄增长曲线之间，形成横向镜面峰谷对应水中倒影，其间呈62.99%逆向增长相关性。“积蓄负相关性”对于交通消费明显成立，对于健康消费不明显，对于文教消费不明显，对于其他消费不成立。经后台数据库扩展演算，健康消费与积蓄增长之间2003～2008年长时段逆向程度为55.03%，呈较强负相关；2004～2008年逆向极值达60.99%，呈很强负相关。

湖南居民积蓄增长已经严重地抑制了本地居民消费向着扩展社会生活交往方向更快地“升级”。

三 湖南城乡居民健康消费相关性分析

湖南城乡居民健康消费及其相关性变动态势见图4。

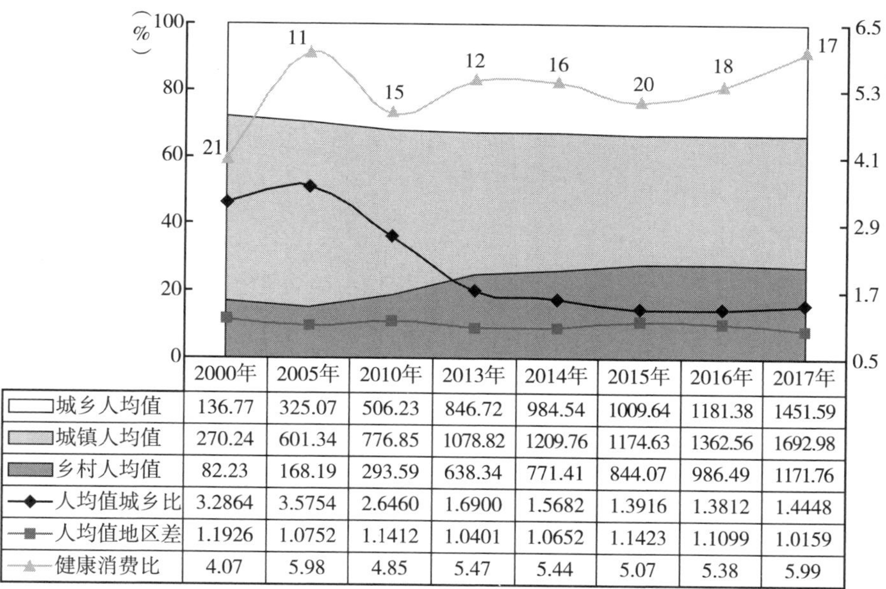

	2000年	2005年	2010年	2013年	2014年	2015年	2016年	2017年
城乡人均值	136.77	325.07	506.23	846.72	984.54	1009.64	1181.38	1451.59
城镇人均值	270.24	601.34	776.85	1078.82	1209.76	1174.63	1362.56	1692.98
乡村人均值	82.23	168.19	293.59	638.34	771.41	844.07	986.49	1171.76
人均值城乡比	3.2864	3.5754	2.6460	1.6900	1.5682	1.3916	1.3812	1.4448
人均值地区差	1.1926	1.0752	1.1412	1.0401	1.0652	1.1423	1.1099	1.0159
健康消费比	4.07	5.98	4.85	5.47	5.44	5.07	5.38	5.99

图4 湖南城乡居民健康消费及其相关性变动态势

左轴面积：城乡综合、城镇、乡村居民健康消费人均值（元转换为%），各项数值间呈直观比例。右轴曲线：健康消费城乡比（乡村=1）、地区差（无差距=1）；健康消费比（%，占居民收入比）。此为民生消费三级子系统之七。标注此项消费比省域位次。

1. 健康消费相关比值历年变化状况

前面在非物消费分类单项数据检测当中，已经对湖南城乡居民健康消费比重及其历年变化展开详尽分析，这里仅补充健康消费比重排序，由于各地相应变化，湖南位次从2000年第23位升至2017年第18位。以下转而检测健康消费率、健康消费比历年变化动态。

健康消费率为健康消费与产值之间相对比值（商值），亦即每年社会总财富中由居民用于健康消费支出部分。以湖南城乡综合数值演算，2000年健康消费率为2.52%，2017年健康消费率为2.93%。这17年间，湖南健康消费率上升0.41个百分点；其中“十五”期间上升0.60个百分点，“十一五”期间下降1.07个百分点，“十二五”以来陡升0.88个百分点。

基于健康消费与产值之间历年数值演算，2000~2017年，湖南健康消费率最高（最佳）值为2005年的3.12%，最低值为2011年的1.92%。具体展开逐年测算，健康消费率在2002~2003年、2006~2011年、2015年降低，在2000~2001年、2004~2005年、2012~2014年、2016~2017年升高，近年来尚未达到2005年最佳值。由于各地相应变化，湖南健康消费率位次从2000年第10位降至2017年第14位。

健康消费比为健康消费与居民收入之间相对比值（商值），亦即每年居民收入中用于健康消费支出部分。以湖南城乡综合数值演算，2000年健康消费比为4.07%，2017年健康消费比为5.99%。这17年间，湖南健康消费比上升1.92个百分点；其中“十五”期间上升1.91个百分点，“十一五”期间下降1.13个百分点，“十二五”以来陡升1.14个百分点。

基于健康消费与居民收入之间历年数值演算，2000~2017年，湖南健康消费比最高（最佳）值为2017年的5.99%，最低值为2000年的4.07%。具体展开逐年测算，健康消费比在2006~2007年、2009~2011年、2014~2015年降低，在2000~2005年、2008年、2012~2013年、2016~2017年升高，近年来达到历年最佳值。由于各地相应变化，湖南健康消费比位次从2000年第21位升至2017年第17位。

特别应注意，我国应对国际金融危机实施“拉动内需，扩大消费，改

善民生”政策以来，由于政策措施转化为实际效益存在滞后期，进入“十二五”期间，湖南城乡居民健康消费率、健康消费比、健康消费比重都呈现明显回升态势。

2. 城乡综合人均值及地区差变动状况

前面在非物消费分类单项数据检测当中，已经对湖南城乡居民健康消费人均值及其历年增长展开详尽分析，此处仅补充各省域居民健康消费人均值排序，湖南位次从2000年第20位升至2017年第17位。以下直接切入人均值地区差检测。

基于当地与全国之间城乡居民健康消费人均值历年绝对偏差值演算，2000～2017年，湖南居民健康消费地区差最小值为2017年的1.0159，最大值为2003年的1.2266。这17年间，湖南居民健康消费地区差缩小14.82%；其中“十五”期间缩小9.85%，“十一五”期间扩大6.15%，“十二五”以来缩小10.98%。这表明，湖南与各地居民健康消费增长同步均衡性较明显增强，体现“全面小康”进程缩小居民健康消费地区差距的有效进展。

由于各地相应变化，湖南地区差位次从2000年第12位升至2017年第1位。据既往历年动态推演测算，湖南居民健康消费地区差2020年将为1.0160，相比当前略微扩增；2035年将为1.1978，相比当前继续明显扩增。

3. 城镇与乡村人均值及城乡比变动状况

2000年，湖南城镇居民健康消费人均值为270.24元，乡村居民健康消费人均值为82.23元，健康消费城乡比为3.2864；2017年，湖南城镇居民健康消费人均值为1692.98元，乡村居民健康消费人均值为1171.76元，健康消费城乡比为1.4448。

这17年间，湖南城镇居民人均健康消费年均增长11.40%，乡村居民人均健康消费年均增长16.92%，乡村年均增长率高于城镇5.52个百分点。城乡之间增长相关系数为0.4768，即历年增长同步程度为47.68%，呈很弱正相关性。各省域居民健康消费人均值排序，湖南城镇位次从2000年第22位升至2017年第20位，乡村位次从2000年第15位升至2017年第13位。

基于当地城乡之间居民健康消费人均值历年绝对值差异演算，2000～2017年，湖南居民健康消费城乡比最小值为2016年的1.3812，最大值为2004年的3.8319。这17年间，湖南居民健康消费城乡比缩小56.04%；其中“十五”期间扩大8.79%，“十一五”期间缩小25.99%，“十二五”以来缩小45.40%。这表明，湖南城乡之间居民健康消费增长同步均衡性极显著增强，体现“全面小康”进程缩小居民健康消费城乡差距的有效进展。

由于各地相应变化，湖南城乡比位次从2000年第15位升至2017年第7位。据既往历年动态推演测算，湖南居民健康消费城乡比2020年将为1.2498，相比当前明显缩减；2035年将为0.6052，相比当前继续极显著缩减为“城乡倒挂”，即乡村人均值高于城镇人均值。诚然，这只是长期预测的理论演算值，揭示出一种积极向好的趋势。

四　湖南健康消费需求指数检测

湖南城乡居民健康消费需求指数变动态势见图5。

1. 各年度理想值横向检测指数

以假定各类民生数据城乡、地区无差距理想值为100，2017年湖南城乡健康消费需求指数为99.76，低于无差距理想值0.24%，但高于上年（2016年）检测指数6.53个点。湖南此项检测指数在省域间排行变化，2000年为第13位，2005年为第8位，2010年为第19位，2017年从上年第13位上升为第3位。

各年度（包括图5中省略年度，下同）此项检测指数对比，全部各个年度均低于无差距理想值100；2001年、2003～2005年、2008年、2010年、2012～2013年、2016～2017年10个年度高于上年检测指数值。其中，历年指数最高值为2017年的99.76，最低值为2002年的77.82。

2. 2000年以来基数值纵向检测指数

以“全面小康”建设进程起点年“九五”末年2000年数据指标演算基数值为100，2017年湖南城乡健康消费需求指数为265.76，高于起点年基

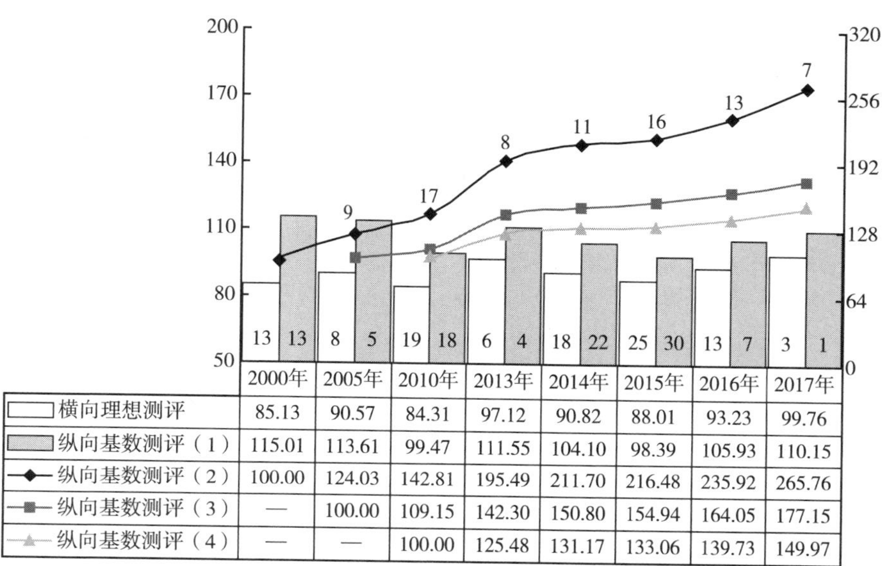

	2000年	2005年	2010年	2013年	2014年	2015年	2016年	2017年
横向理想测评	85.13	90.57	84.31	97.12	90.82	88.01	93.23	99.76
纵向基数测评（1）	115.01	113.61	99.47	111.55	104.10	98.39	105.93	110.15
纵向基数测评（2）	100.00	124.03	142.81	195.49	211.70	216.48	235.92	265.76
纵向基数测评（3）	—	100.00	109.15	142.30	150.80	154.94	164.05	177.15
纵向基数测评（4）	—	—	100.00	125.48	131.17	133.06	139.73	149.97

图5　湖南城乡居民健康消费需求指数变动态势

左轴柱形：左历年横向测评（城乡、地区无差距理想值 = 100）；右逐年纵向测评（1），上年基数值 = 100。右轴曲线：时段纵向测评（起点年基数值 = 100），（2）以 2000 年为起点（“十五”以来，以“九五”末年为基点，后同），（3）以 2005 年为起点（“十一五”以来），（4）以 2010 年为起点（“十二五”以来）。标注横向测评、纵向测评（1）（2）省域排行，纵向测评（2）起点年不计。

数值 165.76%，也高于上年（2016 年）检测指数 29.84 个点。湖南此项检测指数在省域间排行变化，2000 年起点不计，2005 年为第 9 位，2010 年为第 17 位，2017 年从上年第 13 位上升为第 7 位。

各年度此项检测指数对比，全部各个年度均高于起点年基数值 100；2003 ~ 2008 年、2010 ~ 2017 年 14 个年度高于上年检测指数值。其中，历年指数最高值为 2017 年的 265.76，最低值为 2002 年的 104.26。

3. 2005年以来基数值纵向检测指数

以“全面小康”建设进程第一个五年期“十五”末年 2005 年数据指标演算基数值为 100，2017 年湖南城乡健康消费需求指数为 177.15，高于起点年基数值 77.15%，也高于上年（2016 年）检测指数 13.10 个点。湖南此项检测指数在省域间排行变化，2005 年起点不计，2010 年为第 25 位，2017

年从上年第 16 位上升为第 13 位。

各年度此项检测指数对比，全部各个年度均高于起点年基数值 100；全部各个年度均高于上年检测指数值。其中，历年指数最高值为 2017 年的 177. 15，最低值为 2006 年的 103. 57。

4. 2010年以来基数值纵向检测指数

以“全面小康”建设进程第二个五年期“十一五”末年 2010 年数据指标演算基数值为 100，2017 年湖南城乡健康消费需求指数为 149. 97，高于起点年基数值 49. 97%，也高于上年（2016 年）检测指数 10. 24 个点。湖南此项检测指数在省域间排行变化，2010 年起点不计，2013 年为第 6 位，2017 年从上年第 10 位上升为第 7 位。

各年度此项检测指数对比，全部各个年度均高于起点年基数值 100；2012 ~ 2017 年 6 个年度高于上年检测指数值。其中，历年指数最高值为 2017 年的 149. 97，最低值为 2011 年的 107. 39。

5. 逐年度基数值纵向检测指数

以上一年（2016 年）起点数据指标演算基数值为 100，2017 年湖南城乡健康消费需求指数为 110. 15，高于起点年基数值 10. 15%，也高于上年检测指数 4. 22 个点。湖南此项检测指数在省域间排行变化，2000 年为第 13 位，2005 年为第 5 位，2010 年为第 18 位，2017 年从上年第 7 位上升为第 1 位。

各年度此项检测指数对比，2000 ~ 2001 年、2003 ~ 2006 年、2008 年、2011 ~ 2014 年、2016 ~ 2017 年 13 个年度高于起点年基数值 100；2003 ~ 2005 年、2008 年、2010 ~ 2013 年、2016 ~ 2017 年 10 个年度高于上年检测指数值。其中，历年指数最高值为 2000 年的 115. 01，最低值为 2009 年的 95. 37。

R.8

黑龙江：2017年度健康消费需求排名第2位

汪 洋*

摘 要： 以黑龙江城乡人均值衡量，2017 年居民总消费为 2000 年的 5.81 倍，非物消费为 7.61 倍，其中健康消费为 7.76 倍。非物消费比重极显著增高 9.58 个百分点，消费结构出现极大升级变化，而健康消费占总消费比重增高 2.88 个百分点。居民消费率从 32.62% 明显上升至 37.48%，“十二五”以来加快上升，而健康消费占居民收入比从 6.51% 明显升高至 8.39%。居民总消费、非物消费地区差继续扩大，健康消费地区差略微缩小；居民总消费、非物消费城乡比逐渐缩小，健康消费城乡比明显缩小。

关键词： 黑龙江 健康消费 需求状况 检测评价

一 黑龙江民生消费主要数据相关情况

黑龙江城乡民生消费主要数据增长变化基本情况见图 1，限于制图容量，侧重列出民生消费分类数据，突出单列健康消费总量数据。居民收入、总消费数据可从中推算出来，同时产值、财政收入、财政支出背景数据置于后台演算。

---

* 汪洋，云南省社会科学院信息中心副主任、副研究员，主要从事民族生态文化研究。

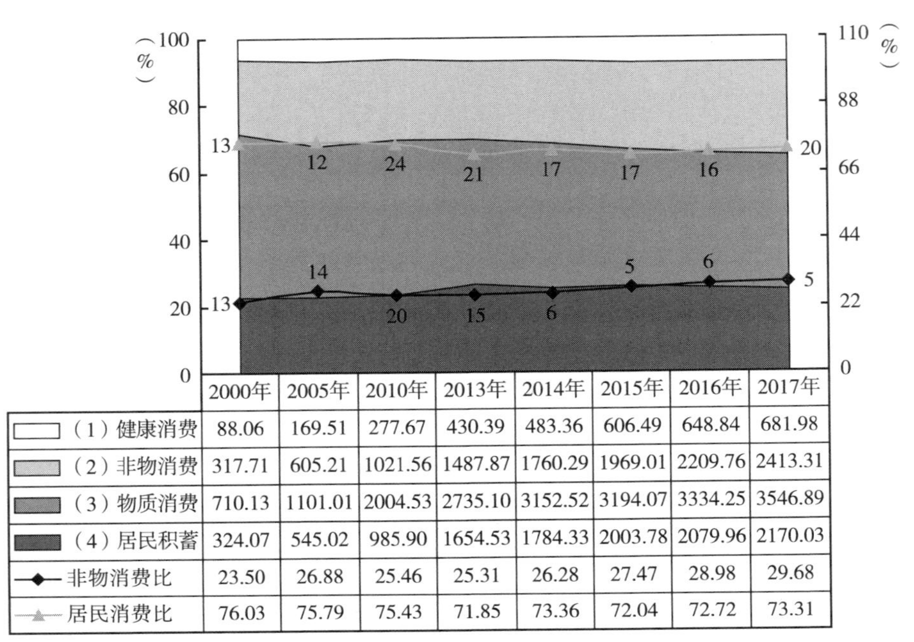

	2000年	2005年	2010年	2013年	2014年	2015年	2016年	2017年
（1）健康消费	88.06	169.51	277.67	430.39	483.36	606.49	648.84	681.98
（2）非物消费	317.71	605.21	1021.56	1487.87	1760.29	1969.01	2209.76	2413.31
（3）物质消费	710.13	1101.01	2004.53	2735.10	3152.52	3194.07	3334.25	3546.89
（4）居民积蓄	324.07	545.02	985.90	1654.53	1784.33	2003.78	2079.96	2170.03
非物消费比	23.50	26.88	25.46	25.31	26.28	27.47	28.98	29.68
居民消费比	76.03	75.79	75.43	71.85	73.36	72.04	72.72	73.31

图1　黑龙江城乡民生消费主要数据增长变化基本情况

左轴面积：城乡居民（1）健康消费、（2）非物消费、（3）物质消费、（4）积蓄总量（亿元转换为%），（2）+（3）=总消费，（2）+（3）+（4）=居民收入，各项数值间呈直观比例。右轴曲线：非物消费比、居民消费比（占居民收入比）（%），二者之差即为物质消费比，二者之比即为非物消费比重（占总消费比），二者之差再与居民消费比之比即为物质消费比重。标注非物消费比、居民消费比省域位次。

1. 城乡人民生活相关背景数据增长简况

2000～2017年，黑龙江城乡居民收入总量年均增长11.13%，积蓄总量年均增长11.83%。居民收入年均增长率高于产值增长1.14个百分点，低于财政收入增长0.72个百分点。

2. 城乡居民消费总量及其分类增长状况

2000～2017年，黑龙江城乡居民消费总量年均增长10.89%。居民消费年均增长率高于产值增长0.90个百分点，低于财政支出增长4.94个百分点。同期，黑龙江城乡居民物质消费总量年均增长9.92%。物质消费年均增长率低于居民收入增长1.21个百分点，低于总消费增长0.97个百分点。同期，黑龙江城乡居民非物消费总量年均增长12.67%。非物消费年均增长率高于居民收入增长 1.54 个百分点，高于总消费增长 1.78 个百分点。

与此同时，黑龙江城乡居民健康消费总量年均增长 12.80%。健康消费年均增长率高于居民收入增长 1.67 个百分点，高于总消费增长 1.91 个百分点；高于物质消费增长 2.88 个百分点，高于非物消费增长 0.13 个百分点；亦高于居民积蓄增长 0.97 个百分点。

3. 城乡居民消费需求相关比值变化状况

在黑龙江居民收入当中，2009 年有 77.84% 用于全部生活消费支出，为历年最高比值；2004 年仅有 70.97% 用于全部生活消费支出，为历年最低（最佳）比值；2000 年仅有 23.50% 用于非物消费支出，为历年最低比值；2017 年有 29.68% 用于非物消费支出，为历年最高（最佳）比值。居民收入与总消费之差即为居民积蓄，非物消费与总消费之差即为物质消费。

这 17 年间，黑龙江居民消费比降低 2.72 个百分点，同时非物消费比却升高 6.18 个百分点，反过来导致物质消费比降低 8.90 个百分点。继续深入分析，居民消费比与非物消费比升降方向及其程度有差异，意味着非物消费占总消费比重变化，反过来又导致物质消费占总消费比重变化。由这些相对比值关系变化就能够看出民生消费需求态势，从中体现出民生发展的基本走向。

在这当中，黑龙江城乡居民健康消费增长出现高于居民收入增长、高于总消费增长、高于物质消费增长、高于非物消费增长的较大增幅，势必导致一系列相关比值明显变化。

二 黑龙江居民非物消费结构化分析

国家现行统计制度中居民消费后四类——交通通信、教育文化娱乐、医疗保健、其他用品及服务（以下行文分别简称“交通、文教、健康、其他”）消费属于非物生活范畴，维系着人们社会交往、身心状态、精神生活等“扩展需求”。居民非物生活分类消费测算为民生消费需求检测系统的二级子系统之三，其中展开相关性分析又包含着三级子系统之五至八。

（一）非物生活分类消费增长分析

黑龙江居民非物消费分类结构性关系见图2。

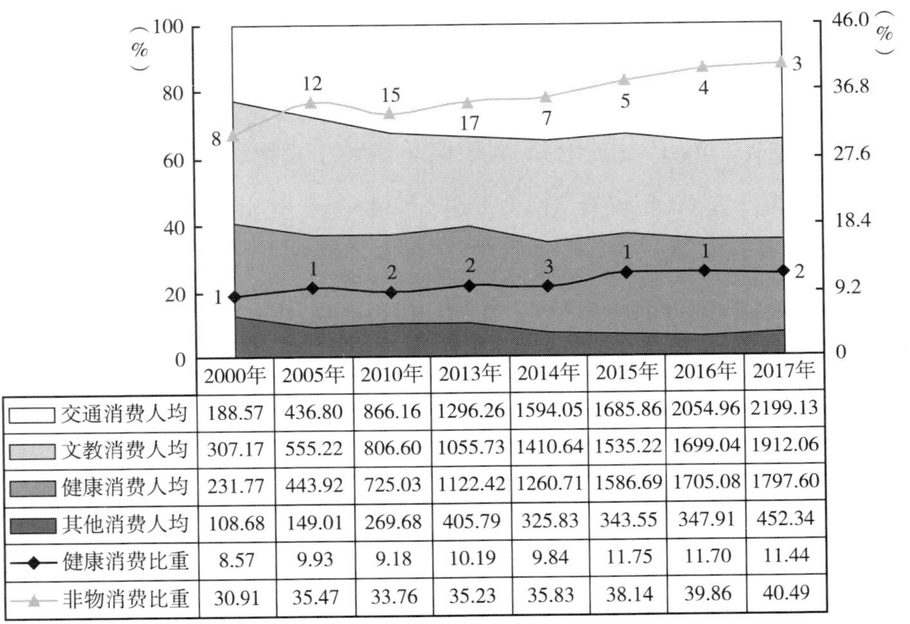

	2000年	2005年	2010年	2013年	2014年	2015年	2016年	2017年
交通消费人均	188.57	436.80	866.16	1296.26	1594.05	1685.86	2054.96	2199.13
文教消费人均	307.17	555.22	806.60	1055.73	1410.64	1535.22	1699.04	1912.06
健康消费人均	231.77	443.92	725.03	1122.42	1260.71	1586.69	1705.08	1797.60
其他消费人均	108.68	149.01	269.68	405.79	325.83	343.55	347.91	452.34
健康消费比重	8.57	9.93	9.18	10.19	9.84	11.75	11.70	11.44
非物消费比重	30.91	35.47	33.76	35.23	35.83	38.14	39.86	40.49

图2　黑龙江居民非物消费分类结构性关系

左轴面积：城乡综合演算交通、文教、健康、其他消费人均值（元转换为%），各项数值间呈直观比例。右轴曲线：健康消费比重、非物消费比重（占总消费比）（%）。标注健康消费比重、非物消费比重省域位次。

1. 交通消费人均值增长及其比重变化

黑龙江城乡综合演算，2000年居民交通消费人均值为188.57元，2017年居民交通消费人均值为2199.13元。这17年间，黑龙江城乡居民人均交通消费年均增长15.55%；其中“十五”期间年均增长18.29%，“十一五”期间年均增长14.67%，“十二五”以来年均增长14.24%。

同期，基于居民交通消费与总消费之间历年数值演算，黑龙江居民交通消费比重增高7.03个百分点；其中“十五”期间增高2.80个百分点，“十一五”期间增高1.19个百分点，“十二五”以来增高3.04个百分点。最高（最佳，非物消费占比以高为佳，后同）比重值为2016年的14.11%，最低比重值为2000年的6.97%。

2. 文教消费人均值增长及其比重变化

黑龙江城乡综合演算，2000年居民文教消费人均值为307.17元，2017年居民文教消费人均值为1912.06元。这17年间，黑龙江城乡居民人均文教消费年均增长11.36%；其中“十五”期间年均增长12.57%，“十一五”期间年均增长7.76%，“十二五”以来年均增长13.12%。

同期，基于居民文教消费与总消费之间历年数值演算，黑龙江居民文教消费比重增高0.82个百分点；其中“十五”期间增高1.07个百分点，“十一五”期间降低2.22个百分点，“十二五”以来增高1.96个百分点。最高比重值为2004年的12.91%，最低比重值为2012年的9.29%。

3. 健康消费人均值增长及其比重变化

黑龙江城乡综合演算，2000年居民健康消费人均值为231.77元，2017年居民健康消费人均值为1797.60元。这17年间，黑龙江城乡居民人均健康消费年均增长12.81%；其中“十五”期间年均增长13.88%，“十一五”期间年均增长10.31%，“十二五”以来年均增长13.85%。

同期，基于居民健康消费与总消费之间历年数值演算，黑龙江居民健康消费比重增高2.88个百分点；其中“十五”期间增高1.37个百分点，“十一五”期间降低0.76个百分点，“十二五”以来增高2.27个百分点。最高比重值为2015年的11.75%，最低比重值为2001年的8.29%。

4. 其他消费人均值增长及其比重变化

黑龙江城乡综合演算，2000年居民其他消费人均值为108.68元，2017年居民其他消费人均值为452.34元。这17年间，黑龙江城乡居民人均其他消费年均增长8.75%；其中“十五”期间年均增长6.52%，“十一五”期间年均增长12.60%，“十二五”以来年均增长7.67%。

同期，基于居民其他消费与总消费之间历年数值演算，黑龙江居民其他消费比重降低 1. 14 个百分点；其中“十五”期间降低 0. 68 个百分点，“十一五”期间增高 0. 08 个百分点，“十二五”以来降低 0. 53 个百分点。最高比重值为 2001 年的 4. 37%，最低比重值为 2016 年的 2. 39%。

恩格尔系数检测仅能对应“基本小康”阶段，即使扩展为整个物质消费也难以适用于“全面小康”进程。为此，本项检测将全部非物消费视为“全面小康”民生应有消费。综合黑龙江居民交通、文教、健康、其他消费比重变化，17 年间整个非物消费比重上升 9. 58 个百分点。

实际说来，“交通消费”作为“交通通信消费”简称，包含通信消费，而通信消费里的信息内容消费部分显然应当归属于精神消费。假设黑龙江居民信息内容消费占通信消费一半，通信消费又占整个交通通信消费一半，那么信息内容消费比重则上升 1. 76 个百分点，再与文教消费比重变化合并演算，2000 年以来 17 年间黑龙江居民精神消费比重理当上升 2. 57 个百分点。

（二）居民收入、积蓄与非物消费之间增长关系

分析居民收入、积蓄与非物生活各项消费之间增长关系，可以检测究竟是什么因素对居民非物生活各项消费增长产生重要影响。黑龙江居民收入、积蓄与非物消费增长态势见图 3，因相关系数分析需有历年不间断增长指数，而制图空间有限，故截取 2000 ~2010 年（后台检测 2000 ~2017 年）。

1. 居民收入与非物消费历年增长相关性

2000 ~2010 年，标号（1）居民收入与（2）交通消费历年增长之间，相关系数为 -0. 7627，亦即在 76. 27% 程度上逆向变动，呈极强负相关性；与（3）文教消费历年增长之间，相关系数为 -0. 5456，亦即在 54. 56% 程度上逆向变动，呈较强负相关性；与（4）健康消费历年增长之间，相关系数为 -0. 3583，亦即在 35. 83% 程度上逆向变动，呈稍强负相关性；与（5）其他消费历年增长之间，相关系数为 -0. 2477，亦即在 24. 77% 程度上逆向变动，呈很弱负相关性。

这些数据之间的增长相关性表明，黑龙江居民收入增加不能“必然”带来本地居民生活消费向着非物质需求，尤其是精神文化需求方向“升级”。

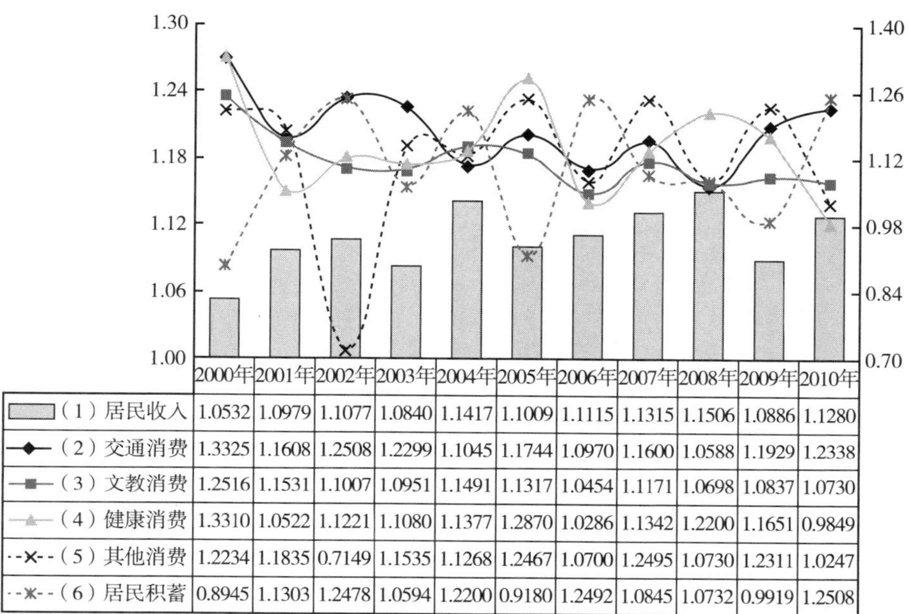

	2000年	2001年	2002年	2003年	2004年	2005年	2006年	2007年	2008年	2009年	2010年
（1）居民收入	1.0532	1.0979	1.1077	1.0840	1.1417	1.1009	1.1115	1.1315	1.1506	1.0886	1.1280
（2）交通消费	1.3325	1.1608	1.2508	1.2299	1.1045	1.1744	1.0970	1.1600	1.0588	1.1929	1.2338
（3）文教消费	1.2516	1.1531	1.1007	1.0951	1.1491	1.1317	1.0454	1.1171	1.0698	1.0837	1.0730
（4）健康消费	1.3310	1.0522	1.1221	1.1080	1.1377	1.2870	1.0286	1.1342	1.2200	1.1651	0.9849
（5）其他消费	1.2234	1.1835	0.7149	1.1535	1.1268	1.2467	1.0700	1.2495	1.0730	1.2311	1.0247
（6）居民积蓄	0.8945	1.1303	1.2478	1.0594	1.2200	0.9180	1.2492	1.0845	1.0732	0.9919	1.2508

图3　黑龙江居民收入、积蓄与非物消费增长态势

左轴柱形：居民收入年增指数。右轴曲线：非物消费各单项、积蓄年增指数，上年 = 1（小于 1 为负增长）。曲线（3）、（4）与（6）之间大体形成横向镜面峰谷对应水中倒影负相关关系。

2. 居民积蓄与非物消费历年增长相关性

2000～2010 年，标号（6）居民积蓄与（2）交通消费历年增长之间，相关系数为 -0.3265，亦即在 32.65% 程度上逆向变动，呈较弱负相关性；与（3）文教消费历年增长之间，相关系数为 -0.5321，亦即在 53.21% 程度上逆向变动，呈较强负相关性；与（4）健康消费历年增长之间，相关系数为 -0.8352，亦即在 83.52% 程度上逆向变动，呈极强负相关性；与（5）其他消费历年增长之间，相关系数为 -0.6779，亦即在 67.79% 程度上逆向变动，呈很强负相关性。

在当地这些数据之间的增长相关性中，相互间影响的正反方向、强弱程度一目了然。

特别是（4）健康消费、（5）其他消费、（3）文教消费与（6）居民积蓄增长曲线之间，形成横向镜面峰谷对应水中倒影，其间分别呈 83.52%、67.79%、53.21%逆向增长相关性。“积蓄负相关性”对于健康消费显著成立，对于其他消费明显成立，对于文教消费基本成立，对于交通消费不明显。经后台数据库扩展演算，健康消费与积蓄增长之间 2000～2017 年长时段逆向程度为56.06%，呈较强负相关；2005～2010 年逆向极值达93.31%，呈极强负相关。

黑龙江居民积蓄增长已经严重地抑制了本地居民消费向着增强人们身心健康、提升精神文化需求方向更快地“升级”。

三　黑龙江城乡居民健康消费相关性分析

黑龙江城乡居民健康消费及其相关性变动态势见图 4。

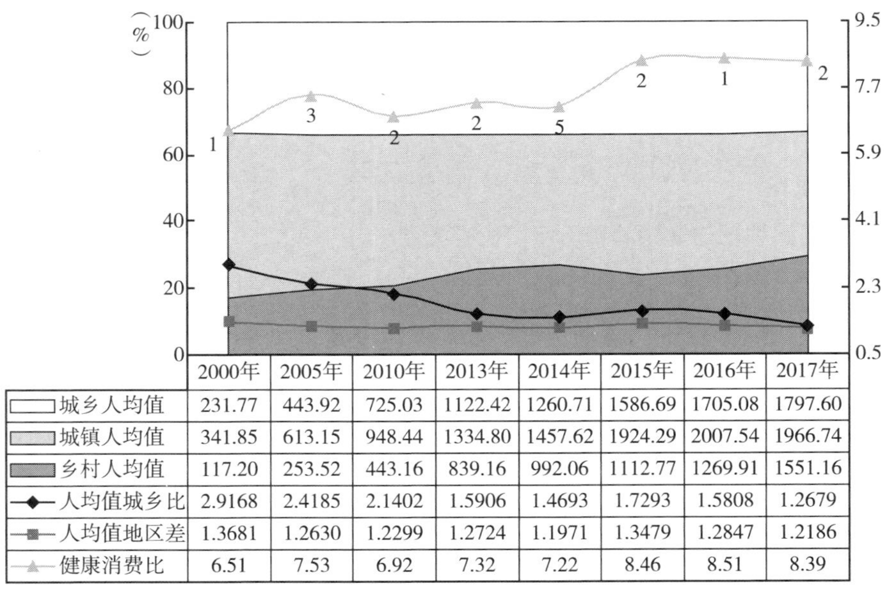

	2000年	2005年	2010年	2013年	2014年	2015年	2016年	2017年
城乡人均值	231.77	443.92	725.03	1122.42	1260.71	1586.69	1705.08	1797.60
城镇人均值	341.85	613.15	948.44	1334.80	1457.62	1924.29	2007.54	1966.74
乡村人均值	117.20	253.52	443.16	839.16	992.06	1112.77	1269.91	1551.16
人均值城乡比	2.9168	2.4185	2.1402	1.5906	1.4693	1.7293	1.5808	1.2679
人均值地区差	1.3681	1.2630	1.2299	1.2724	1.1971	1.3479	1.2847	1.2186
健康消费比	6.51	7.53	6.92	7.32	7.22	8.46	8.51	8.39

图 4　黑龙江城乡居民健康消费及其相关性变动态势

左轴面积：城乡综合、城镇、乡村居民健康消费人均值（元转换为%），各项数值间呈直观比例。右轴曲线：健康消费城乡比（乡村 =1）、地区差（无差距 =1）；健康消费比（%，占居民收入比）。此为民生消费三级子系统之七。标注此项消费比省域位次。

1. 健康消费相关比值历年变化状况

前面在非物消费分类单项数据检测当中，已经对黑龙江城乡居民健康消费比重及其历年变化展开详尽分析，这里仅补充健康消费比重排序，由于各地相应变化，黑龙江位次从2000年第1位降至2017年第2位。以下转而检测健康消费率、健康消费比历年变化动态。

健康消费率为健康消费与产值之间相对比值（商值），亦即每年社会总财富中由居民用于健康消费支出部分。以黑龙江城乡综合数值演算，2000年健康消费率为2.79%，2017年健康消费率为4.29%。这17年间，黑龙江健康消费率上升1.50个百分点；其中“十五”期间上升0.29个百分点，“十一五”期间下降0.40个百分点，“十二五”以来陡升1.61个百分点。

基于健康消费与产值之间历年数值演算，2000~2017年，黑龙江健康消费率最高（最佳）值为2017年的4.29%，最低值为2011年的2.62%。具体展开逐年测算，健康消费率在2001年、2003~2004年、2006~2007年、2010~2011年降低，在2000年、2002年、2005年、2008~2009年、2012~2017年升高，近年来达到历年最佳值。由于各地相应变化，黑龙江健康消费率位次从2000年第6位升至2017年第2位。

健康消费比为健康消费与居民收入之间相对比值（商值），亦即每年居民收入中用于健康消费支出部分。以黑龙江城乡综合数值演算，2000年健康消费比为6.51%，2017年健康消费比为8.39%。这17年间，黑龙江健康消费比上升1.88个百分点；其中“十五”期间上升1.02个百分点，“十一五”期间下降0.61个百分点，“十二五”以来陡升1.47个百分点。

基于健康消费与居民收入之间历年数值演算，2000~2017年，黑龙江健康消费比最高（最佳）值为2016年的8.51%，最低值为2001年的6.24%。具体展开逐年测算，健康消费比在2001年、2004年、2006年、2010年、2014年、2017年降低，在2000年、2002~2003年、2005年、2007~2009年、2011~2013年、2015~2016年升高，近年来达到历年最佳值。由于各地相应变化，黑龙江健康消费比位次从2000年第1位降至2017年第2位。

特别应注意，我国应对国际金融危机实施“拉动内需，扩大消费，改善民生”政策以来，由于政策措施转化为实际效益存在滞后期，进入“十二五”期间，黑龙江城乡居民健康消费率、健康消费比、健康消费比重都呈现明显回升态势。

2. 城乡综合人均值及地区差变动状况

前面在非物消费分类单项数据检测当中，已经对黑龙江城乡居民健康消费人均值及其历年增长展开详尽分析，此处仅补充各省域居民健康消费人均值排序，黑龙江位次保持第 7 位不变。以下直接切入人均值地区差检测。

基于当地与全国之间城乡居民健康消费人均值历年绝对偏差值演算，2000～2017 年，黑龙江居民健康消费地区差最小值为 2003 年的 1.1699，最大值为 2000 年的 1.3681。这 17 年间，黑龙江居民健康消费地区差缩小 10.93%；其中“十五”期间缩小 7.68%，“十一五”期间缩小 2.62%，“十二五”以来缩小 0.92%。这表明，黑龙江与各地居民健康消费增长同步均衡性较明显增强，体现“全面小康”进程缩小居民健康消费地区差距的有效进展。

由于各地相应变化，黑龙江地区差位次从 2000 年第 20 位升至 2017 年第 18 位。据既往历年动态推演测算，黑龙江居民健康消费地区差 2020 年将为 1.2248，相比当前略微扩增；2035 年将为 1.3650，相比当前继续较明显扩增。

3. 城镇与乡村人均值及城乡比变动状况

2000 年，黑龙江城镇居民健康消费人均值为 341.85 元，乡村居民健康消费人均值为 117.20 元，健康消费城乡比为 2.9168；2017 年，黑龙江城镇居民健康消费人均值为 1966.74 元，乡村居民健康消费人均值为 1551.16 元，健康消费城乡比为 1.2679。

这 17 年间，黑龙江城镇居民人均健康消费年均增长 10.84%，乡村居民人均健康消费年均增长 16.41%，乡村年均增长率高于城镇 5.57 个百分点。城乡之间增长相关系数为 0.2298，即历年增长同步程度为 22.98%，呈极弱正相关性。各省域居民健康消费人均值排序，黑龙江城镇位次从 2000 年第

8 位降至 2017 年第 9 位，乡村位次从 2000 年第 7 位升至 2017 年第 2 位。

基于当地城乡之间居民健康消费人均值历年绝对值差异演算，2000～2017 年，黑龙江居民健康消费城乡比最小值为 2017 年的 1.2679，最大值为 2004 年的 4.1013。这 17 年间，黑龙江居民健康消费城乡比缩小 56.53%；其中“十五”期间缩小 17.08%，“十一五”期间缩小 11.51%，“十二五”以来缩小 40.76%。这表明，黑龙江城乡之间居民健康消费增长同步均衡性极显著增强，体现“全面小康”进程缩小居民健康消费城乡差距的有效进展。

由于各地相应变化，黑龙江城乡比位次从 2000 年第 9 位升至 2017 年第 3 位。据既往历年动态推演测算，黑龙江居民健康消费城乡比 2020 年将为 1.0946，相比当前明显缩减；2035 年将为 0.5248，相比当前继续极显著缩减为“城乡倒挂”，即乡村人均值高于城镇人均值。诚然，这只是长期预测的理论演算值，揭示出一种积极向好的趋势。

四　黑龙江健康消费需求指数检测

黑龙江城乡居民健康消费需求指数变动态势见图 5。

1. 各年度理想值横向检测指数

以假定各类民生数据城乡、地区无差距理想值为 100，2017 年黑龙江城乡健康消费需求指数为 100.29，高于无差距理想值 0.29%，但高于上年（2016 年）检测指数 1.86 个点。黑龙江此项检测指数在省域间排行变化，2000 年为第 7 位，2005 年为第 3 位，2010 年为第 7 位，2017 年从上年第 4 位上升为第 2 位。

各年度（包括图 5 中省略年度，下同）此项检测指数对比，2013 年、2015 年、2017 年 3 个年度高于无差距理想值 100；2003 年、2005 年、2007～2009 年、2011～2013 年、2015 年、2017 年 10 个年度高于上年检测指数值。其中，历年指数最高值为 2015 年的 104.97，最低值为 2002 年的 87.17。

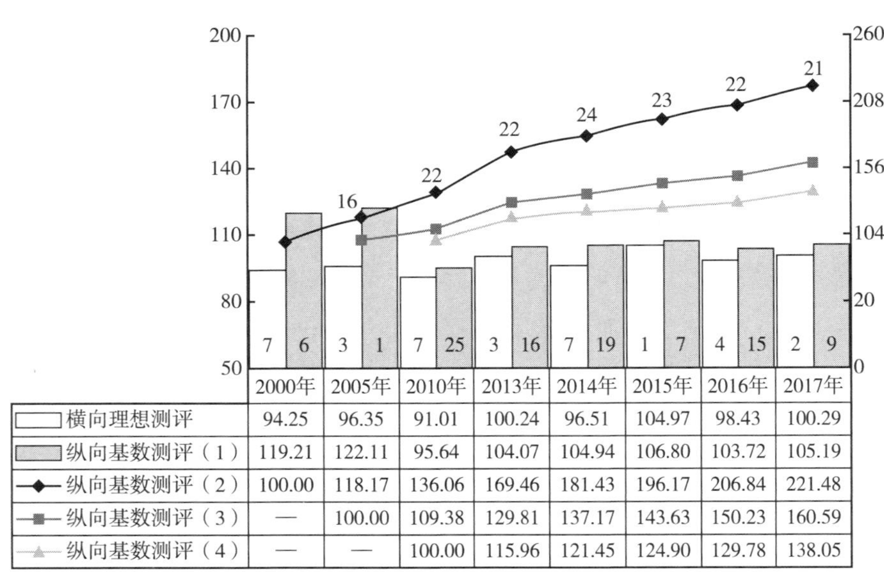

	2000年	2005年	2010年	2013年	2014年	2015年	2016年	2017年
横向理想测评	94.25	96.35	91.01	100.24	96.51	104.97	98.43	100.29
纵向基数测评（1）	119.21	122.11	95.64	104.07	104.94	106.80	103.72	105.19
纵向基数测评（2）	100.00	118.17	136.06	169.46	181.43	196.17	206.84	221.48
纵向基数测评（3）	—	100.00	109.38	129.81	137.17	143.63	150.23	160.59
纵向基数测评（4）	—	—	100.00	115.96	121.45	124.90	129.78	138.05

图5　黑龙江城乡居民健康消费需求指数变动态势

左轴柱形：左历年横向测评（城乡、地区无差距理想值=100）；右逐年纵向测评（1），上年基数值=100。右轴曲线：时段纵向测评（起点年基数值=100），（2）以2000年为起点（“十五”以来，以“九五”末年为基点，后同），（3）以2005年为起点（“十一五”以来），（4）以2010年为起点（“十二五”以来）。标注横向测评、纵向测评（1）（2）省域排行，纵向测评（2）起点年不计。

2. 2000年以来基数值纵向检测指数

以“全面小康”建设进程起点年“九五”末年2000年数据指标演算基数值为100，2017年黑龙江城乡健康消费需求指数为221.48，高于起点年基数值121.48%，也高于上年（2016年）检测指数14.64个点。黑龙江此项检测指数在省域间排行变化，2000年起点不计，2005年为第16位，2010年为第22位，2017年从上年第22位上升为第21位。

各年度此项检测指数对比，全部各个年度均高于起点年基数值100；2003年、2005年、2007~2009年、2011~2017年12个年度高于上年检测指数值。其中，历年指数最高值为2017年的221.48，最低值为2002年的100.25。

3. 2005年以来基数值纵向检测指数

以“全面小康”建设进程第一个五年期“十五”末年2005年数据指标

演算基数值为100，2017年黑龙江城乡健康消费需求指数为160.59，高于起点年基数值60.59%，也高于上年（2016年）检测指数10.36个点。黑龙江此项检测指数在省域间排行变化，2005年起点不计，2010年为第24位，2017年从上年第24位上升为第23位。

各年度此项检测指数对比，2008~2017年10个年度高于起点年基数值100；全部各个年度均高于上年检测指数值。其中，历年指数最高值为2017年的160.59，最低值为2006年的99.13。

4. 2010年以来基数值纵向检测指数

以“全面小康”建设进程第二个五年期“十一五”末年2010年数据指标演算基数值为100，2017年黑龙江城乡健康消费需求指数为138.05，高于起点年基数值38.05%，也高于上年（2016年）检测指数8.27个点。黑龙江此项检测指数在省域间排行变化，2010年起点不计，2013年为第21位，2017年从上年第19位上升为第15位。

各年度此项检测指数对比，全部各个年度均高于起点年基数值100；2012~2017年6个年度高于上年检测指数值。其中，历年指数最高值为2017年的138.05，最低值为2011年的106.24。

5. 逐年度基数值纵向检测指数

以上一年（2016年）起点数据指标演算基数值为100，2017年黑龙江城乡健康消费需求指数为105.19，高于起点年基数值5.19%，也高于上年检测指数1.47个点。黑龙江此项检测指数在省域间排行变化，2000年为第6位，2005年为第1位，2010年为第25位，2017年从上年第15位上升为第9位。

各年度此项检测指数对比，2000年、2003年、2005年、2008~2009年、2011~2017年12个年度高于起点年基数值100；2002~2003年、2005年、2007~2009年、2011~2012年、2014~2015年、2017年11个年度高于上年检测指数值。其中，历年指数最高值为2005年的122.11，最低值为2010年的95.64。

ℝ.9

贵州：2000～2017年健康消费需求提升第2位

郭　娜*

摘　要： 以贵州城乡人均值衡量，2017年居民总消费为2000年的7.47倍，非物消费为11.57倍，其中健康消费为11.79倍。非物消费比重极显著增高12.80个百分点，消费结构出现极大升级变化，而健康消费占总消费比重增高2.38个百分点。但居民消费率从66.65%极显著下降至36.18%，"十二五"以来继续下降，而健康消费占居民收入比从3.36%明显升高至4.96%。居民总消费、非物消费地区差逐渐缩小，健康消费地区差略微缩小；居民总消费、非物消费城乡比逐渐缩小，健康消费城乡比极显著缩小。

关键词： 贵州　健康消费　需求状况　检测评价

一　贵州民生消费主要数据相关情况

贵州城乡民生消费主要数据增长变化基本情况见图1，限于制图容量，侧重列出民生消费分类数据，突出单列健康消费总量数据。居民收入、总消费数据可从中推算出来，同时产值、财政收入、财政支出背景数据置于后台演算。

---

* 郭娜，云南省社会科学院科研处副处长、副研究员，主要从事可持续发展、民族生态学研究。

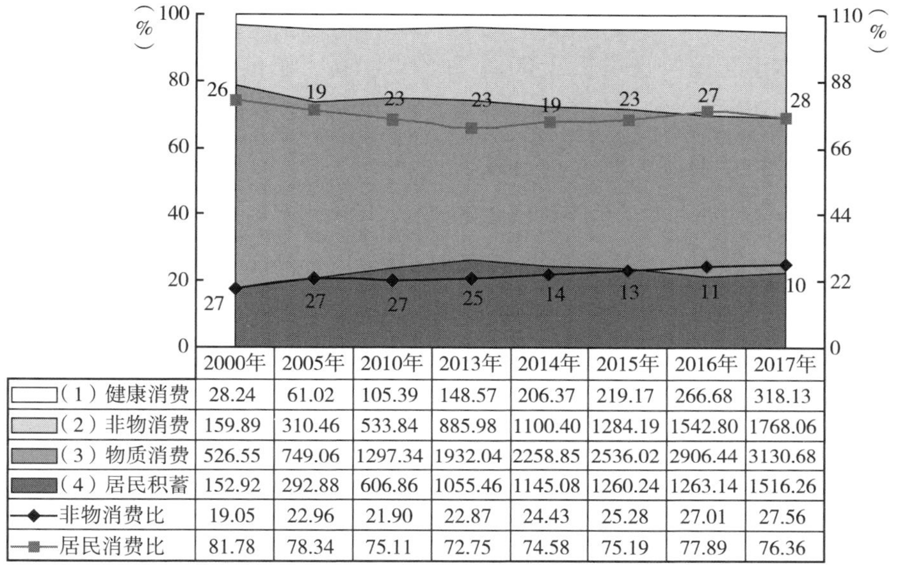

	2000年	2005年	2010年	2013年	2014年	2015年	2016年	2017年
（1）健康消费	28.24	61.02	105.39	148.57	206.37	219.17	266.68	318.13
（2）非物消费	159.89	310.46	533.84	885.98	1100.40	1284.19	1542.80	1768.06
（3）物质消费	526.55	749.06	1297.34	1932.04	2258.85	2536.02	2906.44	3130.68
（4）居民积蓄	152.92	292.88	606.86	1055.46	1145.08	1260.24	1263.14	1516.26
非物消费比	19.05	22.96	21.90	22.87	24.43	25.28	27.01	27.56
居民消费比	81.78	78.34	75.11	72.75	74.58	75.19	77.89	76.36

图1　贵州城乡民生消费主要数据增长变化基本情况

左轴面积：城乡居民（1）健康消费、（2）非物消费、（3）物质消费、（4）积蓄总量（亿元转换为%），（2）＋（3）＝总消费，（2）＋（3）＋（4）＝居民收入，各项数值间呈直观比例。右轴曲线：非物消费比、居民消费比（占居民收入比）（%），二者之差即为物质消费比，二者之比即为非物消费比重（占总消费比），二者之差再与居民消费比之比即为物质消费比重。标注非物消费比、居民消费比省域位次。

1. 城乡人民生活相关背景数据增长简况

2000～2017年，贵州城乡居民收入总量年均增长12.71%，积蓄总量年均增长14.45%。居民收入年均增长率低于产值增长3.65个百分点，低于财政收入增长6.18个百分点。

2. 城乡居民消费总量及其分类增长状况

2000～2017年，贵州城乡居民消费总量年均增长12.25%。居民消费年均增长率低于产值增长4.11个百分点，低于财政支出增长7.97个百分点。同期，贵州城乡居民物质消费总量年均增长11.06%。物质消费年均增长率低于居民收入增长1.65个百分点，低于总消费增长1.19个百分点。同期，贵州城乡居民非物消费总量年均增长15.18%。非物消费年均增长率高于居民收入增长2.47个百分点，高于总消费增长2.93个百分点。

与此同时，贵州城乡居民健康消费总量年均增长 15.31%。健康消费年均增长率高于居民收入增长 2.60 个百分点，高于总消费增长 3.06 个百分点；高于物质消费增长 4.25 个百分点，高于非物消费增长 0.13 个百分点；亦高于居民积蓄增长 0.86 个百分点。

3. 城乡居民消费需求相关比值变化状况

在贵州居民收入当中，2000 年有 81.78% 用于全部生活消费支出，为历年最高比值；2012 年仅有 71.95% 用于全部生活消费支出，为历年最低（最佳）比值；2008 年仅有 19.03% 用于非物消费支出，为历年最低比值；2017 年有 27.56% 用于非物消费支出，为历年最高（最佳）比值。居民收入与总消费之差即为居民积蓄，非物消费与总消费之差即为物质消费。

这 17 年间，贵州居民消费比降低 5.42 个百分点，同时非物消费比却升高 8.51 个百分点，反过来导致物质消费比降低 13.93 个百分点。继续深入分析，居民消费比与非物消费比升降方向及其程度有差异，意味着非物消费占总消费比重变化，反过来又导致物质消费占总消费比重变化。由这些相对比值关系变化就能够看出民生消费需求态势，从中体现出民生发展的基本走向。

在这当中，贵州城乡居民健康消费增长出现高于居民收入增长、高于总消费增长、高于物质消费增长、高于非物消费增长的较大增幅，势必导致一系列相关比值明显变化。

二　贵州居民非物消费结构化分析

国家现行统计制度中居民消费后四类——交通通信、教育文化娱乐、医疗保健、其他用品及服务（以下行文分别简称“交通、文教、健康、其他”）消费属于非物生活范畴，维系着人们社会交往、身心状态、精神生活等“扩展需求”。居民非物生活分类消费测算为民生消费需求检测系统的二级子系统之三，其中展开相关性分析又包含着三级子系统之五至八。

（一）非物生活分类消费增长分析

贵州居民非物消费分类结构性关系见图2。

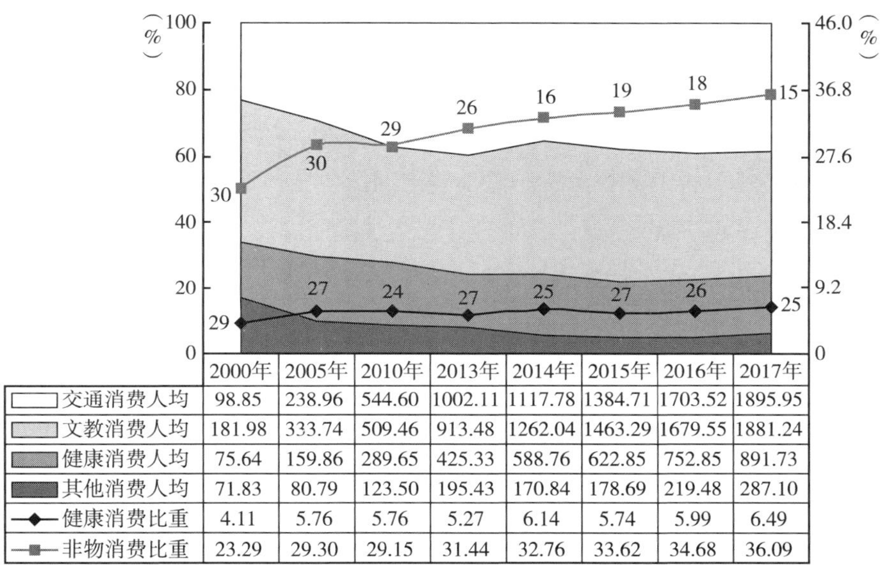

	2000年	2005年	2010年	2013年	2014年	2015年	2016年	2017年
交通消费人均	98.85	238.96	544.60	1002.11	1117.78	1384.71	1703.52	1895.95
文教消费人均	181.98	333.74	509.46	913.48	1262.04	1463.29	1679.55	1881.24
健康消费人均	75.64	159.86	289.65	425.33	588.76	622.85	752.85	891.73
其他消费人均	71.83	80.79	123.50	195.43	170.84	178.69	219.48	287.10
健康消费比重	4.11	5.76	5.76	5.27	6.14	5.74	5.99	6.49
非物消费比重	23.29	29.30	29.15	31.44	32.76	33.62	34.68	36.09

图2　贵州居民非物消费分类结构性关系

左轴面积：城乡综合演算交通、文教、健康、其他消费人均值（元转换为%），各项数值间呈直观比例。右轴曲线：健康消费比重、非物消费比重（占总消费比）（%）。标注健康消费比重、非物消费比重省域位次。

1. 交通消费人均值增长及其比重变化

贵州城乡综合演算，2000年居民交通消费人均值为98.85元，2017年居民交通消费人均值为1895.95元。这17年间，贵州城乡居民人均交通消费年均增长18.98%；其中“十五”期间年均增长19.31%，“十一五”期间年均增长17.91%，“十二五”以来年均增长19.51%。

同期，基于居民交通消费与总消费之间历年数值演算，贵州居民交通消费比重增高8.43个百分点；其中“十五”期间增高3.23个百分点，“十一五”期间增高2.21个百分点，“十二五”以来增高2.99个百分点。最高

（最佳，非物消费占比以高为佳，后同）比重值为2017年的13.81%，最低比重值为2000年的5.38%。

2. 文教消费人均值增长及其比重变化

贵州城乡综合演算，2000年居民文教消费人均值为181.98元，2017年居民文教消费人均值为1881.24元。这17年间，贵州城乡居民人均文教消费年均增长14.73%；其中“十五”期间年均增长12.90%，“十一五”期间年均增长8.83%，“十二五”以来年均增长20.52%。

同期，基于居民文教消费与总消费之间历年数值演算，贵州居民文教消费比重增高3.80个百分点；其中“十五”期间增高2.13个百分点，“十一五”期间降低1.90个百分点，“十二五”以来增高3.58个百分点。最高比重值为2017年的13.70%，最低比重值为2008年的9.02%。

3. 健康消费人均值增长及其比重变化

贵州城乡综合演算，2000年居民健康消费人均值为75.64元，2017年居民健康消费人均值为891.73元。这17年间，贵州城乡居民人均健康消费年均增长15.62%；其中“十五”期间年均增长16.14%，“十一五”期间年均增长12.62%，“十二五”以来年均增长17.43%。

同期，基于居民健康消费与总消费之间历年数值演算，贵州居民健康消费比重增高2.38个百分点；其中“十五”期间增高1.65个百分点，“十一五”期间降低0.0040个百分点，“十二五”以来增高0.74个百分点。最高比重值为2017年的6.49%，最低比重值为2000年的4.11%。

4. 其他消费人均值增长及其比重变化

贵州城乡综合演算，2000年居民其他消费人均值为71.83元，2017年居民其他消费人均值为287.10元。这17年间，贵州城乡居民人均其他消费年均增长8.49%；其中“十五”期间年均增长2.38%，“十一五”期间年均增长8.86%，“十二五”以来年均增长12.81%。

同期，基于居民其他消费与总消费之间历年数值演算，贵州居民其他消费比重降低1.82个百分点；其中“十五”期间降低1.00个百分点，“十一五”期间降低0.46个百分点，“十二五”以来降低0.36个百分点。最高比重值为2000年的3.91%，最低比重值为2015年的1.65%。

恩格尔系数检测仅能对应“基本小康”阶段，即使扩展为整个物质消费也难以适用于“全面小康”进程。为此，本项检测将全部非物消费视为“全面小康”民生应有消费。综合贵州居民交通、文教、健康、其他消费比重变化，17年间整个非物消费比重上升12.80个百分点。

实际说来，“交通消费”作为“交通通信消费”简称，包含通信消费，而通信消费里的信息内容消费部分显然应当归属于精神消费。假设贵州居民信息内容消费占通信消费一半，通信消费又占整个交通通信消费一半，那么信息内容消费比重则上升2.11个百分点，再与文教消费比重变化合并演算，2000年以来17年间贵州居民精神消费比重理当上升5.91个百分点。

（二）居民收入、积蓄与非物消费之间增长关系

分析居民收入、积蓄与非物生活各项消费之间增长关系，可以检测究竟是什么因素对居民非物生活各项消费增长产生重要影响。贵州居民收入、积蓄与非物消费增长态势见图3，因相关系数分析需有历年不间断增长指数，而制图空间有限，故截取2000～2010年（后台检测2000～2017年）。

1. 居民收入与非物消费历年增长相关性

2000～2010年，标号（1）居民收入与（2）交通消费历年增长之间，相关系数为－0.3275，亦即在32.75%程度上逆向变动，呈较弱负相关性；与（3）文教消费历年增长之间，相关系数为－0.2717，亦即在27.17%程度上逆向变动，呈较弱负相关性；与（4）健康消费历年增长之间，相关系数为－0.2588，亦即在25.88%程度上逆向变动，呈较弱负相关性；与（5）其他消费历年增长之间，相关系数为－0.1588，亦即在15.88%程度上逆向变动，呈很弱负相关性。

这些数据之间的增长相关性表明，贵州居民收入增加不能“必然”带来本地居民生活消费向着非物质需求，尤其是精神文化需求方向“升级”。

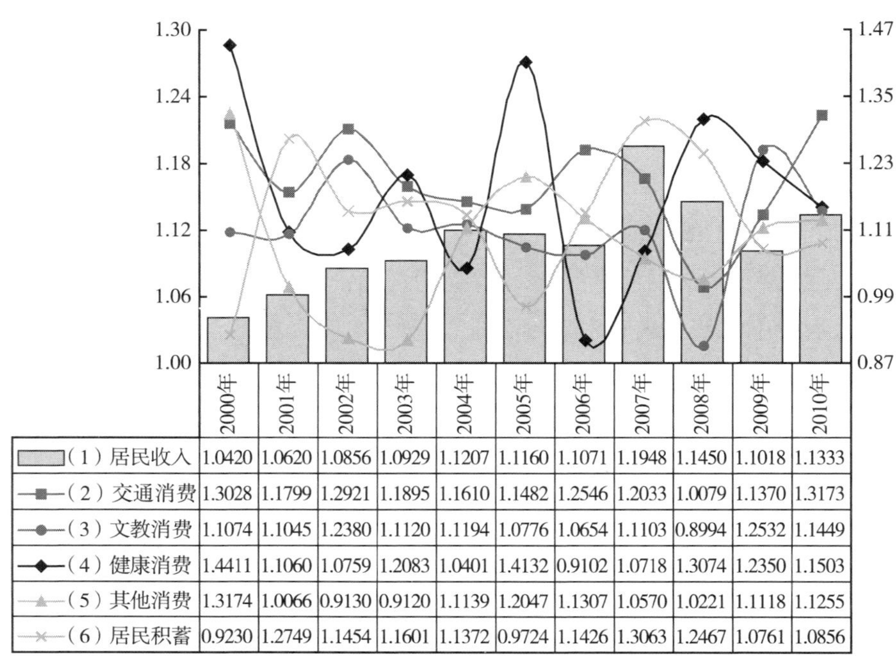

	2000年	2001年	2002年	2003年	2004年	2005年	2006年	2007年	2008年	2009年	2010年
（1）居民收入	1.0420	1.0620	1.0856	1.0929	1.1207	1.1160	1.1071	1.1948	1.1450	1.1018	1.1333
（2）交通消费	1.3028	1.1799	1.2921	1.1895	1.1610	1.1482	1.2546	1.2033	1.0079	1.1370	1.3173
（3）文教消费	1.1074	1.1045	1.2380	1.1120	1.1194	1.0776	1.0654	1.1103	0.8994	1.2532	1.1449
（4）健康消费	1.4411	1.1060	1.0759	1.2083	1.0401	1.4132	0.9102	1.0718	1.3074	1.2350	1.1503
（5）其他消费	1.3174	1.0066	0.9130	0.9120	1.1139	1.2047	1.1307	1.0570	1.0221	1.1118	1.1255
（6）居民积蓄	0.9230	1.2749	1.1454	1.1601	1.1372	0.9724	1.1426	1.3063	1.2467	1.0761	1.0856

图3　贵州居民收入、积蓄与非物消费增长态势

左轴柱形：居民收入年增指数。右轴曲线：非物消费各单项、积蓄年增指数，上年＝1（小于1为负增长）。曲线（4）与（6）之间大体形成横向镜面峰谷对应水中倒影负相关关系。

2. 居民积蓄与非物消费历年增长相关性

2000～2010年，标号（6）居民积蓄与（2）交通消费历年增长之间，相关系数为－0.3581，亦即在35.81%程度上逆向变动，呈稍强负相关性；与（3）文教消费历年增长之间，相关系数为－0.2516，亦即在25.16%程度上逆向变动，呈较弱负相关性；与（4）健康消费历年增长之间，相关系数为－0.5862，亦即在58.62%程度上逆向变动，呈较强负相关性；与（5）其他消费历年增长之间，相关系数为－0.7117，亦即在71.17%程度上逆向变动，呈极强负相关性。

在当地这些数据之间的增长相关性中，相互间影响的正反方向、强弱程度一目了然。

特别是（5）其他消费、（4）健康消费与（6）居民积蓄增长曲线之间，形成横向镜面峰谷对应水中倒影，其间分别呈 71.17%、58.62% 逆向增长相关性。“积蓄负相关性”对于其他消费明显成立，对于健康消费基本成立，对于交通消费不明显，对于文教消费不明显。经后台数据库扩展演算，健康消费与积蓄增长之间 2000～2012 年长时段逆向程度为 49.52%，呈较强负相关；2000～2005 年逆向极值达 85.66%，呈极强负相关。

贵州居民积蓄增长已经严重地抑制了本地居民消费向着增强人们身心健康方向更快地“升级”。

三 贵州城乡居民健康消费相关性分析

贵州城乡居民健康消费及其相关性变动态势见图 4。

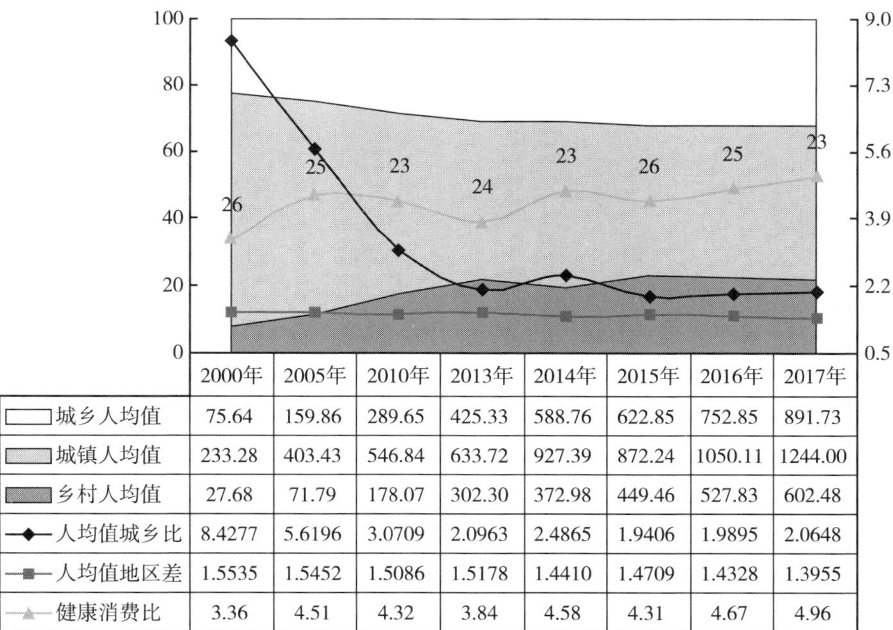

	2000年	2005年	2010年	2013年	2014年	2015年	2016年	2017年
城乡人均值	75.64	159.86	289.65	425.33	588.76	622.85	752.85	891.73
城镇人均值	233.28	403.43	546.84	633.72	927.39	872.24	1050.11	1244.00
乡村人均值	27.68	71.79	178.07	302.30	372.98	449.46	527.83	602.48
人均值城乡比	8.4277	5.6196	3.0709	2.0963	2.4865	1.9406	1.9895	2.0648
人均值地区差	1.5535	1.5452	1.5086	1.5178	1.4410	1.4709	1.4328	1.3955
健康消费比	3.36	4.51	4.32	3.84	4.58	4.31	4.67	4.96

图 4　贵州城乡居民健康消费及其相关性变动态势

左轴面积：城乡综合、城镇、乡村居民健康消费人均值（元转换为%），各项数值间呈直观比例。右轴曲线：健康消费城乡比（乡村 =1）、地区差（无差距 =1）；健康消费比（%，占居民收入比）。此为民生消费三级子系统之七。标注此项消费比省域位次。

1. 健康消费相关比值历年变化状况

前面在非物消费分类单项数据检测当中，已经对贵州城乡居民健康消费比重及其历年变化展开详尽分析，这里仅补充健康消费比重排序，由于各地相应变化，贵州位次从 2000 年第 29 位升至 2017 年第 25 位。以下转而检测健康消费率、健康消费比历年变化动态。

健康消费率为健康消费与产值之间相对比值（商值），亦即每年社会总财富中由居民用于健康消费支出部分。以贵州城乡综合数值演算，2000 年健康消费率为 2.74%，2017 年健康消费率为 2.35%。这 17 年间，贵州健康消费率下降 0.39 个百分点；其中“十五”期间上升 0.42 个百分点，“十一五”期间下降 0.95 个百分点，“十二五”以来回升 0.14 个百分点。

基于健康消费与产值之间历年数值演算，2000～2017 年，贵州健康消费率最高（最佳）值为 2005 年的 3.16%，最低值为 2013 年的 1.84%。具体展开逐年测算，健康消费率在 2000～2001 年、2003 年、2005 年、2008～2009 年、2014 年、2016～2017 年升高，在 2002 年、2004 年、2006～2007 年、2010～2013 年、2015 年降低，近年来仍未回复 2000 年初始值，更未达到 2005 年最佳值。由于各地相应变化，贵州健康消费率位次从 2000 年第 8 位降至 2017 年第 20 位。

健康消费比为健康消费与居民收入之间相对比值（商值），亦即每年居民收入中用于健康消费支出部分。以贵州城乡综合数值演算，2000 年健康消费比为 3.36%，2017 年健康消费比为 4.96%。这 17 年间，贵州健康消费比上升 1.60 个百分点；其中“十五”期间上升 1.15 个百分点，“十一五”期间下降 0.19 个百分点，“十二五”以来陡升 0.64 个百分点。

基于健康消费与居民收入之间历年数值演算，2000～2017 年，贵州健康消费比最高（最佳）值为 2017 年的 4.96%，最低值为 2007 年的 3.33%。具体展开逐年测算，健康消费比在 2002 年、2004 年、2006～2007 年、2012～2013 年、2015 年降低，在 2000～2001 年、2003 年、2005 年、2008～2011 年、2014 年、2016～2017 年升高，近年来达到历年最佳值。由于各地相应变化，贵州健康消费比位次从 2000 年第 26 位升至 2017 年第 23 位。

特别应注意，我国应对国际金融危机实施“拉动内需，扩大消费，改善民生”政策以来，由于政策措施转化为实际效益存在滞后期，进入“十二五”期间，贵州城乡居民健康消费率、健康消费比、健康消费比重大多呈现明显回升态势。

2. 城乡综合人均值及地区差变动状况

前面在非物消费分类单项数据检测当中，已经对贵州城乡居民健康消费人均值及其历年增长展开详尽分析，此处仅补充各省域居民健康消费人均值排序，贵州位次保持第30位不变。以下直接切入人均值地区差检测。

基于当地与全国之间城乡居民健康消费人均值历年绝对偏差值演算，2000～2017年，贵州居民健康消费地区差最小值为2017年的1.3955，最大值为2007年的1.6351。这17年间，贵州居民健康消费地区差缩小10.17%；其中“十五”期间缩小0.53%，“十一五”期间缩小2.37%，“十二五”以来缩小7.50%。这表明，贵州与各地居民健康消费增长同步均衡性较明显增强，体现“全面小康”进程缩小居民健康消费地区差距的有效进展。

由于各地相应变化，贵州地区差位次从2000年第26位降至2017年第27位。据既往历年动态推演测算，贵州居民健康消费地区差2020年将为1.3687，相比当前略微缩减；2035年将为1.3248，相比当前继续较明显缩减。

3. 城镇与乡村人均值及城乡比变动状况

2000年，贵州城镇居民健康消费人均值为233.28元，乡村居民健康消费人均值为27.68元，健康消费城乡比为8.4277；2017年，贵州城镇居民健康消费人均值为1244.00元，乡村居民健康消费人均值为602.48元，健康消费城乡比为2.0648。

这17年间，贵州城镇居民人均健康消费年均增长10.35%，乡村居民人均健康消费年均增长19.87%，乡村年均增长率高于城镇9.52个百分点。城乡之间增长相关系数为0.2910，即历年增长同步程度为29.10%，呈极弱正相关性。各省域居民健康消费人均值排序，贵州城镇位次从2000年第27

位降至2017年第28位，乡村位次保持第30位不变。

基于当地城乡之间居民健康消费人均值历年绝对值差异演算，2000～2017年，贵州居民健康消费城乡比最小值为2015年的1.9406，最大值为2000年的8.4277。这17年间，贵州居民健康消费城乡比缩小75.50%；其中“十五”期间缩小33.32%，“十一五”期间缩小45.35%，“十二五”以来缩小32.76%。这表明，贵州城乡之间居民健康消费增长同步均衡性极显著增强，体现“全面小康”进程缩小居民健康消费城乡差距的有效进展。

由于各地相应变化，贵州城乡比位次从2000年第30位升至2017年第26位。据既往历年动态推演测算，贵州居民健康消费城乡比2020年将为1.6110，相比当前极显著缩减；2035年将为0.4657，相比当前继续极显著缩减为“城乡倒挂”，即乡村人均值高于城镇人均值。诚然，这只是长期预测的理论演算值，揭示出一种积极向好的趋势。

四　贵州健康消费需求指数检测

贵州城乡居民健康消费需求指数变动态势见图5。

1. 各年度理想值横向检测指数

以假定各类民生数据城乡、地区无差距理想值为100，2017年贵州城乡健康消费需求指数为80.07，低于无差距理想值19.93%，但高于上年（2016年）检测指数1.10个点。贵州此项检测指数在省域间排行变化，2000年为第29位，2005年为第27位，2010年为第29位，2017年从上年第29位下降为第30位。

各年度（包括图5中省略年度，下同）此项检测指数对比，全部各个年度均低于无差距理想值100；2003年、2005年、2007～2010年、2012年、2014年、2016～2017年10个年度高于上年检测指数值。其中，历年指数最高值为2017年的80.07，最低值为2006年的62.07。

2. 2000年以来基数值纵向检测指数

以“全面小康”建设进程起点年“九五”末年2000年数据指标演算基

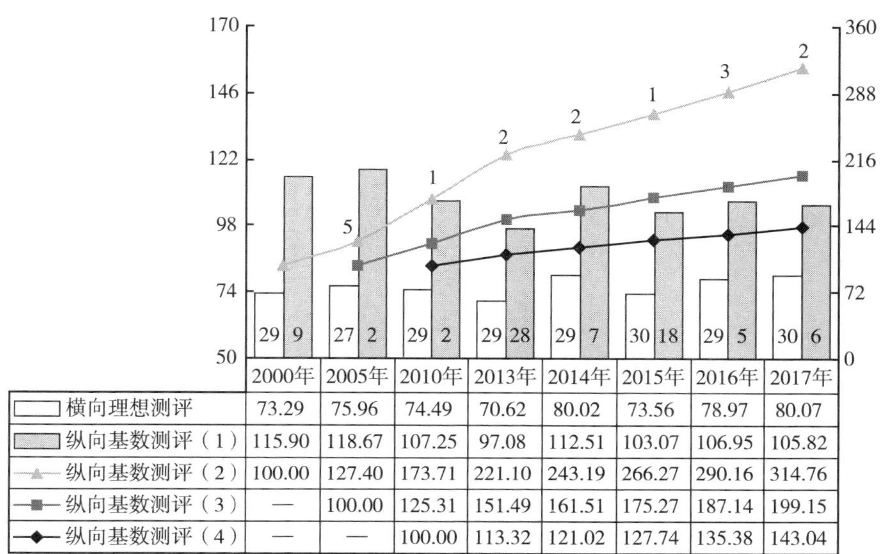

	2000年	2005年	2010年	2013年	2014年	2015年	2016年	2017年
横向理想测评	73.29	75.96	74.49	70.62	80.02	73.56	78.97	80.07
纵向基数测评（1）	115.90	118.67	107.25	97.08	112.51	103.07	106.95	105.82
纵向基数测评（2）	100.00	127.40	173.71	221.10	243.19	266.27	290.16	314.76
纵向基数测评（3）	—	100.00	125.31	151.49	161.51	175.27	187.14	199.15
纵向基数测评（4）	—	—	100.00	113.32	121.02	127.74	135.38	143.04

图5　贵州城乡居民健康消费需求指数变动态势

左轴柱形：左历年横向测评（城乡、地区无差距理想值=100）；右逐年纵向测评（1），上年基数值=100。右轴曲线：时段纵向测评（起点年基数值=100），（2）以2000年为起点（“十五”以来，以“九五”末年为基点，后同），（3）以2005年为起点（“十一五”以来），（4）以2010年为起点（“十二五”以来）。标注横向测评、纵向测评（1）（2）省域排行，纵向测评（2）起点年不计。

数值为100，2017年贵州城乡健康消费需求指数为314.76，高于起点年基数值214.76%，也高于上年（2016年）检测指数24.60个点。贵州此项检测指数在省域间排行变化，2000年起点不计，2005年为第5位，2010年为第1位，2017年从上年第3位上升为第2位。

各年度此项检测指数对比，全部各个年度均高于起点年基数值100；2003年、2005～2006年、2008～2017年13个年度高于上年检测指数值。其中，历年指数最高值为2017年的314.76，最低值为2002年的101.13。

3. 2005年以来基数值纵向检测指数

以“全面小康”建设进程第一个五年期“十五”末年2005年数据指标演算基数值为100，2017年贵州城乡健康消费需求指数为199.15，高于起点年基数值99.15%，也高于上年（2016年）检测指数12.01个点。贵州此项检测指数在省域间排行变化，2005 年起点不计，2010 年为第 4 位，2017 年从上年第 4 位上升为第 2 位。

各年度此项检测指数对比，2008 ~ 2017 年 10 个年度高于起点年基数值 100；全部各个年度均高于上年检测指数值。其中，历年指数最高值为 2017 年的 199.15，最低值为 2007 年的 97.76。

4. 2010年以来基数值纵向检测指数

以“全面小康”建设进程第二个五年期“十一五”末年 2010 年数据指标演算基数值为 100，2017 年贵州城乡健康消费需求指数为 143.04，高于起点年基数值 43.04%，也高于上年（2016 年）检测指数 7.66 个点。贵州此项检测指数在省域间排行变化，2010 年起点不计，2013 年为第 24 位，2017 年从上年第 13 位上升为第 10 位。

各年度此项检测指数对比，全部各个年度均高于起点年基数值 100；2012 ~ 2017 年 6 个年度高于上年检测指数值。其中，历年指数最高值为 2017 年的 143.04，最低值为 2011 年的 108.93。

5. 逐年度基数值纵向检测指数

以上一年（2016 年）起点数据指标演算基数值为 100，2017 年贵州城乡健康消费需求指数为 105.82，高于起点年基数值 5.82%，但低于上年检测指数 1.13 个点。贵州此项检测指数在省域间排行变化，2000 年为第 9 位，2005 年为第 2 位，2010 年与之持平，2017 年从上年第 5 位下降为第 6 位。

各年度此项检测指数对比，2000 ~ 2001 年、2003 年、2005 年、2008 ~ 2012 年、2014 ~ 2017 年 13 个年度高于起点年基数值 100；2003 年、2005 年、2007 ~ 2009 年、2011 年、2014 年、2016 年 8 个年度高于上年检测指数值。其中，历年指数最高值为 2005 年的 118.67，最低值为 2006 年的 94.38。

ℝ.10

甘肃：2010～2017年健康消费需求提升第2位

邓云斐*

摘　要： 以甘肃城乡人均值衡量，2017年居民总消费为2000年的7.65倍，非物消费为9.48倍，其中健康消费为10.81倍。非物消费比重显著增高7.11个百分点，消费结构出现很大升级变化，而健康消费占总消费比重增高2.71个百分点。居民消费率从43.63%明显上升至48.36%，“十二五”以来加快上升，而健康消费占居民收入比从5.25%显著升高至7.50%。居民总消费、非物消费地区差逐渐缩小，健康消费地区差较明显缩小；居民总消费、非物消费城乡比逐渐缩小，健康消费城乡比较明显缩小。

关键词： 甘肃　健康消费　需求状况　检测评价

一　甘肃民生消费主要数据相关情况

甘肃城乡民生消费主要数据增长变化基本情况见图1，限于制图容量，侧重列出民生消费分类数据，突出单列健康消费总量数据。居民收入、总消费数据可从中推算出来，同时产值、财政收入、财政支出背景数据置于后台演算。

---

* 邓云斐，云南省社会科学院东南亚研究所副研究员，主要从事民族文化和社会问题研究。

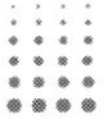

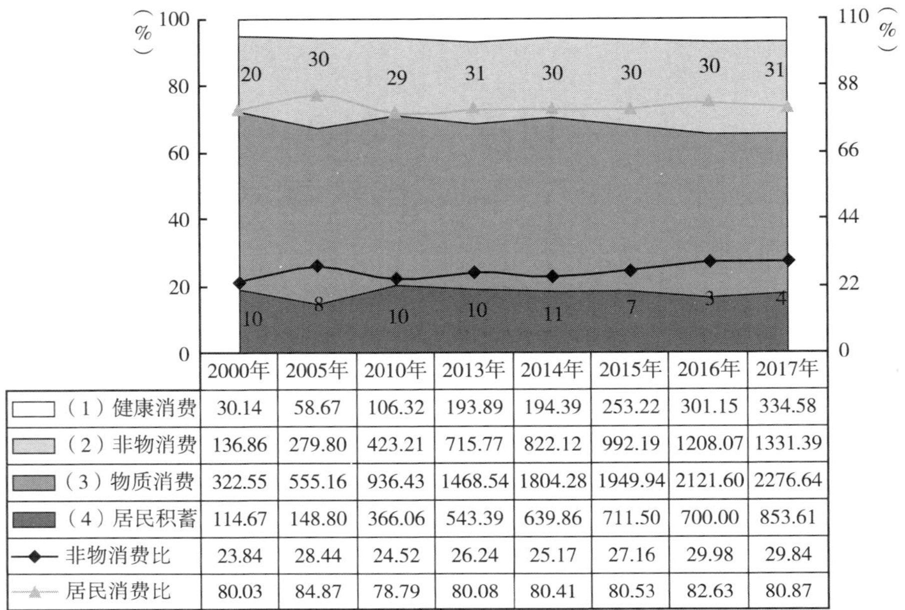

	2000年	2005年	2010年	2013年	2014年	2015年	2016年	2017年
（1）健康消费	30.14	58.67	106.32	193.89	194.39	253.22	301.15	334.58
（2）非物消费	136.86	279.80	423.21	715.77	822.12	992.19	1208.07	1331.39
（3）物质消费	322.55	555.16	936.43	1468.54	1804.28	1949.94	2121.60	2276.64
（4）居民积蓄	114.67	148.80	366.06	543.39	639.86	711.50	700.00	853.61
非物消费比	23.84	28.44	24.52	26.24	25.17	27.16	29.98	29.84
居民消费比	80.03	84.87	78.79	80.08	80.41	80.53	82.63	80.87

图1　甘肃城乡民生消费主要数据增长变化基本情况

左轴面积：城乡居民（1）健康消费、（2）非物消费、（3）物质消费、（4）积蓄总量（亿元转换为%），（2）+（3）=总消费，（2）+（3）+（4）=居民收入，各项数值间呈直观比例。右轴曲线：非物消费比、居民消费比（占居民收入比）（%），二者之差即为物质消费比，二者之比即为非物消费比重（占总消费比），二者之差再与居民消费比之比即为物质消费比重。标注非物消费比、居民消费比省域位次。

1. 城乡人民生活相关背景数据增长简况

2000～2017年，甘肃城乡居民收入总量年均增长12.82%，积蓄总量年均增长12.53%。居民收入年均增长率高于产值增长0.61个百分点，低于财政收入增长3.63个百分点。

2. 城乡居民消费总量及其分类增长状况

2000～2017年，甘肃城乡居民消费总量年均增长12.89%。居民消费年均增长率高于产值增长0.68个百分点，低于财政支出增长5.47个百分点。同期，甘肃城乡居民物质消费总量年均增长12.18%。物质消费年均增长率低于居民收入增长0.64个百分点，低于总消费增长0.71个百分点。同期，甘肃城乡居民非物消费总量年均增长14.32%。非物消费年均增长率高于居民收入增长 1.50 个百分点，高于总消费增长 1.43 个百分点。

与此同时，甘肃城乡居民健康消费总量年均增长 15.21%。健康消费年均增长率高于居民收入增长 2.39 个百分点，高于总消费增长 2.32 个百分点；高于物质消费增长 3.03 个百分点，高于非物消费增长 0.89 个百分点；亦高于居民积蓄增长 2.68 个百分点。

3. 城乡居民消费需求相关比值变化状况

在甘肃居民收入当中，2005 年有 84.87% 用于全部生活消费支出，为历年最高比值；2002 年仅有 78.14% 用于全部生活消费支出，为历年最低（最佳）比值；2000 年仅有 23.84% 用于非物消费支出，为历年最低比值；2016 年有 29.98% 用于非物消费支出，为历年最高（最佳）比值。居民收入与总消费之差即为居民积蓄，非物消费与总消费之差即为物质消费。

这 17 年间，甘肃居民消费比升高 0.84 个百分点，同时非物消费比亦升高 6.00 个百分点，反过来导致物质消费比降低 5.16 个百分点。继续深入分析，居民消费比与非物消费比升降方向及其程度有差异，意味着非物消费占总消费比重变化，反过来又导致物质消费占总消费比重变化。由这些相对比值关系变化就能够看出民生消费需求态势，从中体现出民生发展的基本走向。

在这当中，甘肃城乡居民健康消费增长出现高于居民收入增长、高于总消费增长、高于物质消费增长、高于非物消费增长的较大增幅，势必导致一系列相关比值明显变化。

二　甘肃居民非物消费结构化分析

国家现行统计制度中居民消费后四类——交通通信、教育文化娱乐、医疗保健、其他用品及服务（以下行文分别简称“交通、文教、健康、其他”）消费属于非物生活范畴，维系着人们社会交往、身心状态、精神生活等“扩展需求”。居民非物生活分类消费测算为民生消费需求检测系统的二级子系统之三，其中展开相关性分析又包含着三级子系统之五至八。

（一）非物生活分类消费增长分析

甘肃居民非物消费分类结构性关系见图 2。

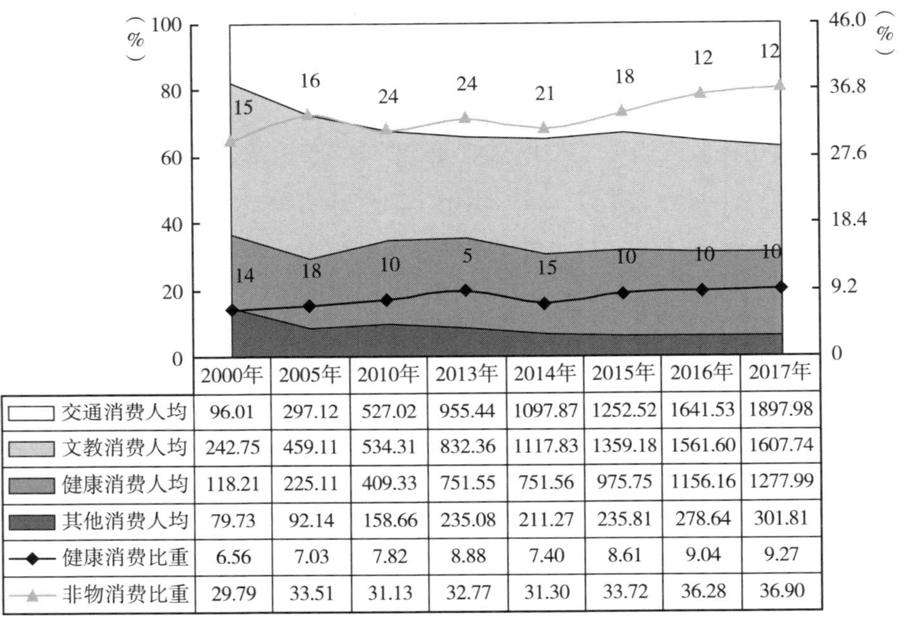

	2000年	2005年	2010年	2013年	2014年	2015年	2016年	2017年
交通消费人均	96.01	297.12	527.02	955.44	1097.87	1252.52	1641.53	1897.98
文教消费人均	242.75	459.11	534.31	832.36	1117.83	1359.18	1561.60	1607.74
健康消费人均	118.21	225.11	409.33	751.55	751.56	975.75	1156.16	1277.99
其他消费人均	79.73	92.14	158.66	235.08	211.27	235.81	278.64	301.81
健康消费比重	6.56	7.03	7.82	8.88	7.40	8.61	9.04	9.27
非物消费比重	29.79	33.51	31.13	32.77	31.30	33.72	36.28	36.90

图 2　甘肃居民非物消费分类结构性关系

左轴面积：城乡综合演算交通、文教、健康、其他消费人均值（元转换为%），各项数值间呈直观比例。右轴曲线：健康消费比重、非物消费比重（占总消费比）（%）。标注健康消费比重、非物消费比重省域位次。

1. 交通消费人均值增长及其比重变化

甘肃城乡综合演算，2000 年居民交通消费人均值为 96. 01 元，2017 年居民交通消费人均值为 1897. 98 元。这 17 年间，甘肃城乡居民人均交通消费年均增长 19. 19%；其中“十五”期间年均增长 25. 35%，“十一五”期间年均增长 12. 14%，“十二五”以来年均增长 20. 09%。

同期，基于居民交通消费与总消费之间历年数值演算，甘肃居民交通消费比重增高 8. 44 个百分点；其中“十五”期间增高 3. 95 个百分点，“十一五”期间增高 0. 79 个百分点，“十二五”以来增高 3. 70 个百分点。最高

（最佳，非物消费占比以高为佳，后同）比重值为2017年的13.77%，最低比重值为2000年的5.33%。

2. 文教消费人均值增长及其比重变化

甘肃城乡综合演算，2000年居民文教消费人均值为242.75元，2017年居民文教消费人均值为1607.74元。这17年间，甘肃城乡居民人均文教消费年均增长11.76%；其中“十五”期间年均增长13.59%，“十一五”期间年均增长3.08%，“十二五”以来年均增长17.04%。

同期，基于居民文教消费与总消费之间历年数值演算，甘肃居民文教消费比重降低1.81个百分点；其中“十五”期间增高0.86个百分点，“十一五”期间降低4.12个百分点，“十二五”以来增高1.46个百分点。最高比重值为2002年的15.13%，最低比重值为2011年的9.46%。

3. 健康消费人均值增长及其比重变化

甘肃城乡综合演算，2000年居民健康消费人均值为118.21元，2017年居民健康消费人均值为1277.99元。这17年间，甘肃城乡居民人均健康消费年均增长15.03%；其中“十五”期间年均增长13.75%，“十一五”期间年均增长12.70%，“十二五”以来年均增长17.66%。

同期，基于居民健康消费与总消费之间历年数值演算，甘肃居民健康消费比重增高2.71个百分点；其中“十五”期间增高0.47个百分点，“十一五”期间增高0.79个百分点，“十二五”以来增高1.45个百分点。最高比重值为2017年的9.27%，最低比重值为2004年的6.51%。

4. 其他消费人均值增长及其比重变化

甘肃城乡综合演算，2000年居民其他消费人均值为79.73元，2017年居民其他消费人均值为301.81元。这17年间，甘肃城乡居民人均其他消费年均增长8.14%；其中“十五”期间年均增长2.93%，“十一五”期间年均增长11.48%，“十二五”以来年均增长9.62%。

同期，基于居民其他消费与总消费之间历年数值演算，甘肃居民其他消费比重降低2.24个百分点；其中“十五”期间降低1.55个百分点，“十一五”期间增高0.16个百分点，“十二五”以来降低0.84个百分点。最高比重值为2001年的4.63%，最低比重值为2015年的2.08%。

恩格尔系数检测仅能对应“基本小康”阶段，即使扩展为整个物质消费也难以适用于“全面小康”进程。为此，本项检测将全部非物消费视为“全面小康”民生应有消费。综合甘肃居民交通、文教、健康、其他消费比重变化，17年间整个非物消费比重上升7.11个百分点。

实际说来，“交通消费”作为“交通通信消费”简称，包含通信消费，而通信消费里的信息内容消费部分显然应当归属于精神消费。假设甘肃居民信息内容消费占通信消费一半，通信消费又占整个交通通信消费一半，那么信息内容消费比重则上升2.11个百分点，再与文教消费比重变化合并演算，2000年以来17年间甘肃居民精神消费比重理当上升0.30个百分点。

（二）居民收入、积蓄与非物消费之间增长关系

分析居民收入、积蓄与非物生活各项消费之间增长关系，可以检测究竟是什么因素对居民非物生活各项消费增长产生重要影响。甘肃居民收入、积蓄与非物消费增长态势见图3，因相关系数分析需有历年不间断增长指数，而制图空间有限，故截取2000～2010年（后台检测2000～2017年）。

1. 居民收入与非物消费历年增长相关性

2000～2010年，标号（1）居民收入与（2）交通消费历年增长之间，相关系数为－0.5139，亦即在51.39%程度上逆向变动，呈较强负相关性；与（3）文教消费历年增长之间，相关系数为－0.4172，亦即在41.72%程度上逆向变动，呈稍强负相关性；与（4）健康消费历年增长之间，相关系数为－0.6172，亦即在61.72%程度上逆向变动，呈很强负相关性；与（5）其他消费历年增长之间，相关系数为－0.1386，亦即在13.86%程度上逆向变动，呈很弱负相关性。

这些数据之间的增长相关性表明，甘肃居民收入增加不能“必然”带来本地居民生活消费向着非物质需求，尤其是精神文化需求方向“升级”。

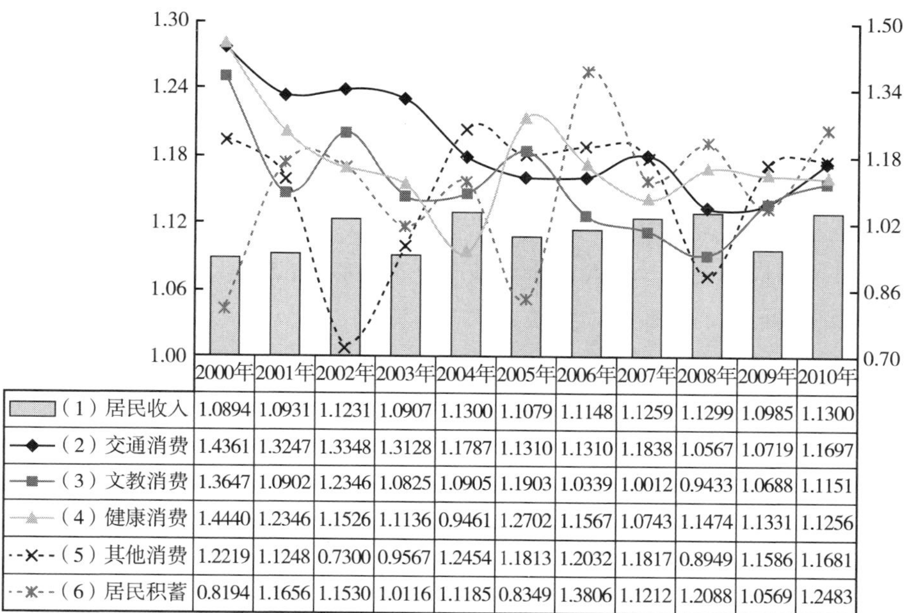

	2000年	2001年	2002年	2003年	2004年	2005年	2006年	2007年	2008年	2009年	2010年
（1）居民收入	1.0894	1.0931	1.1231	1.0907	1.1300	1.1079	1.1148	1.1259	1.1299	1.0985	1.1300
（2）交通消费	1.4361	1.3247	1.3348	1.3128	1.1787	1.1310	1.1310	1.1838	1.0567	1.0719	1.1697
（3）文教消费	1.3647	1.0902	1.2346	1.0825	1.0905	1.1903	1.0339	1.0012	0.9433	1.0688	1.1151
（4）健康消费	1.4440	1.2346	1.1526	1.1136	0.9461	1.2702	1.1567	1.0743	1.1474	1.1331	1.1256
（5）其他消费	1.2219	1.1248	0.7300	0.9567	1.2454	1.1813	1.2032	1.1817	0.8949	1.1586	1.1681
（6）居民积蓄	0.8194	1.1656	1.1530	1.0116	1.1185	0.8349	1.3806	1.1212	1.2088	1.0569	1.2483

图3　甘肃居民收入、积蓄与非物消费增长态势

左轴柱形：居民收入年增指数。右轴曲线：非物消费各单项、积蓄年增指数，上年＝1（小于1为负增长）。曲线（3）、（4）与（6）之间大体形成横向镜面峰谷对应水中倒影负相关关系。

2. 居民积蓄与非物消费历年增长相关性

2000～2010年，标号（6）居民积蓄与（2）交通消费历年增长之间，相关系数为－0.3802，亦即在38.02%程度上逆向变动，呈稍强负相关性；与（3）文教消费历年增长之间，相关系数为－0.6410，亦即在64.10%程度上逆向变动，呈很强负相关性；与（4）健康消费历年增长之间，相关系数为－0.5393，亦即在53.93%程度上逆向变动，呈较强负相关性；与（5）其他消费历年增长之间，相关系数为－0.1548，亦即在15.48%程度上逆向变动，呈很弱负相关性。

在当地这些数据之间的增长相关性中，相互间影响的正反方向、强弱程度一目了然。

特别是（3）文教消费、（4）健康消费与（6）居民积蓄增长曲线之间，形成横向镜面峰谷对应水中倒影，其间分别呈 64.10%、53.93% 逆向增长相关性。“积蓄负相关性”对于文教消费明显成立，对于健康消费基本成立，对于交通消费不明显，对于其他消费不明显。经后台数据库扩展演算，健康消费与积蓄增长之间 2000～2011 年长时段逆向程度为 53.52%，呈较强负相关；2000～2004 年逆向极值达 67.43%，呈很强负相关。

甘肃居民积蓄增长已经严重地抑制了本地居民消费向着提升精神文化需求、增强人们身心健康方向更快地“升级”。

三 甘肃城乡居民健康消费相关性分析

甘肃城乡居民健康消费及其相关性变动态势见图 4。

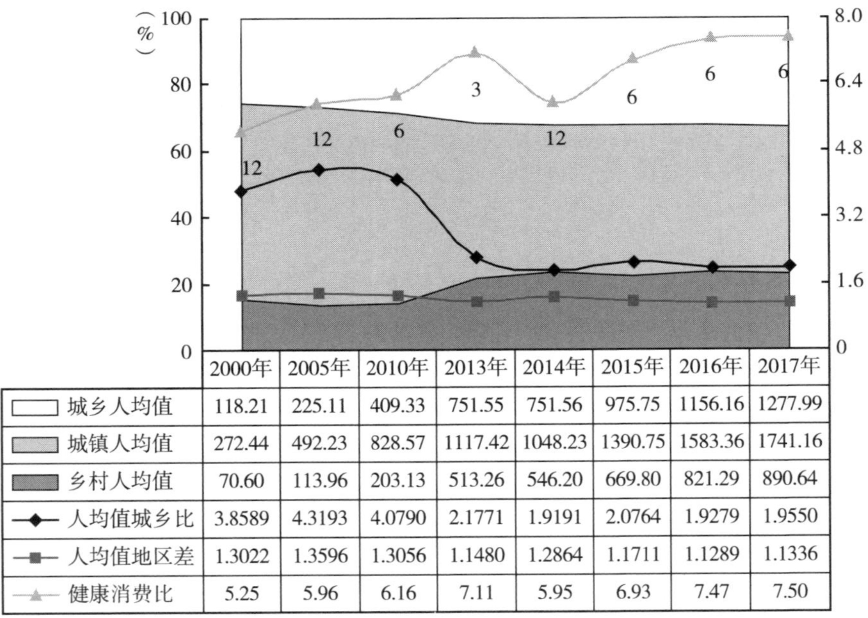

	2000年	2005年	2010年	2013年	2014年	2015年	2016年	2017年
城乡人均值	118.21	225.11	409.33	751.55	751.56	975.75	1156.16	1277.99
城镇人均值	272.44	492.23	828.57	1117.42	1048.23	1390.75	1583.36	1741.16
乡村人均值	70.60	113.96	203.13	513.26	546.20	669.80	821.29	890.64
人均值城乡比	3.8589	4.3193	4.0790	2.1771	1.9191	2.0764	1.9279	1.9550
人均值地区差	1.3022	1.3596	1.3056	1.1480	1.2864	1.1711	1.1289	1.1336
健康消费比	5.25	5.96	6.16	7.11	5.95	6.93	7.47	7.50

图 4 甘肃城乡居民健康消费及其相关性变动态势

左轴面积：城乡综合、城镇、乡村居民健康消费人均值（元转换为%），各项数值间呈直观比例。右轴曲线：健康消费城乡比（乡村 =1）、地区差（无差距 =1）；健康消费比（%，占居民收入比）。此为民生消费三级子系统之七。标注此项消费比省域位次。

1. 健康消费相关比值历年变化状况

前面在非物消费分类单项数据检测当中，已经对甘肃城乡居民健康消费比重及其历年变化展开详尽分析，这里仅补充健康消费比重排序，由于各地相应变化，甘肃位次从2000年第14位升至2017年第10位。以下转而检测健康消费率、健康消费比历年变化动态。

健康消费率为健康消费与产值之间相对比值（商值），亦即每年社会总财富中由居民用于健康消费支出部分。以甘肃城乡综合数值演算，2000年健康消费率为2.86%，2017年健康消费率为4.48%。这17年间，甘肃健康消费率上升1.62个百分点；其中“十五”期间上升0.15个百分点，“十一五”期间下降0.47个百分点，“十二五”以来陡升1.94个百分点。

基于健康消费与产值之间历年数值演算，2000～2017年，甘肃健康消费率最高（最佳）值为2017年的4.48%，最低值为2010年的2.54%。具体展开逐年测算，健康消费率在2003～2004年、2006～2008年、2010年、2014年降低，在2000～2002年、2005年、2009年、2011～2013年、2015～2017年升高，近年来达到历年最佳值。由于各地相应变化，甘肃健康消费率位次从2000年第5位升至2017年第1位。

健康消费比为健康消费与居民收入之间相对比值（商值），亦即每年居民收入中用于健康消费支出部分。以甘肃城乡综合数值演算，2000年健康消费比为5.25%，2017年健康消费比为7.50%。这17年间，甘肃健康消费比上升2.25个百分点；其中“十五”期间上升0.71个百分点，“十一五”期间上升0.20个百分点，“十二五”以来陡升1.34个百分点。

基于健康消费与居民收入之间历年数值演算，2000～2017年，甘肃健康消费比最高（最佳）值为2017年的7.50%，最低值为2004年的5.20%。具体展开逐年测算，健康消费比在2004年、2007年、2010年、2014年降低，在2000～2003年、2005～2006年、2008～2009年、2011～2013年、2015～2017年升高，近年来达到历年最佳值。由于各地相应变化，甘肃健康消费比位次从2000年第12位升至2017年第6位。

特别应注意，我国应对国际金融危机实施“拉动内需，扩大消费，改

善民生”政策以来，由于政策措施转化为实际效益存在滞后期，进入“十二五”期间，甘肃城乡居民健康消费率、健康消费比、健康消费比重都呈现明显回升态势。

2. 城乡综合人均值及地区差变动状况

前面在非物消费分类单项数据检测当中，已经对甘肃城乡居民健康消费人均值及其历年增长展开详尽分析，此处仅补充各省域居民健康消费人均值排序，甘肃位次从2000年第24位升至2017年第22位。以下直接切入人均值地区差检测。

基于当地与全国之间城乡居民健康消费人均值历年绝对偏差值演算，2000~2017年，甘肃居民健康消费地区差最小值为2016年的1.1289，最大值为2004年的1.3975。这17年间，甘肃居民健康消费地区差缩小12.95%；其中“十五”期间扩大4.40%，“十一五”期间缩小3.97%，“十二五”以来缩小13.17%。这表明，甘肃与各地居民健康消费增长同步均衡性较明显增强，体现“全面小康”进程缩小居民健康消费地区差距的有效进展。

由于各地相应变化，甘肃地区差位次从2000年第17位升至2017年第13位。据既往历年动态推演测算，甘肃居民健康消费地区差2020年将为1.1035，相比当前略微缩减；2035年将为1.0043，相比当前继续较明显缩减。

3. 城镇与乡村人均值及城乡比变动状况

2000年，甘肃城镇居民健康消费人均值为272.44元，乡村居民健康消费人均值为70.60元，健康消费城乡比为3.8589；2017年，甘肃城镇居民健康消费人均值为1741.16元，乡村居民健康消费人均值为890.64元，健康消费城乡比为1.9550。

这17年间，甘肃城镇居民人均健康消费年均增长11.53%，乡村居民人均健康消费年均增长16.08%，乡村年均增长率高于城镇4.55个百分点。城乡之间增长相关系数为0.2343，即历年增长同步程度为23.43%，呈极弱正相关性。各省域居民健康消费人均值排序，甘肃城镇位次从2000年第21

位升至2017年第18位，乡村位次从2000年第20位降至2017年第25位。

基于当地城乡之间居民健康消费人均值历年绝对值差异演算，2000～2017年，甘肃居民健康消费城乡比最小值为2014年的1.9191，最大值为2002年的5.0203。这17年间，甘肃居民健康消费城乡比缩小49.34%；其中“十五”期间扩大11.93%，“十一五”期间缩小5.56%，“十二五”以来缩小52.07%。这表明，甘肃城乡之间居民健康消费增长同步均衡性显著增强，体现“全面小康”进程缩小居民健康消费城乡差距的有效进展。

由于各地相应变化，甘肃城乡比位次从2000年第20位降至2017年第25位。据既往历年动态推演测算，甘肃居民健康消费城乡比2020年将为1.7339，相比当前明显缩减；2035年将为0.9516，相比当前继续极显著缩减为“城乡倒挂”，即乡村人均值高于城镇人均值。诚然，这只是长期预测的理论演算值，揭示出一种积极向好的趋势。

四　甘肃健康消费需求指数检测

甘肃城乡居民健康消费需求指数变动态势见图5。

1. 各年度理想值横向检测指数

以假定各类民生数据城乡、地区无差距理想值为100，2017年甘肃城乡健康消费需求指数为90.89，低于无差距理想值9.11%，也低于上年（2016年）检测指数1.34个点。甘肃此项检测指数在省域间排行变化，2000年为第19位，2005年为第23位，2010年与之持平，2017年从上年第16位下降为第20位。

各年度（包括图5中省略年度，下同）此项检测指数对比，全部各个年度均低于无差距理想值100；2001年、2003年、2005～2006年、2008～2013年、2015年11个年度高于上年检测指数值。其中，历年指数最高值为2015年的94.39，最低值为2004年的67.59。

2. 2000年以来基数值纵向检测指数

以“全面小康”建设进程起点年“九五”末年2000年数据指标演算基

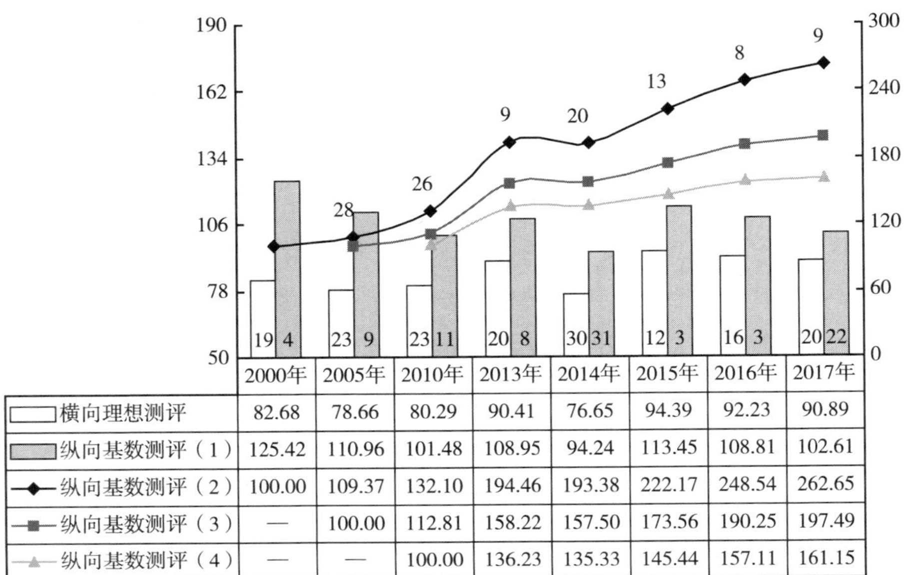

	2000年	2005年	2010年	2013年	2014年	2015年	2016年	2017年
横向理想测评	82.68	78.66	80.29	90.41	76.65	94.39	92.23	90.89
纵向基数测评（1）	125.42	110.96	101.48	108.95	94.24	113.45	108.81	102.61
纵向基数测评（2）	100.00	109.37	132.10	194.46	193.38	222.17	248.54	262.65
纵向基数测评（3）	—	100.00	112.81	158.22	157.50	173.56	190.25	197.49
纵向基数测评（4）	—	—	100.00	136.23	135.33	145.44	157.11	161.15

图 5　甘肃城乡居民健康消费需求指数变动态势

左轴柱形：左历年横向测评（城乡、地区无差距理想值 = 100）；右逐年纵向测评（1），上年基数值 = 100。右轴曲线：时段纵向测评（起点年基数值 = 100），（2）以 2000 年为起点（“十五”以来，以“九五”末年为基点，后同），（3）以 2005 年为起点（“十一五”以来），（4）以 2010 年为起点（“十二五”以来）。标注横向测评、纵向测评（1）（2）省域排行，纵向测评（2）起点年不计。

数值为 100，2017 年甘肃城乡健康消费需求指数为 262.65，高于起点年基数值 162.65%，也高于上年（2016 年）检测指数 14.11 个点。甘肃此项检测指数在省域间排行变化，2000 年起点不计，2005 年为第 28 位，2010 年为第 26 位，2017 年从上年第 8 位下降为第 9 位。

各年度此项检测指数对比，2001 ~ 2003 年、2005 ~ 2017 年 16 个年度高于起点年基数值 100；2002 ~ 2003 年、2005 ~ 2013 年、2015 ~ 2017 年 14 个年度高于上年检测指数值。其中，历年指数最高值为 2017 年的 262.65，最低值为 2004 年的 99.91。

3. 2005年以来基数值纵向检测指数

以“全面小康”建设进程第一个五年期“十五”末年 2005 年数据指标

演算基数值为100，2017年甘肃城乡健康消费需求指数为197.49，高于起点年基数值97.49%，也高于上年（2016年）检测指数7.24个点。甘肃此项检测指数在省域间排行变化，2005年起点不计，2010年为第17位，2017年从上年第3位下降为第4位。

各年度此项检测指数对比，全部各个年度均高于起点年基数值100；全部各个年度均高于上年检测指数值。其中，历年指数最高值为2017年的197.49，最低值为2006年的103.59。

4. 2010年以来基数值纵向检测指数

以"全面小康"建设进程第二个五年期"十一五"末年2010年数据指标演算基数值为100，2017年甘肃城乡健康消费需求指数为161.15，高于起点年基数值61.15%，也高于上年（2016年）检测指数4.04个点。甘肃此项检测指数在省域间排行变化，2010年起点不计，2013年为第2位，2017年从上年第1位下降为第2位。

各年度此项检测指数对比，全部各个年度均高于起点年基数值100；全部各个年度均高于上年检测指数值。其中，历年指数最高值为2017年的161.15，最低值为2011年的118.73。

5. 逐年度基数值纵向检测指数

以上一年（2016年）起点数据指标演算基数值为100，2017年甘肃城乡健康消费需求指数为102.61，高于起点年基数值2.61%，但低于上年检测指数6.20个点。甘肃此项检测指数在省域间排行变化，2000年为第4位，2005年为第9位，2010年为第11位，2017年从上年第3位下降为第22位。

各年度此项检测指数对比，2000～2003年、2005～2007年、2009～2013年、2015～2017年15个年度高于起点年基数值100；2003年、2005年、2009～2011年、2013年、2015年7个年度高于上年检测指数值。其中，历年指数最高值为2000年的125.42，最低值为2004年的87.47。

ℝ.11
广西：2016~2017年健康消费需求提升第2位

沈宗涛*

摘　要： 以广西城乡人均值衡量，2017年居民总消费为2000年的5.72倍，非物消费为7.65倍，其中健康消费为10.83倍。非物消费比重显著增高8.97个百分点，消费结构出现很大升级变化，而健康消费占总消费比重增高3.73个百分点。但居民消费率从51.79%极显著下降至36.15%，“十二五”以来略有回升，而健康消费占居民收入比从3.40%明显升高至5.27%。居民总消费、非物消费地区差继续扩大，健康消费地区差略微扩大；居民总消费、非物消费城乡比逐渐缩小，健康消费城乡比极显著缩小。

关键词： 广西　健康消费　需求状况　检测评价

一　广西民生消费主要数据相关情况

广西城乡民生消费主要数据增长变化基本情况见图1，限于制图容量，侧重列出民生消费分类数据，突出单列健康消费总量数据。居民收入、总消费数据可从中推算出来，同时产值、财政收入、财政支出背景数据置于后台演算。

---

* 沈宗涛，云南省社会科学院信息中心副主任、助理研究员，主要从事网络信息分析研究。

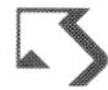

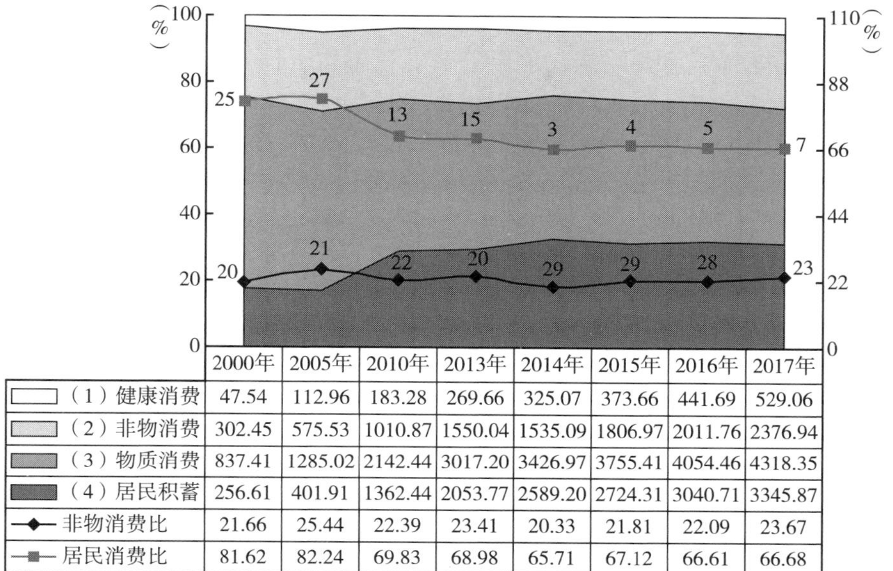

	2000年	2005年	2010年	2013年	2014年	2015年	2016年	2017年
（1）健康消费	47.54	112.96	183.28	269.66	325.07	373.66	441.69	529.06
（2）非物消费	302.45	575.53	1010.87	1550.04	1535.09	1806.97	2011.76	2376.94
（3）物质消费	837.41	1285.02	2142.44	3017.20	3426.97	3755.41	4054.46	4318.35
（4）居民积蓄	256.61	401.91	1362.44	2053.77	2589.20	2724.31	3040.71	3345.87
非物消费比	21.66	25.44	22.39	23.41	20.33	21.81	22.09	23.67
居民消费比	81.62	82.24	69.83	68.98	65.71	67.12	66.61	66.68

图1　广西城乡民生消费主要数据增长变化基本情况

左轴面积：城乡居民（1）健康消费、（2）非物消费、（3）物质消费、（4）积蓄总量（亿元转换为%），（2）＋（3）＝总消费，（2）＋（3）＋（4）＝居民收入，各项数值间呈直观比例。右轴曲线：非物消费比、居民消费比（占居民收入比）（%），二者之差即为物质消费比，二者之比即为非物消费比重（占总消费比），二者之差再与居民消费比之比即为物质消费比重。标注非物消费比、居民消费比省域位次。

1. 城乡人民生活相关背景数据增长简况

2000～2017年，广西城乡居民收入总量年均增长12.30%，积蓄总量年均增长16.31%。居民收入年均增长率低于产值增长1.43个百分点，低于财政收入增长2.84个百分点。

2. 城乡居民消费总量及其分类增长状况

2000～2017年，广西城乡居民消费总量年均增长10.98%。居民消费年均增长率低于产值增长2.75个百分点，低于财政支出增长7.93个百分点。同期，广西城乡居民物质消费总量年均增长10.13%。物质消费年均增长率低于居民收入增长2.17个百分点，低于总消费增长0.85个百分点。同期，广西城乡居民非物消费总量年均增长12.89%。非物消费年均增长率高于居民收入增长 0.59 个百分点，高于总消费增长 1.91 个百分点。

与此同时，广西城乡居民健康消费总量年均增长 15.23%。健康消费年均增长率高于居民收入增长 2.93 个百分点，高于总消费增长 4.25 个百分点；高于物质消费增长 5.10 个百分点，高于非物消费增长 2.34 个百分点；仅低于居民积蓄增长 1.08 个百分点。

3. 城乡居民消费需求相关比值变化状况

在广西居民收入当中，2005 年有 82.24% 用于全部生活消费支出，为历年最高比值；2014 年仅有 65.71% 用于全部生活消费支出，为历年最低（最佳）比值；2014 年仅有 20.33% 用于非物消费支出，为历年最低比值；2005 年有 25.44% 用于非物消费支出，为历年最高（最佳）比值。居民收入与总消费之差即为居民积蓄，非物消费与总消费之差即为物质消费。

这 17 年间，广西居民消费比降低 14.94 个百分点，同时非物消费比却升高 2.01 个百分点，反过来导致物质消费比降低 16.95 个百分点。继续深入分析，居民消费比与非物消费比升降方向及其程度有差异，意味着非物消费占总消费比重变化，反过来又导致物质消费占总消费比重变化。由这些相对比值关系变化就能够看出民生消费需求态势，从中体现出民生发展的基本走向。

在这当中，广西城乡居民健康消费增长出现高于居民收入增长、高于总消费增长、高于物质消费增长、高于非物消费增长的较大增幅，势必导致一系列相关比值明显变化。

二　广西居民非物消费结构化分析

国家现行统计制度中居民消费后四类——交通通信、教育文化娱乐、医疗保健、其他用品及服务（以下行文分别简称“交通、文教、健康、其他”）消费属于非物生活范畴，维系着人们社会交往、身心状态、精神生活等“扩展需求”。居民非物生活分类消费测算为民生消费需求检测系统的二级子系统之三，其中展开相关性分析又包含着三级子系统之五至八。

（一）非物生活分类消费增长分析

广西居民非物消费分类结构性关系见图2。

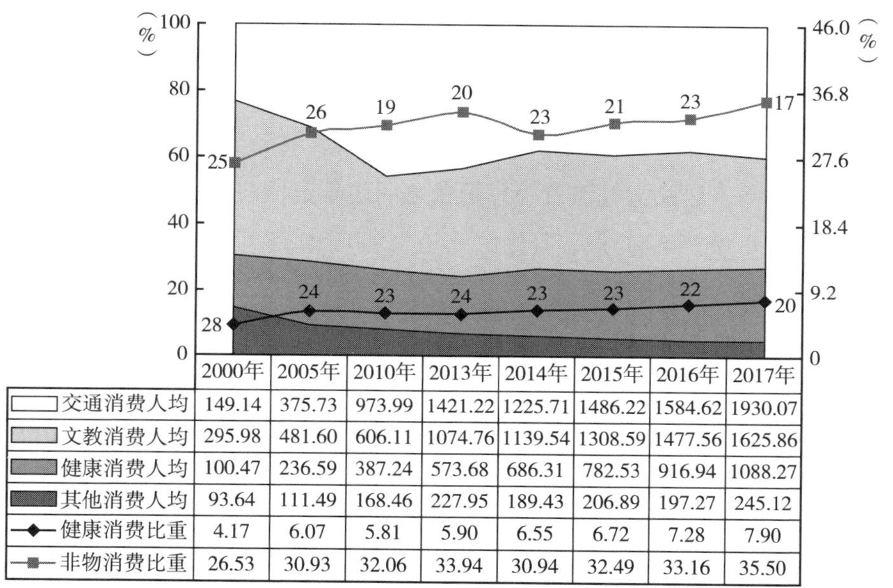

	2000年	2005年	2010年	2013年	2014年	2015年	2016年	2017年
交通消费人均	149.14	375.73	973.99	1421.22	1225.71	1486.22	1584.62	1930.07
文教消费人均	295.98	481.60	606.11	1074.76	1139.54	1308.59	1477.56	1625.86
健康消费人均	100.47	236.59	387.24	573.68	686.31	782.53	916.94	1088.27
其他消费人均	93.64	111.49	168.46	227.95	189.43	206.89	197.27	245.12
健康消费比重	4.17	6.07	5.81	5.90	6.55	6.72	7.28	7.90
非物消费比重	26.53	30.93	32.06	33.94	30.94	32.49	33.16	35.50

图2　广西居民非物消费分类结构性关系

左轴面积：城乡综合演算交通、文教、健康、其他消费人均值（元转换为%），各项数值间呈直观比例。右轴曲线：健康消费比重、非物消费比重（占总消费比）（%）。标注健康消费比重、非物消费比重省域位次。

1. 交通消费人均值增长及其比重变化

广西城乡综合演算，2000年居民交通消费人均值为149.14元，2017年居民交通消费人均值为1930.07元。这17年间，广西城乡居民人均交通消费年均增长16.25%；其中“十五”期间年均增长20.30%，“十一五”期间年均增长20.99%，“十二五”以来年均增长10.26%。

同期，基于居民交通消费与总消费之间历年数值演算，广西居民交通消费比重增高7.82个百分点；其中“十五”期间增高3.45个百分点，“十一五”期间增高4.98个百分点，“十二五”以来降低0.61个百分点。最高

（最佳，非物消费占比以高为佳，后同）比重值为 2013 年的 14.63%，最低比重值为 2000 年的 6.19%。

2. 文教消费人均值增长及其比重变化

广西城乡综合演算，2000 年居民文教消费人均值为 295.98 元，2017 年居民文教消费人均值为 1625.86 元。这 17 年间，广西城乡居民人均文教消费年均增长 10.54%；其中“十五”期间年均增长 10.23%，“十一五”期间年均增长 4.71%，“十二五”以来年均增长 15.14%。

同期，基于居民文教消费与总消费之间历年数值演算，广西居民文教消费比重降低 0.48 个百分点；其中“十五”期间增高 0.07 个百分点，“十一五”期间降低 3.26 个百分点，“十二五”以来增高 2.71 个百分点。最高比重值为 2002 年的 13.60%，最低比重值为 2010 年的 9.10%。

3. 健康消费人均值增长及其比重变化

广西城乡综合演算，2000 年居民健康消费人均值为 100.47 元，2017 年居民健康消费人均值为 1088.27 元。这 17 年间，广西城乡居民人均健康消费年均增长 15.04%；其中“十五”期间年均增长 18.69%，“十一五”期间年均增长 10.36%，“十二五”以来年均增长 15.91%。

同期，基于居民健康消费与总消费之间历年数值演算，广西居民健康消费比重增高 3.73 个百分点；其中“十五”期间增高 1.90 个百分点，“十一五”期间降低 0.26 个百分点，“十二五”以来增高 2.09 个百分点。最高比重值为 2017 年的 7.90%，最低比重值为 2000 年的 4.17%。

4. 其他消费人均值增长及其比重变化

广西城乡综合演算，2000 年居民其他消费人均值为 93.64 元，2017 年居民其他消费人均值为 245.12 元。这 17 年间，广西城乡居民人均其他消费年均增长 5.82%；其中“十五”期间年均增长 3.55%，“十一五”期间年均增长 8.61%，“十二五”以来年均增长 5.50%。

同期，基于居民其他消费与总消费之间历年数值演算，广西居民其他消费比重降低 2.11 个百分点；其中“十五”期间降低 1.03 个百分点，“十一五”期间降低 0.33 个百分点，“十二五”以来降低 0.75 个百分点。最高比重值为2001年的3.89%，最低比重值为2016年的1.57%。

恩格尔系数检测仅能对应“基本小康”阶段，即使扩展为整个物质消费也难以适用于“全面小康”进程。为此，本项检测将全部非物消费视为“全面小康”民生应有消费。综合广西居民交通、文教、健康、其他消费比重变化，17年间整个非物消费比重上升8.97个百分点。

实际说来，“交通消费”作为“交通通信消费”简称，包含通信消费，而通信消费里的信息内容消费部分显然应当归属于精神消费。假设广西居民信息内容消费占通信消费一半，通信消费又占整个交通通信消费一半，那么信息内容消费比重则上升1.96个百分点，再与文教消费比重变化合并演算，2000年以来17年间广西居民精神消费比重理当上升1.48个百分点。

（二）居民收入、积蓄与非物消费之间增长关系

分析居民收入、积蓄与非物生活各项消费之间增长关系，可以检测究竟是什么因素对居民非物生活各项消费增长产生重要影响。广西居民收入、积蓄与非物消费增长态势见图3，因相关系数分析需有历年不间断增长指数，而制图空间有限，故截取2000～2010年（后台检测2000～2017年）。

1. 居民收入与非物消费历年增长相关性

2000～2010年，标号（1）居民收入与（2）交通消费历年增长之间，相关系数为－0.0036，亦即在0.36%程度上逆向变动，呈极弱负相关性；与（3）文教消费历年增长之间，相关系数为0.3607，亦即在36.07%程度上同步变动，呈极弱正相关性；与（4）健康消费历年增长之间，相关系数为－0.1639，亦即在16.39%程度上逆向变动，呈很弱负相关性；与（5）其他消费历年增长之间，相关系数为0.1577，亦即在15.77%程度上同步变动，呈极弱正相关性。

这些数据之间的增长相关性表明，广西居民收入增加不能“必然”带来本地居民生活消费向着非物质需求，尤其是精神文化需求方向“升级”。

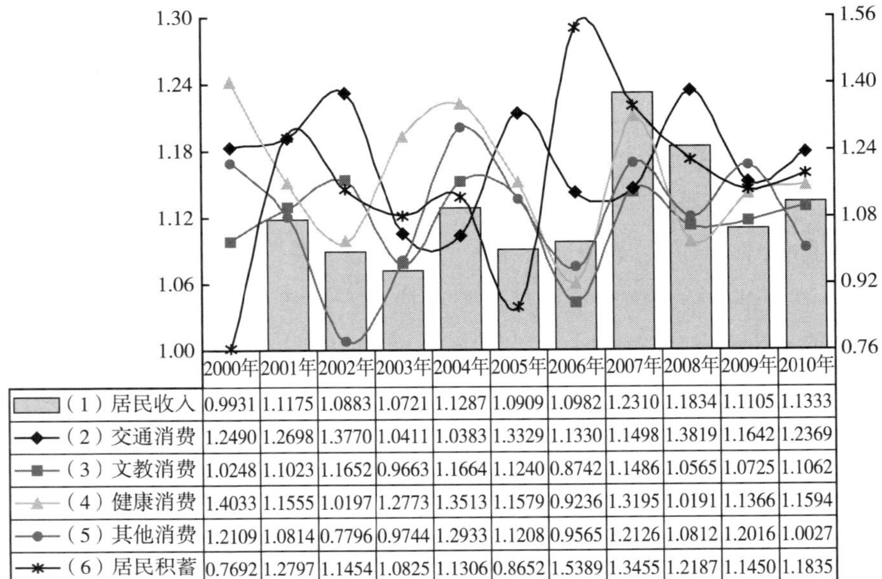

	2000年	2001年	2002年	2003年	2004年	2005年	2006年	2007年	2008年	2009年	2010年
（1）居民收入	0.9931	1.1175	1.0883	1.0721	1.1287	1.0909	1.0982	1.2310	1.1834	1.1105	1.1333
（2）交通消费	1.2490	1.2698	1.3770	1.0411	1.0383	1.3329	1.1330	1.1498	1.3819	1.1642	1.2369
（3）文教消费	1.0248	1.1023	1.1652	0.9663	1.1664	1.1240	0.8742	1.1486	1.0565	1.0725	1.1062
（4）健康消费	1.4033	1.1555	1.0197	1.2773	1.3513	1.1579	0.9236	1.3195	1.0191	1.1366	1.1594
（5）其他消费	1.2109	1.0814	0.7796	0.9744	1.2933	1.1208	0.9565	1.2126	1.0812	1.2016	1.0027
（6）居民积蓄	0.7692	1.2797	1.1454	1.0825	1.1306	0.8652	1.5389	1.3455	1.2187	1.1450	1.1835

图 3　广西居民收入、积蓄与非物消费增长态势

左轴柱形：居民收入年增指数。右轴曲线：非物消费各单项、积蓄年增指数，上年 = 1（小于 1 为负增长）。曲线（4）与（6）之间大体形成横向镜面峰谷对应水中倒影负相关关系。

2. 居民积蓄与非物消费历年增长相关性

2000～2010 年，标号（6）居民积蓄与（2）交通消费历年增长之间，相关系数为 -0.2237，亦即在 22.37% 程度上逆向变动，呈很弱负相关性；与（3）文教消费历年增长之间，相关系数为 -0.2637，亦即在 26.37% 程度上逆向变动，呈较弱负相关性；与（4）健康消费历年增长之间，相关系数为 -0.5492，亦即在 54.92% 程度上逆向变动，呈较强负相关性；与（5）其他消费历年增长之间，相关系数为 -0.2641，亦即在 26.41% 程度上逆向变动，呈较弱负相关性。

在当地这些数据之间的增长相关性中，相互间影响的正反方向、强弱程度一目了然。

特别是（4）健康消费与（6）居民积蓄增长曲线之间，形成横向镜面峰谷对应水中倒影，其间呈54.92%逆向增长相关性。“积蓄负相关性”对于健康消费基本成立，对于其他消费不明显，对于文教消费不明显，对于交通消费不明显。经后台数据库扩展演算，健康消费与积蓄增长之间2000～2017年长时段逆向程度为51.45%，呈较强负相关；2008～2012年逆向极值达87.10%，呈极强负相关。

广西居民积蓄增长已经严重地抑制了本地居民消费向着增强人们身心健康方向更快地“升级”。

三 广西城乡居民健康消费相关性分析

广西城乡居民健康消费及其相关性变动态势见图4。

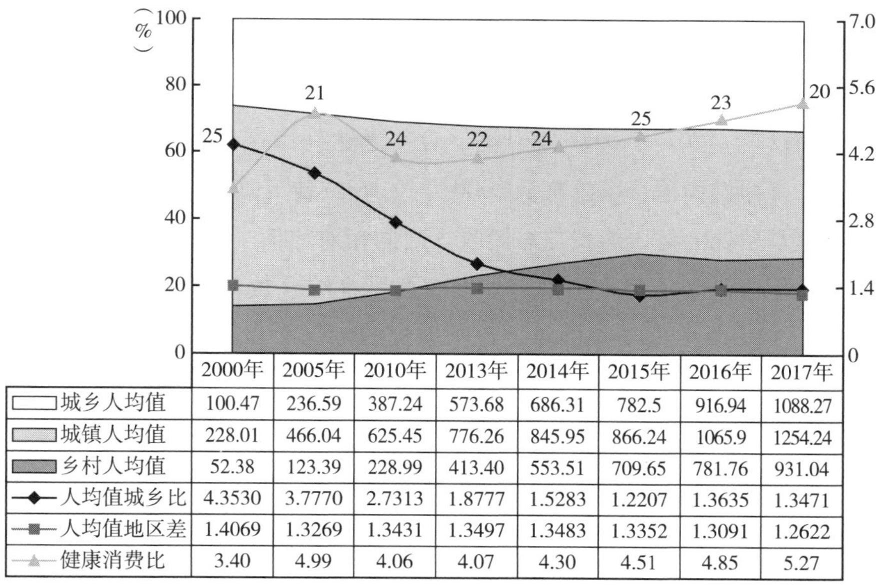

	2000年	2005年	2010年	2013年	2014年	2015年	2016年	2017年
城乡人均值	100.47	236.59	387.24	573.68	686.31	782.5	916.94	1088.27
城镇人均值	228.01	466.04	625.45	776.26	845.95	866.24	1065.9	1254.24
乡村人均值	52.38	123.39	228.99	413.40	553.51	709.65	781.76	931.04
人均值城乡比	4.3530	3.7770	2.7313	1.8777	1.5283	1.2207	1.3635	1.3471
人均值地区差	1.4069	1.3269	1.3431	1.3497	1.3483	1.3352	1.3091	1.2622
健康消费比	3.40	4.99	4.06	4.07	4.30	4.51	4.85	5.27

图4 广西城乡居民健康消费及其相关性变动态势

左轴面积：城乡综合、城镇、乡村居民健康消费人均值（元转换为%），各项数值间呈直观比例。右轴曲线：健康消费城乡比（乡村＝1）、地区差（无差距＝1）；健康消费比（%，占居民收入比）。此为民生消费三级子系统之七。标注此项消费比省域位次。

1. 健康消费相关比值历年变化状况

前面在非物消费分类单项数据检测当中，已经对广西城乡居民健康消费比重及其历年变化展开详尽分析，这里仅补充健康消费比重排序，由于各地相应变化，广西位次从2000年第28位升至2017年第20位。以下转而检测健康消费率、健康消费比历年变化动态。

健康消费率为健康消费与产值之间相对比值（商值），亦即每年社会总财富中由居民用于健康消费支出部分。以广西城乡综合数值演算，2000年健康消费率为2.16%，2017年健康消费率为2.86%。这17年间，广西健康消费率上升0.70个百分点；其中“十五”期间上升0.53个百分点，“十一五”期间下降0.77个百分点，“十二五”以来陡升0.94个百分点。

基于健康消费与产值之间历年数值演算，2000~2017年，广西健康消费率最高（最佳）值为2017年的2.86%，最低值为2013年的1.87%。具体展开逐年测算，健康消费率在2002年、2005~2006年、2008年、2010年、2013年降低，在2000~2001年、2003~2004年、2007年、2009年、2011~2012年、2014~2017年升高，近年来达到历年最佳值。由于各地相应变化，广西健康消费率位次从2000年第16位升至2017年第15位。

健康消费比为健康消费与居民收入之间相对比值（商值），亦即每年居民收入中用于健康消费支出部分。以广西城乡综合数值演算，2000年健康消费比为3.40%，2017年健康消费比为5.27%。这17年间，广西健康消费比上升1.87个百分点；其中“十五”期间上升1.59个百分点，“十一五”期间下降0.93个百分点，“十二五”以来陡升1.21个百分点。

基于健康消费与居民收入之间历年数值演算，2000~2017年，广西健康消费比最高（最佳）值为2017年的5.27%，最低值为2002年的3.30%。具体展开逐年测算，健康消费比在2002年、2006年、2008年、2013年降低，在2000~2001年、2003~2005年、2007年、2009~2012年、2014~2017年升高，近年来达到历年最佳值。由于各地相应变化，广西健康消费比位次从2000年第25位升至2017年第20位。

特别应注意，我国应对国际金融危机实施“拉动内需，扩大消费，改

善民生”政策以来，由于政策措施转化为实际效益存在滞后期，进入“十二五”期间，广西城乡居民健康消费率、健康消费比、健康消费比重都呈现明显回升态势。

2. 城乡综合人均值及地区差变动状况

前面在非物消费分类单项数据检测当中，已经对广西城乡居民健康消费人均值及其历年增长展开详尽分析，此处仅补充各省域居民健康消费人均值排序，广西位次从2000年第27位降至2017年第28位。以下直接切入人均值地区差检测。

基于当地与全国之间城乡居民健康消费人均值历年绝对偏差值演算，2000～2017年，广西居民健康消费地区差最小值为2012年的1.2530，最大值为2002年的1.4833。这17年间，广西居民健康消费地区差缩小10.29%；其中“十五”期间缩小5.69%，“十一五”期间扩大1.22%，“十二五”以来缩小6.02%。这表明，广西与各地居民健康消费增长同步均衡性较明显增强，体现“全面小康”进程缩小居民健康消费地区差距的有效进展。

由于各地相应变化，广西地区差位次从2000年第22位降至2017年第23位。据既往历年动态推演测算，广西居民健康消费地区差2020年将为1.2331，相比当前略微缩减；2035年将为1.0827，相比当前继续明显缩减。

3. 城镇与乡村人均值及城乡比变动状况

2000年，广西城镇居民健康消费人均值为228.01元，乡村居民健康消费人均值为52.38元，健康消费城乡比为4.3530；2017年，广西城镇居民健康消费人均值为1254.24元，乡村居民健康消费人均值为931.04元，健康消费城乡比为1.3471。

这17年间，广西城镇居民人均健康消费年均增长10.55%，乡村居民人均健康消费年均增长18.45%，乡村年均增长率高于城镇7.90个百分点。城乡之间增长相关系数为0.1317，即历年增长同步程度为13.17%，呈极弱正相关性。各省域居民健康消费人均值排序，广西城镇位次从2000年第28位升至2017年第27位，乡村位次从2000年第28位升至2017年第21位。

基于当地城乡之间居民健康消费人均值历年绝对值差异演算，2000～2017年，广西居民健康消费城乡比最小值为2015年的1.2207，最大值为2004年的5.5197。这17年间，广西居民健康消费城乡比缩小69.05%；其中“十五”期间缩小13.23%，“十一五”期间缩小27.68%，“十二五”以来缩小50.68%。这表明，广西城乡之间居民健康消费增长同步均衡性极显著增强，体现“全面小康”进程缩小居民健康消费城乡差距的有效进展。

由于各地相应变化，广西城乡比位次从2000年第23位升至2017年第4位。据既往历年动态推演测算，广西居民健康消费城乡比2020年将为1.0953，相比当前显著缩减；2035年将为0.3891，相比当前继续极显著缩减为“城乡倒挂”，即乡村人均值高于城镇人均值。诚然，这只是长期预测的理论演算值，揭示出一种积极向好的趋势。

四　广西健康消费需求指数检测

广西城乡居民健康消费需求指数变动态势见图5。

1. 各年度理想值横向检测指数

以假定各类民生数据城乡、地区无差距理想值为100，2017年广西城乡健康消费需求指数为91.61，低于无差距理想值8.39%，但高于上年（2016年）检测指数3.96个点。广西此项检测指数在省域间排行变化，2000年为第24位，2005年为第28位，2010年为第25位，2017年从上年第24位上升为第18位。

各年度（包括图5中省略年度，下同）此项检测指数对比，全部各个年度均低于无差距理想值100；2003～2004年、2007年、2009～2012年、2014～2017年11个年度高于上年检测指数值。其中，历年指数最高值为2017年的91.61，最低值为2002年的65.33。

2. 2000年以来基数值纵向检测指数

以“全面小康”建设进程起点年“九五”末年2000年数据指标演算基数值为100，2017年广西城乡健康消费需求指数为287.78，高于起点年基

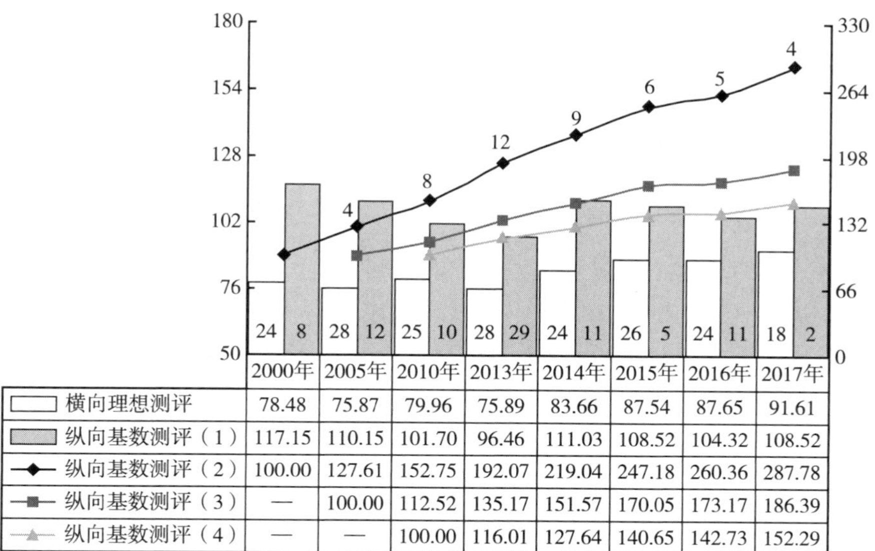

	2000年	2005年	2010年	2013年	2014年	2015年	2016年	2017年
横向理想测评	78.48	75.87	79.96	75.89	83.66	87.54	87.65	91.61
纵向基数测评（1）	117.15	110.15	101.70	96.46	111.03	108.52	104.32	108.52
纵向基数测评（2）	100.00	127.61	152.75	192.07	219.04	247.18	260.36	287.78
纵向基数测评（3）	—	100.00	112.52	135.17	151.57	170.05	173.17	186.39
纵向基数测评（4）	—	—	100.00	116.01	127.64	140.65	142.73	152.29

图5　广西城乡居民健康消费需求指数变动态势

左轴柱形：左历年横向测评（城乡、地区无差距理想值＝100）；右逐年纵向测评（1），上年基数值＝100。右轴曲线：时段纵向测评（起点年基数值＝100），（2）以2000年为起点（“十五”以来，以“九五”末年为基点，后同），（3）以2005年为起点（“十一五”以来），（4）以2010年为起点（“十二五”以来）。标注横向测评、纵向测评（1）（2）省域排行，纵向测评（2）起点年不计。

数值187.78%，也高于上年（2016年）检测指数27.42个点。广西此项检测指数在省域间排行变化，2000年起点不计，2005年为第4位，2010年为第8位，2017年从上年第5位上升为第4位。

各年度此项检测指数对比，全部各个年度均高于起点年基数值100；2003～2005年、2007年、2009～2017年13个年度高于上年检测指数值。其中，历年指数最高值为2017年的287.78，最低值为2002年的103.47。

3. 2005年以来基数值纵向检测指数

以“全面小康”建设进程第一个五年期“十五”末年2005年数据指标演算基数值为100，2017年广西城乡健康消费需求指数为186.39，高于起点年基数值86.39%，也高于上年（2016年）检测指数13.22个点。广西此项检测指数在省域间排行变化，2005年起点不计，2010年为第19位，2017

年从上年第 11 位上升为第 9 位。

各年度此项检测指数对比，2007～2017 年 11 个年度高于起点年基数值 100；全部各个年度均高于上年检测指数值。其中，历年指数最高值为 2017 年的 186.39，最低值为 2006 年的 97.28。

4. 2010年以来基数值纵向检测指数

以“全面小康”建设进程第二个五年期“十一五”末年 2010 年数据指标演算基数值为 100，2017 年广西城乡健康消费需求指数为 152.29，高于起点年基数值 52.29%，也高于上年（2016 年）检测指数 9.56 个点。广西此项检测指数在省域间排行变化，2010 年起点不计，2013 年为第 20 位，2017 年与上年持平，皆为第 6 位。

各年度此项检测指数对比，全部各个年度均高于起点年基数值 100；全部各个年度均高于上年检测指数值。其中，历年指数最高值为 2017 年的 152.29，最低值为 2011 年的 108.06。

5. 逐年度基数值纵向检测指数

以上一年（2016 年）起点数据指标演算基数值为 100，2017 年广西城乡健康消费需求指数为 108.52，高于起点年基数值 8.52%，也高于上年检测指数 4.20 个点。广西此项检测指数在省域间排行变化，2000 年为第 8 位，2005 年为第 12 位，2010 年为第 10 位，2017 年从上年第 11 位上升为第 2 位。

各年度此项检测指数对比，2000～2001 年、2003～2005 年、2007 年、2009～2012 年、2014～2017 年 14 个年度高于起点年基数值 100；2003～2004 年、2007 年、2009 年、2011 年、2014 年、2017 年 7 个年度高于上年检测指数值。其中，历年指数最高值为 2000 年的 117.15，最低值为 2006 年的 92.58。

R.12
安徽：2000～2017年健康消费需求提升第3位

黄剑辉*

摘　要： 以安徽城乡人均值衡量，2017年居民总消费为2000年的7.67倍，非物消费为10.02倍，其中健康消费为12.55倍。非物消费比重显著增高7.88个百分点，消费结构出现很大升级变化，而健康消费占总消费比重增高2.76个百分点。但居民消费率从44.19%显著下降至37.30%，“十二五”以来略有回升，而健康消费占居民收入比从3.21%明显升高至5.05%。居民总消费、非物消费地区差逐渐缩小，健康消费地区差明显缩小；居民总消费、非物消费城乡比逐渐缩小，健康消费城乡比明显缩小。

关键词： 安徽　健康消费　需求状况　检测评价

一　安徽民生消费主要数据相关情况

安徽城乡民生消费主要数据增长变化基本情况见图1，限于制图容量，侧重列出民生消费分类数据，突出单列健康消费总量数据。居民收入、总消费数据可从中推算出来，同时产值、财政收入、财政支出背景数据置于后台演算。

---

* 黄剑辉，昆明市社会科学院办公室主任、副研究员，主要从事城市文化、文化产业等方面的研究。

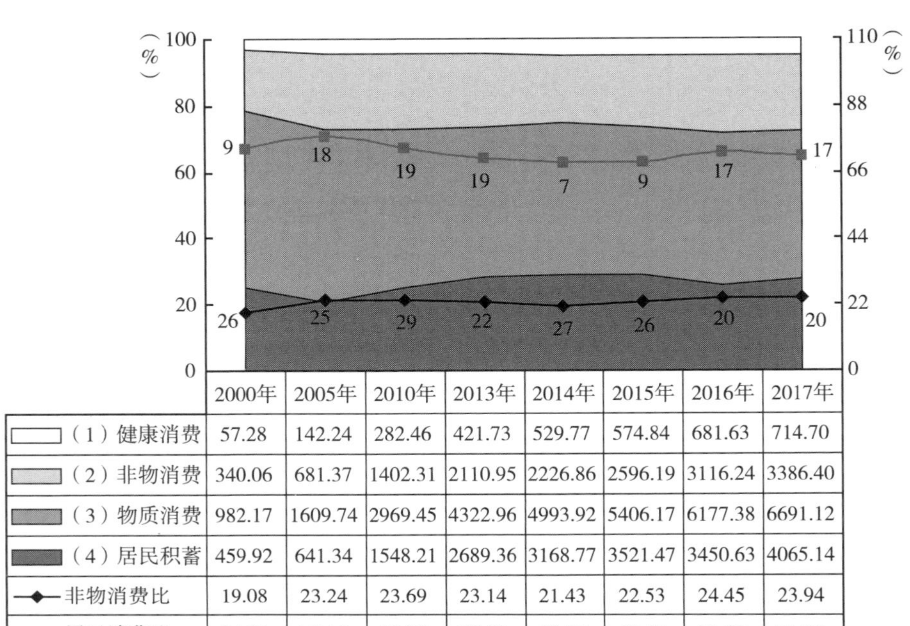

	2000年	2005年	2010年	2013年	2014年	2015年	2016年	2017年
（1）健康消费	57.28	142.24	282.46	421.73	529.77	574.84	681.63	714.70
（2）非物消费	340.06	681.37	1402.31	2110.95	2226.86	2596.19	3116.24	3386.40
（3）物质消费	982.17	1609.74	2969.45	4322.96	4993.92	5406.17	6177.38	6691.12
（4）居民积蓄	459.92	641.34	1548.21	2689.36	3168.77	3521.47	3450.63	4065.14
非物消费比	19.08	23.24	23.69	23.14	21.43	22.53	24.45	23.94
居民消费比	74.19	78.13	73.85	70.52	69.50	69.44	72.92	71.26

图 1　安徽城乡民生消费主要数据增长变化基本情况

左轴面积：城乡居民（1）健康消费、（2）非物消费、（3）物质消费、（4）积蓄总量（亿元转换为%），（2）+（3）=总消费，（2）+（3）+（4）=居民收入，各项数值间呈直观比例。右轴曲线：非物消费比、居民消费比（占居民收入比）（%），二者之差即为物质消费比，二者之比即为非物消费比重（占总消费比），二者之差再与居民消费比之比即为物质消费比重。标注非物消费比、居民消费比省域位次。

1. 城乡人民生活相关背景数据增长简况

2000～2017 年，安徽城乡居民收入总量年均增长 12.96%，积蓄总量年均增长 13.68%。居民收入年均增长率低于产值增长 1.06 个百分点，低于财政收入增长 4.64 个百分点。

2. 城乡居民消费总量及其分类增长状况

2000～2017 年，安徽城乡居民消费总量年均增长 12.69%。居民消费年均增长率低于产值增长 1.33 个百分点，低于财政支出增长 6.29 个百分点。同期，安徽城乡居民物质消费总量年均增长 11.95%。物质消费年均增长率低于居民收入增长 1.01 个百分点，低于总消费增长 0.74 个百分点。同期，安徽城乡居民非物消费总量年均增长14.48%。非物消费年均增长率高于居民收入增长1.52个百分点，高于总消费增长1.79个百分点。

与此同时，安徽城乡居民健康消费总量年均增长16.01%。健康消费年均增长率高于居民收入增长3.05个百分点，高于总消费增长3.32个百分点；高于物质消费增长4.06个百分点，高于非物消费增长1.53个百分点；亦高于居民积蓄增长2.33个百分点。

3. 城乡居民消费需求相关比值变化状况

在安徽居民收入当中，2005年有78.13%用于全部生活消费支出，为历年最高比值；2015年仅有69.44%用于全部生活消费支出，为历年最低（最佳）比值；2000年仅有19.08%用于非物消费支出，为历年最低比值；2012年有24.71%用于非物消费支出，为历年最高（最佳）比值。居民收入与总消费之差即为居民积蓄，非物消费与总消费之差即为物质消费。

这17年间，安徽居民消费比降低2.93个百分点，同时非物消费比却升高4.86个百分点，反过来导致物质消费比降低7.79个百分点。继续深入分析，居民消费比与非物消费比升降方向及其程度有差异，意味着非物消费占总消费比重变化，反过来又导致物质消费占总消费比重变化。由这些相对比值关系变化就能够看出民生消费需求态势，从中体现出民生发展的基本走向。

在这当中，安徽城乡居民健康消费增长出现高于居民收入增长、高于总消费增长、高于物质消费增长、高于非物消费增长的较大增幅，势必导致一系列相关比值明显变化。

二　安徽居民非物消费结构化分析

国家现行统计制度中居民消费后四类——交通通信、教育文化娱乐、医疗保健、其他用品及服务（以下行文分别简称“交通、文教、健康、其他”）消费属于非物生活范畴，维系着人们社会交往、身心状态、精神生活等“扩展需求”。居民非物生活分类消费测算为民生消费需求检测系统的二级子系统之三，其中展开相关性分析又包含着三级子系统之五至八。

（一）非物生活分类消费增长分析

安徽居民非物消费分类结构性关系见图2。

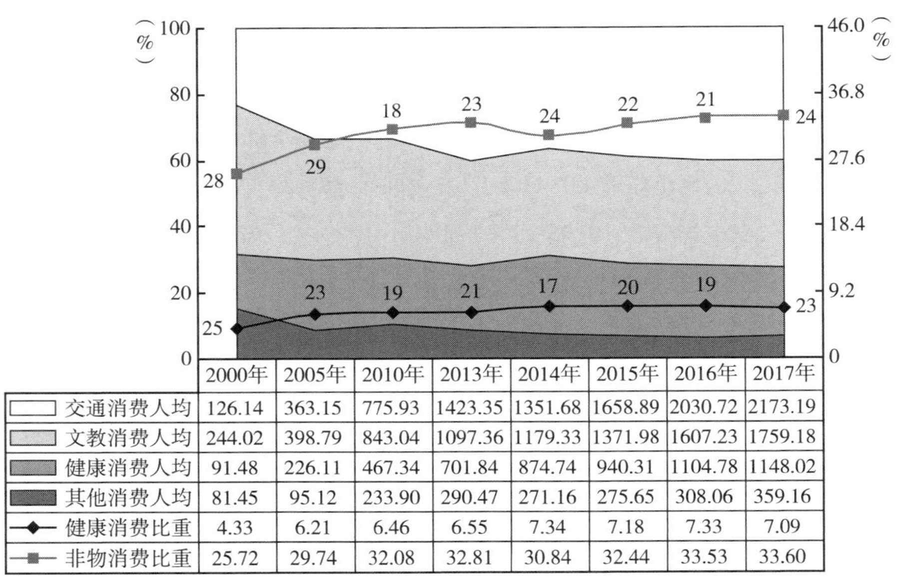

	2000年	2005年	2010年	2013年	2014年	2015年	2016年	2017年
交通消费人均	126.14	363.15	775.93	1423.35	1351.68	1658.89	2030.72	2173.19
文教消费人均	244.02	398.79	843.04	1097.36	1179.33	1371.98	1607.23	1759.18
健康消费人均	91.48	226.11	467.34	701.84	874.74	940.31	1104.78	1148.02
其他消费人均	81.45	95.12	233.90	290.47	271.16	275.65	308.06	359.16
健康消费比重	4.33	6.21	6.46	6.55	7.34	7.18	7.33	7.09
非物消费比重	25.72	29.74	32.08	32.81	30.84	32.44	33.53	33.60

图2　安徽居民非物消费分类结构性关系

左轴面积：城乡综合演算交通、文教、健康、其他消费人均值（元转换为%），各项数值间呈直观比例。右轴曲线：健康消费比重、非物消费比重（占总消费比）（%）。标注健康消费比重、非物消费比重省域位次。

1. 交通消费人均值增长及其比重变化

安徽城乡综合演算，2000年居民交通消费人均值为126.14元，2017年居民交通消费人均值为2173.19元。这17年间，安徽城乡居民人均交通消费年均增长18.23%；其中“十五”期间年均增长23.55%，“十一五”期间年均增长16.40%，“十二五”以来年均增长15.85%。

同期，基于居民交通消费与总消费之间历年数值演算，安徽居民交通消费比重增高7.45个百分点；其中“十五”期间增高4.00个百分点，“十一五”期间增高0.76个百分点，“十二五”以来增高2.70个百分点。最高（最佳，非物消费占比以高为佳，后同）比重值为2016年的13.48%，最低比重值为2000年的5.97%。

2. 文教消费人均值增长及其比重变化

安徽城乡综合演算，2000年居民文教消费人均值为244.02元，2017年居民文教消费人均值为1759.18元。这17年间，安徽城乡居民人均文教消费年均增长12.32%；其中“十五”期间年均增长10.32%，“十一五”期间年均增长16.15%，“十二五”以来年均增长11.08%。

同期，基于居民文教消费与总消费之间历年数值演算，安徽居民文教消费比重降低0.69个百分点；其中“十五”期间降低0.61个百分点，“十一五”期间增高0.71个百分点，“十二五”以来降低0.79个百分点。最高比重值为2007年的12.53%，最低比重值为2014年的9.89%。

3. 健康消费人均值增长及其比重变化

安徽城乡综合演算，2000年居民健康消费人均值为91.48元，2017年居民健康消费人均值为1148.02元。这17年间，安徽城乡居民人均健康消费年均增长16.04%；其中“十五”期间年均增长19.84%，“十一五”期间年均增长15.63%，“十二五”以来年均增长13.70%。

同期，基于居民健康消费与总消费之间历年数值演算，安徽居民健康消费比重增高2.76个百分点；其中“十五”期间增高1.88个百分点，“十一五”期间增高0.25个百分点，“十二五”以来增高0.63个百分点。最高比重值为2012年的8.09%，最低比重值为2000年的4.33%。

4. 其他消费人均值增长及其比重变化

安徽城乡综合演算，2000年居民其他消费人均值为81.45元，2017年居民其他消费人均值为359.16元。这17年间，安徽城乡居民人均其他消费年均增长9.12%；其中“十五”期间年均增长3.15%，“十一五”期间年均增长19.72%，“十二五”以来年均增长6.32%。

同期，基于居民其他消费与总消费之间历年数值演算，安徽居民其他消费比重降低 1. 64 个百分点；其中“十五”期间降低 1. 25 个百分点，“十一五”期间增高 0. 62 个百分点，“十二五”以来降低 1. 02 个百分点。最高比重值为 2000 年的 3. 86%，最低比重值为 2016 年的 2. 05%。

恩格尔系数检测仅能对应“基本小康”阶段，即使扩展为整个物质消费也难以适用于“全面小康”进程。为此，本项检测将全部非物消费视为“全面小康”民生应有消费。综合安徽居民交通、文教、健康、其他消费比重变化，17 年间整个非物消费比重上升 7. 89 个百分点。

实际说来，“交通消费”作为“交通通信消费”简称，包含通信消费，而通信消费里的信息内容消费部分显然应当归属于精神消费。假设安徽居民信息内容消费占通信消费一半，通信消费又占整个交通通信消费一半，那么信息内容消费比重则上升 1. 86 个百分点，再与文教消费比重变化合并演算，2000 年以来 17 年间安徽居民精神消费比重理当上升 1. 18 个百分点。

（二）居民收入、积蓄与非物消费之间增长关系

分析居民收入、积蓄与非物生活各项消费之间增长关系，可以检测究竟是什么因素对居民非物生活各项消费增长产生重要影响。安徽居民收入、积蓄与非物消费增长态势见图 3，因相关系数分析需有历年不间断增长指数，而制图空间有限，故截取 2007 ~2017 年（后台检测 2000 ~2017 年）。

1. 居民收入与非物消费历年增长相关性

2007 ~2017 年，标号（1）居民收入与（2）交通消费历年增长之间，相关系数为 -0. 0564，亦即在 5. 64% 程度上逆向变动，呈极弱负相关性；与（3）文教消费历年增长之间，相关系数为 0. 2332，亦即在 23. 32% 程度上同步变动，呈极弱正相关性；与（4）健康消费历年增长之间，相关系数为 0. 5023，亦即在 50. 23% 程度上同步变动，呈很弱正相关性；与（5）其他消费历年增长之间，相关系数为 0. 5661，亦即在 56. 61% 程度上同步变动，呈很弱正相关性。

这些数据之间的增长相关性表明，安徽居民收入增加不能“必然”带来本地居民生活消费向着非物质需求，尤其是精神文化需求方向“升级”。

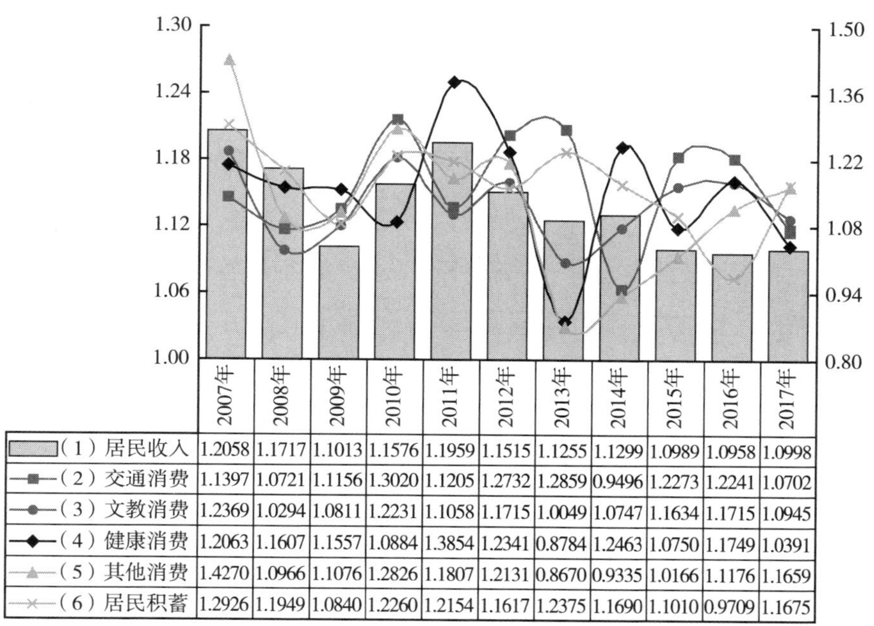

	2007年	2008年	2009年	2010年	2011年	2012年	2013年	2014年	2015年	2016年	2017年
（1）居民收入	1.2058	1.1717	1.1013	1.1576	1.1959	1.1515	1.1255	1.1299	1.0989	1.0958	1.0998
（2）交通消费	1.1397	1.0721	1.1156	1.3020	1.1205	1.2732	1.2859	0.9496	1.2273	1.2241	1.0702
（3）文教消费	1.2369	1.0294	1.0811	1.2231	1.1058	1.1715	1.0049	1.0747	1.1634	1.1715	1.0945
（4）健康消费	1.2063	1.1607	1.1557	1.0884	1.3854	1.2341	0.8784	1.2463	1.0750	1.1749	1.0391
（5）其他消费	1.4270	1.0966	1.1076	1.2826	1.1807	1.2131	0.8670	0.9335	1.0166	1.1176	1.1659
（6）居民积蓄	1.2926	1.1949	1.0840	1.2260	1.2154	1.1617	1.2375	1.1690	1.1010	0.9709	1.1675

图3　安徽居民收入、积蓄与非物消费增长态势

左轴柱形：居民收入年增指数。右轴曲线：非物消费各单项、积蓄年增指数，上年＝1（小于1为负增长）。曲线（3）、（4）与（6）之间局部年度形成横向镜面峰谷对应水中倒影负相关关系。

2. 居民积蓄与非物消费历年增长相关性

2007～2017年，标号（6）居民积蓄与（2）交通消费历年增长之间，相关系数为－0.0418，亦即在4.18%程度上逆向变动，呈极弱负相关性；与（3）文教消费历年增长之间，相关系数为－0.0091，亦即在0.91%程度上逆向变动，呈极弱负相关性；与（4）健康消费历年增长之间，相关系数为－0.0412，亦即在4.12%程度上逆向变动，呈极弱负相关性；与（5）其他消费历年增长之间，相关系数为0.2931，亦即在29.31%程度上同步变动，呈极弱正相关性。

在当地这些数据之间的增长相关性中，相互间影响的正反方向、强弱程度一目了然。

“积蓄负相关性”对于文教消费局部时段成立，对于健康消费局部时段成立，对于交通消费不明显，对于其他消费不成立。经后台数据库扩展演算，文教消费与积蓄增长之间2011～2017年长时段逆向程度为70.77%，呈极强负相关；2013～2017年逆向极值达89.01%，呈极强负相关。健康消费与积蓄增长之间2010～2014年长时段逆向程度为54.91%，呈较强负相关；2013～2017年逆向极值达55.87%，呈较强负相关。（3）文教消费、（4）健康消费与（6）居民积蓄增长曲线之间，局部时段形成横向镜面峰谷对应水中倒影。

安徽居民积蓄增长在一定程度上抑制了本地居民消费向着非物质需求，尤其是提升精神文化需求、增强身心健康需求方向更快地“升级”。

三　安徽城乡居民健康消费相关性分析

安徽城乡居民健康消费及其相关性变动态势见图4。

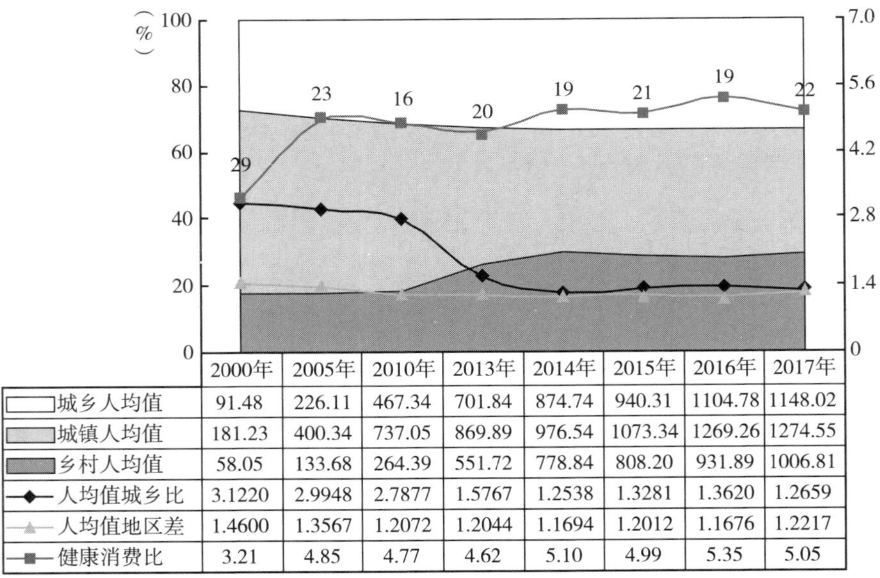

	2000年	2005年	2010年	2013年	2014年	2015年	2016年	2017年
城乡人均值	91.48	226.11	467.34	701.84	874.74	940.31	1104.78	1148.02
城镇人均值	181.23	400.34	737.05	869.89	976.54	1073.34	1269.26	1274.55
乡村人均值	58.05	133.68	264.39	551.72	778.84	808.20	931.89	1006.81
人均值城乡比	3.1220	2.9948	2.7877	1.5767	1.2538	1.3281	1.3620	1.2659
人均值地区差	1.4600	1.3567	1.2072	1.2044	1.1694	1.2012	1.1676	1.2217
健康消费比	3.21	4.85	4.77	4.62	5.10	4.99	5.35	5.05

图4　安徽城乡居民健康消费及其相关性变动态势

左轴面积：城乡综合、城镇、乡村居民健康消费人均值（元转换为%），各项数值间呈直观比例。右轴曲线：健康消费城乡比（乡村＝1）、地区差（无差距＝1）；健康消费比（%，占居民收入比）。此为民生消费三级子系统之七。标注此项消费比省域位次。

1. 健康消费相关比值历年变化状况

前面在非物消费分类单项数据检测当中，已经对安徽城乡居民健康消费比重及其历年变化展开详尽分析，这里仅补充健康消费比重排序，由于各地相应变化，安徽位次从2000年第25位升至2017年第23位。以下转而检测健康消费率、健康消费比历年变化动态。

健康消费率为健康消费与产值之间相对比值（商值），亦即每年社会总财富中由居民用于健康消费支出部分。以安徽城乡综合数值演算，2000年健康消费率为1.91%，2017年健康消费率为2.65%。这17年间，安徽健康消费率上升0.74个百分点；其中“十五”期间上升0.70个百分点，“十一五”期间下降0.37个百分点，“十二五”以来陡升0.41个百分点。

基于健康消费与产值之间历年数值演算，2000～2017年，安徽健康消费率最高（最佳）值为2016年的2.79%，最低值为2000年的1.91%。具体展开逐年测算，健康消费率在2004年、2008年、2010年、2013年、2017年降低，在2000～2003年、2005～2007年、2009年、2011～2012年、2014～2016年升高，近年来达到历年最佳值。由于各地相应变化，安徽健康消费率位次从2000年第24位升至2017年第17位。

健康消费比为健康消费与居民收入之间相对比值（商值），亦即每年居民收入中用于健康消费支出部分。以安徽城乡综合数值演算，2000年健康消费比为3.21%，2017年健康消费比为5.05%。这17年间，安徽健康消费比上升1.84个百分点；其中“十五”期间上升1.64个百分点，“十一五”期间下降0.08个百分点，“十二五”以来陡升0.28个百分点。

基于健康消费与居民收入之间历年数值演算，2000～2017年，安徽健康消费比最高（最佳）值为2012年的5.92%，最低值为2000年的3.21%。具体展开逐年测算，健康消费比在2008年、2010年、2013年、2015年、2017年降低，在2000～2007年、2009年、2011～2012年、2014年、2016年升高，近年来尚未达到2012年最佳值。由于各地相应变化，安徽健康消费比位次从2000年第29位升至2017年第22位。

特别应注意，我国应对国际金融危机实施“拉动内需，扩大消费，改

善民生”政策以来，由于政策措施转化为实际效益存在滞后期，进入“十二五”期间，安徽城乡居民健康消费率、健康消费比、健康消费比重都呈现明显回升态势。

2. 城乡综合人均值及地区差变动状况

前面在非物消费分类单项数据检测当中，已经对安徽城乡居民健康消费人均值及其历年增长展开详尽分析，此处仅补充各省域居民健康消费人均值排序，安徽位次从2000年第28位升至2017年第25位。以下直接切入人均值地区差检测。

基于当地与全国之间城乡居民健康消费人均值历年绝对偏差值演算，2000~2017年，安徽居民健康消费地区差最小值为2012年的1.0004，最大值为2000年的1.4600。这17年间，安徽居民健康消费地区差缩小16.32%；其中“十五”期间缩小7.07%，“十一五”期间缩小11.02%，“十二五”以来扩大1.20%。这表明，安徽与各地居民健康消费增长同步均衡性明显增强，体现“全面小康”进程缩小居民健康消费地区差距的有效进展。

由于各地相应变化，安徽地区差位次从2000年第24位升至2017年第19位。据既往历年动态推演测算，安徽居民健康消费地区差2020年将为1.1789，相比当前略微缩减；2035年将为1.0218，相比当前继续明显缩减。

3. 城镇与乡村人均值及城乡比变动状况

2000年，安徽城镇居民健康消费人均值为181.23元，乡村居民健康消费人均值为58.05元，健康消费城乡比为3.1220；2017年，安徽城镇居民健康消费人均值为1274.55元，乡村居民健康消费人均值为1006.81元，健康消费城乡比为1.2659。

这17年间，安徽城镇居民人均健康消费年均增长12.16%，乡村居民人均健康消费年均增长18.27%，乡村年均增长率高于城镇6.11个百分点。城乡之间增长相关系数为-0.0537，即历年增长逆向程度为5.37%，呈极弱负相关性。各省域居民健康消费人均值排序，安徽城镇位次从2000年第30位升至2017年第26位，乡村位次从2000年第27位升至2017年第18位。

基于当地城乡之间居民健康消费人均值历年绝对值差异演算，2000～2017 年，安徽居民健康消费城乡比最小值为 2014 年的 1.2538，最大值为 2004 年的 4.3039。这 17 年间，安徽居民健康消费城乡比缩小 59.45%；其中“十五”期间缩小 4.07%，“十一五”期间缩小 6.91%，“十二五”以来缩小 54.59%。这表明，安徽城乡之间居民健康消费增长同步均衡性极显著增强，体现“全面小康”进程缩小居民健康消费城乡差距的有效进展。

由于各地相应变化，安徽城乡比位次从 2000 年第 12 位升至 2017 年第 2 位。据既往历年动态推演测算，安徽居民健康消费城乡比 2020 年将为 1.0795，相比当前明显缩减；2035 年将为 0.4868，相比当前继续极显著缩减为“城乡倒挂”，即乡村人均值高于城镇人均值。诚然，这只是长期预测的理论演算值，揭示出一种积极向好的趋势。

四　安徽健康消费需求指数检测

安徽城乡居民健康消费需求指数变动态势见图 5。

1. 各年度理想值横向检测指数

以假定各类民生数据城乡、地区无差距理想值为 100，2017 年安徽城乡健康消费需求指数为 87.21，低于无差距理想值 12.79%，也低于上年（2016 年）检测指数 5.12 个点。安徽此项检测指数在省域间排行变化，2000 年为第 27 位，2005 年为第 25 位，2010 年为第 20 位，2017 年从上年第 15 位下降为第 24 位。

各年度（包括图 5 中省略年度，下同）此项检测指数对比，全部各个年度均低于无差距理想值 100；2001～2002 年、2004 年、2006～2007 年、2009 年、2011～2012 年、2014 年、2016 年 10 个年度高于上年检测指数值。其中，历年指数最高值为 2012 年的 95.31，最低值为 2000 年的 74.71。

2. 2000年以来基数值纵向检测指数

以“全面小康”建设进程起点年“九五”末年 2000 年数据指标演算基数值为 100，2017 年安徽城乡健康消费需求指数为 299.36，高于起点年基

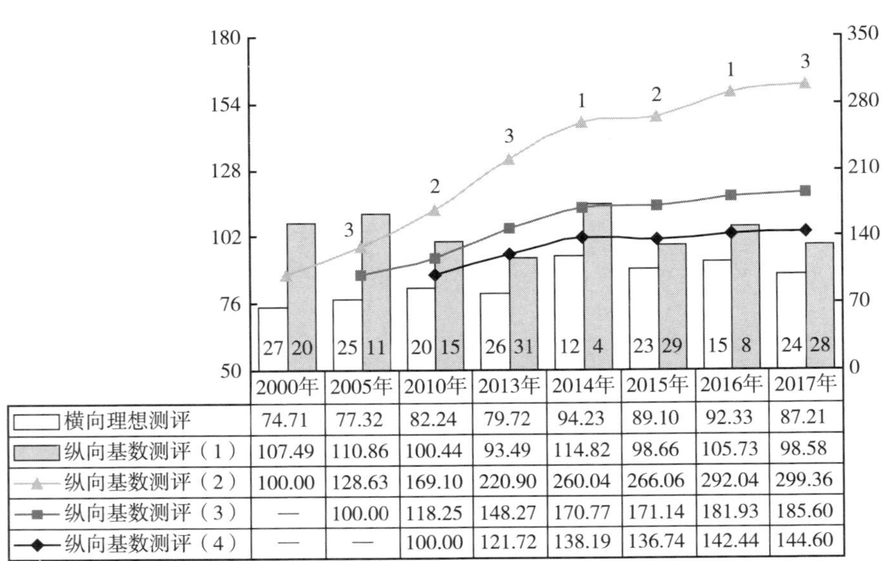

	2000年	2005年	2010年	2013年	2014年	2015年	2016年	2017年
横向理想测评	74.71	77.32	82.24	79.72	94.23	89.10	92.33	87.21
纵向基数测评（1）	107.49	110.86	100.44	93.49	114.82	98.66	105.73	98.58
纵向基数测评（2）	100.00	128.63	169.10	220.90	260.04	266.06	292.04	299.36
纵向基数测评（3）	—	100.00	118.25	148.27	170.77	171.14	181.93	185.60
纵向基数测评（4）	—	—	100.00	121.72	138.19	136.74	142.44	144.60

图5　安徽城乡居民健康消费需求指数变动态势

左轴柱形：左历年横向测评（城乡、地区无差距理想值 = 100）；右逐年纵向测评（1），上年基数值 = 100。右轴曲线：时段纵向测评（起点年基数值 = 100），（2）以 2000 年为起点（“十五”以来，以“九五”末年为基点，后同），（3）以 2005 年为起点（“十一五”以来），（4）以 2010 年为起点（“十二五”以来）。标注横向测评、纵向测评（1）（2）省域排行，纵向测评（2）起点年不计。

数值 199.36%，也高于上年（2016 年）检测指数 7.32 个点。安徽此项检测指数在省域间排行变化，2000 年起点不计，2005 年为第 3 位，2010 年为第 2 位，2017 年从上年第 1 位下降为第 3 位。

各年度此项检测指数对比，全部各个年度均高于起点年基数值 100；全部各个年度均高于上年检测指数值。其中，历年指数最高值为 2017 年的 299.36，最低值为 2001 年的 105.38。

3. 2005年以来基数值纵向检测指数

以“全面小康”建设进程第一个五年期“十五”末年 2005 年数据指标演算基数值为 100，2017 年安徽城乡健康消费需求指数为 185.60，高于起点年基数值 85.60%，也高于上年（2016 年）检测指数 3.67 个点。安徽此项检测指数在省域间排行变化，2005 年起点不计，2010 年为第 7 位，2017

年从上年第 8 位下降为第 10 位。

各年度此项检测指数对比，全部各个年度均高于起点年基数值 100；全部各个年度均高于上年检测指数值。其中，历年指数最高值为 2017 年的 185.60，最低值为 2006 年的 105.63。

4. 2010年以来基数值纵向检测指数

以“全面小康”建设进程第二个五年期“十一五”末年 2010 年数据指标演算基数值为 100，2017 年安徽城乡健康消费需求指数为 144.60，高于起点年基数值 44.60%，也高于上年（2016 年）检测指数 2.16 个点。安徽此项检测指数在省域间排行变化，2010 年起点不计，2013 年为第 10 位，2017 年从上年第 7 位下降为第 8 位。

各年度此项检测指数对比，全部各个年度均高于起点年基数值 100；2012 年、2014 年、2016～2017 年 4 个年度高于上年检测指数值。其中，历年指数最高值为 2017 年的 144.60，最低值为 2011 年的 117.46。

5. 逐年度基数值纵向检测指数

以上一年（2016 年）起点数据指标演算基数值为 100，2017 年安徽城乡健康消费需求指数为 98.58，低于起点年基数值 1.42%，但低于上年检测指数 7.15 个点。安徽此项检测指数在省域间排行变化，2000 年为第 20 位，2005 年为第 11 位，2010 年为第 15 位，2017 年从上年第 8 位下降为第 28 位。

各年度此项检测指数对比，2000～2012 年、2014 年、2016 年 15 个年度高于起点年基数值 100；2002 年、2005 年、2009 年、2011 年、2014 年、2016 年 6 个年度高于上年检测指数值。其中，历年指数最高值为 2011 年的 120.71，最低值为 2013 年的 93.49。

ℝ.13

北京：2016～2017年健康消费需求提升第3位

卢晓慧*

摘　要： 以北京城乡人均值衡量，2017年居民总消费为2000年的5.11倍，非物消费为5.06倍，其中健康消费为5.68倍。非物消费比重略微降低0.32个百分点，消费结构出现一定“逆升级”变化，而健康消费占总消费比重增高0.78个百分点。但居民消费率从30.40%较明显下降至29.02%，“十二五”以来略有回升，而健康消费占居民收入比从5.66%较明显降低至5.07%。居民总消费、非物消费地区差逐渐缩小，健康消费地区差极显著缩小；居民总消费、非物消费城乡比逐渐缩小，健康消费城乡比极显著缩小。

关键词： 北京　健康消费　需求状况　检测评价

一　北京民生消费主要数据相关情况

北京城乡民生消费主要数据增长变化基本情况见图1，限于制图容量，侧重列出民生消费分类数据，突出单列健康消费总量数据。居民收入、总消费数据可从中推算出来，同时产值、财政收入、财政支出背景数据置于后台演算。

* 卢晓慧，昆明市社会科学院城市战略研究所副教授，主要从事应用社会学研究。

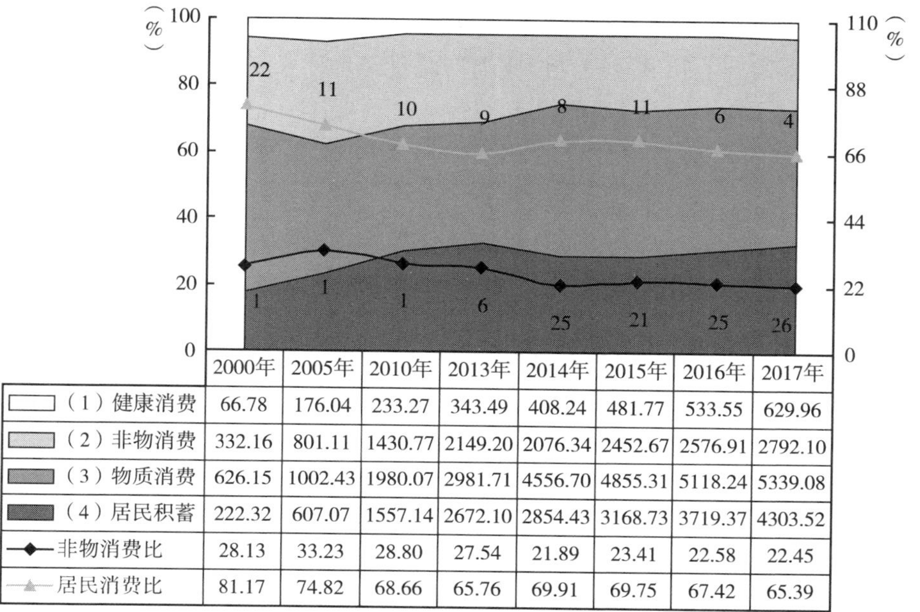

	2000年	2005年	2010年	2013年	2014年	2015年	2016年	2017年
（1）健康消费	66.78	176.04	233.27	343.49	408.24	481.77	533.55	629.96
（2）非物消费	332.16	801.11	1430.77	2149.20	2076.34	2452.67	2576.91	2792.10
（3）物质消费	626.15	1002.43	1980.07	2981.71	4556.70	4855.31	5118.24	5339.08
（4）居民积蓄	222.32	607.07	1557.14	2672.10	2854.43	3168.73	3719.37	4303.52
非物消费比	28.13	33.23	28.80	27.54	21.89	23.41	22.58	22.45
居民消费比	81.17	74.82	68.66	65.76	69.91	69.75	67.42	65.39

图1　北京城乡民生消费主要数据增长变化基本情况

左轴面积：城乡居民（1）健康消费、（2）非物消费、（3）物质消费、（4）积蓄总量（亿元转换为%），（2）＋（3）＝总消费，（2）＋（3）＋（4）＝居民收入，各项数值间呈直观比例。右轴曲线：非物消费比、居民消费比（占居民收入比）（%），二者之差即为物质消费比，二者之比即为非物消费比重（占总消费比），二者之差再与居民消费比之比即为物质消费比重。标注非物消费比、居民消费比省域位次。

1. 城乡人民生活相关背景数据增长简况

2000～2017年，北京城乡居民收入总量年均增长14.85%，积蓄总量年均增长19.04%。居民收入年均增长率高于产值增长1.16个百分点，低于财政收入增长2.75个百分点。

2. 城乡居民消费总量及其分类增长状况

2000～2017年，北京城乡居民消费总量年均增长13.40%。居民消费年均增长率低于产值增长0.29个百分点，低于财政支出增长4.05个百分点。同期，北京城乡居民物质消费总量年均增长13.44%。物质消费年均增长率低于居民收入增长1.41个百分点，高于总消费增长0.04个百分点。同期，北京城乡居民非物消费总量年均增长13.34%。非物消费年均增长率低于居民收入增长 1.51 个百分点，低于总消费增长 0.06 个百分点。

与此同时，北京城乡居民健康消费总量年均增长 14.11%。健康消费年均增长率低于居民收入增长 0.74 个百分点，高于总消费增长 0.71 个百分点；高于物质消费增长 0.67 个百分点，高于非物消费增长 0.77 个百分点；而低于居民积蓄增长 4.93 个百分点。

3. 城乡居民消费需求相关比值变化状况

在北京居民收入当中，2002 年有 81.17% 用于全部生活消费支出，为历年最高比值；2017 年仅有 65.39% 用于全部生活消费支出，为历年最低（最佳）比值；2014 年仅有 21.89% 用于非物消费支出，为历年最低比值；2003 年有 35.47% 用于非物消费支出，为历年最高（最佳）比值。居民收入与总消费之差即为居民积蓄，非物消费与总消费之差即为物质消费。

这 17 年间，北京居民消费比降低 15.78 个百分点，同时非物消费比亦降低 5.68 个百分点，反过来导致物质消费比降低 10.10 个百分点。继续深入分析，居民消费比与非物消费比升降方向及其程度有差异，意味着非物消费占总消费比重变化，反过来又导致物质消费占总消费比重变化。由这些相对比值关系变化就能够看出民生消费需求态势，从中体现出民生发展的基本走向。

在这当中，北京城乡居民健康消费增长出现低于居民收入增长、高于总消费增长、高于物质消费增长、高于非物消费增长的较大增幅，势必导致一系列相关比值明显变化。

二　北京居民非物消费结构化分析

国家现行统计制度中居民消费后四类——交通通信、教育文化娱乐、医疗保健、其他用品及服务（以下行文分别简称“交通、文教、健康、其他”）消费属于非物生活范畴，维系着人们社会交往、身心状态、精神生活等“扩展需求”。居民非物生活分类消费测算为民生消费需求检测系统的二级子系统之三，其中展开相关性分析又包含着三级子系统之五至八。

（一）非物生活分类消费增长分析

北京居民非物消费分类结构性关系见图2。

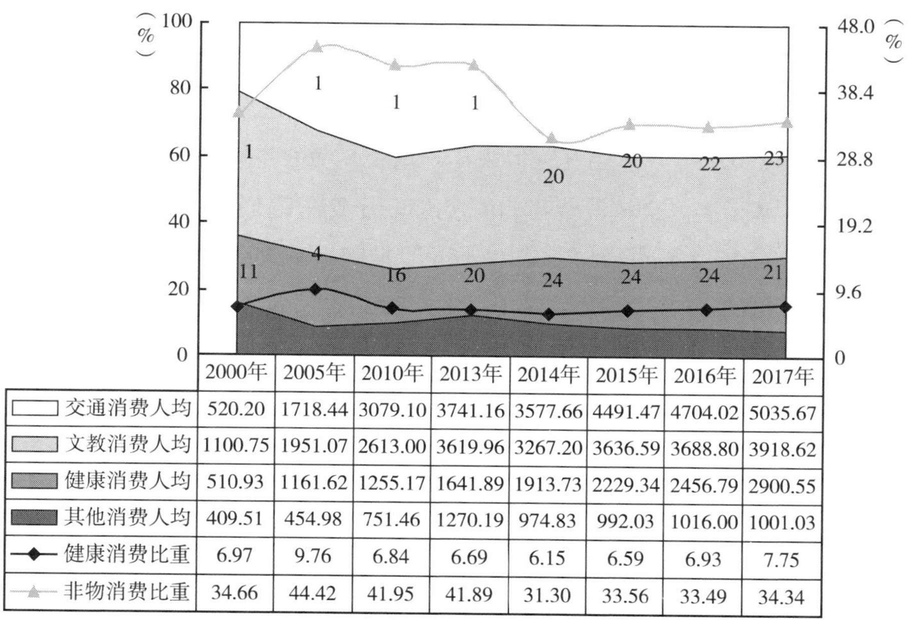

	2000年	2005年	2010年	2013年	2014年	2015年	2016年	2017年
交通消费人均	520.20	1718.44	3079.10	3741.16	3577.66	4491.47	4704.02	5035.67
文教消费人均	1100.75	1951.07	2613.00	3619.96	3267.20	3636.59	3688.80	3918.62
健康消费人均	510.93	1161.62	1255.17	1641.89	1913.73	2229.34	2456.79	2900.55
其他消费人均	409.51	454.98	751.46	1270.19	974.83	992.03	1016.00	1001.03
健康消费比重	6.97	9.76	6.84	6.69	6.15	6.59	6.93	7.75
非物消费比重	34.66	44.42	41.95	41.89	31.30	33.56	33.49	34.34

图2　北京居民非物消费分类结构性关系

左轴面积：城乡综合演算交通、文教、健康、其他消费人均值（元转换为%），各项数值间呈直观比例。右轴曲线：健康消费比重、非物消费比重（占总消费比）（%）。标注健康消费比重、非物消费比重省域位次。

1. 交通消费人均值增长及其比重变化

北京城乡综合演算，2000年居民交通消费人均值为520.20元，2017年居民交通消费人均值为5035.67元。这17年间，北京城乡居民人均交通消费年均增长14.29%；其中“十五”期间年均增长27.00%，“十一五”期间年均增长12.37%，“十二五”以来年均增长7.28%。

同期，基于居民交通消费与总消费之间历年数值演算，北京居民交通消费比重增高6.36个百分点；其中“十五”期间增高7.35个百分点，“十一五”期间增高2.34个百分点，“十二五”以来降低3.33个百分点。最高

（最佳，非物消费占比以高为佳，后同）比重值为2010年的16.78%，最低比重值为2000年的7.09%。

2. 文教消费人均值增长及其比重变化

北京城乡综合演算，2000年居民文教消费人均值为1100.75元，2017年居民文教消费人均值为3918.62元。这17年间，北京城乡居民人均文教消费年均增长7.76%；其中“十五”期间年均增长12.13%，“十一五”期间年均增长6.02%，“十二五”以来年均增长5.96%。

同期，基于居民文教消费与总消费之间历年数值演算，北京居民文教消费比重降低4.55个百分点；其中“十五”期间增高1.38个百分点，“十一五”期间降低2.16个百分点，“十二五”以来降低3.77个百分点。最高比重值为2003年的17.58%，最低比重值为2016年的10.41%。

3. 健康消费人均值增长及其比重变化

北京城乡综合演算，2000年居民健康消费人均值为510.93元，2017年居民健康消费人均值为2900.55元。这17年间，北京城乡居民人均健康消费年均增长10.75%；其中“十五”期间年均增长17.85%，“十一五”期间年均增长1.56%，“十二五”以来年均增长12.71%。

同期，基于居民健康消费与总消费之间历年数值演算，北京居民健康消费比重增高0.78个百分点；其中“十五”期间增高2.79个百分点，“十一五”期间降低2.92个百分点，“十二五”以来增高0.91个百分点。最高比重值为2004年的9.79%，最低比重值为2014年的6.15%。

4. 其他消费人均值增长及其比重变化

北京城乡综合演算，2000年居民其他消费人均值为409.51元，2017年居民其他消费人均值为1001.03元。这17年间，北京城乡居民人均其他消费年均增长5.40%；其中“十五”期间年均增长2.13%，“十一五”期间年均增长10.56%，“十二五”以来年均增长4.18%。

同期，基于居民其他消费与总消费之间历年数值演算，北京居民其他消费比重降低2.91个百分点；其中“十五”期间降低1.76个百分点，“十一五”期间增高0.27个百分点，“十二五”以来降低1.42个百分点。最高比重值为2001年的6.05%，最低比重值为2017年的2.67%。

恩格尔系数检测仅能对应"基本小康"阶段，即使扩展为整个物质消费也难以适用于"全面小康"进程。为此，本项检测将全部非物消费视为"全面小康"民生应有消费。综合北京居民交通、文教、健康、其他消费比重变化，17年间整个非物消费比重下降0.32个百分点。

实际说来，"交通消费"作为"交通通信消费"简称，包含通信消费，而通信消费里的信息内容消费部分显然应当归属于精神消费。假设北京居民信息内容消费占通信消费一半，通信消费又占整个交通通信消费一半，那么信息内容消费比重则上升1.59个百分点，再与文教消费比重变化合并演算，2000年以来17年间北京居民精神消费比重仅仅下降2.96个百分点。

（二）居民收入、积蓄与非物消费之间增长关系

分析居民收入、积蓄与非物生活各项消费之间增长关系，可以检测究竟是什么因素对居民非物生活各项消费增长产生重要影响。北京居民收入、积蓄与非物消费增长态势见图3，因相关系数分析需有历年不间断增长指数，而制图空间有限，故截取2000～2010年（后台检测2000～2017年）。

1. 居民收入与非物消费历年增长相关性

2000～2010年，标号（1）居民收入与（2）交通消费历年增长之间，相关系数为-0.4629，亦即在46.29%程度上逆向变动，呈稍强负相关性；与（3）文教消费历年增长之间，相关系数为-0.3016，亦即在30.16%程度上逆向变动，呈较弱负相关性；与（4）健康消费历年增长之间，相关系数为0.1319，亦即在13.19%程度上同步变动，呈极弱正相关性；与（5）其他消费历年增长之间，相关系数为0.5836，亦即在58.36%程度上同步变动，呈很弱正相关性。

这些数据之间的增长相关性表明，北京居民收入增加不能"必然"带来本地居民生活消费向着非物质需求，尤其是精神文化需求方向"升级"。

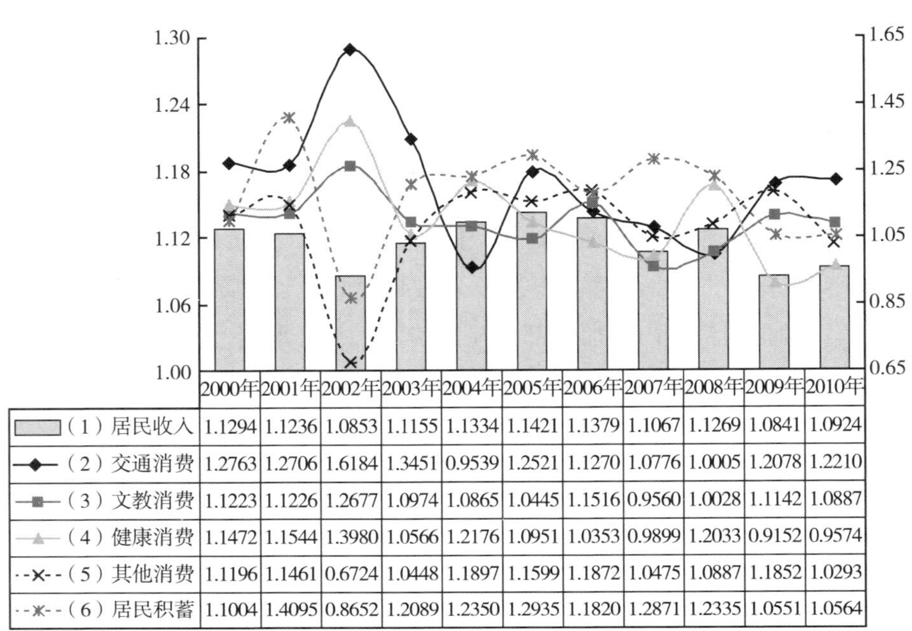

	2000年	2001年	2002年	2003年	2004年	2005年	2006年	2007年	2008年	2009年	2010年
（1）居民收入	1.1294	1.1236	1.0853	1.1155	1.1334	1.1421	1.1379	1.1067	1.1269	1.0841	1.0924
（2）交通消费	1.2763	1.2706	1.6184	1.3451	0.9539	1.2521	1.1270	1.0776	1.0005	1.2078	1.2210
（3）文教消费	1.1223	1.1226	1.2677	1.0974	1.0865	1.0445	1.1516	0.9560	1.0028	1.1142	1.0887
（4）健康消费	1.1472	1.1544	1.3980	1.0566	1.2176	1.0951	1.0353	0.9899	1.2033	0.9152	0.9574
（5）其他消费	1.1196	1.1461	0.6724	1.0448	1.1897	1.1599	1.1872	1.0475	1.0887	1.1852	1.0293
（6）居民积蓄	1.1004	1.4095	0.8652	1.2089	1.2350	1.2935	1.1820	1.2871	1.2335	1.0551	1.0564

图3　北京居民收入、积蓄与非物消费增长态势

左轴柱形：居民收入年增指数。右轴曲线：非物消费各单项、积蓄年增指数，上年 =1（小于1为负增长）。曲线（2）、（3）与（6）之间大体形成横向镜面峰谷对应水中倒影负相关关系。

2. 居民积蓄与非物消费历年增长相关性

2000～2010年，标号（6）居民积蓄与（2）交通消费历年增长之间，相关系数为 -0.5647，亦即在56.47%程度上逆向变动，呈较强负相关性；与（3）文教消费历年增长之间，相关系数为 -0.6475，亦即在64.75%程度上逆向变动，呈很强负相关性；与（4）健康消费历年增长之间，相关系数为 -0.2235，亦即在22.35%程度上逆向变动，呈很弱负相关性；与（5）其他消费历年增长之间，相关系数为0.6611，亦即在66.11%程度上同步变动，呈较弱正相关性。

在当地这些数据之间的增长相关性中，相互间影响的正反方向、强弱程度一目了然。

特别是（3）文教消费、（2）交通消费与（6）居民积蓄增长曲线之间，形成横向镜面峰谷对应水中倒影，其间分别呈64.75%、56.47%逆向增长相关性。“积蓄负相关性”对于文教消费明显成立，对于交通消费基本成立，对于健康消费不明显，对于其他消费不成立。经后台数据库扩展演算，健康消费与积蓄增长之间2000～2008年长时段逆向程度为64.29%，呈很强负相关；2002～2007年逆向极值达83.44%，呈极强负相关。

北京居民积蓄增长已经严重地抑制了本地居民消费向着提升精神文化需求、扩展社会生活交往方向更快地“升级”。

三 北京城乡居民健康消费相关性分析

北京城乡居民健康消费及其相关性变动态势见图4。

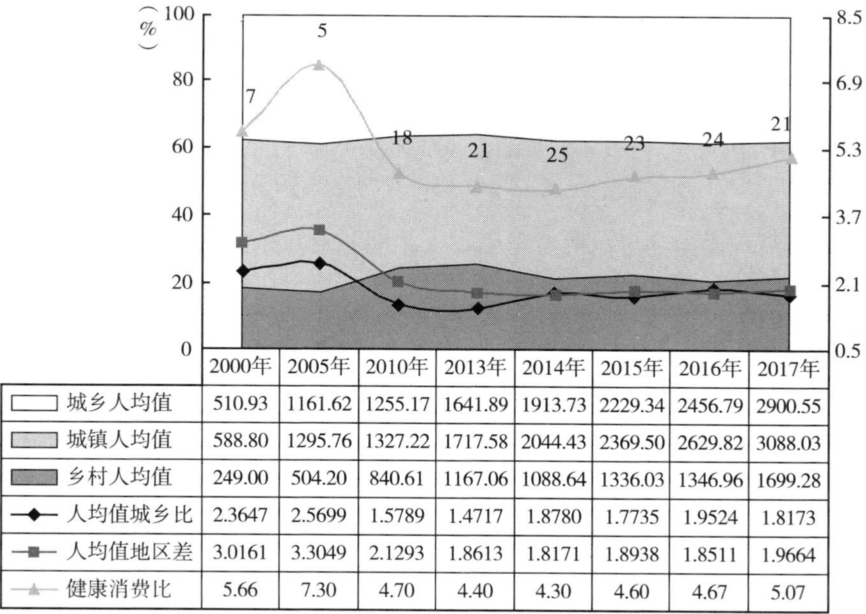

	2000年	2005年	2010年	2013年	2014年	2015年	2016年	2017年
城乡人均值	510.93	1161.62	1255.17	1641.89	1913.73	2229.34	2456.79	2900.55
城镇人均值	588.80	1295.76	1327.22	1717.58	2044.43	2369.50	2629.82	3088.03
乡村人均值	249.00	504.20	840.61	1167.06	1088.64	1336.03	1346.96	1699.28
人均值城乡比	2.3647	2.5699	1.5789	1.4717	1.8780	1.7735	1.9524	1.8173
人均值地区差	3.0161	3.3049	2.1293	1.8613	1.8171	1.8938	1.8511	1.9664
健康消费比	5.66	7.30	4.70	4.40	4.30	4.60	4.67	5.07

图4 北京城乡居民健康消费及其相关性变动态势

左轴面积：城乡综合、城镇、乡村居民健康消费人均值（元转换为%），各项数值间呈直观比例。右轴曲线：健康消费城乡比（乡村＝1）、地区差（无差距＝1）；健康消费比（%，占居民收入比）。此为民生消费三级子系统之七。标注此项消费比省域位次。

1. 健康消费相关比值历年变化状况

前面在非物消费分类单项数据检测当中，已经对北京城乡居民健康消费比重及其历年变化展开详尽分析，这里仅补充健康消费比重排序，由于各地相应变化，北京位次从2000年第11位降至2017年第21位。以下转而检测健康消费率、健康消费比历年变化动态。

健康消费率为健康消费与产值之间相对比值（商值），亦即每年社会总财富中由居民用于健康消费支出部分。以北京城乡综合数值演算，2000年健康消费率为2.12%，2017年健康消费率为2.25%。这17年间，北京健康消费率上升0.13个百分点；其中“十五”期间上升0.44个百分点，“十一五”期间下降0.86个百分点，“十二五”以来陡升0.55个百分点。

基于健康消费与产值之间历年数值演算，2000～2017年，北京健康消费率最高（最佳）值为2002年的2.67%，最低值为2010年的1.70%。具体展开逐年测算，健康消费率在2003年、2005～2007年、2009～2010年、2013年、2016年降低，在2000～2002年、2004年、2008年、2011～2012年、2014～2015年、2017年升高，近年来尚未达到2002年最佳值。由于各地相应变化，北京健康消费率位次从2000年第19位降至2017年第22位。

健康消费比为健康消费与居民收入之间相对比值（商值），亦即每年居民收入中用于健康消费支出部分。以北京城乡综合数值演算，2000年健康消费比为5.66%，2017年健康消费比为5.07%。这17年间，北京健康消费比下降0.59个百分点；其中“十五”期间上升1.64个百分点，“十一五”期间下降2.60个百分点，“十二五”以来回升0.37个百分点。

基于健康消费与居民收入之间历年数值演算，2000～2017年，北京健康消费比最高（最佳）值为2004年的7.62%，最低值为2014年的4.30%。具体展开逐年测算，健康消费比在2000～2002年、2004年、2008年、2011年、2015～2017年升高，在2003年、2005～2007年、2009～2010年、2012～2014年降低，近年来仍未回复2000年初始值，更未达到2004年最佳值。由于各地相应变化，北京健康消费比位次从2000年第7位降至2017年第21位。

特别应注意，我国应对国际金融危机实施“拉动内需，扩大消费，改善民生”政策以来，由于政策措施转化为实际效益存在滞后期，进入“十二五”期间，北京城乡居民健康消费率、健康消费比、健康消费比重大多呈现明显回升态势。

2. 城乡综合人均值及地区差变动状况

前面在非物消费分类单项数据检测当中，已经对北京城乡居民健康消费人均值及其历年增长展开详尽分析，此处仅补充各省域居民健康消费人均值排序，北京位次保持第1位不变。以下直接切入人均值地区差检测。

基于当地与全国之间城乡居民健康消费人均值历年绝对偏差值演算，2000～2017年，北京居民健康消费地区差最小值为2014年的1.8171，最大值为2004年的3.6062。这17年间，北京居民健康消费地区差缩小34.80%；其中“十五”期间扩大9.58%，“十一五”期间缩小35.57%，“十二五”以来缩小7.65%。这表明，北京与各地居民健康消费增长同步均衡性显著增强，体现“全面小康”进程缩小居民健康消费地区差距的有效进展。

由于各地相应变化，北京地区差位次保持第31位不变。据既往历年动态推演测算，北京居民健康消费地区差2020年将为1.7566，相比当前明显缩减；2035年将为1.1508，相比当前继续极显著缩减。

3. 城镇与乡村人均值及城乡比变动状况

2000年，北京城镇居民健康消费人均值为588.80元，乡村居民健康消费人均值为249.00元，健康消费城乡比为2.3647；2017年，北京城镇居民健康消费人均值为3088.03元，乡村居民健康消费人均值为1699.28元，健康消费城乡比为1.8173。

这17年间，北京城镇居民人均健康消费年均增长10.24%，乡村居民人均健康消费年均增长11.96%，乡村年均增长率高于城镇1.72个百分点。城乡之间增长相关系数为0.3043，即历年增长同步程度为30.43%，呈极弱正相关性。各省域居民健康消费人均值排序，北京城镇位次保持第1位不变，乡村位次从2000年第2位升至2017年第1位。

基于当地城乡之间居民健康消费人均值历年绝对值差异演算，2000～2017年，北京居民健康消费城乡比最小值为2011年的1.4716，最大值为2002年的2.8109。这17年间，北京居民健康消费城乡比缩小23.15%；其中“十五”期间扩大8.68%，“十一五”期间缩小38.56%，“十二五”以来扩大15.10%。这表明，北京城乡之间居民健康消费增长同步均衡性明显增强，体现“全面小康”进程缩小居民健康消费城乡差距的有效进展。

由于各地相应变化，北京城乡比位次从2000年第4位降至2017年第20位。据既往历年动态推演测算，北京居民健康消费城乡比2020年将为1.7347，相比当前较明显缩减；2035年将为1.3751，相比当前继续极显著缩减。

四　北京健康消费需求指数检测

北京城乡居民健康消费需求指数变动态势见图5。

1. 各年度理想值横向检测指数

以假定各类民生数据城乡、地区无差距理想值为100，2017年北京城乡健康消费需求指数为98.43，低于无差距理想值1.57%，但高于上年（2016年）检测指数6.29个点。北京此项检测指数在省域间排行变化，2000年为第3位，2005年为第1位，2010年为第2位，2017年从上年第17位上升为第5位。

各年度（包括图5中省略年度，下同）此项检测指数对比，2000～2008年、2011年10个年度高于无差距理想值100；2001～2002年、2004年、2006年、2008年、2010～2011年、2015年、2017年9个年度高于上年检测指数值。其中，历年指数最高值为2002年的121.25，最低值为2014年的91.75。

2. 2000年以来基数值纵向检测指数

以“全面小康”建设进程起点年“九五”末年2000年数据指标演算基数值为100，2017年北京城乡健康消费需求指数为178.51，高于起点年基

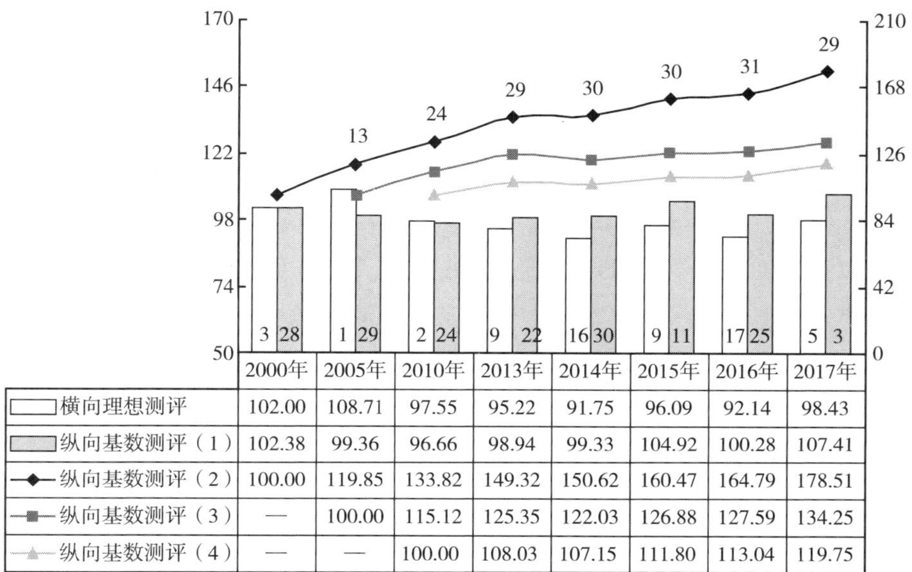

	2000年	2005年	2010年	2013年	2014年	2015年	2016年	2017年
横向理想测评	102.00	108.71	97.55	95.22	91.75	96.09	92.14	98.43
纵向基数测评（1）	102.38	99.36	96.66	98.94	99.33	104.92	100.28	107.41
纵向基数测评（2）	100.00	119.85	133.82	149.32	150.62	160.47	164.79	178.51
纵向基数测评（3）	—	100.00	115.12	125.35	122.03	126.88	127.59	134.25
纵向基数测评（4）	—	—	100.00	108.03	107.15	111.80	113.04	119.75

图5　北京城乡居民健康消费需求指数变动态势

左轴柱形：左历年横向测评（城乡、地区无差距理想值＝100）；右逐年纵向测评（1），上年基数值＝100。右轴曲线：时段纵向测评（起点年基数值＝100），（2）以2000年为起点（“十五”以来，以“九五”末年为基点，后同），（3）2005年起点（“十一五”以来），（4）以2010年为起点（“十二五”以来）。标注横向测评、纵向测评（1）（2）省域排行，纵向测评（2）起点年不计。

数值78.51%，也高于上年（2016年）检测指数13.72个点。北京此项检测指数在省域间排行变化，2000年起点不计，2005年为第13位，2010年为第24位，2017年从上年第31位上升为第29位。

各年度此项检测指数对比，全部各个年度均高于起点年基数值100；全部各个年度均高于上年检测指数值。其中，历年指数最高值为2017年的178.51，最低值为2001年的101.72。

3. 2005年以来基数值纵向检测指数

以“全面小康”建设进程第一个五年期“十五”末年2005年数据指标演算基数值为100，2017年北京城乡健康消费需求指数为134.25，高于起点年基数值34.25%，也高于上年（2016年）检测指数6.66个点。北京此项检测指数在省域间排行变化，2005年起点不计，2010年为第13位，2017

年从上年第 30 位上升为第 29 位。

各年度此项检测指数对比，全部各个年度均高于起点年基数值 100；全部各个年度均高于上年检测指数值。其中，历年指数最高值为 2017 年的 134. 25，最低值为 2006 年的 101. 52。

4. 2010年以来基数值纵向检测指数

以“全面小康”建设进程第二个五年期“十一五”末年 2010 年数据指标演算基数值为 100，2017 年北京城乡健康消费需求指数为 119. 75，高于起点年基数值 19. 75%，也高于上年（2016 年）检测指数 6. 71 个点。北京此项检测指数在省域间排行变化，2010 年起点不计，2013 年为第 29 位，2017 年从上年第 30 位上升为第 29 位。

各年度此项检测指数对比，全部各个年度均高于起点年基数值 100；全部各个年度均高于上年检测指数值。其中，历年指数最高值为 2017 年的 119. 75，最低值为 2011 年的 105. 50。

5. 逐年度基数值纵向检测指数

以上一年（2016 年）起点数据指标演算基数值为 100，2017 年北京城乡健康消费需求指数为 107. 41，高于起点年基数值 7. 41%，也高于上年检测指数 7. 13 个点。北京此项检测指数在省域间排行变化，2000 年为第 28 位，2005 年为第 29 位，2010 年为第 24 位，2017 年从上年第 25 位上升为第 3 位。

各年度此项检测指数对比，2000 ~ 2002 年、2004 年、2008 ~ 2009 年、2011 ~ 2012 年、2015 ~ 2017 年 11 个年度高于起点年基数值 100；2001 ~ 2002 年、2004 年、2006 年、2008 年、2011 年、2014 ~ 2015 年、2017 年 9 个年度高于上年检测指数值。其中，历年指数最高值为 2002 年的 112. 58，最低值为 2010 年的 96. 66。

R.14

海南：2010 ~2017年健康消费需求提升第4位

胡云霞*

摘　要： 以海南城乡人均值衡量，2017 年居民总消费为 2000 年的 6.33 倍，非物消费为 7.33 倍，其中健康消费为 9.21 倍。非物消费比重较明显增高 4.56 个百分点，消费结构出现较大升级变化，而健康消费占总消费比重增高 2.24 个百分点。但居民消费率从 36.66% 明显下降至 32.59%，“十二五”以来略有回升，而健康消费占居民收入比从 3.60% 明显升高至 4.88%。居民总消费、非物消费地区差继续扩大，健康消费地区差略微缩小；居民总消费、非物消费城乡比逐渐缩小，健康消费城乡比明显扩大。

关键词： 海南　健康消费　需求状况　检测评价

一　海南民生消费主要数据相关情况

海南城乡民生消费主要数据增长变化基本情况见图 1，限于制图容量，侧重列出民生消费分类数据，突出单列健康消费总量数据。居民收入、总消费数据可从中推算出来，同时产值、财政收入、财政支出背景数据置于后台演算。

---

* 胡云霞，昆明市社会科学院编辑室助理研究员，主要从事社会科学及健康养生方面的研究。

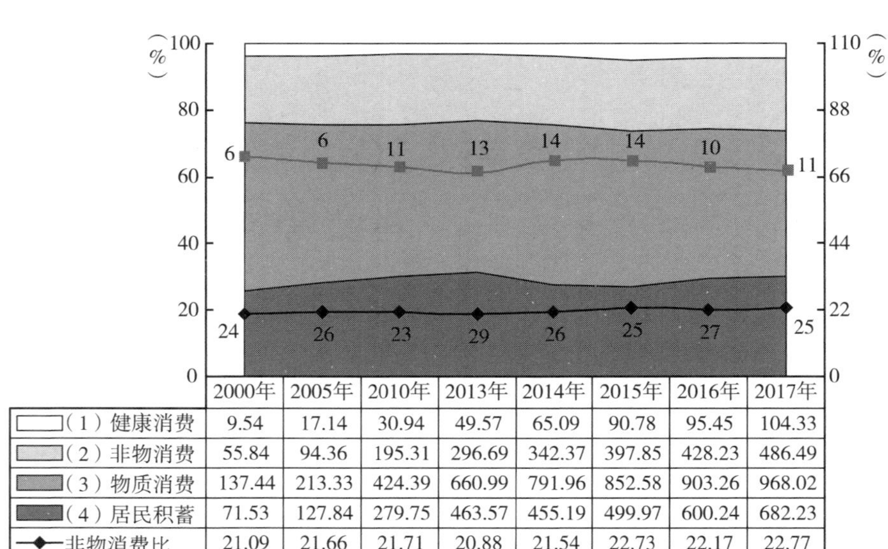

	2000年	2005年	2010年	2013年	2014年	2015年	2016年	2017年
（1）健康消费	9.54	17.14	30.94	49.57	65.09	90.78	95.45	104.33
（2）非物消费	55.84	94.36	195.31	296.69	342.37	397.85	428.23	486.49
（3）物质消费	137.44	213.33	424.39	660.99	791.96	852.58	903.26	968.02
（4）居民积蓄	71.53	127.84	279.75	463.57	455.19	499.97	600.24	682.23
非物消费比	21.09	21.66	21.71	20.88	21.54	22.73	22.17	22.77
居民消费比	72.99	70.65	68.90	67.38	71.36	71.44	68.93	68.07

图1　海南城乡民生消费主要数据增长变化基本情况

左轴面积：城乡居民（1）健康消费、（2）非物消费、（3）物质消费、（4）积蓄总量（亿元转换为%），（2）+（3）=总消费，（2）+（3）+（4）=居民收入，各项数值间呈直观比例。右轴曲线：非物消费比、居民消费比（占居民收入比）（%），二者之差即为物质消费比，二者之比即为非物消费比重（占总消费比），二者之差再与居民消费比之比即为物质消费比重。标注非物消费比、居民消费比省域位次。

1. 城乡人民生活相关背景数据增长简况

2000～2017年，海南城乡居民收入总量年均增长13.07%，积蓄总量年均增长14.19%。居民收入年均增长率低于产值增长0.32个百分点，低于财政收入增长5.15个百分点。

2. 城乡居民消费总量及其分类增长状况

2000～2017年，海南城乡居民消费总量年均增长12.61%。居民消费年均增长率低于产值增长0.78个百分点，低于财政支出增长7.50个百分点。同期，海南城乡居民物质消费总量年均增长12.17%。物质消费年均增长率低于居民收入增长0.90个百分点，低于总消费增长0.44个百分点。同期，海南城乡居民非物消费总量年均增长13.58%。非物消费年均增长率高于居民收入增长0.51个百分点，高于总消费增长0.97个百分点。

与此同时，海南城乡居民健康消费总量年均增长15.11%。健康消费年均增长率高于居民收入增长2.04个百分点，高于总消费增长2.50个百分点；高于物质消费增长2.94个百分点，高于非物消费增长1.53个百分点；亦高于居民积蓄增长0.92个百分点。

3. 城乡居民消费需求相关比值变化状况

在海南居民收入当中，2002年有75.41%用于全部生活消费支出，为历年最高比值；2013年仅有67.38%用于全部生活消费支出，为历年最低（最佳）比值；2001年仅有20.01%用于非物消费支出，为历年最低比值；2006年有24.48%用于非物消费支出，为历年最高（最佳）比值。居民收入与总消费之差即为居民积蓄，非物消费与总消费之差即为物质消费。

这17年间，海南居民消费比降低4.92个百分点，同时非物消费比却升高1.68个百分点，反过来导致物质消费比降低6.60个百分点。继续深入分析，居民消费比与非物消费比升降方向及其程度有差异，意味着非物消费占总消费比重变化，反过来又导致物质消费占总消费比重变化。由这些相对比值关系变化就能够看出民生消费需求态势，从中体现出民生发展的基本走向。

在这当中，海南城乡居民健康消费增长出现高于居民收入增长、高于总消费增长、高于物质消费增长、高于非物消费增长的较大增幅，势必导致一系列相关比值明显变化。

二 海南居民非物消费结构化分析

国家现行统计制度中居民消费后四类——交通通信、教育文化娱乐、医疗保健、其他用品及服务（以下行文分别简称“交通、文教、健康、其他”）消费属于非物生活范畴，维系着人们社会交往、身心状态、精神生活等“扩展需求”。居民非物生活分类消费测算为民生消费需求检测系统的二级子系统之三，其中展开相关性分析又包含着三级子系统之五至八。

（一）非物生活分类消费增长分析

海南居民非物消费分类结构性关系见图 2。

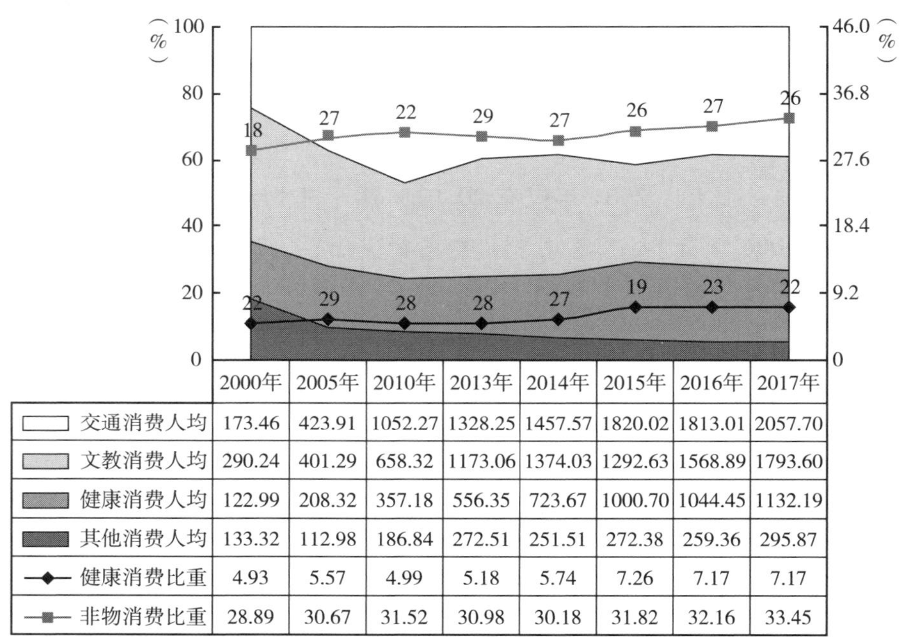

	2000年	2005年	2010年	2013年	2014年	2015年	2016年	2017年
交通消费人均	173.46	423.91	1052.27	1328.25	1457.57	1820.02	1813.01	2057.70
文教消费人均	290.24	401.29	658.32	1173.06	1374.03	1292.63	1568.89	1793.60
健康消费人均	122.99	208.32	357.18	556.35	723.67	1000.70	1044.45	1132.19
其他消费人均	133.32	112.98	186.84	272.51	251.51	272.38	259.36	295.87
健康消费比重	4.93	5.57	4.99	5.18	5.74	7.26	7.17	7.17
非物消费比重	28.89	30.67	31.52	30.98	30.18	31.82	32.16	33.45

图 2　海南居民非物消费分类结构性关系

左轴面积：城乡综合演算交通、文教、健康、其他消费人均值（元转换为%），各项数值间呈直观比例。右轴曲线：健康消费比重、非物消费比重（占总消费比）（%）。标注健康消费比重、非物消费比重省域位次。

1. 交通消费人均值增长及其比重变化

海南城乡综合演算，2000 年居民交通消费人均值为 173.46 元，2017 年居民交通消费人均值为 2057.70 元。这 17 年间，海南城乡居民人均交通消费年均增长 15.66%；其中“十五”期间年均增长 19.57%，“十一五”期间年均增长 19.94%，“十二五”以来年均增长 10.05%。

同期，基于居民交通消费与总消费之间历年数值演算，海南居民交通消费比重增高 6.08 个百分点；其中“十五”期间增高 4.38 个百分点，“十一五”期间增高3.37个百分点，“十二五”以来降低1.67个百分点。最高（最佳，非物消费占比以高为佳，后同）比重值为2007年的15.03%，最低比重值为2001年的6.53%。

2. 文教消费人均值增长及其比重变化

海南城乡综合演算，2000年居民文教消费人均值为290.24元，2017年居民文教消费人均值为1793.60元。这17年间，海南城乡居民人均文教消费年均增长11.31%；其中“十五”期间年均增长6.69%，“十一五”期间年均增长10.41%，“十二五”以来年均增长15.39%。

同期，基于居民文教消费与总消费之间历年数值演算，海南居民文教消费比重降低0.28个百分点；其中“十五”期间降低0.91个百分点，“十一五”期间降低1.53个百分点，“十二五”以来增高2.16个百分点。最高比重值为2002年的12.50%，最低比重值为2011年的8.14%。

3. 健康消费人均值增长及其比重变化

海南城乡综合演算，2000年居民健康消费人均值为122.99元，2017年居民健康消费人均值为1132.19元。这17年间，海南城乡居民人均健康消费年均增长13.95%；其中“十五”期间年均增长11.12%，“十一五”期间年均增长11.39%，“十二五”以来年均增长17.92%。

同期，基于居民健康消费与总消费之间历年数值演算，海南居民健康消费比重增高2.24个百分点；其中“十五”期间增高0.64个百分点，“十一五”期间降低0.58个百分点，“十二五”以来增高2.18个百分点。最高比重值为2015年的7.26%，最低比重值为2001年的4.74%。

4. 其他消费人均值增长及其比重变化

海南城乡综合演算，2000年居民其他消费人均值为133.32元，2017年居民其他消费人均值为295.87元。这17年间，海南城乡居民人均其他消费年均增长4.80%；其中“十五”期间年均增长-3.26%，“十一五”期间年均增长10.59%，“十二五”以来年均增长6.79%。

同期，基于居民其他消费与总消费之间历年数值演算，海南居民其他消费比重降低3.48个百分点；其中“十五”期间降低2.33个百分点，“十一五”期间降低 0. 41 个百分点，“十二五”以来降低 0. 74 个百分点。最高比重值为 2000 年的 5. 35%，最低比重值为 2016 年的 1. 78%。

恩格尔系数检测仅能对应“基本小康”阶段，即使扩展为整个物质消费也难以适用于“全面小康”进程。为此，本项检测将全部非物消费视为“全面小康”民生应有消费。综合海南居民交通、文教、健康、其他消费比重变化，17 年间整个非物消费比重上升 4. 56 个百分点。

实际说来，“交通消费”作为“交通通信消费”简称，包含通信消费，而通信消费里的信息内容消费部分显然应当归属于精神消费。假设海南居民信息内容消费占通信消费一半，通信消费又占整个交通通信消费一半，那么信息内容消费比重则上升 1. 52 个百分点，再与文教消费比重变化合并演算，2000 年以来 17 年间海南居民精神消费比重理当上升 1. 24 个百分点。

（二）居民收入、积蓄与非物消费之间增长关系

分析居民收入、积蓄与非物生活各项消费之间增长关系，可以检测究竟是什么因素对居民非物生活各项消费增长产生重要影响。海南居民收入、积蓄与非物消费增长态势见图 3，因相关系数分析需有历年不间断增长指数，而制图空间有限，故截取 2000 ~2010 年（后台检测 2000 ~2017 年）。

1. 居民收入与非物消费历年增长相关性

2000 ~2010 年，标号（1）居民收入与（2）交通消费历年增长之间，相关系数为 0. 3120，亦即在 31. 20% 程度上同步变动，呈极弱正相关性；与（3）文教消费历年增长之间，相关系数为 0. 4313，亦即在 43. 13% 程度上同步变动，呈很弱正相关性；与（4）健康消费历年增长之间，相关系数为 –0. 1072，亦即在 10. 72% 程度上逆向变动，呈很弱负相关性；与（5）其他消费历年增长之间，相关系数为 0. 0406，亦即在 4. 06% 程度上同步变动，呈极弱正相关性。

这些数据之间的增长相关性表明，海南居民收入增加不能“必然”带来本地居民生活消费向着非物质需求，尤其是精神文化需求方向“升级”。

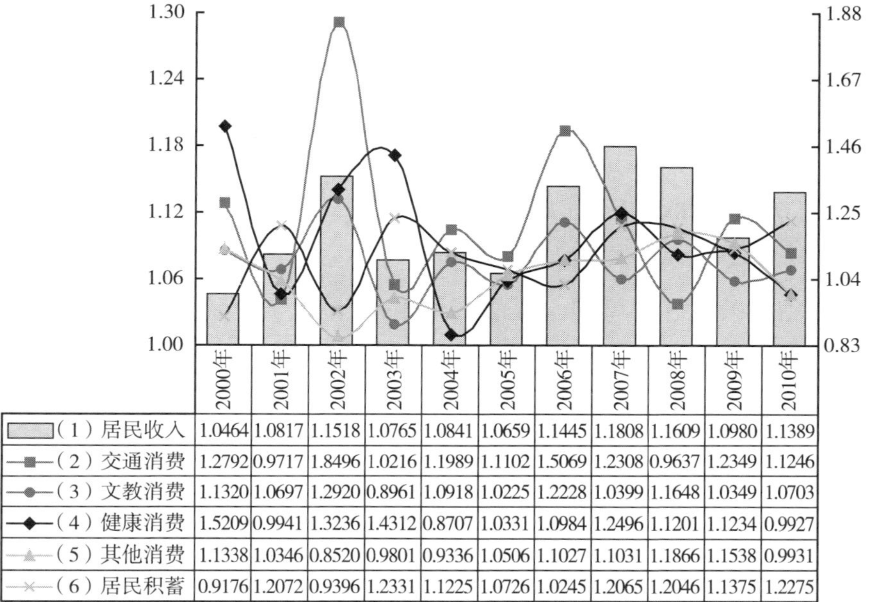

	2000年	2001年	2002年	2003年	2004年	2005年	2006年	2007年	2008年	2009年	2010年
（1）居民收入	1.0464	1.0817	1.1518	1.0765	1.0841	1.0659	1.1445	1.1808	1.1609	1.0980	1.1389
（2）交通消费	1.2792	0.9717	1.8496	1.0216	1.1989	1.1102	1.5069	1.2308	0.9637	1.2349	1.1246
（3）文教消费	1.1320	1.0697	1.2920	0.8961	1.0918	1.0225	1.2228	1.0399	1.1648	1.0349	1.0703
（4）健康消费	1.5209	0.9941	1.3236	1.4312	0.8707	1.0331	1.0984	1.2496	1.1201	1.1234	0.9927
（5）其他消费	1.1338	1.0346	0.8520	0.9801	0.9336	1.0506	1.1027	1.1031	1.1866	1.1538	0.9931
（6）居民积蓄	0.9176	1.2072	0.9396	1.2331	1.1225	1.0726	1.0245	1.2065	1.2046	1.1375	1.2275

图3　海南居民收入、积蓄与非物消费增长态势

左轴柱形：居民收入年增指数。右轴曲线：非物消费各单项、积蓄年增指数，上年＝1（小于1为负增长）。曲线（2）、（3）与（6）之间大体形成横向镜面峰谷对应水中倒影负相关关系。

2. 居民积蓄与非物消费历年增长相关性

2000～2010年，标号（6）居民积蓄与（2）交通消费历年增长之间，相关系数为－0.7487，亦即在74.87%程度上逆向变动，呈极强负相关性；与（3）文教消费历年增长之间，相关系数为－0.6452，亦即在64.52%程度上逆向变动，呈很强负相关性；与（4）健康消费历年增长之间，相关系数为－0.3893，亦即在38.93%程度上逆向变动，呈稍强负相关性；与（5）其他消费历年增长之间，相关系数为0.1369，亦即在13.69%程度上同步变动，呈极弱正相关性。

在当地这些数据之间的增长相关性中，相互间影响的正反方向、强弱程度一目了然。

特别是（2）交通消费、（3）文教消费与（6）居民积蓄增长曲线之间，形成横向镜面峰谷对应水中倒影，其间分别呈 74. 87% 、64. 52% 逆向增长相关性。“积蓄负相关性”对于交通消费明显成立，对于文教消费明显成立，对于健康消费不明显，对于其他消费不成立。经后台数据库扩展演算，文教消费与积蓄增长之间 2000 ~2012 年长时段逆向程度为 63. 04% ，呈很强负相关；2002 ~2006 年逆向极值达 93. 60% ，呈极强负相关。健康消费与积蓄增长之间 2012 ~2017 年长时段逆向程度为 55. 59% ，呈较强负相关；2013 ~2017 年逆向极值达 62. 30% ，呈很强负相关。

海南居民积蓄增长已经严重地抑制了本地居民消费向着扩展社会生活交往、提升精神文化需求方向更快地“升级”。

三　海南城乡居民健康消费相关性分析

海南城乡居民健康消费及其相关性变动态势见图 4。

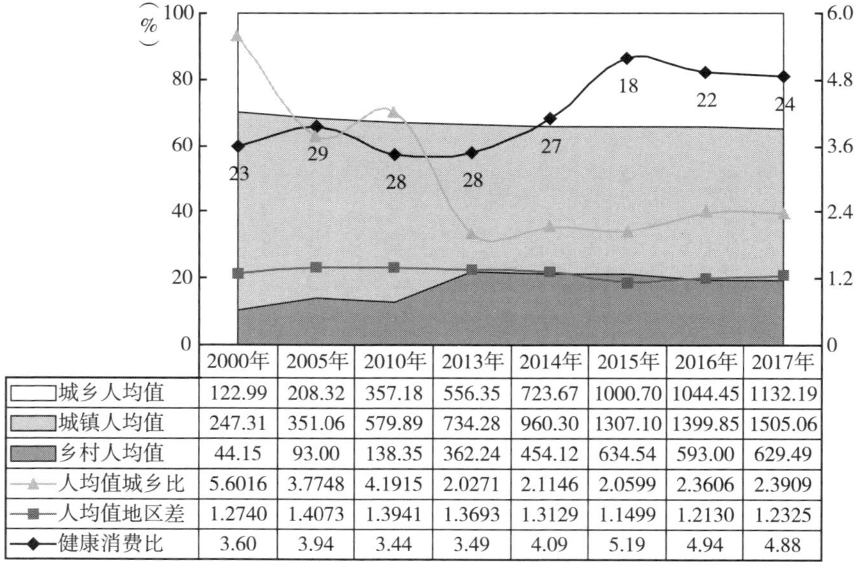

	2000年	2005年	2010年	2013年	2014年	2015年	2016年	2017年
城乡人均值	122.99	208.32	357.18	556.35	723.67	1000.70	1044.45	1132.19
城镇人均值	247.31	351.06	579.89	734.28	960.30	1307.10	1399.85	1505.06
乡村人均值	44.15	93.00	138.35	362.24	454.12	634.54	593.00	629.49
人均值城乡比	5.6016	3.7748	4.1915	2.0271	2.1146	2.0599	2.3606	2.3909
人均值地区差	1.2740	1.4073	1.3941	1.3693	1.3129	1.1499	1.2130	1.2325
健康消费比	3.60	3.94	3.44	3.49	4.09	5.19	4.94	4.88

图 4　海南城乡居民健康消费及其相关性变动态势

左轴面积：城乡综合、城镇、乡村居民健康消费人均值（元转换为%），各项数值间呈直观比例。右轴曲线：健康消费城乡比（乡村 =1）、地区差（无差距 =1）；健康消费比（%，占居民收入比）。此为民生消费三级子系统之七。标注此项消费比省域位次。

1. 健康消费相关比值历年变化状况

前面在非物消费分类单项数据检测当中，已经对海南城乡居民健康消费比重及其历年变化展开详尽分析，这里仅补充健康消费比重排序，由于各地相应变化，海南位次保持第22位不变。以下转而检测健康消费率、健康消费比历年变化动态。

健康消费率为健康消费与产值之间相对比值（商值），亦即每年社会总财富中由居民用于健康消费支出部分。以海南城乡综合数值演算，2000年健康消费率为1.81%，2017年健康消费率为2.34%。这17年间，海南健康消费率上升0.53个百分点；其中"十五"期间上升0.11个百分点，"十一五"期间下降0.42个百分点，"十二五"以来陡升0.84个百分点。

基于健康消费与产值之间历年数值演算，2000～2017年，海南健康消费率最高（最佳）值为2003年的2.70%，最低值为2010年的1.50%。具体展开逐年测算，健康消费率在2001年、2004～2006年、2008年、2010年、2013年、2016～2017年降低，在2000年、2002～2003年、2007年、2009年、2011～2012年、2014～2015年升高，近年来尚未达到2003年最佳值。由于各地相应变化，海南健康消费率位次从2000年第26位升至2017年第21位。

健康消费比为健康消费与居民收入之间相对比值（商值），亦即每年居民收入中用于健康消费支出部分。以海南城乡综合数值演算，2000年健康消费比为3.60%，2017年健康消费比为4.88%。这17年间，海南健康消费比上升1.28个百分点；其中"十五"期间上升0.34个百分点，"十一五"期间下降0.50个百分点，"十二五"以来陡升1.44个百分点。

基于健康消费与居民收入之间历年数值演算，2000～2017年，海南健康消费比最高（最佳）值为2015年的5.19%，最低值为2001年的3.31%。具体展开逐年测算，健康消费比在2001年、2004～2006年、2008年、2010年、2013年、2016～2017年降低，在2000年、2002～2003年、2007年、2009年、2011～2012年、2014～2015年升高，近年来达到历年最佳值。由于各地相应变化，海南健康消费比位次从2000年第23位降至 2017 年第24 位。

特别应注意，我国应对国际金融危机实施“拉动内需，扩大消费，改善民生”政策以来，由于政策措施转化为实际效益存在滞后期，进入“十二五”期间，海南城乡居民健康消费率、健康消费比、健康消费比重都呈现明显回升态势。

2. 城乡综合人均值及地区差变动状况

前面在非物消费分类单项数据检测当中，已经对海南城乡居民健康消费人均值及其历年增长展开详尽分析，此处仅补充各省域居民健康消费人均值排序，海南位次从 2000 年第 23 位降至 2017 年第 26 位。以下直接切入人均值地区差检测。

基于当地与全国之间城乡居民健康消费人均值历年绝对偏差值演算，2000 ~ 2017 年，海南居民健康消费地区差最小值为 2003 年的 1. 1064，最大值为 2005 年的 1. 4073。这 17 年间，海南居民健康消费地区差缩小 3. 26%；其中“十五”期间扩大 10. 46%，“十一五”期间缩小 0. 94%，“十二五”以来缩小 11. 59%。这表明，海南与各地居民健康消费增长同步均衡性略微增强，体现“全面小康”进程缩小居民健康消费地区差距的有效进展。

由于各地相应变化，海南地区差位次从 2000 年第 15 位降至 2017 年第 20 位。据既往历年动态推演测算，海南居民健康消费地区差 2020 年将为 1. 2172，相比当前略微缩减；2035 年将为 1. 1042，相比当前继续较明显缩减。

3. 城镇与乡村人均值及城乡比变动状况

2000 年，海南城镇居民健康消费人均值为 247. 31 元，乡村居民健康消费人均值为 44. 15 元，健康消费城乡比为 5. 6016；2017 年，海南城镇居民健康消费人均值为 1505. 06 元，乡村居民健康消费人均值为 629. 49 元，健康消费城乡比为 2. 3909。

这 17 年间，海南城镇居民人均健康消费年均增长 11. 21%，乡村居民人均健康消费年均增长 16. 92%，乡村年均增长率高于城镇 5. 71 个百分点。城乡之间增长相关系数为 0. 5227，即历年增长同步程度为 52. 27%，呈很弱正相关性。各省域居民健康消费人均值排序，海南城镇位次从 2000 年第 26

位升至2017年第24位，乡村位次保持第29位不变。

基于当地城乡之间居民健康消费人均值历年绝对值差异演算，2000~2017年，海南居民健康消费城乡比最小值为2013年的2.0271，最大值为2001年的6.2366。这17年间，海南居民健康消费城乡比缩小57.32%；其中“十五”期间缩小32.61%，“十一五”期间扩大11.04%，“十二五”以来缩小42.96%。这表明，海南城乡之间居民健康消费增长同步均衡性极显著增强，体现“全面小康”进程缩小居民健康消费城乡差距的有效进展。

由于各地相应变化，海南城乡比位次保持第29位不变。据既往历年动态推演测算，海南居民健康消费城乡比2020年将为2.0574，相比当前显著缩减；2035年将为0.9707，相比当前继续极显著缩减为“城乡倒挂”，即乡村人均值高于城镇人均值。诚然，这只是长期预测的理论演算值，揭示出一种积极向好的趋势。

四　海南健康消费需求指数检测

海南城乡居民健康消费需求指数变动态势见图5。

1. 各年度理想值横向检测指数

以假定各类民生数据城乡、地区无差距理想值为100，2017年海南城乡健康消费需求指数为80.13，低于无差距理想值19.87%，但高于上年（2016年）检测指数1.53个点。海南此项检测指数在省域间排行变化，2000年为第17位，2005年为第30位，2010年与之持平，2017年从上年第30位上升为第29位。

各年度（包括图5中省略年度，下同）此项检测指数对比，全部各个年度均低于无差距理想值100；2002~2003年、2005~2007年、2009年、2011年、2014~2015年、2017年10个年度高于上年检测指数值。其中，历年指数最高值为2015年的94.89，最低值为2004年的66.87。

2. 2000年以来基数值纵向检测指数

以“全面小康”建设进程起点年“九五”末年2000年数据指标演算基

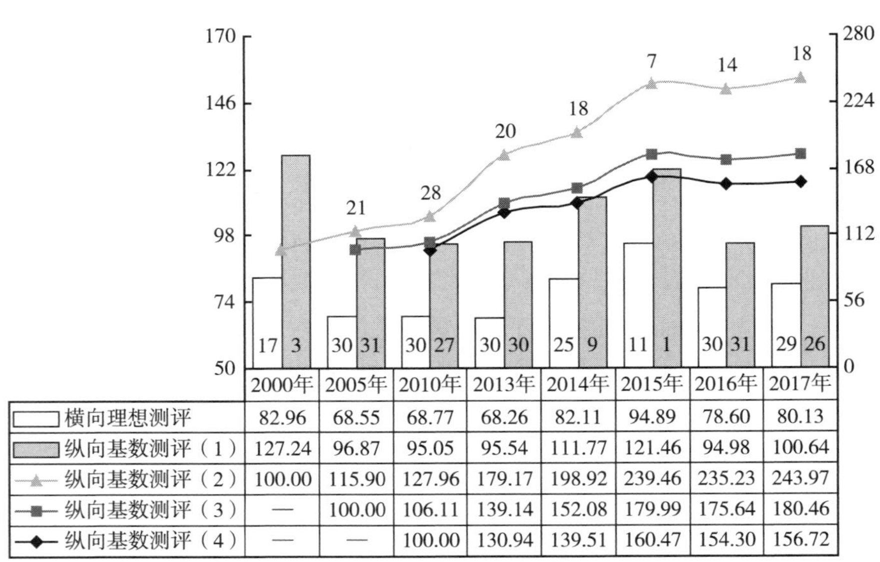

	2000年	2005年	2010年	2013年	2014年	2015年	2016年	2017年
横向理想测评	82.96	68.55	68.77	68.26	82.11	94.89	78.60	80.13
纵向基数测评（1）	127.24	96.87	95.05	95.54	111.77	121.46	94.98	100.64
纵向基数测评（2）	100.00	115.90	127.96	179.17	198.92	239.46	235.23	243.97
纵向基数测评（3）	—	100.00	106.11	139.14	152.08	179.99	175.64	180.46
纵向基数测评（4）	—	—	100.00	130.94	139.51	160.47	154.30	156.72

图 5　海南城乡居民健康消费需求指数变动态势

左轴柱形：左历年横向测评（城乡、地区无差距理想值 = 100）；右逐年纵向测评（1），上年基数值 = 100。右轴曲线：时段纵向测评（起点年基数值 = 100），（2）以 2000 年为起点（“十五”以来，以“九五”末年为基点，后同），（3）以 2005 年为起点（“十一五”以来），（4）以 2010 年为起点（“十二五”以来）。标注横向测评、纵向测评（1）（2）省域排行，纵向测评（2）起点年不计。

数值为 100，2017 年海南城乡健康消费需求指数为 243.97，高于起点年基数值 143.97%，也高于上年（2016 年）检测指数 8.74 个点。海南此项检测指数在省域间排行变化，2000 年起点不计，2005 年为第 21 位，2010 年为第 28 位，2017 年从上年第 14 位下降为第 18 位。

各年度此项检测指数对比，2002 ~ 2017 年 16 个年度高于起点年基数值 100；2002 ~ 2003 年、2006 年、2008 ~ 2009 年、2011 ~ 2015 年、2017 年 11 个年度高于上年检测指数值。其中，历年指数最高值为 2017 年的 243.97，最低值为 2001 年的 95.17。

3. 2005年以来基数值纵向检测指数

以“全面小康”建设进程第一个五年期“十五”末年 2005 年数据指标演算基数值为 100，2017 年海南城乡健康消费需求指数为 180.46，高于起点年基数值80.46%，也高于上年（2016年）检测指数4.82个点。海南此项检测指数在省域间排行变化，2005年起点不计，2010年为第28位，2017年从上年第10位下降为第12位。

各年度此项检测指数对比，全部各个年度均高于起点年基数值100；2008～2009年、2011～2012年、2014～2015年、2017年7个年度高于上年检测指数值。其中，历年指数最高值为2017年的180.46，最低值为2007年的101.99。

4. 2010年以来基数值纵向检测指数

以"全面小康"建设进程第二个五年期"十一五"末年2010年数据指标演算基数值为100，2017年海南城乡健康消费需求指数为156.72，高于起点年基数值56.72%，也高于上年（2016年）检测指数2.42个点。海南此项检测指数在省域间排行变化，2010年起点不计，2013年为第3位，2017年从上年第3位下降为第4位。

各年度此项检测指数对比，全部各个年度均高于起点年基数值100；全部各个年度均高于上年检测指数值。其中，历年指数最高值为2015年的160.47，最低值为2011年的126.80。

5. 逐年度基数值纵向检测指数

以上一年（2016年）起点数据指标演算基数值为100，2017年海南城乡健康消费需求指数为100.64，高于起点年基数值0.64%，也高于上年检测指数5.66个点。海南此项检测指数在省域间排行变化，2000年为第3位，2005年为第31位，2010年为第27位，2017年从上年第31位上升为第26位。

各年度此项检测指数对比，2000年、2002～2003年、2006年、2008年、2011～2012年、2014～2015年、2017年10个年度高于起点年基数值100；2002～2003年、2005～2006年、2008年、2011年、2014～2015年、2017年9个年度高于上年检测指数值。其中，历年指数最高值为2011年的131.64，最低值为2004年的85.61。

省域公共投入报告*

Provincial Reports of Public Investment

R.15 西藏：2017年度卫生投入指数排名第1位

高　山**

摘　要： 2000～2017年，西藏卫生投入总量由3.24亿元增至93.80亿元，年均增长21.89%，略微低于全国平均增长0.07个百分点。当地卫生投入增长显著高于产值增长，但较明显低于财政收入增长，而略微高于财政支出增长；同时略微低于教育投入增长，也明显低于科技投入增长，但较明显高于文化投入增长。西藏综合评价排行：在省域横向测评中，处于2017年度卫生投入指数排名第1位；在自身纵向测评中，处于

* 限于篇幅无法全面展开省域公共卫生投入单独分析，以兼顾排行位次与区域分布的方式选取子报告：按R.5卫生投入检测排行报告表10（排行汇总表）年度横向及各类纵向测评结果，具体方式同居民消费报告类。

** 高山，昆明市社会科学院产业经济研究所助理研究员，主要从事产业经济研究。

2000～2017 年卫生投入指数提升第 21 位，2005～2017 年卫生投入指数提升第22 位，2010～2017 年卫生投入指数提升第28 位，2016～2017 年卫生投入指数提升第 10 位。

关键词： 西藏 卫生投入 综合评价 增长检验

本项研究同时检测西藏卫生投入总量、人均值增长和地区差变化，经济、财政增长的相关社会背景，教科文卫投入增长的相邻同步关系，综合测评西藏 2017 年公共卫生投入增长指数排名；最后通过其间多重关系交叠检验，以曾有和应有“合理值”测算西藏卫生投入当前增长“应然差距”。

一 卫生投入及其相关背景基本态势

（一）经济财政基本面背景状况

2000 年以来西藏卫生投入总量增长及相关背景关系态势见图 1。

2000～2017 年，西藏产值总量增长 1012.82%，年均增长 15.23%；财政收入总量增长 3354.09%，年均增长 23.17%；财政支出总量增长 2704.64%，年均增长 21.67%；教科文卫综合投入（图 1 中教科文投入与卫生投入之和，后同）总量增长 2917.08%，年均增长 22.19%；教科文卫综合投入之外财政支出统归为“其他支出”，其总量增长 2649.20%，年均增长 21.52%。

在此期间，西藏教科文卫综合投入总量年均增长高于产值年增 6.96 个百分点，低于财政收入年增 0.98 个百分点，高于财政支出年增 0.52 个百分点，高于其他支出年增 0.67 个百分点。

“十五”以来，西藏教科文卫建设作为公共服务的一个重要方面，确实

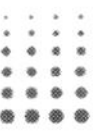

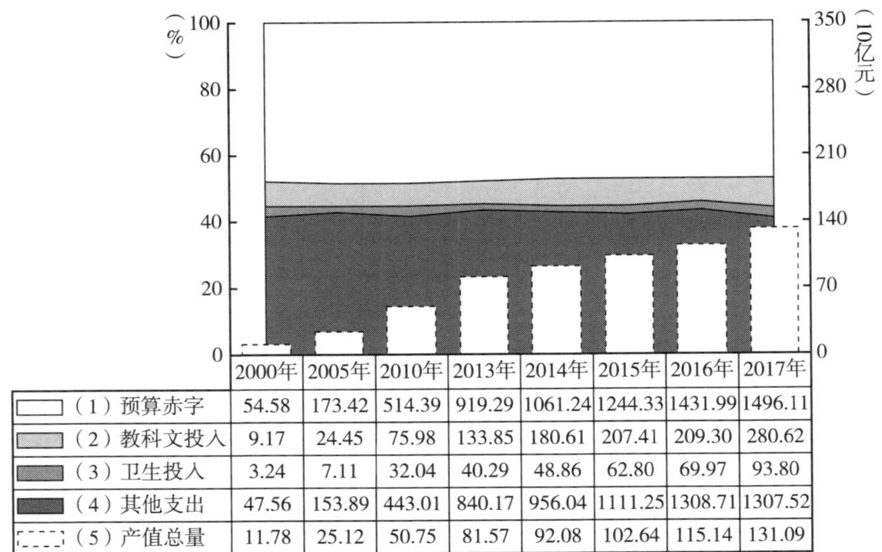

	2000年	2005年	2010年	2013年	2014年	2015年	2016年	2017年
（1）预算赤字	54.58	173.42	514.39	919.29	1061.24	1244.33	1431.99	1496.11
（2）教科文投入	9.17	24.45	75.98	133.85	180.61	207.41	209.30	280.62
（3）卫生投入	3.24	7.11	32.04	40.29	48.86	62.80	69.97	93.80
（4）其他支出	47.56	153.89	443.01	840.17	956.04	1111.25	1308.71	1307.52
（5）产值总量	11.78	25.12	50.75	81.57	92.08	102.64	115.14	131.09

图1　2000年以来西藏卫生投入总量增长及相关背景关系态势

左轴面积：本级财政预算赤字（中央财政税收返还和转移支付等，“财政包干”地区可为国债份额）、教科文投入、卫生投入、其他支出总量（亿元转换为%），（2）+（3）+（4）=财政支出总量，（2）+（3）+（4）-（1）=财政收入总量，各项数值呈直观比例。右轴柱形：产值总量（10亿元，增长演算取亿元）。

处于一种极为特殊的优先发展地位。“十一五”以来，西藏教科文卫综合投入增长高于其他支出增长的情况更加明显。

（二）卫生投入总量增长状况

2000年以来西藏卫生投入总量及相邻关系、占全国份额变动态势见图2。

2000～2017年，西藏卫生投入总量由3.24亿元增至93.80亿元，总增长2795.06%，年均增长21.89%，省域间增长位次排序第20位。其中，“十五”期间年增17.02%，“十一五”期间年增35.13%，“十二五”以来年均增长16.59%。最高增长年度为2007年，增长112.03%；最低增长年度为2008年，增长-4.71%。

相比之下，西藏卫生投入总量年均增长高于产值年增6.66个百分点，

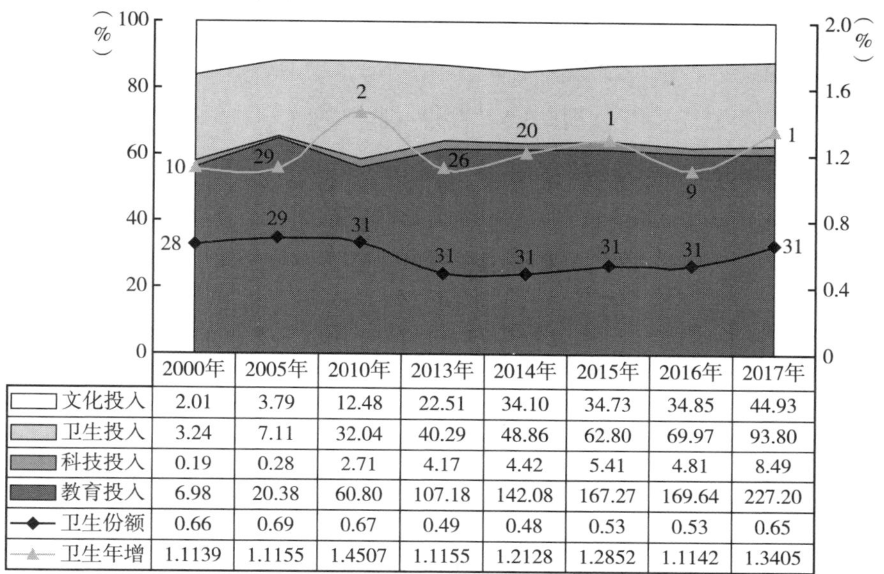

	2000年	2005年	2010年	2013年	2014年	2015年	2016年	2017年
文化投入	2.01	3.79	12.48	22.51	34.10	34.73	34.85	44.93
卫生投入	3.24	7.11	32.04	40.29	48.86	62.80	69.97	93.80
科技投入	0.19	0.28	2.71	4.17	4.42	5.41	4.81	8.49
教育投入	6.98	20.38	60.80	107.18	142.08	167.27	169.64	227.20
卫生份额	0.66	0.69	0.67	0.49	0.48	0.53	0.53	0.65
卫生年增	1.1139	1.1155	1.4507	1.1155	1.2128	1.2852	1.1142	1.3405

图 2　2000 年以来西藏卫生投入总量及相邻关系、占全国份额变动态势

左轴面积：教育、科技、卫生、文化投入总量（亿元转换为%），各项数值呈直观比例。右轴曲线：卫生投入年增指数（上年=1，小于1为负增长，保留4位小数，正文转换为2位小数增长百分比，后同）；卫生投入占全国份额（%）。标注历年增长、份额省域位次。

其中“十五”期间高于产值年增0.67个百分点，“十一五”期间高于产值年增20.03个百分点，“十二五”以来高于产值年增2.07个百分点；同时低于财政收入年增1.28个百分点，其中“十五”期间低于财政收入年增0.44个百分点，“十一五”期间高于财政收入年增10.17个百分点，“十二五”以来低于财政收入年增9.51个百分点；高于财政支出年增0.22个百分点，其中“十五”期间低于财政支出年增8.31个百分点，“十一五”期间高于财政支出年增10.80个百分点，“十二五”以来低于财政支出年增0.69个百分点。

检测其间历年增长相关系数，卫生投入与产值增长之间为0.0736，与财政收入增长之间为0.1157，与财政支出增长之间为0.1183，即分别在7.36%、11.57%、11.83%程度上成正比，同步增长相关性极低。这表明，西藏产值、财政收入、财政支出与卫生投入增长之间尚未形成稳定、良好的多重“协调增长”关系。

细致对比，西藏卫生投入总量年均增长低于教科文三项投入年增 0.40 个百分点，其中“十五”期间低于教科文投入年增 4.65 个百分点，“十一五”期间高于教科文投入年增 9.68 个百分点，“十二五”以来低于教科文投入年增 3.93 个百分点。在 2000 年以来西藏教科文卫综合投入优先高增长当中，卫生投入增长处于基本平衡状态。从图 2 亦可清楚、直观地看出，卫生投入所占面积大体上呈保持之势，表明其在教科文卫综合投入中的比例份额基本稳定。

与此同时，全国卫生投入总量增长 2823.69%，年增 21.96%。2000 年以来，西藏卫生投入总量年均增长低于全国年增 0.07 个百分点，占全国份额从 2000 年的 0.66% 下降至 2017 年的 0.65%，省域间份额位次从第 28 位下降为第 31 位。

（三）人均值增长及其地区差变动状况

2000 年以来西藏卫生投入人均值及其地区差变动态势见图 3。

2000～2017 年，西藏卫生投入人均值由 125.93 元增至 2808.26 元，总增长 2130.02%，年均增长 20.04%，省域间增长位次排序第 21 位。其中，“十五”期间年增 15.43%，“十一五”期间年增 33.27%，“十二五”以来年均增长 14.55%。最高增长年度为 2007 年，增长 109.41%；最低增长年度为 2008 年，增长 -5.71%。

与此同时，全国卫生投入人均值总增长 2563.06%，年均增长 21.30%。2000 年以来，西藏卫生投入人均值年均增长低于全国年增 1.26 个百分点，人均绝对数值从 2000 年为全国人均值的 321.74% 下降至 2017 年为全国人均值的 269.42%。由于各地不同变动，西藏人均绝对值高低位次从第 3 位上升为第 1 位。

同期，西藏卫生投入人均值地区差由 3.2171 缩小至 2.6942，缩小 16.25%，省域间地区差扩减变化位次排序第 16 位。由于各地不同变动，西藏地区差指数大小（倒序）位次从第 29 位下降为第 31 位。其中，“十五”

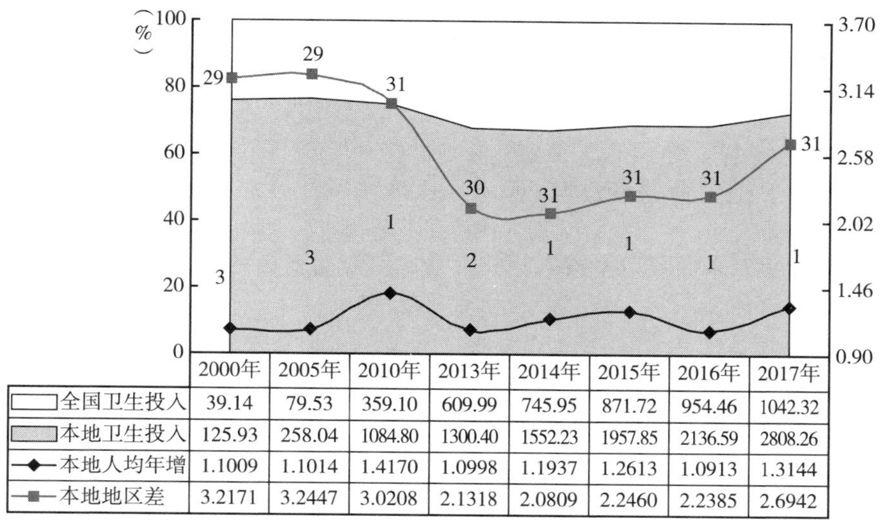

	2000年	2005年	2010年	2013年	2014年	2015年	2016年	2017年
全国卫生投入	39.14	79.53	359.10	609.99	745.95	871.72	954.46	1042.32
本地卫生投入	125.93	258.04	1084.80	1300.40	1552.23	1957.85	2136.59	2808.26
本地人均年增	1.1009	1.1014	1.4170	1.0998	1.1937	1.2613	1.0913	1.3144
本地地区差	3.2171	3.2447	3.0208	2.1318	2.0809	2.2460	2.2385	2.6942

图3　2000年以来西藏卫生投入人均值及其地区差变动态势

左轴面积：本地、全国卫生投入人均值（元转换为%），二者历年变动呈直观比例。右轴曲线：本地人均值年增指数（上年=1，小于1为负增长，由于历年人口增长，人均值年增指数略低于总量年增指数）；本地人均值地区差指数（无差距=1，保留4位小数检测细微差异）。标注历年本地人均值及其地区差省域位次。

期间扩大0.86%，“十一五”期间缩小6.90%，“十二五”以来地区差缩小10.81%。最小地区差为2014年的2.0809，最大地区差为2007年的4.0234。

西藏产值、财政收入和支出，以及教科文卫投入各类人均值地区差变动检测：其间仅有产值、财政收入、卫生投入地区差呈现为缩小态势，其间仅有产值、财政收入地区差在2017年缩减至历年最小值。这无疑表明，可以用人均值差异来衡量的公共财政、公共服务投入均等化成效尚未取得全面进展，而这是公共卫生服务均等化的基础。

据既往历年动态推演测算，2020年西藏公共卫生投入地区差将为2.6112，相比当前较明显缩减；2035年西藏公共卫生投入地区差将为2.2329，相比当前继续极显著缩减。这是长期预测的理论演算值，基于既往增长态势合理推演供参考。

二　卫生投入相关协调性态势

（一）相关背景变动状况

2000 年以来西藏卫生投入相关背景比值变动态势见图 4。

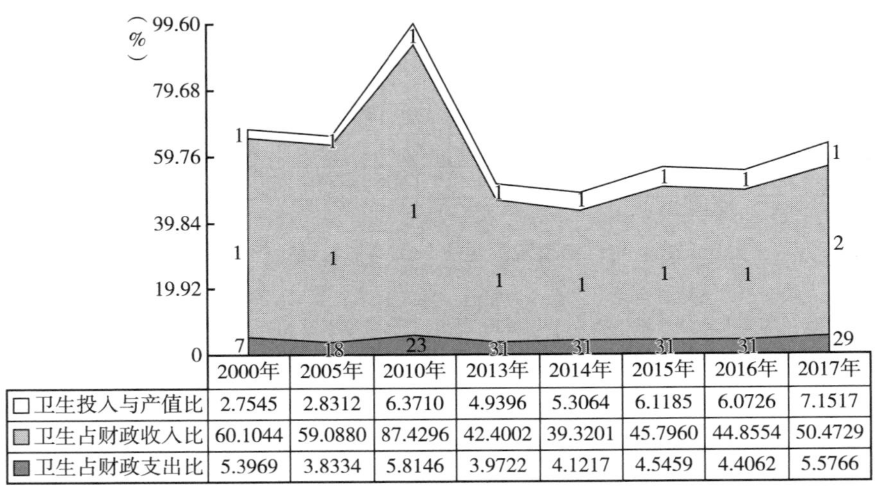

	2000年	2005年	2010年	2013年	2014年	2015年	2016年	2017年
□卫生投入与产值比	2.7545	2.8312	6.3710	4.9396	5.3064	6.1185	6.0726	7.1517
▨卫生占财政收入比	60.1044	59.0880	87.4296	42.4002	39.3201	45.7960	44.8554	50.4729
■卫生占财政支出比	5.3969	3.8334	5.8146	3.9722	4.1217	4.5459	4.4062	5.5766

图 4　2000 年以来西藏卫生投入相关背景比值变动态势

左轴面积：卫生投入与产值比、占财政收入和支出比（%），各项比值历年升降呈直观比例。比值过小保留 4 位小数演算，正文按惯例保留 2 位小数。标注各项比值省域位次。

1. 卫生投入与产值比

2000～2017 年，西藏卫生投入总量年均增长高于产值年增 6.66 个百分点，其中“十五”期间年增偏高 0.67 个百分点，“十一五”期间年增偏高 20.03 个百分点，“十二五”以来年均增长偏高 2.07 个百分点。基于二者历年不同增长，西藏卫生投入与产值比从 2.75% 增高至 7.15%，上升 4.40 个百分点，省域间升降变化位次排序第 26 位，比值高低位次前后保持在第 1 位。最高比值为 2017 年的 7.15%，最低比值为 2000 年的 2.75%。

2. 卫生投入占财政收入比

2000～2017 年，西藏卫生投入总量年均增长低于财政收入年增 1.28 个百分点，其中“十五”期间年增偏低 0.44 个百分点，“十一五”期间年增偏高 10.17 个百分点，“十二五”以来年均增长偏低 9.51 个百分点。基于二者历年不同增长，西藏卫生投入占财政收入比从 60.10% 降低至 50.47%，下降 9.63 个百分点，省域间升降变化位次排序第 31 位，比值高低位次从第 1 位下降为第 2 位。最高比值为 2010 年的 87.43%，最低比值为 2014 年的 39.32%。

3. 卫生投入占财政支出比

2000～2017 年，西藏卫生投入总量年均增长高于财政支出年增 0.22 个百分点，其中“十五”期间年增偏低 8.31 个百分点，“十一五”期间年增偏高 10.80 个百分点，“十二五”以来年均增长偏低 0.69 个百分点。基于二者历年不同增长，西藏卫生投入占财政支出比从 5.40% 增高至 5.58%，上升 0.18 个百分点，省域间升降变化位次排序第 28 位。由于各地不同变动，西藏比值高低位次从第 7 位下降为第 29 位。最高比值为 2007 年的 6.23%，最低比值为 2002 年的 3.53%。

（二）相邻关系变动状况

2000 年以来西藏卫生投入相邻关系比值变动态势见图 5。

1. 卫生投入与教育投入比

2000～2017 年，西藏卫生投入总量年均增长低于教育投入年增 0.85 个百分点，其中“十五”期间年增偏低 6.88 个百分点，“十一五”期间年增偏高 10.70 个百分点，“十二五”以来年均增长偏低 4.13 个百分点。基于二者历年不同增长，西藏卫生投入与教育投入比从 46.38% 降低至 41.28%，下降 5.10 个百分点，省域间升降变化位次排序第 31 位，比值高低位次从第 2 位下降为第 28 位。最高比值为 2010 年的 52.70%，最低比值为 2014 年的 34.39%。

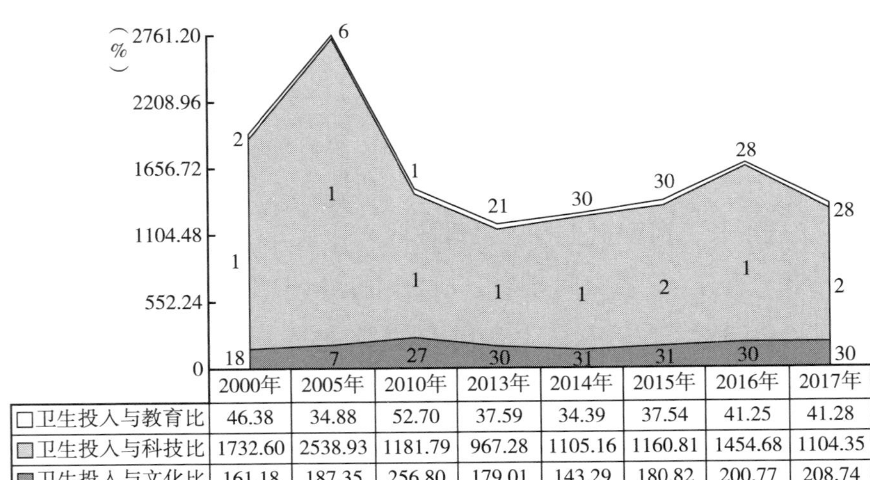

	2000年	2005年	2010年	2013年	2014年	2015年	2016年	2017年
□卫生投入与教育比	46.38	34.88	52.70	37.59	34.39	37.54	41.25	41.28
▨卫生投入与科技比	1732.60	2538.93	1181.79	967.28	1105.16	1160.81	1454.68	1104.35
■卫生投入与文化比	161.18	187.35	256.80	179.01	143.29	180.82	200.77	208.74

图 5　2000 年以来西藏卫生投入相邻关系比值变动态势

左轴面积：卫生投入与教育、科技、文化投入比（%），各项比值历年升降呈直观比例。标注各项比值省域位次。

2. 卫生投入与科技投入比

2000～2017 年，西藏卫生投入总量年均增长低于科技投入年增 3.16 个百分点，其中“十五”期间年增偏高 8.96 个百分点，“十一五”期间年增偏低 22.33 个百分点，“十二五”以来年均增长偏低 1.13 个百分点。基于二者历年不同增长，西藏卫生投入与科技投入比从 1732.60% 降低至 1104.35%，下降 628.25 个百分点，省域间升降变化位次排序第 19 位，比值高低位次从第 1 位下降为第 2 位。最高比值为 2005 年的 2538.93%，最低比值为 2008 年的 563.32%。

3. 卫生投入与文化投入比

2000～2017 年，西藏卫生投入总量年均增长高于文化投入年增 1.84 个百分点，其中“十五”期间年增偏高 3.50 个百分点，“十一五”期间年增偏高 8.21 个百分点，“十二五”以来年均增长偏低 3.49 个百分点。基于二者历年不同增长，西藏卫生投入与文化投入比从 161.18% 增高为 208.74%，上升 47.56 个百分点，省域间升降变化位次排序第 29 位。由于各地不同变动，西藏比值高低位次从第 18 位下降为第 30 位。最高比值为 2010 年的 256.80%，最低比值为 2014 年的 143.29%。

三　2017年卫生投入纵横向双重测评

综合以上分析，2000 年以来西藏卫生投入总量年均增长 21.89%，略微低于全国平均增长 0.07 个百分点，人均值地区差缩小 16.25%；当地卫生投入增长显著高于产值增长，但较明显低于财政收入增长，而略微高于财政支出增长；同时略微低于教育投入增长，也明显低于科技投入增长，但较明显高于文化投入增长。这些都集中体现在卫生投入增长综合指数测评演算之中。2000 年以来西藏卫生投入增长综合指数变动态势见图 6。

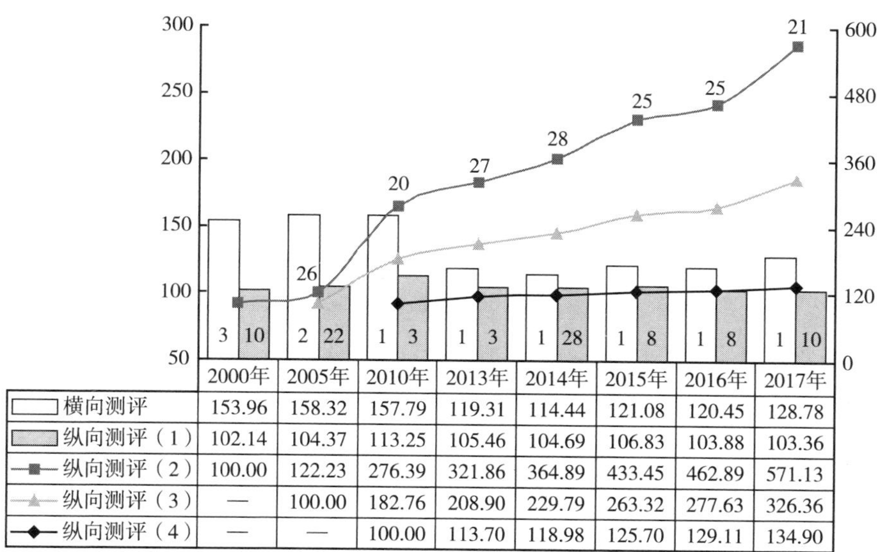

	2000年	2005年	2010年	2013年	2014年	2015年	2016年	2017年
横向测评	153.96	158.32	157.79	119.31	114.44	121.08	120.45	128.78
纵向测评（1）	102.14	104.37	113.25	105.46	104.69	106.83	103.88	103.36
纵向测评（2）	100.00	122.23	276.39	321.86	364.89	433.45	462.89	571.13
纵向测评（3）	—	100.00	182.76	208.90	229.79	263.32	277.63	326.36
纵向测评（4）	—	—	100.00	113.70	118.98	125.70	129.11	134.90

图 6　2000 年以来西藏卫生投入增长综合指数变动态势

左轴柱形：左横向测评（无差距理想值 = 100）；右纵向测评（1），上年 = 100。右轴曲线：纵向测评（起点年基数值 = 100），（2）以 2000 年为起点，（3）以 2005 年为起点，（4）以 2010 年为起点。标注横向测评、纵向测评（1）（2）省域排行，纵向测评（2）起点年不计。

1. 各年度理想值横向检测指数

以卫生投入人均值地区无差距、文化消费与投入同构占比无差距状态为“理想值”100，2017 年西藏卫生投入增长状况此项综合指数为 128. 78，处于省域间第 1 位，高于无差距理想值 28. 78%，也高于上年测评指数 8. 33 个点。

各年度此项综合指数对比，全部各个年度均高于无差距理想值 100；2001 ~ 2002 年、2004 年、2007 年、2009 ~ 2010 年、2013 年、2015 年、2017 年 9 个年度高于上年指数值。其中，最高值为 2007 年的 189. 78，最低值为 2012 年的 113. 12。西藏此项综合指数在省域间排行变化，2000 年为第 3 位，2005 年为第 2 位，2010 年为第 1 位，2017 年与上年持平，皆为第 1 位。

2. 2000年以来基数值纵向检测指数

以“九五”末年 2000 年为起点基数值 100，2017 年西藏卫生投入增长状况此项综合指数为 571. 13，处于省域间第 21 位，高出 2000 年起点基数 471. 13%，也高出上年测评指数 108. 24 个点。

“十五”以来各年度此项综合指数对比，全部各个年度均高于 2000 年起点基数值 100；2002 ~ 2007 年、2009 ~ 2017 年 15 个年度高于上年指数值。其中，最高值为 2017 年的 571. 13，最低值为 2001 年的 102. 13。西藏此项综合指数在省域间排行变化，2000 年起点不计，2005 年为第 26 位，2010 年为第 20 位，2017 年从上年第 25 位上升为第 21 位。

3. 2005年以来基数值纵向检测指数

以“十五”末年 2005 年为起点基数值 100，2017 年西藏卫生投入增长状况此项综合指数为 326. 36，处于省域间第 22 位，高出 2005 年起点基数 226. 36%，也高出上年测评指数 48. 73 个点。

“十一五”以来各年度此项综合指数对比，全部各个年度均高于 2005 年起点基数值 100；2007 年、2009 ~ 2017 年 10 个年度高于上年指数值。其中，最高值为 2017 年的 326. 36，最低值为 2006 年的 108. 25。西藏此项综合指数在省域间排行变化，2005 年起点不计，2010 年为第 18 位，2017 年从上年第25位上升为第22位。

4. 2010年以来基数值纵向检测指数

以“十一五”末年2010年为起点基数值100，2017年西藏卫生投入增长状况此项综合指数为134.90，处于省域间第28位，高出2010年起点基数34.90%，也高出上年测评指数5.79个点。

“十二五”以来各年度此项综合指数对比，全部各个年度均高于2010年起点基数值100；全部各个年度均高于上年指数值。其中，最高值为2017年的134.90，最低值为2011年的102.19。西藏此项综合指数在省域间排行变化，2010年起点不计，2013年为第27位，2017年与上年持平，皆为第28位。

5. 逐年度基数值纵向检测指数

以上一年（2016年）为起点基数值100，2017年西藏卫生投入增长状况此项综合指数为103.36，处于省域间第10位，高出2016年起点基数3.36%，但低于上年基于2015年基数值的测评指数0.52个点。

逐年度此项综合指数对比，2000~2011年、2013~2017年17个年度高于自身上年起点基数值100；2001年、2003年、2005~2007年、2009年、2013年、2015年8个年度高于上年指数值。其中，最高值为2007年的123.12，最低值为2012年的98.73。西藏此项综合指数在省域间排行变化，2000年为第10位，2005年为第22位，2010年为第3位，2017年从上年第8位下降为第10位。

四 2017年卫生投入增长差距测算

2017年西藏卫生投入总量、人均值增长差距测算见图7，其中包括“最佳比例值”“最小地区差”“全国均等化”三项，前两项属于协调、均衡增长“应然目标”（依据曾经出现的历年最佳关系值）测算，后一项属于全国各地完全实现均衡发展“理想目标”测算。

（1）最小地区差目标：假设当地实现2000年以来历年最小地区差，即

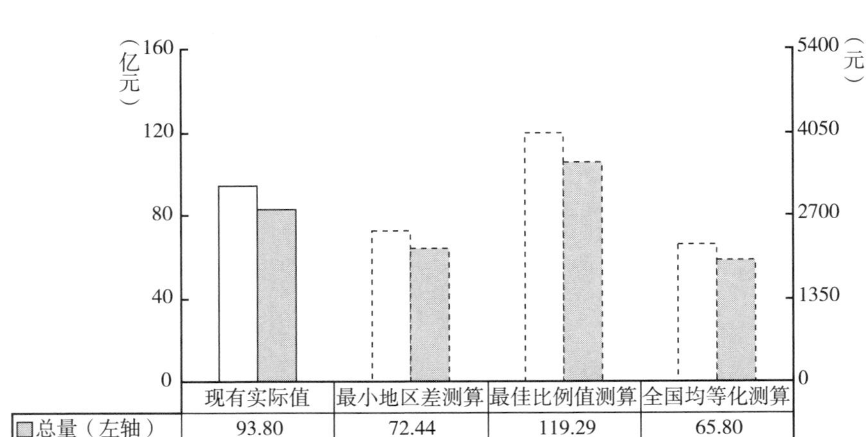

	现有实际值	最小地区差测算	最佳比例值测算	全国均等化测算
■总量（左轴）	93.80	72.44	119.29	65.80
□人均值（右轴）	2808.26	2168.92	3571.61	1970.06

图 7　2017 年西藏卫生投入总量、人均值增长差距测算

实线：现有实际值；虚线：目标测算值。最小地区差测算：假设全国及 31 个省域公共卫生投入以人均值计算实现 2000 年以来历年最小地区差；最佳比例值测算：假设当地产值—财政支出—教科文卫综合投入—卫生投入间均实现 2000 年以来历年最佳比值；全国均等化测算：假设全国及 31 个省域公共卫生投入以人均值计算实现均等化（皆取北京人均值）。

高于全国总体人均值各地取向下最接近全国人均值的“最小地区差”反推当地演算值，而低于全国总体人均值各地取向上最接近全国人均值的“最小地区差”反推当地演算值（上下偏差皆为偏离全国人均值基准的差距）。按照这一“应然目标”测算，2017 年西藏卫生投入人均值应为 2168. 92 元，总量应为 72. 44 亿元，系现有实际值的 77. 23%。

（2）最佳比例值目标：假设当地产值—财政支出、财政支出—教科文卫综合投入、教科文卫综合投入—卫生投入之间均实现 2000 年以来历年最佳比值，以三项最佳比值叠加演算。按照这一“应然目标”测算，2017 年西藏卫生投入人均值应为 3571. 61 元，总量应为 119. 29 亿元，系现有实际值的 127. 18%。

（3）全国均等化目标：假设当地弥合既有地区差实现全国均等化（取北京现有人均值），即高于北京人均值各地向下趋同一致，而低于北京人均值各地向上趋同一致。按照这一“理想目标”测算，2017 年西藏卫生投入人均值应为 1970.06 元，总量应为 65.80 亿元，系现有实际值的 70.15%。

实际上，以上假定测算得出重要发现：如果各地普遍实现“最小地区差”增长目标，那么卫生投入人均值地区差将普遍明显缩小，各地卫生投入人均值将会逐步趋近，为今后实现全国卫生投入均等化（以人均值衡量）奠定良好基础。最终达到全国各地卫生投入均等化正是公共财政、公共卫生服务追求的理想目标。

ℝ.16

安徽：2000～2017年卫生投入指数提升第1位

李美婷*

摘　要： 2000～2017年，安徽卫生投入总量由11.71亿元增至597.74亿元，年均增长26.03%，明显高于全国平均增长4.07个百分点。当地卫生投入增长极显著高于产值增长，也显著高于财政收入、财政支出增长；同时显著高于教育投入增长，但极显著低于科技投入增长，而极显著高于文化投入增长。安徽综合评价排行：在省域横向测评中，处于2017年度卫生投入指数排名第11位；在自身纵向测评中，处于2000～2017年卫生投入指数提升第1位，2005～2017年卫生投入指数提升第1位，2010～2017年卫生投入指数提升第3位，2016～2017年卫生投入指数提升第1位。

关键词： 安徽　卫生投入　综合评价　增长检验

本项研究同时检测安徽卫生投入总量、人均值增长和地区差变化，经济、财政增长的相关社会背景，教科文卫投入增长的相邻同步关系，综合测评安徽2017年公共卫生投入增长指数排名；最后通过其间多重关系交叠检验，以曾有和应有“合理值”测算安徽卫生投入当前增长“应然差距”。

---

* 李美婷，昆明市社会科学院社会发展研究所副所长、副研究员，主要从事社会发展相关研究。

一　卫生投入及其相关背景基本态势

（一）经济财政基本面背景状况

2000 年以来安徽卫生投入总量增长及相关背景关系态势见图 1。

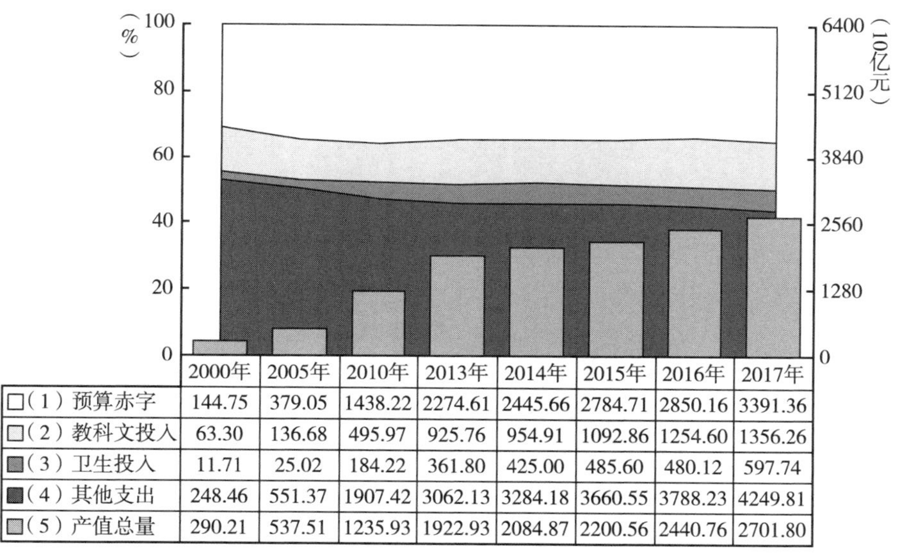

	2000年	2005年	2010年	2013年	2014年	2015年	2016年	2017年
□（1）预算赤字	144.75	379.05	1438.22	2274.61	2445.66	2784.71	2850.16	3391.36
□（2）教科文投入	63.30	136.68	495.97	925.76	954.91	1092.86	1254.60	1356.26
■（3）卫生投入	11.71	25.02	184.22	361.80	425.00	485.60	480.12	597.74
■（4）其他支出	248.46	551.37	1907.42	3062.13	3284.18	3660.55	3788.23	4249.81
□（5）产值总量	290.21	537.51	1235.93	1922.93	2084.87	2200.56	2440.76	2701.80

图 1　2000 年以来安徽卫生投入总量增长及相关背景关系态势

左轴面积：本级财政预算赤字（中央财政税收返还和转移支付等，“财政包干”地区可为国债份额）、教科文投入、卫生投入、其他支出总量（亿元转换为%），（2）＋（3）＋（4）＝财政支出总量，（2）＋（3）＋（4）－（1）＝财政收入总量，各项数值呈直观比例。右轴柱形：产值总量（10 亿元，增长演算取亿元）。

2000～2017 年，安徽产值总量增长 830.98%，年均增长 14.02%；财政收入总量增长 1473.66%，年均增长 17.60%；财政支出总量增长 1817.89%，年均增长 18.98%；教科文卫综合投入（图 1 中教科文投入与卫生投入之和，后同）总量增长 2504.99%，年均增长 21.14%；教科文卫综合投入之外财政支出统归为“其他支出”，其总量增长 1610.46%，年均增长 18.18%。

在此期间，安徽教科文卫综合投入总量年均增长高于产值年增 7.12 个百分点，高于财政收入年增 3.54 个百分点，高于财政支出年增 2.16 个百分点，高于其他支出年增 2.96 个百分点。

“十五”以来，安徽教科文卫建设作为公共服务的一个重要方面，确实处于一种极为特殊的优先发展地位。“十一五”以来，安徽教科文卫综合投入增长高于其他支出增长的情况更加明显。

（二）卫生投入总量增长状况

2000 年以来安徽卫生投入总量及相邻关系、占全国份额变动态势见图 2。

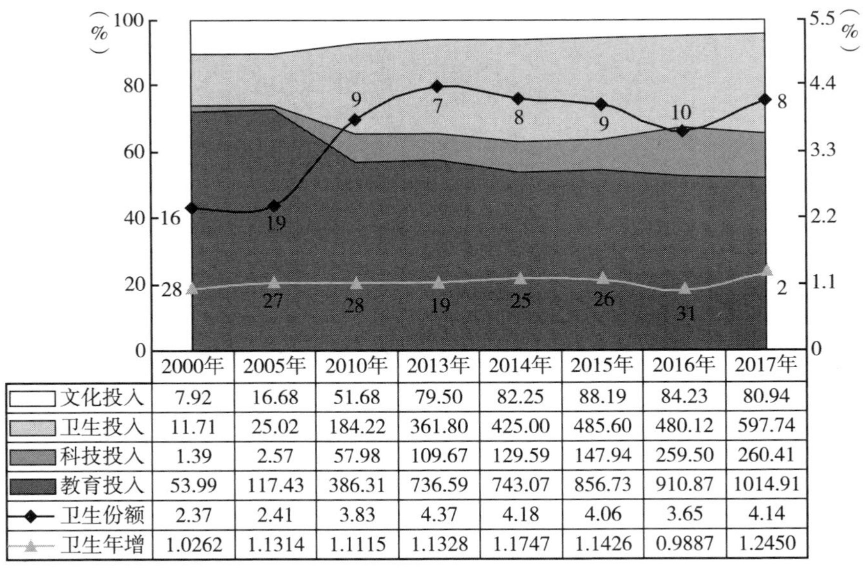

	2000年	2005年	2010年	2013年	2014年	2015年	2016年	2017年
文化投入	7.92	16.68	51.68	79.50	82.25	88.19	84.23	80.94
卫生投入	11.71	25.02	184.22	361.80	425.00	485.60	480.12	597.74
科技投入	1.39	2.57	57.98	109.67	129.59	147.94	259.50	260.41
教育投入	53.99	117.43	386.31	736.59	743.07	856.73	910.87	1014.91
卫生份额	2.37	2.41	3.83	4.37	4.18	4.06	3.65	4.14
卫生年增	1.0262	1.1314	1.1115	1.1328	1.1747	1.1426	0.9887	1.2450

图 2　2000 年以来安徽卫生投入总量及相邻关系、占全国份额变动态势

左轴面积：教育、科技、卫生、文化投入总量（亿元转换为%），各项数值呈直观比例。右轴曲线：卫生投入年增指数（上年 =1，小于 1 为负增长，保留 4 位小数，正文转换为 2 位小数增长百分比，后同）；卫生投入占全国份额（%）。标注历年增长、份额省域位次。

2000～2017年，安徽卫生投入总量由11.71亿元增至597.74亿元，总增长5004.53%，年均增长26.03%，省域间增长位次排序第1位。其中，“十五”期间年增16.40%，“十一五”期间年增49.08%，“十二五”以来年均增长18.31%。最高增长年度为2007年，增长88.16%；最低增长年度为2016年，增长-1.13%。

相比之下，安徽卫生投入总量年均增长高于产值年增12.01个百分点，其中“十五”期间高于产值年增3.28个百分点，“十一五”期间高于产值年增30.96个百分点，“十二五”以来高于产值年增6.49个百分点；同时高于财政收入年增8.43个百分点，其中“十五”期间高于财政收入年增3.08个百分点，“十一五”期间高于财政收入年增21.04个百分点，“十二五”以来高于财政收入年增4.67个百分点；高于财政支出年增7.05个百分点，其中“十五”期间低于财政支出年增0.73个百分点，“十一五”期间高于财政支出年增19.67个百分点，“十二五”以来高于财政支出年增5.00个百分点。

检测其间历年增长相关系数，卫生投入与产值增长之间为0.5383，与财政收入增长之间为0.5936，与财政支出增长之间为0.7751，即分别在53.83%、59.36%、77.51%程度上成正比，同步增长相关性较低。这表明，安徽产值、财政收入、财政支出与卫生投入增长之间尚未形成稳定、良好的多重“协调增长”关系。

细致对比，安徽卫生投入总量年均增长高于教科文三项投入年增6.28个百分点，其中“十五”期间低于教科文投入年增0.24个百分点，“十一五”期间高于教科文投入年增19.68个百分点，“十二五”以来高于教科文投入年增2.86个百分点。在2000年以来安徽教科文卫综合投入优先高增长当中，卫生投入增长处于良性平衡状态。从图2亦可清楚、直观地看出，卫生投入所占面积呈逐渐拓宽之势，表明其在教科文卫综合投入中的比例份额持续增高。

与此同时，全国卫生投入总量增长2823.69%，年增21.96%。2000年以来，安徽卫生投入总量年均增长高于全国年增4.07个百分点，占全国份额从2000年的2.37%上升至2017年的4.14%，省域间份额位次从第16位上升为第8位。

（三）人均值增长及其地区差变动状况

2000年以来安徽卫生投入人均值及其地区差变动态势见图3。

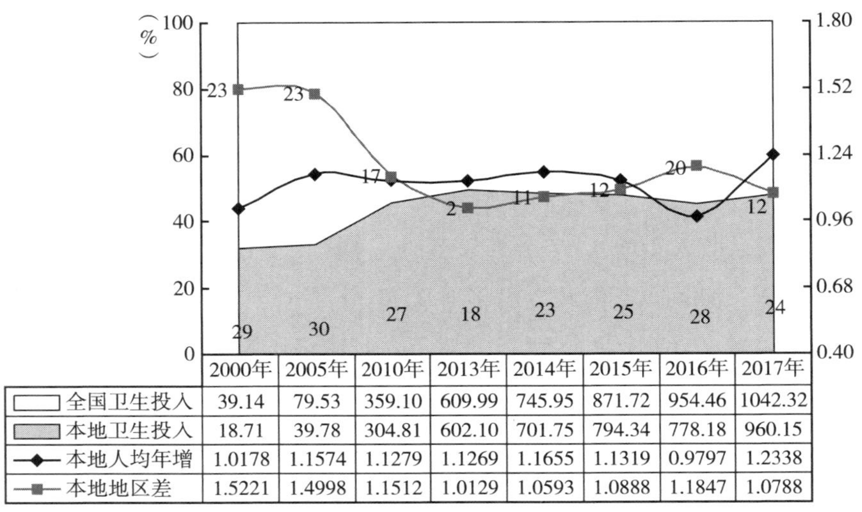

	2000年	2005年	2010年	2013年	2014年	2015年	2016年	2017年
全国卫生投入	39.14	79.53	359.10	609.99	745.95	871.72	954.46	1042.32
本地卫生投入	18.71	39.78	304.81	602.10	701.75	794.34	778.18	960.15
本地人均年增	1.0178	1.1574	1.1279	1.1269	1.1655	1.1319	0.9797	1.2338
本地地区差	1.5221	1.4998	1.1512	1.0129	1.0593	1.0888	1.1847	1.0788

图3　2000年以来安徽卫生投入人均值及其地区差变动态势

左轴面积：本地、全国卫生投入人均值（元转换为%），二者历年变动呈直观比例。右轴曲线：本地人均值年增指数（上年=1，小于1为负增长，由于历年人口增长，人均值年增指数略低于总量年增指数）；本地人均值地区差指数（无差距=1，保留4位小数检测细微差异）。标注历年本地人均值及其地区差省域位次。

2000~2017年，安徽卫生投入人均值由18.71元增至960.15元，总增长5031.75%，年均增长26.07%，省域间增长位次排序第1位。其中，“十五”期间年增16.28%，“十一五”期间年增50.27%，“十二五”以来年均增长17.81%。最高增长年度为2007年，增长88.19%；最低增长年度为2016年，增长-2.03%。

与此同时，全国卫生投入人均值总增长2563.06%，年均增长21.30%。2000年以来，安徽卫生投入人均值年均增长高于全国年增4.77个百分点，人均绝对数值从2000年为全国人均值的47.80%上升至2017年为全国人均值的92.12%，省域间人均绝对值高低位次从第29位上升为第24位。

同期，安徽卫生投入人均值地区差由1.5221缩小至1.0788，缩小29.12%，省域间地区差扩减变化位次排序第7位，地区差指数大小（倒序）位次从第23位上升为第12位。其中，"十五"期间缩小1.47%，"十一五"期间缩小23.24%，"十二五"以来地区差缩小6.29%。最小地区差为2012年的1.0039，最大地区差为2003年的1.5562。

安徽产值、财政收入和支出，以及教科文卫投入各类人均值地区差变动检测：除了文化投入以外，其余各类数据的地区差皆呈现为缩小态势，但2017年地区差均非历年最小值即反而有所扩大。这无疑表明，可以用人均值差异来衡量的公共财政、公共服务投入均等化成效尚未取得全面进展，而这是公共卫生服务均等化的基础。

据既往历年动态推演测算，2020年安徽公共卫生投入地区差将为1.0343，相比当前略微缩减；2035年安徽公共卫生投入地区差将为1.8457，相比当前极显著扩增。这是长期预测的理论演算值，基于既往增长态势合理推演供参考。

二　卫生投入相关协调性态势

（一）相关背景变动状况

2000年以来安徽卫生投入相关背景比值变动态势见图4。

1. 卫生投入与产值比

2000～2017年，安徽卫生投入总量年均增长高于产值年增12.01个百分点，其中"十五"期间年增偏高3.28个百分点，"十一五"期间年增偏高30.96个百分点，"十二五"以来年均增长偏高6.49个百分点。基于二者历年不同增长，安徽卫生投入与产值比从0.39%增高至2.21%，上升1.82个百分点，省域间升降变化位次排序第2位，比值高低位次从第25

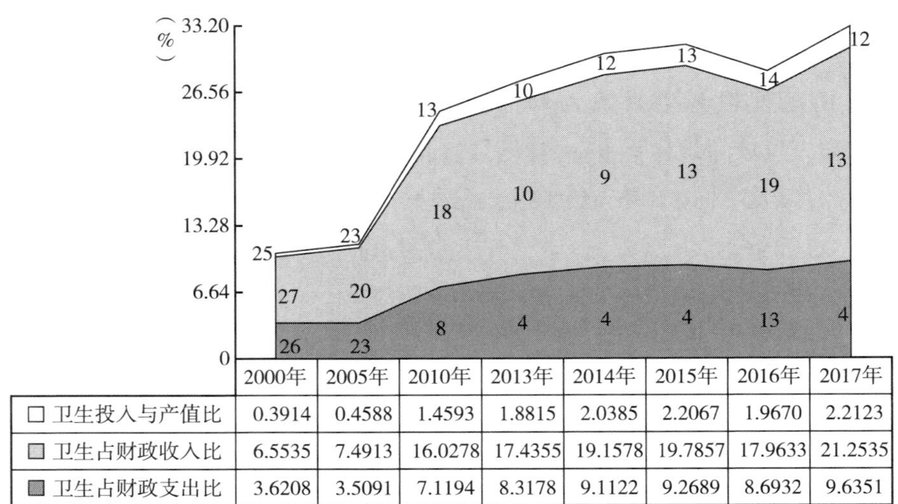

	2000年	2005年	2010年	2013年	2014年	2015年	2016年	2017年
□ 卫生投入与产值比	0.3914	0.4588	1.4593	1.8815	2.0385	2.2067	1.9670	2.2123
▨ 卫生占财政收入比	6.5535	7.4913	16.0278	17.4355	19.1578	19.7857	17.9633	21.2535
■ 卫生占财政支出比	3.6208	3.5091	7.1194	8.3178	9.1122	9.2689	8.6932	9.6351

图 4　2000 年以来安徽卫生投入相关背景比值变动态势

左轴面积：卫生投入与产值比、占财政收入和支出比（%），各项比值历年升降呈直观比例。比值过小保留 4 位小数演算，正文按惯例保留 2 位小数。标注各项比值省域位次。

位上升为第 12 位。最高比值为 2017 年的 2.21%，最低比值为 2001 年的 0.38%。

2. 卫生投入占财政收入比

2000～2017 年，安徽卫生投入总量年均增长高于财政收入年增 8.43 个百分点，其中“十五”期间年增偏高 3.08 个百分点，“十一五”期间年增偏高 21.04 个百分点，“十二五”以来年均增长偏高 4.67 个百分点。基于二者历年不同增长，安徽卫生投入占财政收入比从 6.55% 增高至 21.25%，上升 14.70 个百分点，省域间升降变化位次排序第 4 位，比值高低位次从第 27 位上升为第 13 位。最高比值为 2017 年的 21.25%，最低比值为 2000 年的 6.55%。

3. 卫生投入占财政支出比

2000～2017 年，安徽卫生投入总量年均增长高于财政支出年增 7.05 个百分点，其中“十五”期间年增偏低 0.73 个百分点，“十一五”期间年增偏高 19.67 个百分点，“十二五”以来年均增长偏高 5.00 个百分点。基于二者历年不同增长，安徽卫生投入占财政支出比从 3.62% 增高至 9.64%，上升 6.02 个百分点，省域间升降变化位次排序第 2 位，比值高低位次从第 26 位上升为第 4 位。最高比值为 2017 年的 9.64%，最低比值为 2002 年的 3.13%。

（二）相邻关系变动状况

2000 年以来安徽卫生投入相邻关系比值变动态势见图 5。

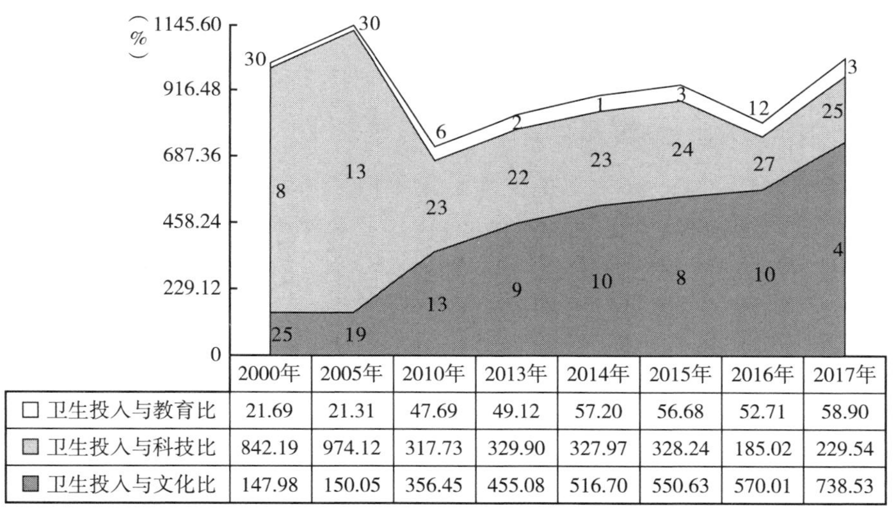

	2000年	2005年	2010年	2013年	2014年	2015年	2016年	2017年
□ 卫生投入与教育比	21.69	21.31	47.69	49.12	57.20	56.68	52.71	58.90
▒ 卫生投入与科技比	842.19	974.12	317.73	329.90	327.97	328.24	185.02	229.54
■ 卫生投入与文化比	147.98	150.05	356.45	455.08	516.70	550.63	570.01	738.53

图 5　2000 年以来安徽卫生投入相邻关系比值变动态势

左轴面积：卫生投入与教育、科技、文化投入比（%），各项比值历年升降呈直观比例。标注各项比值省域位次。

1. 卫生投入与教育投入比

2000～2017 年，安徽卫生投入总量年均增长高于教育投入年增 7.19 个百分点，其中“十五”期间年增偏低 0.41 个百分点，“十一五”期间年增偏高 22.19 个百分点，“十二五”以来年均增长偏高 3.51 个百分点。基于二者历年不同增长，安徽卫生投入与教育投入比从 21.69% 增高至 58.90%，上升 37. 21 个百分点，省域间升降变化位次排序第 1 位，比值高低位次从第 30 位上升为第 3 位。最高比值为 2017 年的 58. 90%，最低比值为 2002 年的 18. 59%。

2. 卫生投入与科技投入比

2000～2017 年，安徽卫生投入总量年均增长低于科技投入年增 10. 02 个百分点，其中“十五”期间年增偏高 3. 32 个百分点，“十一五”期间年增偏低 37. 42 个百分点，“十二五”以来年均增长偏低 5. 63 个百分点。基于二者历年不同增长，安徽卫生投入与科技投入比从 842. 19% 降低至 229. 54%，下降 612. 65 个百分点，省域间升降变化位次排序第 26 位，比值高低位次从第 8 位下降为第 25 位。最高比值为 2006 年的 1039. 68%，最低比值为 2016 年的 185. 02%。

3. 卫生投入与文化投入比

2000～2017 年，安徽卫生投入总量年均增长高于文化投入年增 11. 38 个百分点，其中“十五”期间年增偏高 0. 34 个百分点，“十一五”期间年增偏高 23. 70 个百分点，“十二五”以来年均增长偏高 11. 69 个百分点。基于二者历年不同增长，安徽卫生投入与文化投入比从 147. 98% 增高为 738. 53%，上升 590. 55 个百分点，省域间升降变化位次排序第 3 位，比值高低位次从第 25 位上升为第 4 位。最高比值为 2017 年的 738. 53%，最低比值为 2002 年的 129. 96%。

三　2017年卫生投入纵横向双重测评

综合以上分析，2000 年以来安徽卫生投入总量年均增长 26. 03%，明显高于全国平均增长 4. 07 个百分点，人均值地区差缩小 29. 12%；当地卫生投入增长极显著高于产值增长，也显著高于财政收入、财政支出增长；同时显著高于教育投入增长，但极显著低于科技投入增长，而极显著高于文化投入增长。这些都集中体现在卫生投入增长综合指数测评演算之中。2000 年以来安徽卫生投入增长综合指数变动态势见图 6。

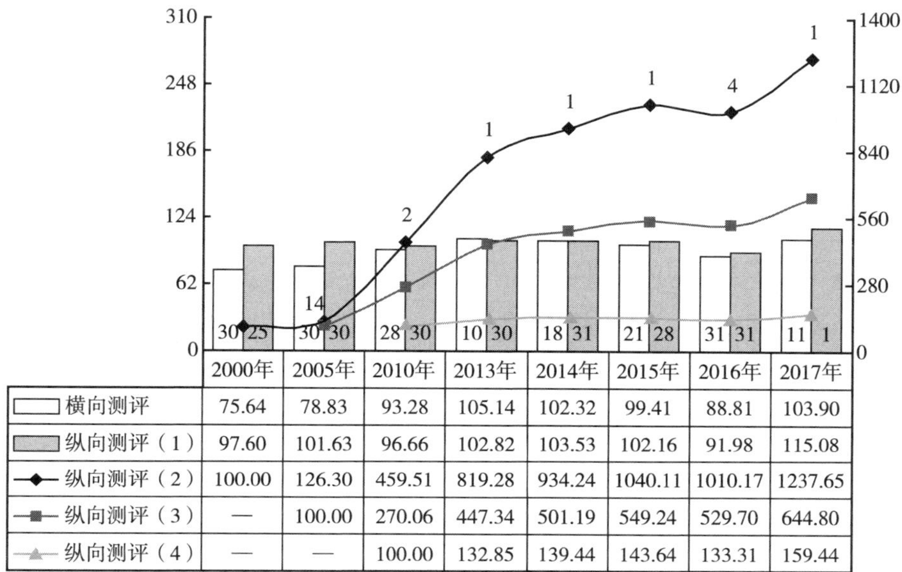

	2000年	2005年	2010年	2013年	2014年	2015年	2016年	2017年
横向测评	75.64	78.83	93.28	105.14	102.32	99.41	88.81	103.90
纵向测评（1）	97.60	101.63	96.66	102.82	103.53	102.16	91.98	115.08
纵向测评（2）	100.00	126.30	459.51	819.28	934.24	1040.11	1010.17	1237.65
纵向测评（3）	—	100.00	270.06	447.34	501.19	549.24	529.70	644.80
纵向测评（4）	—	—	100.00	132.85	139.44	143.64	133.31	159.44

图 6　2000 年以来安徽卫生投入增长综合指数变动态势

左轴柱形：左横向测评（无差距理想值＝100）；右纵向测评（1），上年＝100。右轴曲线：纵向测评（起点年基数值＝100），（2）以 2000 年为起点，（3）以 2005 年为起点，（4）以 2010 年为起点。标注横向测评、纵向测评（1）（2）省域排行，纵向测评（2）起点年不计。

1. 各年度理想值横向检测指数

以卫生投入人均值地区无差距、文化消费与投入同构占比无差距状态为“理想值”100，2017 年安徽卫生投入增长状况此项综合指数为 103.90，处于省域间第 11 位，高于无差距理想值 3.90%，也高于上年测评指数 15.09 个点。

各年度此项综合指数对比，2008～2009 年、2011～2014 年、2017 年 7 个年度高于无差距理想值 100；2002～2004 年、2006～2009 年、2011 年、2017 年 9 个年度高于上年指数值。其中，最高值为 2011 年的 108.49，最低值为 2001 年的 74.13。安徽此项综合指数在省域间排行变化，2000 年为第 30 位，2005 年与之持平，2010 年为第 28 位，2017 年从上年第 31 位上升为第 11 位。

2. 2000年以来基数值纵向检测指数

以“九五”末年2000年为起点基数值100，2017年安徽卫生投入增长状况此项综合指数为1237.65，处于省域间第1位，高出2000年起点基数1137.65%，也高出上年测评指数227.48个点。

“十五”以来各年度此项综合指数对比，2002～2017年16个年度高于2000年起点基数值100；2002～2015年、2017年15个年度高于上年指数值。其中，最高值为2017年的1237.65，最低值为2001年的99.52。安徽此项综合指数在省域间排行变化，2000年起点不计，2005年为第14位，2010年为第2位，2017年从上年第4位上升为第1位。

3. 2005年以来基数值纵向检测指数

以“十五”末年2005年为起点基数值100，2017年安徽卫生投入增长状况此项综合指数为644.80，处于省域间第1位，高出2005年起点基数544.80%，也高出上年测评指数115.10个点。

“十一五”以来各年度此项综合指数对比，全部各个年度均高于2005年起点基数值100；2007～2015年、2017年10个年度高于上年指数值。其中，最高值为2017年的644.80，最低值为2006年的114.90。安徽此项综合指数在省域间排行变化，2005年起点不计，2010年为第1位，2017年从上年第3位上升为第1位。

4. 2010年以来基数值纵向检测指数

以“十一五”末年2010年为起点基数值100，2017年安徽卫生投入增长状况此项综合指数为159.44，处于省域间第3位，高出2010年起点基数59.44%，也高出上年测评指数26.13个点。

“十二五”以来各年度此项综合指数对比，全部各个年度均高于2010年起点基数值100；2012～2015年、2017年5个年度高于上年指数值。其中，最高值为2017年的159.44，最低值为2011年的125.20。安徽此项综合指数在省域间排行变化，2010年起点不计，2013年为第1位，2017年从上年第27位上升为第3位。

5. 逐年度基数值纵向检测指数

以上一年（2016 年）为起点基数值 100，2017 年安徽卫生投入增长状况此项综合指数为 115.08，处于省域间第 1 位，高出 2016 年起点基数 15.08%，也高出上年基于 2015 年基数值的测评指数 23.10 个点。

逐年度此项综合指数对比，2002～2009 年、2011～2015 年、2017 年 14 个年度高于自身上年起点基数值 100；2001～2004 年、2006～2007 年、2009 年、2011 年、2014 年、2017 年 10 个年度高于上年指数值。其中，最高值为 2007 年的 133.72，最低值为 2016 年的 91.98。安徽此项综合指数在省域间排行变化，2000 年为第 25 位，2005 年为第 30 位，2010 年与之持平，2017 年从上年第 31 位上升为第 1 位。

四　2017年卫生投入增长差距测算

2017 年安徽卫生投入总量、人均值增长差距测算见图 7，其中包括“最佳比例值”“最小地区差”“全国均等化”三项，前两项属于协调、均衡增长“应然目标”（依据曾经出现的历年最佳关系值）测算，后一项属于全国各地完全实现均衡发展“理想目标”测算。

（1）最小地区差目标：假设当地实现 2000 年以来历年最小地区差，即高于全国总体人均值各地取向下最接近全国人均值的“最小地区差”反推当地演算值，而低于全国总体人均值各地取向上最接近全国人均值的“最小地区差”反推当地演算值（上下偏差皆为偏离全国人均值基准的差距）。按照这一“应然目标”测算，2017 年安徽卫生投入人均值应为 1038.20 元，总量应为 646.33 亿元，系现有实际值的 108.13%。

（2）最佳比例值目标：假设当地产值—财政支出、财政支出—教科文卫综合投入、教科文卫综合投入—卫生投入之间均实现 2000 年以来历年最佳比值，以三项最佳比值叠加演算。按照这一“应然目标”测算，2017 年安徽卫生投入人均值应为 1002.31 元，总量应为 623.99 亿元，系现有实际值的 104.39%。

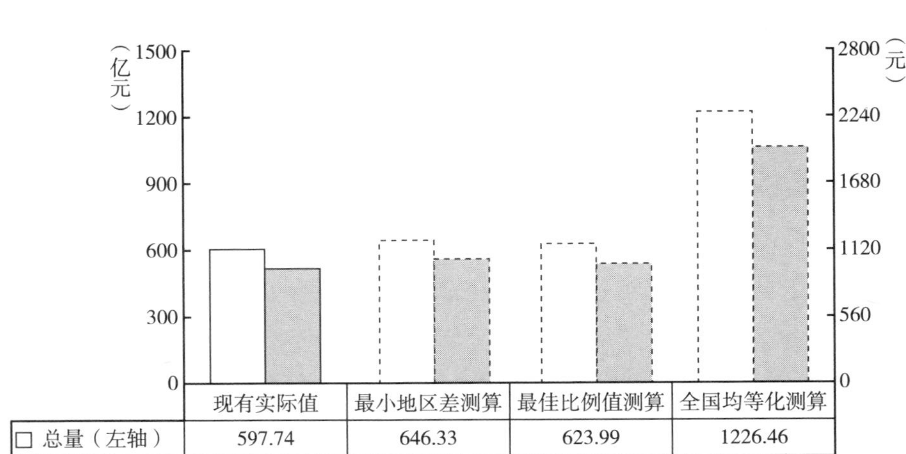

	现有实际值	最小地区差测算	最佳比例值测算	全国均等化测算
□ 总量（左轴）	597.74	646.33	623.99	1226.46
■ 人均值（右轴）	960.15	1038.20	1002.31	1970.06

图 7　2017 年安徽卫生投入总量、人均值增长差距测算

实线：现有实际值；虚线：目标测算值。最小地区差测算：假设全国及 31 个省域公共卫生投入以人均值计算实现 2000 年以来历年最小地区差；最佳比例值测算：假设当地产值—财政支出—教科文卫综合投入—卫生投入间均实现 2000 年以来历年最佳比值；全国均等化测算：假设全国及 31 个省域公共卫生投入以人均值计算实现均等化（皆取北京人均值）。

（3）全国均等化目标：假设当地弥合既有地区差实现全国均等化（取北京现有人均值），即高于北京人均值各地向下趋同一致，而低于北京人均值各地向上趋同一致。按照这一“理想目标”测算，2017 年安徽卫生投入人均值应为 1970.06 元，总量应为 1226.46 亿元，系现有实际值的 205.18%。

实际上，以上假定测算得出重要发现：如果各地普遍实现“最小地区差”增长目标，那么卫生投入人均值地区差将普遍明显缩小，各地卫生投入人均值将会逐步趋近，为今后实现全国卫生投入均等化（以人均值衡量）奠定良好基础。最终达到全国各地卫生投入均等化正是公共财政、公共卫生服务追求的理想目标。

R.17

广东：2010～2017年卫生投入指数提升第1位

姜剑波*

摘　要： 2000～2017年，广东卫生投入总量由47.73亿元增至1307.56亿元，年均增长21.50%，略微低于全国平均增长0.46个百分点。当地卫生投入增长显著高于产值增长，也明显高于财政收入、财政支出增长；同时明显高于教育投入增长，但显著低于科技投入增长，而显著高于文化投入增长。广东综合评价排行：在省域横向测评中，处于2017年度卫生投入指数排名第19位；在自身纵向测评中，处于2000～2017年卫生投入指数提升第25位，2005～2017年卫生投入指数提升第18位，2010～2017年卫生投入指数提升第1位，2016～2017年卫生投入指数提升第14位。

关键词： 广东　卫生投入　综合评价　增长检验

本项研究同时检测广东卫生投入总量、人均值增长和地区差变化，经济、财政增长的相关社会背景，教科文卫投入增长的相邻同步关系，综合测评广东2017年公共卫生投入增长指数排名；最后通过其间多重关系交叠检验，以曾有和应有"合理值"测算广东卫生投入当前增长"应然差距"。

* 姜剑波，昆明市社会科学院城市历史文化研究所副所长、副研究员，主要从事社会治理、基本公共服务、城市文化研究。

一　卫生投入及其相关背景基本态势

（一）经济财政基本面背景状况

2000 年以来广东卫生投入总量增长及相关背景关系态势见图 1。

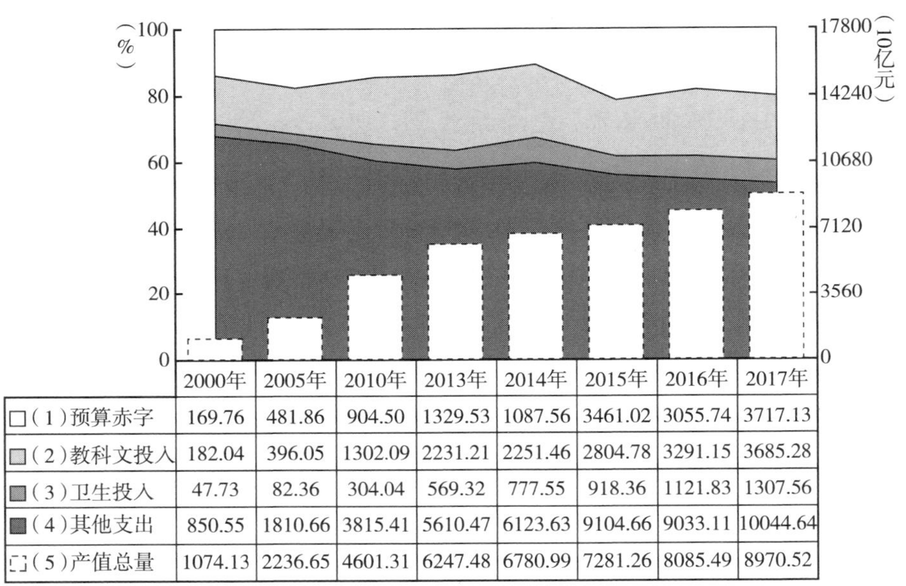

	2000年	2005年	2010年	2013年	2014年	2015年	2016年	2017年
□（1）预算赤字	169.76	481.86	904.50	1329.53	1087.56	3461.02	3055.74	3717.13
（2）教科文投入	182.04	396.05	1302.09	2231.21	2251.46	2804.78	3291.15	3685.28
（3）卫生投入	47.73	82.36	304.04	569.32	777.55	918.36	1121.83	1307.56
（4）其他支出	850.55	1810.66	3815.41	5610.47	6123.63	9104.66	9033.11	10044.64
（5）产值总量	1074.13	2236.65	4601.31	6247.48	6780.99	7281.26	8085.49	8970.52

图 1　2000 年以来广东卫生投入总量增长及相关背景关系态势

左轴面积：本级财政预算赤字（中央财政税收返还和转移支付等，“财政包干”地区可为国债份额）、教科文投入、卫生投入、其他支出总量（亿元转换为%），（2）＋（3）＋（4）＝财政支出总量，（2）＋（3）＋（4）－（1）＝财政收入总量，各项数值呈直观比例。右轴柱形：产值总量（10 亿元，增长演算取亿元）。

2000～2017 年，广东产值总量增长 735.14%，年均增长 13.30%；财政收入总量增长 1143.23%，年均增长 15.98%；财政支出总量增长 1291.95%，年均增长 16.75%；教科文卫综合投入（图 1 中教科文投入与卫生投入之和，后同）总量增长 2072.97%，年均增长 19.85%；教科文卫综合投入之外财政支出统归为“其他支出”，其总量增长 1080.96%，年均

增长15.63%。

在此期间，广东教科文卫综合投入总量年均增长高于产值年增6.55个百分点，高于财政收入年增3.87个百分点，高于财政支出年增3.10个百分点，高于其他支出年增4.22个百分点。

“十五”以来，广东教科文卫建设作为公共服务的一个重要方面，确实处于一种极为特殊的优先发展地位。“十一五”以来，广东教科文卫综合投入增长高于其他支出增长的情况更加明显。

（二）卫生投入总量增长状况

2000年以来广东卫生投入总量及相邻关系、占全国份额变动态势见图2。

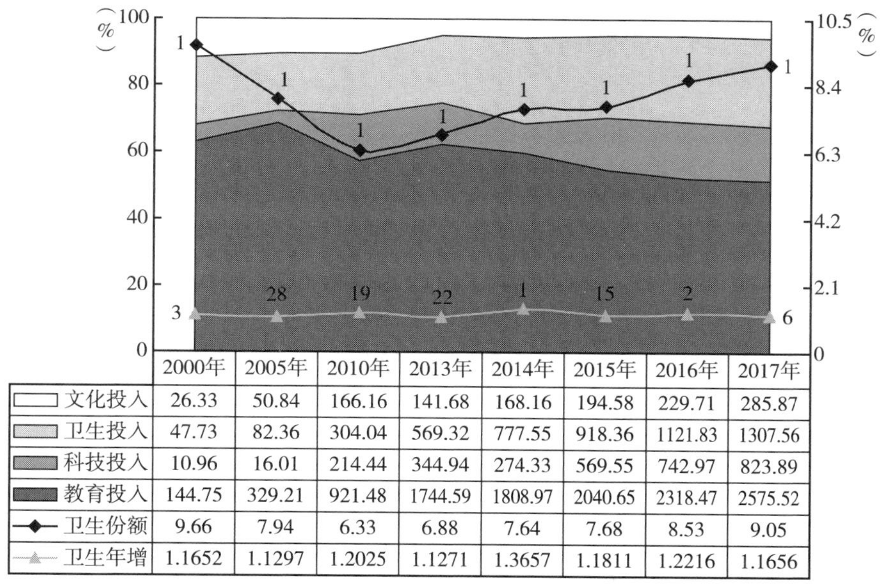

	2000年	2005年	2010年	2013年	2014年	2015年	2016年	2017年
文化投入	26.33	50.84	166.16	141.68	168.16	194.58	229.71	285.87
卫生投入	47.73	82.36	304.04	569.32	777.55	918.36	1121.83	1307.56
科技投入	10.96	16.01	214.44	344.94	274.33	569.55	742.97	823.89
教育投入	144.75	329.21	921.48	1744.59	1808.97	2040.65	2318.47	2575.52
卫生份额	9.66	7.94	6.33	6.88	7.64	7.68	8.53	9.05
卫生年增	1.1652	1.1297	1.2025	1.1271	1.3657	1.1811	1.2216	1.1656

图2　2000年以来广东卫生投入总量及相邻关系、占全国份额变动态势

左轴面积：教育、科技、卫生、文化投入总量（亿元转换为%），各项数值呈直观比例。右轴曲线：卫生投入年增指数（上年=1，小于1为负增长，保留4位小数，正文转换为2位小数增长百分比，后同）；卫生投入占全国份额（%）。标注历年增长、份额省域位次。

2000～2017 年，广东卫生投入总量由 47.73 亿元增至 1307.56 亿元，总增长 2639.49%，年均增长 21.50%，省域间增长位次排序第 21 位。其中，“十五”期间年增 11.53%，“十一五”期间年增 29.85%，“十二五”以来年均增长 23.17%。最高增长年度为 2008 年，增长 42.89%；最低增长年度为 2004 年，增长 -0.86%。

相比之下，广东卫生投入总量年均增长高于产值年增 8.20 个百分点，其中“十五”期间低于产值年增 4.27 个百分点，“十一五”期间高于产值年增 14.33 个百分点，“十二五”以来高于产值年增 13.16 个百分点；同时高于财政收入年增 5.52 个百分点，其中“十五”期间低于财政收入年增 3.16 个百分点，“十一五”期间高于财政收入年增 9.74 个百分点，“十二五”以来高于财政收入年增 9.14 个百分点；高于财政支出年增 4.75 个百分点，其中“十五”期间低于财政支出年增 4.67 个百分点，“十一五”期间高于财政支出年增 11.03 个百分点，“十二五”以来高于财政支出年增 7.48 个百分点。

检测其间历年增长相关系数，卫生投入与产值增长之间为 -0.0727，与财政收入增长之间为 0.3156，与财政支出增长之间为 0.2042，即分别在 7.27% 程度上成反比，31.56%、20.42% 程度上成正比，同步增长相关性极低。这表明，广东产值、财政收入、财政支出与卫生投入增长之间尚未形成稳定、良好的多重“协调增长”关系。

细致对比，广东卫生投入总量年均增长高于教科文三项投入年增 2.14 个百分点，其中“十五”期间低于教科文投入年增 5.29 个百分点，“十一五”期间高于教科文投入年增 2.97 个百分点，“十二五”以来高于教科文投入年增 7.15 个百分点。在 2000 年以来广东教科文卫综合投入优先高增长当中，卫生投入增长处于良性平衡状态。从图 2 亦可清楚、直观地看出，卫生投入所占面积呈逐渐拓宽之势，表明其在教科文卫综合投入中的比例份额持续增高。

与此同时，全国卫生投入总量增长 2823.69%，年增 21.96%。2000 年以来，广东卫生投入总量年均增长低于全国年增 0.46 个百分点，占全国份

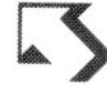

额从2000年的9.66%下降至2017年的9.05%，省域间份额位次前后保持在第1位。

（三）人均值增长及其地区差变动状况

2000年以来广东卫生投入人均值及其地区差变动态势见图3。

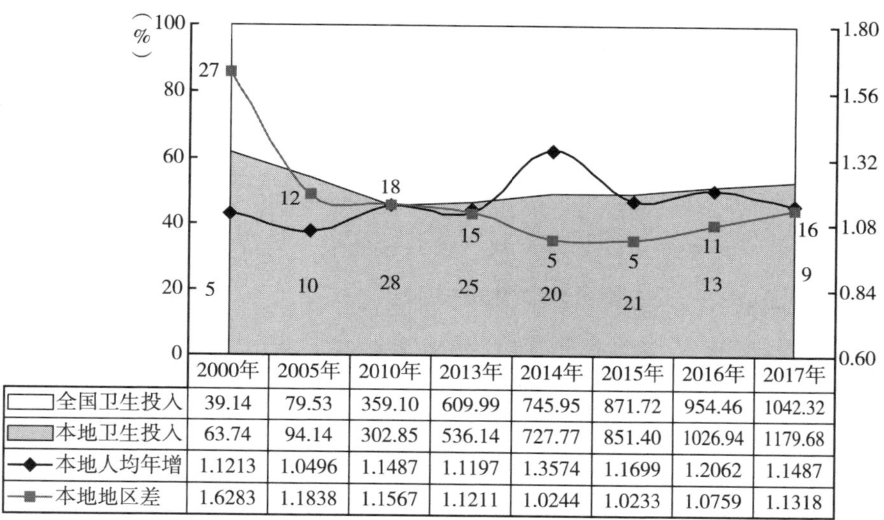

	2000年	2005年	2010年	2013年	2014年	2015年	2016年	2017年
全国卫生投入	39.14	79.53	359.10	609.99	745.95	871.72	954.46	1042.32
本地卫生投入	63.74	94.14	302.85	536.14	727.77	851.40	1026.94	1179.68
本地人均年增	1.1213	1.0496	1.1487	1.1197	1.3574	1.1699	1.2062	1.1487
本地地区差	1.6283	1.1838	1.1567	1.1211	1.0244	1.0233	1.0759	1.1318

图3　2000年以来广东卫生投入人均值及其地区差变动态势

左轴面积：本地、全国卫生投入人均值（元转换为%），二者历年变动呈直观比例。右轴曲线：本地人均值年增指数（上年＝1，小于1为负增长，由于历年人口增长，人均值年增指数略低于总量年增指数）；本地人均值地区差指数（无差距＝1，保留4位小数检测细微差异）。标注历年本地人均值及其地区差省域位次。

2000～2017年，广东卫生投入人均值由63.74元增至1179.68元，总增长1750.77%，年均增长18.73%，省域间增长位次排序第27位。其中，“十五”期间年增8.11%，“十一五”期间年增26.33%，“十二五”以来年均增长21.44%。最高增长年度为2008年，增长41.09%；最低增长年度为2004年，增长－3.58%。

与此同时，全国卫生投入人均值总增长2563.06%，年均增长21.30%。2000年以来，广东卫生投入人均值年均增长低于全国年增2.57个百分点，人均绝对数值从2000年为全国人均值的162.85%下降至2017年为全国人均值的113.18%，省域间人均绝对值高低位次从第5位下降为第9位。

同期，广东卫生投入人均值地区差由1.6283缩小至1.1318，缩小30.49%，省域间地区差扩减变化位次排序第5位，地区差指数大小（倒序）位次从第27位上升为第16位。其中，“十五”期间缩小27.30%，“十一五”期间缩小2.29%，“十二五”以来地区差缩小2.15%。最小地区差为2007年的1.0057，最大地区差为2002年的1.6607。

广东产值、财政收入和支出，以及教科文卫投入各类人均值地区差变动检测：除了财政收入、科技投入以外，其余各类数据的地区差皆呈现为缩小态势，但2017年地区差均非历年最小值即反而有所扩大。这无疑表明，可以用人均值差异来衡量的公共财政、公共服务投入均等化成效尚未取得全面进展，而这是公共卫生服务均等化的基础。

据既往历年动态推演测算，2020年广东公共卫生投入地区差将为1.0614，相比当前较明显缩减；2035年广东公共卫生投入地区差将为1.2300，相比当前较明显扩增。这是长期预测的理论演算值，基于既往增长态势合理推演供参考。

二 卫生投入相关协调性态势

（一）相关背景变动状况

2000年以来广东卫生投入相关背景比值变动态势见图4。

1. 卫生投入与产值比

2000～2017年，广东卫生投入总量年均增长高于产值年增8.20个百分点，其中“十五”期间年增偏低4.27个百分点，“十一五”期间年增偏高14.33个百分点，“十二五”以来年均增长偏高13.16个百分点。基于二者历年不同增长，广东卫生投入与产值比从0.50%增高至1.46%，上升0.96个百分点，省域间升降变化位次排序第20位。由于各地不同变动，广东比

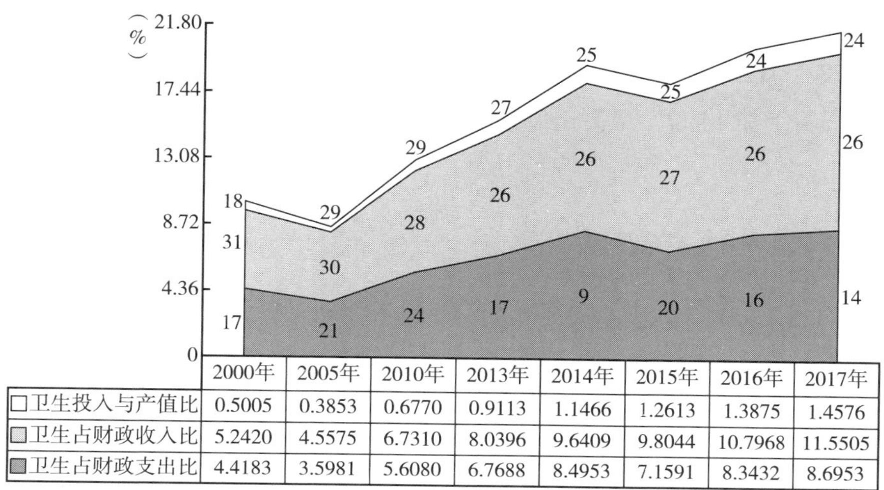

	2000年	2005年	2010年	2013年	2014年	2015年	2016年	2017年
□卫生投入与产值比	0.5005	0.3853	0.6770	0.9113	1.1466	1.2613	1.3875	1.4576
▨卫生占财政收入比	5.2420	4.5575	6.7310	8.0396	9.6409	9.8044	10.7968	11.5505
■卫生占财政支出比	4.4183	3.5981	5.6080	6.7688	8.4953	7.1591	8.3432	8.6953

图4　2000年以来广东卫生投入相关背景比值变动态势

左轴面积：卫生投入与产值比、占财政收入和支出比（%），各项比值历年升降呈直观比例。比值过小保留4位小数演算，正文按惯例保留2位小数。标注各项比值省域位次。

值高低位次从第18位下降为第24位。最高比值为2017年的1.46%，最低比值为2005年的0.39%。

2. 卫生投入占财政收入比

2000～2017年，广东卫生投入总量年均增长高于财政收入年增5.52个百分点，其中"十五"期间年增偏低3.16个百分点，"十一五"期间年增偏高9.74个百分点，"十二五"以来年均增长偏高9.14个百分点。基于二者历年不同增长，广东卫生投入占财政收入比从5.24%增高至11.55%，上升6.31个百分点，省域间升降变化位次排序第17位，比值高低位次从第31位上升为第26位。最高比值为2017年的11.55%，最低比值为2005年的4.56%。

3. 卫生投入占财政支出比

2000～2017年，广东卫生投入总量年均增长高于财政支出年增4.75个百分点，其中"十五"期间年增偏低4.67个百分点，"十一五"期间年增偏高11.03个百分点，"十二五"以来年均增长偏高7.48个百分点。基于二者历年不同增长，广东卫生投入占财政支出比从4.42%增高至8.70%，上升4.28个百分点，省域间升降变化位次排序第14位，比值高低位次从第17位上升为第14位。最高比值为2017年的8.70%，最低比值为2005年的3.60%。

（二）相邻关系变动状况

2000年以来广东卫生投入相邻关系比值变动态势见图5。

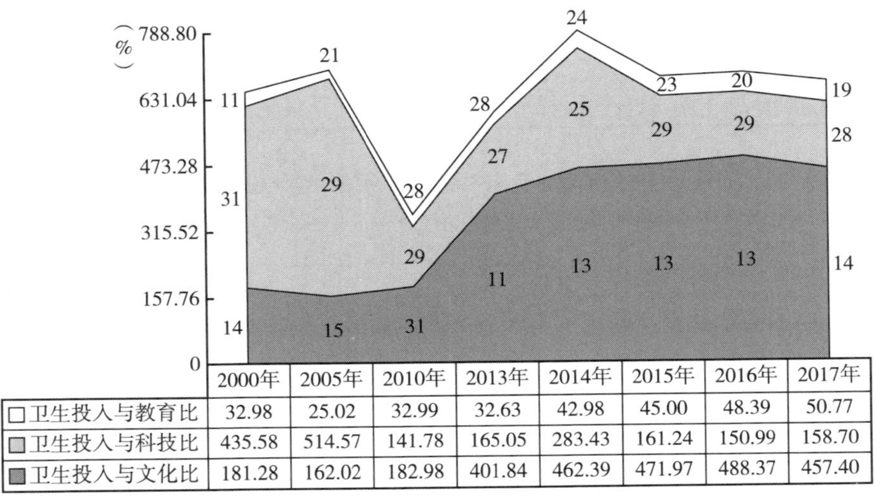

	2000年	2005年	2010年	2013年	2014年	2015年	2016年	2017年
□卫生投入与教育比	32.98	25.02	32.99	32.63	42.98	45.00	48.39	50.77
▒卫生投入与科技比	435.58	514.57	141.78	165.05	283.43	161.24	150.99	158.70
■卫生投入与文化比	181.28	162.02	182.98	401.84	462.39	471.97	488.37	457.40

图5　2000年以来广东卫生投入相邻关系比值变动态势

左轴面积：卫生投入与教育、科技、文化投入比（%），各项比值历年升降呈直观比例。标注各项比值省域位次。

1. 卫生投入与教育投入比

2000～2017年，广东卫生投入总量年均增长高于教育投入年增3.05个百分点，其中"十五"期间年增偏低6.33个百分点，"十一五"期间年增偏高6.99个百分点，"十二五"以来年均增长偏高7.35个百分点。基于二者历年不同增长，广东卫生投入与教育投入比从32.98%增高至50.77%，上升17.79个百分点，省域间升降变化位次排序第22位。由于各地不同变动，广东比值高低位次从第11位下降为第19位。最高比值为2017年的

50.77%，最低比值为2007年的24.44%。

2. 卫生投入与科技投入比

2000～2017年，广东卫生投入总量年均增长低于科技投入年增7.43个百分点，其中“十五”期间年增偏高3.66个百分点，“十一五”期间年增偏低38.18个百分点，“十二五”以来年均增长偏高1.97个百分点。基于二者历年不同增长，广东卫生投入与科技投入比从435.58%降低至158.70%，下降276.88个百分点，省域间升降变化位次排序第24位。由于各地不同变动，广东比值高低位次从第31位上升为第28位。最高比值为2006年的603.27%，最低比值为2007年的118.03%。

3. 卫生投入与文化投入比

2000～2017年，广东卫生投入总量年均增长高于文化投入年增6.44个百分点，其中“十五”期间年增偏低2.53个百分点，“十一五”期间年增偏高3.12个百分点，“十二五”以来年均增长偏高15.11个百分点。基于二者历年不同增长，广东卫生投入与文化投入比从181.28%增高为457.40%，上升276.12个百分点，省域间升降变化位次排序第20位，比值高低位次前后保持在第14位。最高比值为2016年的488.37%，最低比值为2001年的161.19%。

三　2017年卫生投入纵横向双重测评

综合以上分析，2000年以来广东卫生投入总量年均增长21.50%，略微低于全国平均增长0.46个百分点，人均值地区差缩小30.49%；当地卫生投入增长显著高于产值增长，也明显高于财政收入、财政支出增长；同时明显高于教育投入增长，但显著低于科技投入增长，而显著高于文化投入增长。这些都集中体现在卫生投入增长综合指数测评演算之中。2000年以来广东卫生投入增长综合指数变动态势见图6。

1. 各年度理想值横向检测指数

以卫生投入人均值地区无差距、文化消费与投入同构占比无差距状态为

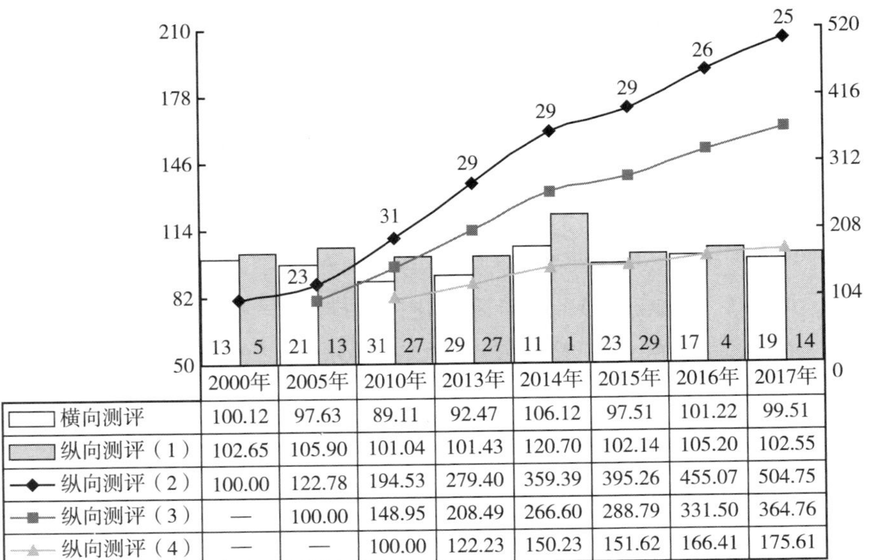

	2000年	2005年	2010年	2013年	2014年	2015年	2016年	2017年
横向测评	100.12	97.63	89.11	92.47	106.12	97.51	101.22	99.51
纵向测评（1）	102.65	105.90	101.04	101.43	120.70	102.14	105.20	102.55
纵向测评（2）	100.00	122.78	194.53	279.40	359.39	395.26	455.07	504.75
纵向测评（3）	—	100.00	148.95	208.49	266.60	288.79	331.50	364.76
纵向测评（4）	—	—	100.00	122.23	150.23	151.62	166.41	175.61

图 6　2000 年以来广东卫生投入增长综合指数变动态势

左轴柱形：左横向测评（无差距理想值 = 100）；右纵向测评（1），上年 = 100。右轴曲线：纵向测评（起点年基数值 = 100），（2）以 2000 年为起点，（3）以 2005 年为起点，（4）以 2010 年为起点。标注横向测评、纵向测评（1）（2）省域排行，纵向测评（2）起点年不计。

“理想值”100，2017 年广东卫生投入增长状况此项综合指数为 99.51，处于省域间第 19 位，低于无差距理想值 0.49%，也低于上年测评指数 1.71 个点。

各年度此项综合指数对比，2000 年、2002 年、2006 年、2008 年、2014 年、2016 年 6 个年度高于无差距理想值 100；2002 年、2005 ~ 2006 年、2008 年、2011 年、2014 年、2016 年 7 个年度高于上年指数值。其中，最高值为 2014 年的 106.12，最低值为 2010 年的 89.11。广东此项综合指数在省域间排行变化，2000 年为第 13 位，2005 年为第 21 位，2010 年为第 31 位，2017 年从上年第 17 位下降为第 19 位。

2. 2000年以来基数值纵向检测指数

以“九五”末年 2000 年为起点基数值 100，2017 年广东卫生投入增长状况此项综合指数为 504.75，处于省域间第 25 位，高出 2000 年起点基数 404.75%，也高出上年测评指数 49.68 个点。

“十五”以来各年度此项综合指数对比，全部各个年度均高于 2000 年起点基数值 100；全部各个年度均高于上年指数值。其中，最高值为 2017 年的 504.75，最低值为 2001 年的 102.39。广东此项综合指数在省域间排行变化，2000 年起点不计，2005 年为第 23 位，2010 年为第 31 位，2017 年从上年第 26 位上升为第 25 位。

3. 2005年以来基数值纵向检测指数

以“十五”末年 2005 年为起点基数值 100，2017 年广东卫生投入增长状况此项综合指数为 364.76，处于省域间第 18 位，高出 2005 年起点基数 264.76%，也高出上年测评指数 33.26 个点。

“十一五”以来各年度此项综合指数对比，全部各个年度均高于 2005 年起点基数值 100；全部各个年度均高于上年指数值。其中，最高值为 2017 年的 364.76，最低值为 2006 年的 109.51。广东此项综合指数在省域间排行变化，2005 年起点不计，2010 年为第 31 位，2017 年与上年持平，皆为第 18 位。

4. 2010年以来基数值纵向检测指数

以“十一五”末年 2010 年为起点基数值 100，2017 年广东卫生投入增长状况此项综合指数为 175.61，处于省域间第 1 位，高出 2010 年起点基数 75.61%，也高出上年测评指数 9.20 个点。

“十二五”以来各年度此项综合指数对比，全部各个年度均高于 2010 年起点基数值 100；全部各个年度均高于上年指数值。其中，最高值为 2017 年的 175.61，最低值为 2011 年的 116.59。广东此项综合指数在省域间排行变化，2010 年起点不计，2013 年为第 8 位，2017 年与上年持平，皆为第 1 位。

5. 逐年度基数值纵向检测指数

以上一年（2016 年）为起点基数值 100，2017 年广东卫生投入增长状况此项综合指数为 102.55，处于省域间第 14 位，高出 2016 年起点基数

2.55%，但低于上年基于2015年基数值的测评指数2.65个点。

逐年度此项综合指数对比，全部各个年度均高于自身上年起点基数值100；2001～2003年、2005～2008年、2010～2011年、2014年、2016年11个年度高于上年指数值。其中，最高值为2014年的120.70，最低值为2009年的100.73。广东此项综合指数在省域间排行变化，2000年为第5位，2005年为第13位，2010年为第27位，2017年从上年第4位下降为第14位。

四　2017年卫生投入增长差距测算

2017年广东卫生投入总量、人均值增长差距测算见图7，其中包括“最佳比例值”“最小地区差”“全国均等化”三项，前两项属于协调、均衡增长“应然目标”（依据曾经出现的历年最佳关系值）测算，后一项属于全国各地完全实现均衡发展“理想目标”测算。

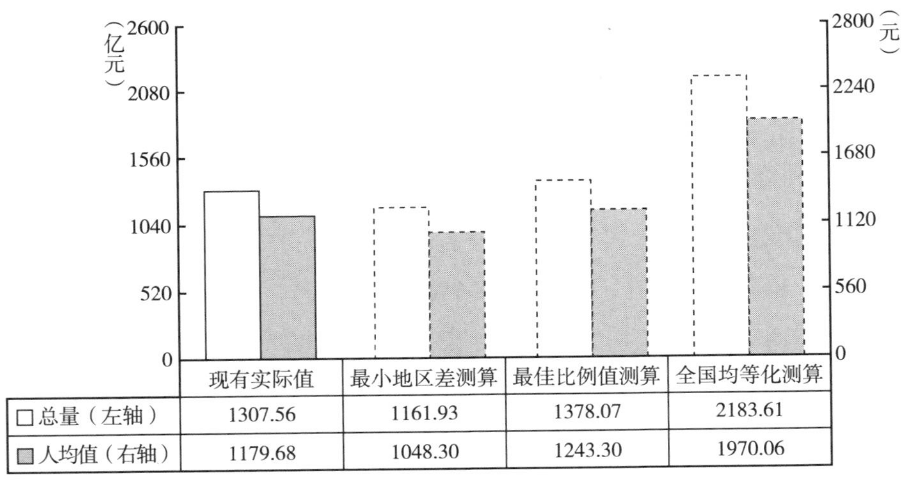

	现有实际值	最小地区差测算	最佳比例值测算	全国均等化测算
□总量（左轴）	1307.56	1161.93	1378.07	2183.61
■人均值（右轴）	1179.68	1048.30	1243.30	1970.06

图7　2017年广东卫生投入总量、人均值增长差距测算

实线：现有实际值；虚线：目标测算值。最小地区差测算：假设全国及31个省域公共卫生投入以人均值计算实现2000年以来历年最小地区差；最佳比例值测算：假设当地产值—财政支出—教科文卫综合投入—卫生投入间均实现2000年以来历年最佳比值；全国均等化测算：假设全国及31个省域公共卫生投入以人均值计算实现均等化（皆取北京人均值）。

（1）最小地区差目标：假设当地实现2000年以来历年最小地区差，即高于全国总体人均值各地取向下最接近全国人均值的“最小地区差”反推当地演算值，而低于全国总体人均值各地取向上最接近全国人均值的“最小地区差”反推当地演算值（上下偏差皆为偏离全国人均值基准的差距）。按照这一“应然目标”测算，2017年广东卫生投入人均值应为1048.30元，总量应为1161.93亿元，系现有实际值的88.86%。

（2）最佳比例值目标：假设当地产值—财政支出、财政支出—教科文卫综合投入、教科文卫综合投入—卫生投入之间均实现2000年以来历年最佳比值，以三项最佳比值叠加演算。按照这一“应然目标”测算，2017年广东卫生投入人均值应为1243.30元，总量应为1378.07亿元，系现有实际值的105.39%。

（3）全国均等化目标：假设当地弥合既有地区差实现全国均等化（取北京现有人均值），即高于北京人均值各地向下趋同一致，而低于北京人均值各地向上趋同一致。按照这一“理想目标”测算，2017年广东卫生投入人均值应为1970.06元，总量应为2183.61亿元，系现有实际值的167.00%。

实际上，以上假定测算得出重要发现：如果各地普遍实现“最小地区差”增长目标，那么卫生投入人均值地区差将普遍明显缩小，各地卫生投入人均值将会逐步趋近，为今后实现全国卫生投入均等化（以人均值衡量）奠定良好基础。最终达到全国各地卫生投入均等化正是公共财政、公共卫生服务追求的理想目标。

ℝ.18
青海：2017年度卫生投入指数排名第2位

高会平*

摘　要： 2000～2017 年，青海卫生投入总量由 2.82 亿元增至 125.21 亿元，年均增长 25.00%，明显高于全国平均增长 3.04 个百分点。当地卫生投入增长极显著高于产值增长，也显著高于财政收入增长，亦明显高于财政支出增长；同时明显高于教育投入增长，但较明显低于科技投入增长，而明显高于文化投入增长。青海综合评价排行：在省域横向测评中，处于 2017 年度卫生投入指数排名第 2 位；在自身纵向测评中，处于 2000～2017 年卫生投入指数提升第 11 位，2005～2017 年卫生投入指数提升第 19 位，2010～2017 年卫生投入指数提升第 14 位，2016～2017 年卫生投入指数提升第 3 位。

关键词： 青海　卫生投入　综合评价　增长检验

本项研究同时检测青海卫生投入总量、人均值增长和地区差变化，经济、财政增长的相关社会背景，教科文卫投入增长的相邻同步关系，综合测评青海 2017 年公共卫生投入增长指数排名；最后通过其间多重关系交叠检验，以曾有和应有“合理值”测算青海卫生投入当前增长“应然差距”。

---

* 高会平，昆明市社会科学院社会发展研究所助理研究员，主要从事社会发展、南亚研究。

一　卫生投入及其相关背景基本态势

（一）经济财政基本面背景状况

2000 年以来青海卫生投入总量增长及相关背景关系态势见图 1。

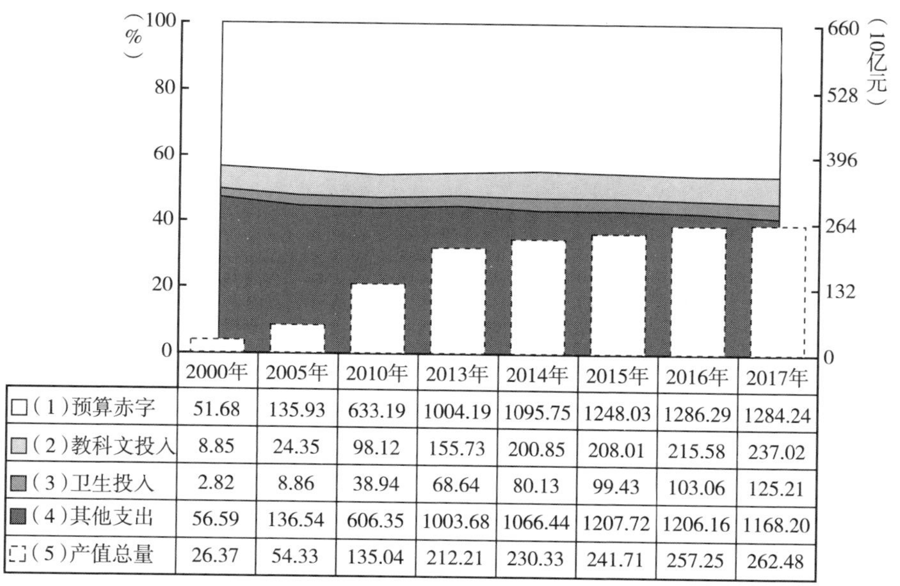

	2000年	2005年	2010年	2013年	2014年	2015年	2016年	2017年
□（1）预算赤字	51.68	135.93	633.19	1004.19	1095.75	1248.03	1286.29	1284.24
（2）教科文投入	8.85	24.35	98.12	155.73	200.85	208.01	215.58	237.02
（3）卫生投入	2.82	8.86	38.94	68.64	80.13	99.43	103.06	125.21
（4）其他支出	56.59	136.54	606.35	1003.68	1066.44	1207.72	1206.16	1168.20
（5）产值总量	26.37	54.33	135.04	212.21	230.33	241.71	257.25	262.48

图 1　2000 年以来青海卫生投入总量增长及相关背景关系态势

左轴面积：本级财政预算赤字（中央财政税收返还和转移支付等，“财政包干”地区可为国债份额）、教科文投入、卫生投入、其他支出总量（亿元转换为%），（2）+（3）+（4）=财政支出总量，（2）+（3）+（4）-（1）=财政收入总量，各项数值呈直观比例。右轴柱形：产值总量（10 亿元，增长演算取亿元）。

2000～2017 年，青海产值总量增长 895.37%，年均增长 14.47%；财政收入总量增长 1384.92%，年均增长 17.20%；财政支出总量增长 2142.07%，年均增长 20.07%；教科文卫综合投入（图 1 中教科文投入与卫生投入之和，后同）总量增长 3004.03%，年均增长 22.39%；教科文卫综合投入之外财政支出统归为“其他支出”，其总量增长 1964.32%，年均增长 19.49%。

在此期间，青海教科文卫综合投入总量年均增长高于产值年增 7.92 个百分点，高于财政收入年增 5.19 个百分点，高于财政支出年增 2.32 个百分点，高于其他支出年增 2.90 个百分点。

“十五”以来，青海教科文卫建设作为公共服务的一个重要方面，确实处于一种极为特殊的优先发展地位。“十一五”以来，青海教科文卫综合投入增长反超明显高于其他支出增长。

（二）卫生投入总量增长状况

2000 年以来青海卫生投入总量及相邻关系、占全国份额变动态势见图 2。

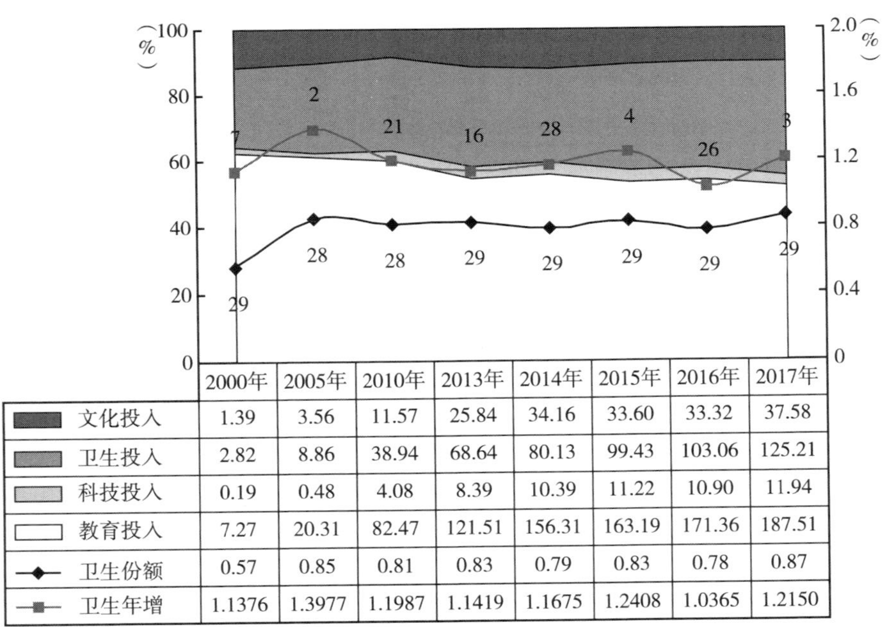

	2000年	2005年	2010年	2013年	2014年	2015年	2016年	2017年
文化投入	1.39	3.56	11.57	25.84	34.16	33.60	33.32	37.58
卫生投入	2.82	8.86	38.94	68.64	80.13	99.43	103.06	125.21
科技投入	0.19	0.48	4.08	8.39	10.39	11.22	10.90	11.94
教育投入	7.27	20.31	82.47	121.51	156.31	163.19	171.36	187.51
卫生份额	0.57	0.85	0.81	0.83	0.79	0.83	0.78	0.87
卫生年增	1.1376	1.3977	1.1987	1.1419	1.1675	1.2408	1.0365	1.2150

图 2　2000 年以来青海卫生投入总量及相邻关系、占全国份额变动态势

左轴面积：教育、科技、卫生、文化投入总量（亿元转换为%），各项数值呈直观比例。右轴曲线：卫生投入年增指数（上年 =1，小于 1 为负增长，保留 4 位小数，正文转换为 2 位小数增长百分比，后同）；卫生投入占全国份额（%）。标注历年增长、份额省域位次。

2000～2017年，青海卫生投入总量由2.82亿元增至125.21亿元，总增长4340.07%，年均增长25.00%，省域间增长位次排序第7位。其中，“十五”期间年增25.73%，“十一五”期间年增34.46%，“十二五”以来年均增长18.16%。最高增长年度为2007年，增长68.45%；最低增长年度为2016年，增长3.65%。

相比之下，青海卫生投入总量年均增长高于产值年增10.53个百分点，其中“十五”期间高于产值年增10.18个百分点，“十一五”期间高于产值年增14.49个百分点，“十二五”以来高于产值年增8.20个百分点；同时高于财政收入年增7.80个百分点，其中“十五”期间高于财政收入年增10.41个百分点，“十一五”期间高于财政收入年增7.81个百分点，“十二五”以来高于财政收入年增5.99个百分点；高于财政支出年增4.93个百分点，其中“十五”期间高于财政支出年增5.74个百分点，“十一五”期间高于财政支出年增0.10个百分点，“十二五”以来高于财政支出年增7.29个百分点。

检测其间历年增长相关系数，卫生投入与产值增长之间为0.3734，与财政收入增长之间为0.6047，与财政支出增长之间为0.5139，即分别在37.34%、60.47%、51.39%程度上成正比，同步增长相关性很低。这表明，青海产值、财政收入、财政支出与卫生投入增长之间尚未形成稳定、良好的多重“协调增长”关系。

细致对比，青海卫生投入总量年均增长高于教科文三项投入年增3.66个百分点，其中“十五”期间高于教科文投入年增3.29个百分点，“十一五”期间高于教科文投入年增2.31个百分点，“十二五”以来高于教科文投入年增4.73个百分点。在2000年以来青海教科文卫综合投入优先高增长当中，卫生投入增长处于良性平衡状态。从图2亦可清楚、直观地看出，卫生投入所占面积呈逐渐拓宽之势，表明其在教科文卫综合投入中的比例份额持续增高。

与此同时，全国卫生投入总量增长2823.69%，年增21.96%。2000年以来，青海卫生投入总量年均增长高于全国年增3.04个百分点，占全国份额从 2000 年的 0.57% 上升至 2017 年的 0.87%，省域间份额位次前后保持在第 29 位。

（三）人均值增长及其地区差变动状况

2000 年以来青海卫生投入人均值及其地区差变动态势见图 3。

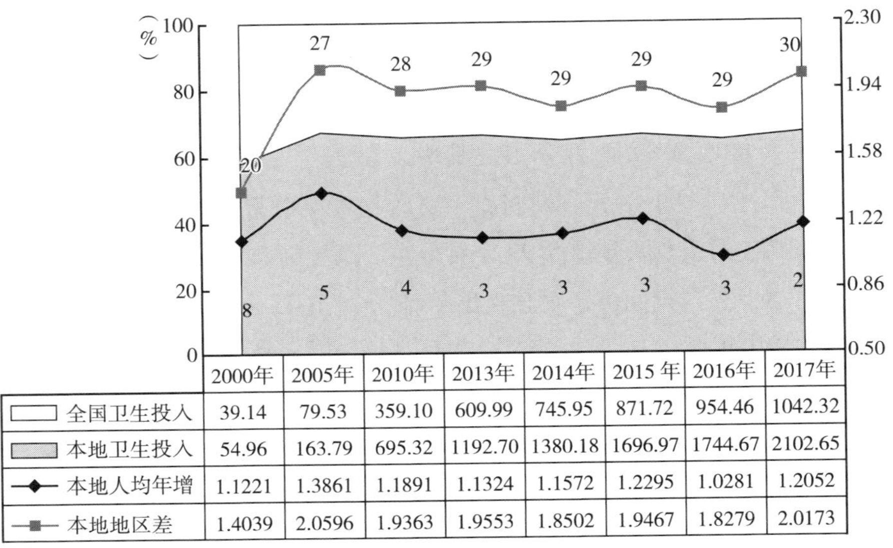

	2000年	2005年	2010年	2013年	2014年	2015 年	2016年	2017年
全国卫生投入	39.14	79.53	359.10	609.99	745.95	871.72	954.46	1042.32
本地卫生投入	54.96	163.79	695.32	1192.70	1380.18	1696.97	1744.67	2102.65
本地人均年增	1.1221	1.3861	1.1891	1.1324	1.1572	1.2295	1.0281	1.2052
本地地区差	1.4039	2.0596	1.9363	1.9553	1.8502	1.9467	1.8279	2.0173

图 3　2000 年以来青海卫生投入人均值及其地区差变动态势

左轴面积：本地、全国卫生投入人均值（元转换为%），二者历年变动呈直观比例。右轴曲线：本地人均值年增指数（上年 =1，小于 1 为负增长，由于历年人口增长，人均值年增指数略低于总量年增指数）；本地人均值地区差指数（无差距 =1，保留 4 位小数检测细微差异）。标注历年本地人均值及其地区差省域位次。

2000 ~ 2017 年，青海卫生投入人均值由 54.96 元增至 2102.65 元，总增长 3725.78%，年均增长 23.91%，省域间增长位次排序第 10 位。其中，“十五”期间年增 24.41%，“十一五”期间年增 33.53%，“十二五”以来年均增长 17.13%。最高增长年度为 2007 年，增长 67.08%；最低增长年度为 2016 年，增长 2.81%。

与此同时，全国卫生投入人均值总增长 2563.06%，年均增长 21.30%。2000 年以来，青海卫生投入人均值年均增长高于全国年增 2.61

个百分点，人均绝对数值从 2000 年为全国人均值的 140.42% 上升至 2017 年为全国人均值的 201.73%，省域间人均绝对值高低位次从第 8 位上升为第 2 位。

同期，青海卫生投入人均值地区差由 1.4039 扩大至 2.0173，扩大 43.69%，省域间地区差扩减变化位次排序第 31 位，地区差指数大小（倒序）位次从第 20 位下降为第 30 位。其中，“十五”期间扩大 46.71%，“十一五”期间缩小 5.99%，“十二五”以来地区差扩大 4.18%。最小地区差为 2000 年的 1.4039，最大地区差为 2007 年的 2.3486。

青海产值、财政收入和支出，以及教科文卫投入各类人均值地区差变动检测：其间仅有产值、财政收入、科技投入地区差呈现为缩小态势，但 2017 年地区差均非历年最小值即反而有所扩大。这无疑表明，可以用人均值差异来衡量的公共财政、公共服务投入均等化成效尚未取得全面进展，而这是公共卫生服务均等化的基础。

据既往历年动态推演测算，2020 年青海公共卫生投入地区差将为 2.1505，相比当前较明显扩增；2035 年青海公共卫生投入地区差将为 2.9611，相比当前继续极显著扩增。这是长期预测的理论演算值，基于既往增长态势合理推演供参考。

二 卫生投入相关协调性态势

（一）相关背景变动状况

2000 年以来青海卫生投入相关背景比值变动态势见图 4。

1. 卫生投入与产值比

2000～2017 年，青海卫生投入总量年均增长高于产值年增 10.53 个百分点，其中“十五”期间年增偏高 10.18 个百分点，“十一五”期间年增偏高 14.49 个百分点，“十二五”以来年均增长偏高 8.20 个百分点。基于二者历年不同增长，青海卫生投入与产值比从 1.07% 增高至 4.77%，上升 3.70

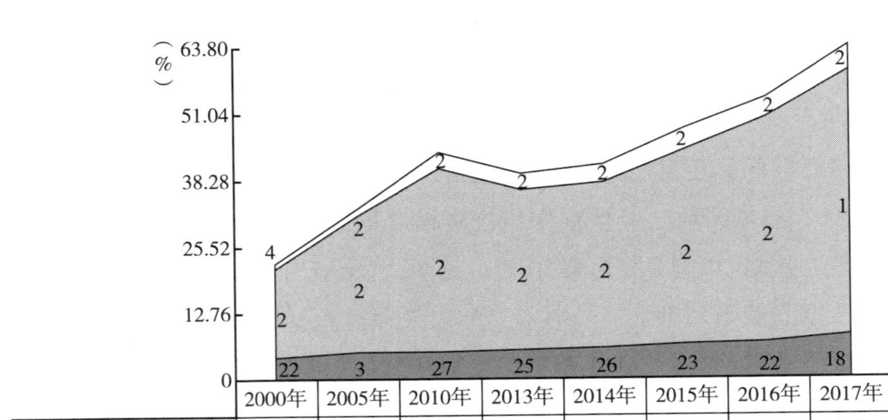

	2000年	2005年	2010年	2013年	2014年	2015年	2016年	2017年
□ 卫生投入与产值比	1.0696	1.6306	2.8834	3.2344	3.4791	4.1137	4.0079	4.7737
▩ 卫生占财政收入比	17.0161	26.1991	35.3291	30.6611	31.8402	37.2216	43.2099	50.8590
■ 卫生占财政支出比	4.1341	5.2199	5.2378	5.5892	5.9472	6.5623	6.7589	8.1815

图 4　2000 年以来青海卫生投入相关背景比值变动态势

左轴面积：卫生投入与产值比、占财政收入和支出比（%），各项比值历年升降呈直观比例。比值过小保留 4 位小数演算，正文按惯例保留 2 位小数。标注各项比值省域位次。

个百分点，省域间升降变化位次排序第 9 位，比值高低位次从第 4 位上升为第 2 位。最高比值为 2017 年的 4.77%，最低比值为 2000 年的 1.07%。

2. 卫生投入占财政收入比

2000 ~ 2017 年，青海卫生投入总量年均增长高于财政收入年增 7.80 个百分点，其中“十五”期间年增偏高 10.41 个百分点，“十一五”期间年增偏高 7.81 个百分点，“十二五”以来年均增长偏高 5.99 个百分点。基于二者历年不同增长，青海卫生投入占财政收入比从 17.02% 增高至 50.86%，上升 33.84 个百分点，省域间升降变化位次排序第 6 位，比值高低位次从第 2 位上升为第 1 位。最高比值为 2017 年的 50.86%，最低比值为 2000 年的 17.02%。

3. 卫生投入占财政支出比

2000 ~ 2017 年，青海卫生投入总量年均增长高于财政支出年增 4.93 个百分点，其中“十五”期间年增偏高 5.74 个百分点，“十一五”期间年增偏高 0. 10 个百分点，“十二五”以来年均增长偏高 7. 29 个百分点。基于二者历年不同增长，青海卫生投入占财政支出比从 4. 13% 增高至 8. 18%，上升 4. 05 个百分点，省域间升降变化位次排序第 12 位，比值高低位次从第 22 位上升为第 18 位。最高比值为 2017 年的 8. 18%，最低比值为 2002 年的 3. 72%。

（二）相邻关系变动状况

2000 年以来青海卫生投入相邻关系比值变动态势见图 5。

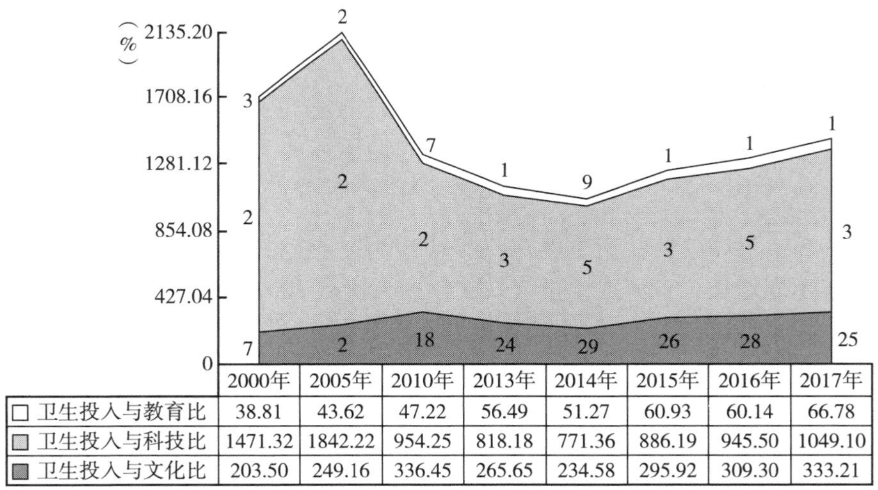

	2000年	2005年	2010年	2013年	2014年	2015年	2016年	2017年
□ 卫生投入与教育比	38.81	43.62	47.22	56.49	51.27	60.93	60.14	66.78
▒ 卫生投入与科技比	1471.32	1842.22	954.25	818.18	771.36	886.19	945.50	1049.10
■ 卫生投入与文化比	203.50	249.16	336.45	265.65	234.58	295.92	309.30	333.21

图 5　2000 年以来青海卫生投入相邻关系比值变动态势

左轴面积：卫生投入与教育、科技、文化投入比（%），各项比值历年升降呈直观比例。标注各项比值省域位次。

1. 卫生投入与教育投入比

2000～2017 年，青海卫生投入总量年均增长高于教育投入年增 3. 93 个百分点，其中“十五”期间年增偏高 2. 92 个百分点，“十一五”期间年增偏高 2. 11 个百分点，“十二五”以来年均增长偏高 5. 71 个百分点。基于二者历年不同增长，青海卫生投入与教育投入比从 38. 81% 增高至 66. 78%，上升 27. 97 个百分点，省域间升降变化位次排序第 20 位，比值高低位次从第 3 位上升为第 1 位。最高比值为 2017 年的 66.78%，最低比值为 2012 年的 34.99%。

2. 卫生投入与科技投入比

2000～2017 年，青海卫生投入总量年均增长低于科技投入年增 2.58 个百分点，其中“十五”期间年增偏高 5.37 个百分点，“十一五”期间年增偏低 18.96 个百分点，“十二五”以来年均增长偏高 1.58 个百分点。基于二者历年不同增长，青海卫生投入与科技投入比从 1471.32% 降低至 1049.10%，下降 422.22 个百分点，省域间升降变化位次排序第 16 位，比值高低位次从第 2 位下降为第 3 位。最高比值为 2006 年的 2000.79%，最低比值为 2008 年的 621.76%。

3. 卫生投入与文化投入比

2000～2017 年，青海卫生投入总量年均增长高于文化投入年增 3.60 个百分点，其中“十五”期间年增偏高 5.04 个百分点，“十一五”期间年增偏高 7.88 个百分点，“十二五”以来年均增长偏低 0.17 个百分点。基于二者历年不同增长，青海卫生投入与文化投入比从 203.50% 增高为 333.21%，上升 129.71 个百分点，省域间升降变化位次排序第 27 位。由于各地不同变动，青海比值高低位次从第 7 位下降为第 25 位。最高比值为 2010 年的 336.45%，最低比值为 2001 年的 190.44%。

三　2017年卫生投入纵横向双重测评

综合以上分析，2000 年以来青海卫生投入总量年均增长 25.00%，明显高于全国平均增长 3.04 个百分点，人均值地区差扩大 43.69%；当地卫生投入增长极显著高于产值增长，也显著高于财政收入增长，亦明显高于财政支出增长；同时明显高于教育投入增长，但较明显低于科技投入增长，而明显高于文化投入增长。这些都集中体现在卫生投入增长综合指数测评演算之中。2000 年以来青海卫生投入增长综合指数变动态势见图 6。

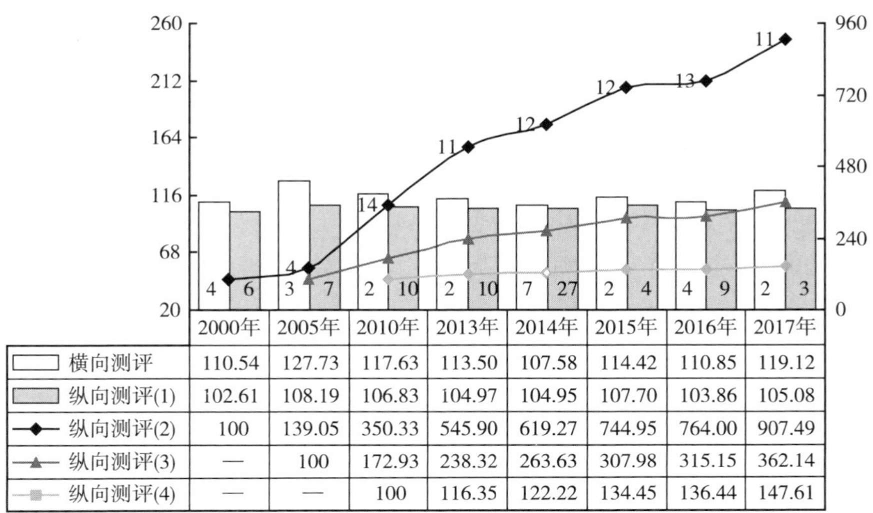

	2000年	2005年	2010年	2013年	2014年	2015年	2016年	2017年
横向测评	110.54	127.73	117.63	113.50	107.58	114.42	110.85	119.12
纵向测评(1)	102.61	108.19	106.83	104.97	104.95	107.70	103.86	105.08
纵向测评(2)	100	139.05	350.33	545.90	619.27	744.95	764.00	907.49
纵向测评(3)	—	100	172.93	238.32	263.63	307.98	315.15	362.14
纵向测评(4)	—	—	100	116.35	122.22	134.45	136.44	147.61

图 6　2000 年以来青海卫生投入增长综合指数变动态势

左轴柱形：左横向测评（无差距理想值＝100）；右纵向测评（1），上年＝100。右轴曲线：纵向测评（起点年基数值＝100），（2）以 2000 年为起点，（3）以 2005 年为起点，（4）以 2010 年为起点。标注横向测评、纵向测评（1）（2）省域排行，纵向测评（2）起点年不计。

1. 各年度理想值横向检测指数

以卫生投入人均值地区无差距、文化消费与投入同构占比无差距状态为“理想值”100，2017 年青海卫生投入增长状况此项综合指数为 119.12，处于省域间第 2 位，高于无差距理想值 19.12%，也高于上年测评指数 8.27 个点。

各年度此项综合指数对比，全部各个年度均高于无差距理想值 100；2001 年、2003 ~ 2005 年、2007 年、2010 年、2012 ~ 2013 年、2015 年、2017 年 10 个年度高于上年指数值。其中，最高值为 2007 年的 131.96，最低值为 2014 年的 107.58。青海此项综合指数在省域间排行变化，2000 年为第 4 位，2005 年为第 3 位，2010 年为第 2 位，2017 年从上年第 4 位上升为第 2 位。

2. 2000年以来基数值纵向检测指数

以“九五”末年 2000 年为起点基数值 100，2017 年青海卫生投入增长状况此项综合指数为 907.49，处于省域间第 11 位，高出 2000 年起点基数 807.49%，也高出上年测评指数 143.49 个点。

“十五”以来各年度此项综合指数对比，全部各个年度均高于 2000 年起点基数值 100；全部各个年度均高于上年指数值。其中，最高值为 2017 年的 907.49，最低值为 2001 年的 104.50。青海此项综合指数在省域间排行变化，2000 年起点不计，2005 年为第 4 位，2010 年为第 14 位，2017 年从上年第 13 位上升为第 11 位。

3. 2005年以来基数值纵向检测指数

以“十五”末年 2005 年为起点基数值 100，2017 年青海卫生投入增长状况此项综合指数为 362.14，处于省域间第 19 位，高出 2005 年起点基数 262.14%，也高出上年测评指数 46.99 个点。

“十一五”以来各年度此项综合指数对比，全部各个年度均高于 2005 年起点基数值 100；全部各个年度均高于上年指数值。其中，最高值为 2017 年的 362.14，最低值为 2006 年的 104.69。青海此项综合指数在省域间排行变化，2005 年起点不计，2010 年为第 21 位，2017 年从上年第 20 位上升为第 19 位。

4. 2010年以来基数值纵向检测指数

以“十一五”末年 2010 年为起点基数值 100，2017 年青海卫生投入增长状况此项综合指数为 147.61，处于省域间第 14 位，高出 2010 年起点基数 47.61%，也高出上年测评指数 11.17 个点。

“十二五”以来各年度此项综合指数对比，全部各个年度均高于 2010 年起点基数值 100；全部各个年度均高于上年指数值。其中，最高值为 2017 年的 147.61，最低值为 2011 年的 106.65。青海此项综合指数在省域间排行变化，2010 年起点不计，2013 年为第 17 位，2017 年从上年第 20 位上升为第 14 位。

5. 逐年度基数值纵向检测指数

以上一年（2016 年）为起点基数值 100，2017 年青海卫生投入增长状况此项综合指数为 105.08，处于省域间第 3 位，高出 2016 年起点基数

5.08%，也高出上年基于2015年基数值的测评指数1.22个点。

逐年度此项综合指数对比，全部各个年度均高于自身上年起点基数值100；2001年、2003年、2005年、2007年、2009年、2011年、2013年、2015年、2017年9个年度高于上年指数值。其中，最高值为2007年的114.05，最低值为2012年的101.39。青海此项综合指数在省域间排行变化，2000年为第6位，2005年为第7位，2010年为第10位，2017年从上年第9位上升为第3位。

四 2017年卫生投入增长差距测算

2017年青海卫生投入总量、人均值增长差距测算见图7，其中包括“最佳比例值”“最小地区差”“全国均等化”三项，前两项属于协调、均衡增长“应然目标”（依据曾经出现的历年最佳关系值）测算，后一项属于全国各地完全实现均衡发展“理想目标”测算。

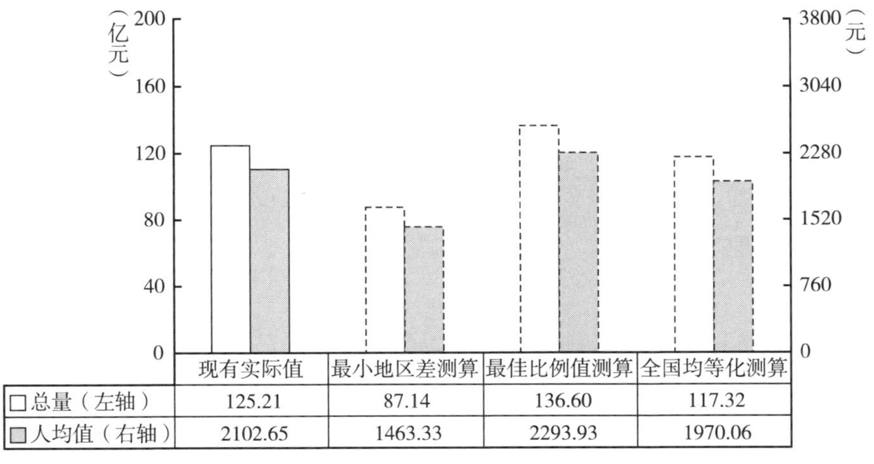

	现有实际值	最小地区差测算	最佳比例值测算	全国均等化测算
□总量（左轴）	125.21	87.14	136.60	117.32
▨人均值（右轴）	2102.65	1463.33	2293.93	1970.06

图7 2017年青海卫生投入总量、人均值增长差距测算

实线：现有实际值；虚线：目标测算值。最小地区差测算：假设全国及31个省域公共卫生投入以人均值计算实现2000年以来历年最小地区差；最佳比例值测算：假设当地产值—财政支出—教科文卫综合投入—卫生投入间均实现2000年以来历年最佳比值；全国均等化测算：假设全国及31个省域公共卫生投入以人均值计算实现均等化（皆取北京人均值）。

（1）最小地区差目标：假设当地实现2000年以来历年最小地区差，即高于全国总体人均值各地取向下最接近全国人均值的“最小地区差”反推当地演算值，而低于全国总体人均值各地取向上最接近全国人均值的“最小地区差”反推当地演算值（上下偏差皆为偏离全国人均值基准的差距）。按照这一“应然目标”测算，2017年青海卫生投入人均值应为1463.33元，总量应为87.14亿元，系现有实际值的69.59%。

（2）最佳比例值目标：假设当地产值—财政支出、财政支出—教科文卫综合投入、教科文卫综合投入—卫生投入之间均实现2000年以来历年最佳比值，以三项最佳比值叠加演算。按照这一“应然目标”测算，2017年青海卫生投入人均值应为2293.93元，总量应为136.60亿元，系现有实际值的109.10%。

（3）全国均等化目标：假设当地弥合既有地区差实现全国均等化（取北京现有人均值），即高于北京人均值各地向下趋同一致，而低于北京人均值各地向上趋同一致。按照这一“理想目标”测算，2017年青海卫生投入人均值应为1970.06元，总量应为117.32亿元，系现有实际值的93.69%。

实际上，以上假定测算得出重要发现：如果各地普遍实现“最小地区差”增长目标，那么卫生投入人均值地区差将普遍明显缩小，各地卫生投入人均值将会逐步趋近，为今后实现全国卫生投入均等化（以人均值衡量）奠定良好基础。最终达到全国各地卫生投入均等化正是公共财政、公共卫生服务追求的理想目标。

ℝ.19

河南：2000 ~2017年卫生投入指数提升第2位

李　佳*

摘　要： 2000~2017 年，河南卫生投入总量由 17.30 亿元增至 836.66 亿元，年均增长 25.63%，明显高于全国平均增长 3.67 个百分点。当地卫生投入增长极显著高于产值增长，也显著高于财政收入、财政支出增长；同时显著高于教育投入增长，但较明显低于科技投入增长，而极显著高于文化投入增长。河南综合评价排行：在省域横向测评中，处于 2017 年度卫生投入指数排名第 21 位；在自身纵向测评中，处于 2000~2017 年卫生投入指数提升第 2 位，2005~2017 年卫生投入指数提升第 5 位，2010~2017 年卫生投入指数提升第 13 位，2016~2017 年卫生投入指数提升第 29 位。

关键词： 河南　卫生投入　综合评价　增长检验

本项研究同时检测河南卫生投入总量、人均值增长和地区差变化，经济、财政增长的相关社会背景，教科文卫投入增长的相邻同步关系，综合测评河南 2017 年公共卫生投入增长指数排名；最后通过其间多重关系交叠检验，以曾有和应有“合理值”测算河南卫生投入当前增长“应然差距”。

---

* 李佳，昆明市社会科学院产业发展研究所副所长、助理研究员，主要从事城市发展研究。

一　卫生投入及其相关背景基本态势

（一）经济财政基本面背景状况

2000 年以来河南卫生投入总量增长及相关背景关系态势见图 1。

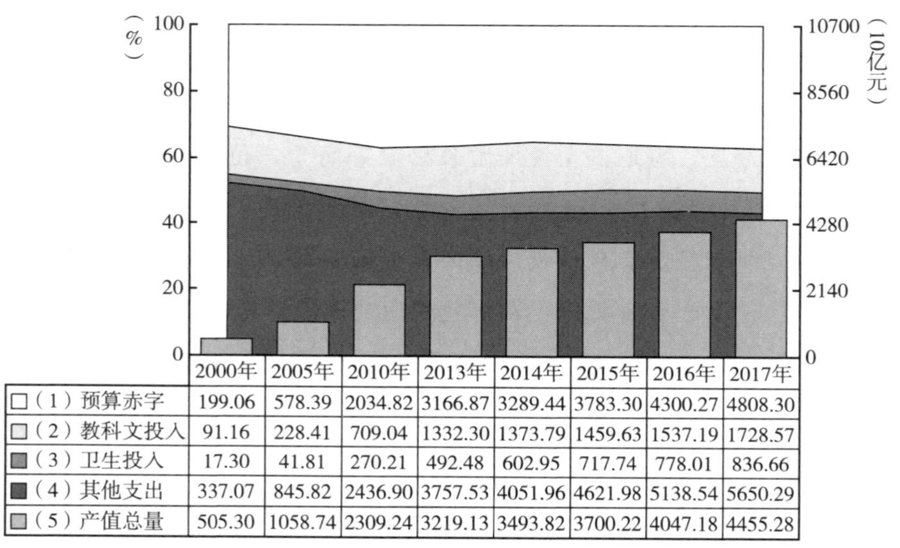

	2000年	2005年	2010年	2013年	2014年	2015年	2016年	2017年
□（1）预算赤字	199.06	578.39	2034.82	3166.87	3289.44	3783.30	4300.27	4808.30
□（2）教科文投入	91.16	228.41	709.04	1332.30	1373.79	1459.63	1537.19	1728.57
■（3）卫生投入	17.30	41.81	270.21	492.48	602.95	717.74	778.01	836.66
■（4）其他支出	337.07	845.82	2436.90	3757.53	4051.96	4621.98	5138.54	5650.29
■（5）产值总量	505.30	1058.74	2309.24	3219.13	3493.82	3700.22	4047.18	4455.28

图 1　2000 年以来河南卫生投入总量增长及相关背景关系态势

左轴面积：本级财政预算赤字（中央财政税收返还和转移支付等，“财政包干”地区可为国债份额）、教科文投入、卫生投入、其他支出总量（亿元转换为%），（2）+（3）+（4）=财政支出总量，（2）+（3）+（4）－（1）=财政收入总量，各项数值呈直观比例。右轴柱形：产值总量（10 亿元，增长演算取亿元）。

2000～2017 年，河南产值总量增长 781.71%，年均增长 13.66%；财政收入总量增长 1282.41%，年均增长 16.71%；财政支出总量增长 1743.99%，年均增长 18.70%；教科文卫综合投入（图 1 中教科文投入与卫生投入之和，后同）总量增长 2265.14%，年均增长 20.45%；教科文卫综合投入之外财政支出统归为“其他支出”，其总量增长 1576.30%，年均增长 18.04%。

在此期间，河南教科文卫综合投入总量年均增长高于产值年增 6.79 个百分点，高于财政收入年增 3.74 个百分点，高于财政支出年增 1.75 个百分点，高于其他支出年增 2.41 个百分点。

“十五”以来，河南教科文卫建设作为公共服务的一个重要方面，确实处于一种极为特殊的优先发展地位。“十一五”以来，河南教科文卫综合投入增长高于其他支出增长的情况更加明显。

（二）卫生投入总量增长状况

2000 年以来河南卫生投入总量及相邻关系、占全国份额变动态势见图 2。

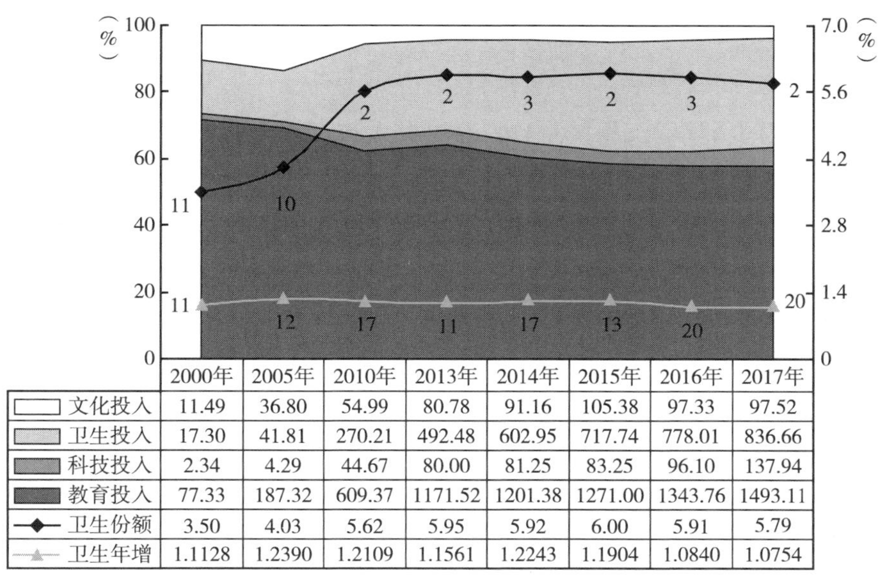

	2000年	2005年	2010年	2013年	2014年	2015年	2016年	2017年
文化投入	11.49	36.80	54.99	80.78	91.16	105.38	97.33	97.52
卫生投入	17.30	41.81	270.21	492.48	602.95	717.74	778.01	836.66
科技投入	2.34	4.29	44.67	80.00	81.25	83.25	96.10	137.94
教育投入	77.33	187.32	609.37	1171.52	1201.38	1271.00	1343.76	1493.11
卫生份额	3.50	4.03	5.62	5.95	5.92	6.00	5.91	5.79
卫生年增	1.1128	1.2390	1.2109	1.1561	1.2243	1.1904	1.0840	1.0754

图 2　2000 年以来河南卫生投入总量及相邻关系、占全国份额变动态势

左轴面积：教育、科技、卫生、文化投入总量（亿元转换为%），各项数值呈直观比例。右轴曲线：卫生投入年增指数（上年＝1，小于1 为负增长，保留4 位小数，正文转换为2 位小数增长百分比，后同）；卫生投入占全国份额（%）。标注历年增长、份额省域位次。

2000～2017 年，河南卫生投入总量由 17.30 亿元增至 836.66 亿元，总增长 4736.18%，年均增长 25.63%，省域间增长位次排序第 4 位。其中，“十五”期间年增 19.30%，“十一五”期间年增 45.24%，“十二五”以来年均增长 17.52%。最高增长年度为 2007 年，增长 60.84%；最低增长年度为 2017 年，增长 7.54%。

相比之下，河南卫生投入总量年均增长高于产值年增 11.97 个百分点，其中“十五”期间高于产值年增 3.36 个百分点，“十一五”期间高于产值年增 28.36 个百分点，“十二五”以来高于产值年增 7.68 个百分点；同时高于财政收入年增 8.92 个百分点，其中“十五”期间高于财政收入年增 2.42 个百分点，“十一五”期间高于财政收入年增 24.47 个百分点，“十二五”以来高于财政收入年增 3.75 个百分点；高于财政支出年增 6.93 个百分点，其中“十五”期间低于财政支出年增 0.86 个百分点，“十一五”期间高于财政支出年增 20.16 个百分点，“十二五”以来高于财政支出年增 4.16 个百分点。

检测其间历年增长相关系数，卫生投入与产值增长之间为 0.3214，与财政收入增长之间为 0.4850，与财政支出增长之间为 0.6816，即分别在 32.14%、48.50%、68.16% 程度上成正比，同步增长相关性很低。这表明，河南产值、财政收入、财政支出与卫生投入增长之间尚未形成稳定、良好的多重“协调增长”关系。

细致对比，河南卫生投入总量年均增长高于教科文三项投入年增 6.73 个百分点，其中“十五”期间低于教科文投入年增 0.87 个百分点，“十一五”期间高于教科文投入年增 19.81 个百分点，“十二五”以来高于教科文投入年增 3.94 个百分点。在 2000 年以来河南教科文卫综合投入优先高增长当中，卫生投入增长处于良性平衡状态。从图 2 亦可清楚、直观地看出，卫生投入所占面积呈逐渐拓宽之势，表明其在教科文卫综合投入中的比例份额持续增高。

与此同时，全国卫生投入总量增长 2823.69%，年增 21.96%。2000 年以来，河南卫生投入总量年均增长高于全国年增 3.67 个百分点，占全国份额从 2000 年的 3.50% 上升至 2017 年的 5.79%，省域间份额位次从第 11 位上升为第 2 位。

（三）人均值增长及其地区差变动状况

2000 年以来河南卫生投入人均值及其地区差变动态势见图 3。

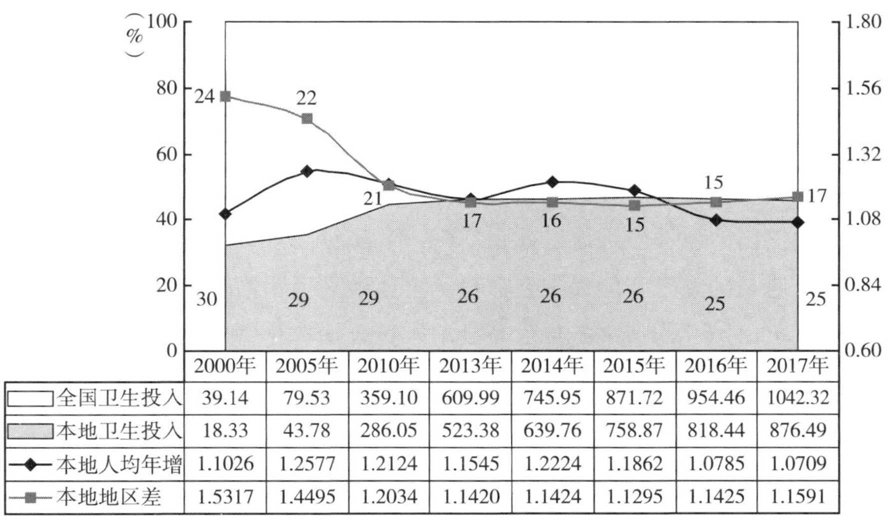

	2000年	2005年	2010年	2013年	2014年	2015年	2016年	2017年
全国卫生投入	39.14	79.53	359.10	609.99	745.95	871.72	954.46	1042.32
本地卫生投入	18.33	43.78	286.05	523.38	639.76	758.87	818.44	876.49
本地人均年增	1.1026	1.2577	1.2124	1.1545	1.2224	1.1862	1.0785	1.0709
本地地区差	1.5317	1.4495	1.2034	1.1420	1.1424	1.1295	1.1425	1.1591

图 3　2000 年以来河南卫生投入人均值及其地区差变动态势

左轴面积：本地、全国卫生投入人均值（元转换为%），二者历年变动呈直观比例。右轴曲线：本地人均值年增指数（上年 =1，小于 1 为负增长，由于历年人口增长，人均值年增指数略低于总量年增指数）；本地人均值地区差指数（无差距 =1，保留 4 位小数检测细微差异）。标注历年本地人均值及其地区差省域位次。

2000 ~2017 年，河南卫生投入人均值由 18.33 元增至 876.49 元，总增长 4681.72%，年均增长 25.54%，省域间增长位次排序第 3 位。其中，“十五”期间年增 19.02%，“十一五”期间年增 45.56%，“十二五”以来年均增长 17.35%。最高增长年度为 2007 年，增长 61.01%；最低增长年度为 2017 年，增长 7.09%。

与此同时，全国卫生投入人均值总增长 2563.06%，年均增长 21.30%。2000 年以来，河南卫生投入人均值年均增长高于全国年增 4.24

个百分点，人均绝对数值从 2000 年为全国人均值的 46.83% 上升至 2017 年为全国人均值的 84.09%，省域间人均绝对值高低位次从第 30 位上升为第 25 位。

同期，河南卫生投入人均值地区差由 1.5317 缩小至 1.1591，缩小 24.33%，省域间地区差扩减变化位次排序第 11 位，地区差指数大小（倒序）位次从第 24 位上升为第 17 位。其中，“十五”期间缩小 5.37%，“十一五”期间缩小 16.98%，“十二五”以来地区差缩小 3.68%。最小地区差为 2015 年的 1.1295，最大地区差为 2001 年的 1.5464。

河南产值、财政收入和支出，以及教科文卫投入各类人均值地区差变动检测：除了文化投入以外，其余各类数据的地区差皆呈现为缩小态势，其间仅有财政支出、科技投入地区差在 2017 年缩减至历年最小值。这无疑表明，卫生投入增长的差距不但表现在数量的可比性之上，而且表现在质量的可比性之上。可以用人均值来衡量的公共卫生投入均等化进展尚待时日，而这是公共卫生服务均等化的基础。

据既往历年动态推演测算，2020 年河南公共卫生投入地区差将为 1.0676，相比当前较明显缩减；2035 年河南公共卫生投入地区差将为 1.5630，相比当前极显著扩增。这是长期预测的理论演算值，基于既往增长态势合理推演供参考。

二　卫生投入相关协调性态势

（一）相关背景变动状况

2000 年以来河南卫生投入相关背景比值变动态势见图 4。

1. 卫生投入与产值比

2000～2017 年，河南卫生投入总量年均增长高于产值年增 11.97 个百分点，其中“十五”期间年增偏高 3.36 个百分点，“十一五”期间年增偏高 28.36 个百分点，“十二五”以来年均增长偏高 7.68 个百分点。基于二

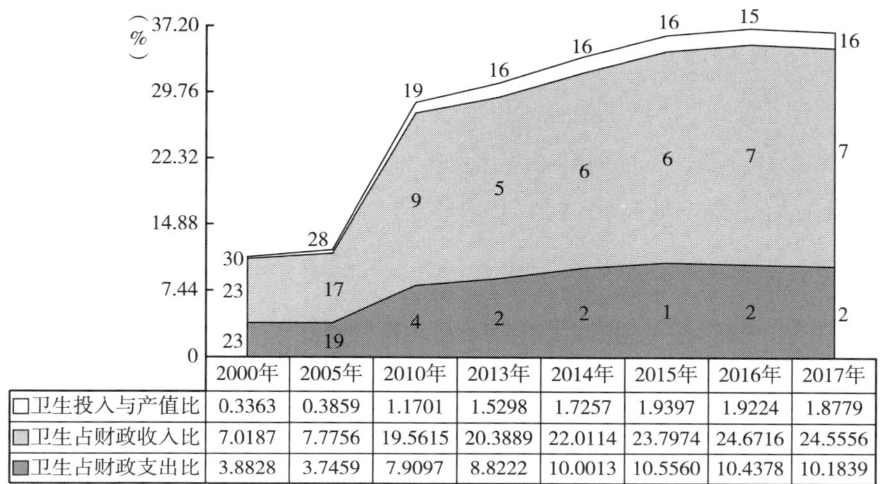

	2000年	2005年	2010年	2013年	2014年	2015年	2016年	2017年
□卫生投入与产值比	0.3363	0.3859	1.1701	1.5298	1.7257	1.9397	1.9224	1.8779
▨卫生占财政收入比	7.0187	7.7756	19.5615	20.3889	22.0114	23.7974	24.6716	24.5556
■卫生占财政支出比	3.8828	3.7459	7.9097	8.8222	10.0013	10.5560	10.4378	10.1839

图4　2000年以来河南卫生投入相关背景比值变动态势

左轴面积：卫生投入与产值比、占财政收入和支出比（%），各项比值历年升降呈直观比例。比值过小保留4位小数演算，正文按惯例保留2位小数。标注各项比值省域位次。

者历年不同增长，河南卫生投入与产值比从0.34%增高至1.88%，上升1.54个百分点，省域间升降变化位次排序第1位，比值高低位次从第30位上升为第16位。最高比值为2015年的1.94%，最低比值为2000年的0.34%。

2. 卫生投入占财政收入比

2000～2017年，河南卫生投入总量年均增长高于财政收入年增8.92个百分点，其中“十五”期间年增偏高2.42个百分点，“十一五”期间年增偏高24.47个百分点，“十二五”以来年均增长偏高3.75个百分点。基于二者历年不同增长，河南卫生投入占财政收入比从7.02%增高至24.56%，上升17.54个百分点，省域间升降变化位次排序第2位，比值高低位次从第23位上升为第7位。最高比值为2016年的24.67%，最低比值为2000年的7.02%。

3. 卫生投入占财政支出比

2000～2017年，河南卫生投入总量年均增长高于财政支出年增6.93个百分点，其中“十五”期间年增偏低 0.86 个百分点，“十一五”期间年增偏高 20.16 个百分点，“十二五”以来年均增长偏高 4.16 个百分点。基于二者历年不同增长，河南卫生投入占财政支出比从 3.88% 增高至 10.18%，上升 6.30 个百分点，省域间升降变化位次排序第 3 位，比值高低位次从第 23 位上升为第 2 位。最高比值为 2015 年的 10.56%，最低比值为 2002 年的 3.48%。

（二）相邻关系变动状况

2000 年以来河南卫生投入相邻关系比值变动态势见图 5。

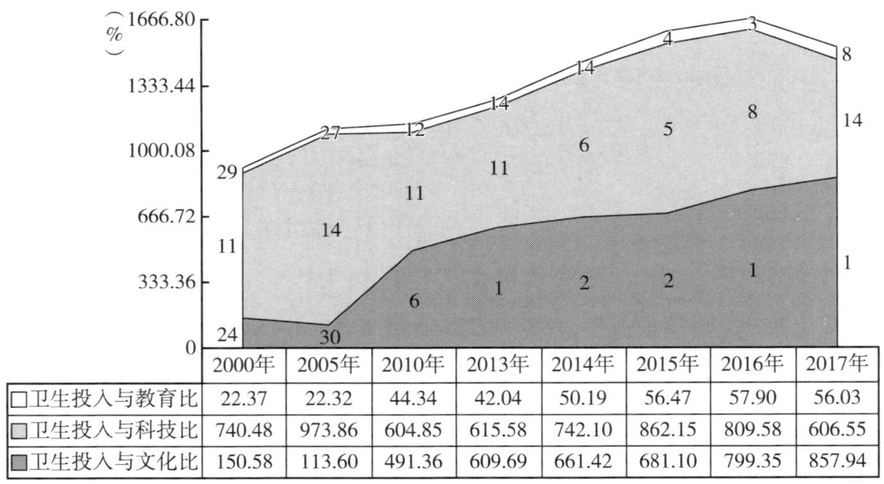

	2000年	2005年	2010年	2013年	2014年	2015年	2016年	2017年
□卫生投入与教育比	22.37	22.32	44.34	42.04	50.19	56.47	57.90	56.03
▨卫生投入与科技比	740.48	973.86	604.85	615.58	742.10	862.15	809.58	606.55
■卫生投入与文化比	150.58	113.60	491.36	609.69	661.42	681.10	799.35	857.94

图 5　2000 年以来河南卫生投入相邻关系比值变动态势

左轴面积：卫生投入与教育、科技、文化投入比（%），各项比值历年升降呈直观比例。标注各项比值省域位次。

1. 卫生投入与教育投入比

2000～2017 年，河南卫生投入总量年均增长高于教育投入年增 6.61 个百分点，其中“十五”期间年增偏低 0.06 个百分点，“十一五”期间年增偏高 18.63 个百分点，“十二五”以来年均增长偏高 3.86 个百分点。基于二者历年不同增长，河南卫生投入与教育投入比从 22.37% 增高至 56.03%，上升 33.66 个百分点，省域间升降变化位次排序第 2 位，比值高低位次从第 29 位上升为第 8 位。最高比值为 2016 年的 57.90%，最低比值为 2002 年的 17.78%。

2. 卫生投入与科技投入比

2000～2017 年，河南卫生投入总量年均增长低于科技投入年增 1.47 个百分点，其中“十五”期间年增偏高 6.41 个百分点，“十一五”期间年增偏低 14.54 个百分点，“十二五”以来年均增长偏高 0.04 个百分点。基于二者历年不同增长，河南卫生投入与科技投入比从 740.48% 降低至 606.55%，下降 133.93 个百分点，省域间升降变化位次排序第 13 位，比值高低位次从第 11 位下降为第 14 位。最高比值为 2006 年的 1106.46%，最低比值为 2007 年的 391.53%。

3. 卫生投入与文化投入比

2000～2017 年，河南卫生投入总量年均增长高于文化投入年增 12.22 个百分点，其中“十五”期间年增偏低 6.91 个百分点，“十一五”期间年增偏高 36.88 个百分点，“十二五”以来年均增长偏高 8.99 个百分点。基于二者历年不同增长，河南卫生投入与文化投入比从 150.58% 增高为 857.94%，上升 707.36 个百分点，省域间升降变化位次排序第 1 位，比值高低位次从第 24 位上升为第 1 位。最高比值为 2017 年的 857.94%，最低比值为 2004 年的 111.32%。

三　2017年卫生投入纵横向双重测评

综合以上分析，2000 年以来河南卫生投入总量年均增长 25.63%，明显高于全国平均增长 3.67 个百分点，人均值地区差缩小 24.33%；当地卫生投入增长极显著高于产值增长，也显著高于财政收入、财政支出增长；同时显著高于教育投入增长，但较明显低于科技投入增长，而极显著高于文化投入增长。这些都集中体现在卫生投入增长综合指数测评演算之中。2000 年以来河南卫生投入增长综合指数变动态势见图 6。

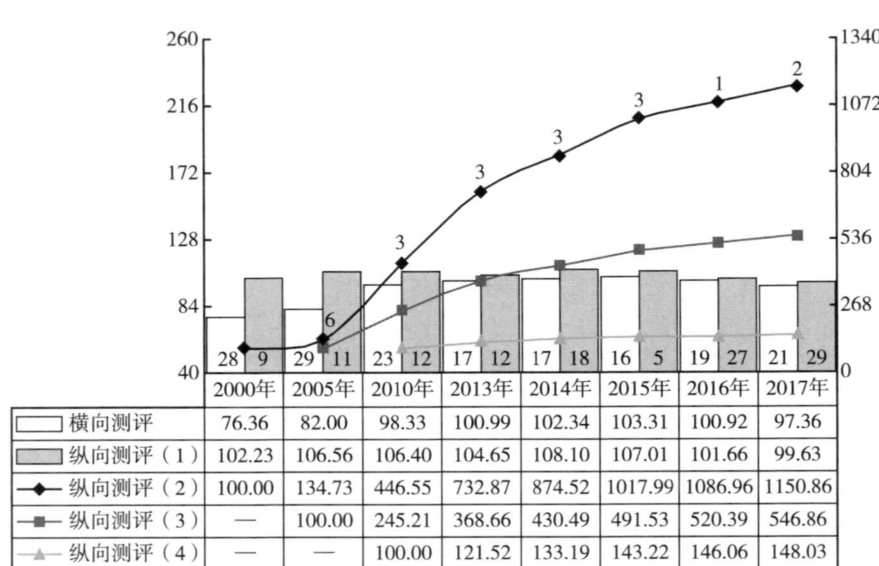

	2000年	2005年	2010年	2013年	2014年	2015年	2016年	2017年
横向测评	76.36	82.00	98.33	100.99	102.34	103.31	100.92	97.36
纵向测评（1）	102.23	106.56	106.40	104.65	108.10	107.01	101.66	99.63
纵向测评（2）	100.00	134.73	446.55	732.87	874.52	1017.99	1086.96	1150.86
纵向测评（3）	—	100.00	245.21	368.66	430.49	491.53	520.39	546.86
纵向测评（4）	—	—	100.00	121.52	133.19	143.22	146.06	148.03

图6　2000 年以来河南卫生投入增长综合指数变动态势

左轴柱形：左横向测评（无差距理想值 = 100）；右纵向测评（1），上年 = 100。右轴曲线：纵向测评（起点年基数值 = 100），（2）以 2000 年为起点，（3）以 2005 年为起点，（4）以 2010 年为起点。标注横向测评、纵向测评（1）（2）省域排行，纵向测评（2）起点年不计。

1. 各年度理想值横向检测指数

以卫生投入人均值地区无差距、文化消费与投入同构占比无差距状态为“理想值”100，2017 年河南卫生投入增长状况此项综合指数为 97.36，处于省域间第 21 位，低于无差距理想值 2.64%，也低于上年测评指数 3.56 个点。

各年度此项综合指数对比，2009 年、2012 ~ 2016 年 6 个年度高于无差距理想值 100；2002 ~ 2003 年、2005 ~ 2009 年、2011 ~ 2015 年 12 个年度高于上年指数值。其中，最高值为 2015 年的 103.31，最低值为 2001 年的 76.12。河南此项综合指数在省域间排行变化，2000 年为第 28 位，2005 年为第 29 位，2010 年为第 23 位，2017 年从上年第 19 位下降为第 21 位。

2. 2000年以来基数值纵向检测指数

以“九五”末年 2000 年为起点基数值 100，2017 年河南卫生投入增长状况此项综合指数为1150.86，处于省域间第2位，高出2000年起点基数1050.86%，也高出上年测评指数63.90个点。

“十五”以来各年度此项综合指数对比，全部各个年度均高于2000年起点基数值100；2002～2003年、2005～2017年15个年度高于上年指数值。其中，最高值为2017年的1150.86，最低值为2001年的101.75。河南此项综合指数在省域间排行变化，2000年起点不计，2005年为第6位，2010年为第3位，2017年从上年第1位下降为第2位。

3. 2005年以来基数值纵向检测指数

以“十五”末年2005年为起点基数值100，2017年河南卫生投入增长状况此项综合指数为546.86，处于省域间第5位，高出2005年起点基数446.86%，也高出上年测评指数26.47个点。

“十一五”以来各年度此项综合指数对比，全部各个年度均高于2005年起点基数值100；全部各个年度均高于上年指数值。其中，最高值为2017年的546.86，最低值为2006年的119.99。河南此项综合指数在省域间排行变化，2005年起点不计，2010年为第6位，2017年与上年持平，皆为第5位。

4. 2010年以来基数值纵向检测指数

以“十一五”末年2010年为起点基数值100，2017年河南卫生投入增长状况此项综合指数为148.03，处于省域间第13位，高出2010年起点基数48.03%，也高出上年测评指数1.97个点。

“十二五”以来各年度此项综合指数对比，全部各个年度均高于2010年起点基数值100；全部各个年度均高于上年指数值。其中，最高值为2017年的148.03，最低值为2011年的109.19。河南此项综合指数在省域间排行变化，2010年起点不计，2013年为第9位，2017年从上年第9位下降为第13位。

5. 逐年度基数值纵向检测指数

以上一年（2016年）为起点基数值100，2017年河南卫生投入增长状况此项综合指数为99.63，处于省域间第29位，低于2016年起点基数

0.37%，也低于上年基于2015年基数值的测评指数2.03个点。

逐年度此项综合指数对比，2000～2016年17个年度高于自身上年起点基数值100；2003年、2005～2007年、2009年、2011年、2014年7个年度高于上年指数值。其中，最高值为2007年的120.97，最低值为2017年的99.63。河南此项综合指数在省域间排行变化，2000年为第9位，2005年为第11位，2010年为第12位，2017年从上年第27位下降为第29位。

四　2017年卫生投入增长差距测算

2017年河南卫生投入总量、人均值增长差距测算见图7，其中包括“最佳比例值”“最小地区差”“全国均等化”三项，前两项属于协调、均衡增长“应然目标”（依据曾经出现的历年最佳关系值）测算，后一项属于全国各地完全实现均衡发展“理想目标”测算。

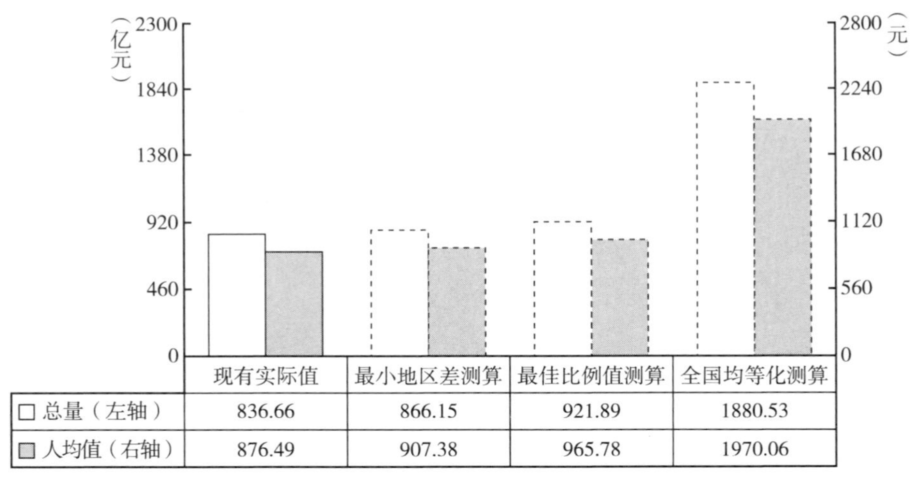

	现有实际值	最小地区差测算	最佳比例值测算	全国均等化测算
□ 总量（左轴）	836.66	866.15	921.89	1880.53
■ 人均值（右轴）	876.49	907.38	965.78	1970.06

图7　2017年河南卫生投入总量、人均值增长差距测算

实线：现有实际值；虚线：目标测算值。最小地区差测算：假设全国及31个省域公共卫生投入以人均值计算实现2000年以来历年最小地区差；最佳比例值测算：假设当地产值—财政支出—教科文卫综合投入—卫生投入间均实现2000年以来历年最佳比值；全国均等化测算：假设全国及31个省域公共卫生投入以人均值计算实现均等化（皆取北京人均值）。

（1）最小地区差目标：假设当地实现2000年以来历年最小地区差，即高于全国总体人均值各地取向下最接近全国人均值的“最小地区差”反推当地演算值，而低于全国总体人均值各地取向上最接近全国人均值的“最小地区差”反推当地演算值（上下偏差皆为偏离全国人均值基准的差距）。按照这一“应然目标”测算，2017年河南卫生投入人均值应为907.38元，总量应为866.15亿元，系现有实际值的103.52%。

（2）最佳比例值目标：假设当地产值—财政支出、财政支出—教科文卫综合投入、教科文卫综合投入—卫生投入之间均实现2000年以来历年最佳比值，以三项最佳比值叠加演算。按照这一“应然目标”测算，2017年河南卫生投入人均值应为965.78元，总量应为921.89亿元，系现有实际值的110.19%。

（3）全国均等化目标：假设当地弥合既有地区差实现全国均等化（取北京现有人均值），即高于北京人均值各地向下趋同一致，而低于北京人均值各地向上趋同一致。按照这一“理想目标”测算，2017年河南卫生投入人均值应为1970.06元，总量应为1880.53亿元，系现有实际值的224.77%。

实际上，以上假定测算得出重要发现：如果各地普遍实现“最小地区差”增长目标，那么卫生投入人均值地区差将普遍明显缩小，各地卫生投入人均值将会逐步趋近，为今后实现全国卫生投入均等化（以人均值衡量）奠定良好基础。最终达到全国各地卫生投入均等化正是公共财政、公共卫生服务追求的理想目标。

R.20
湖南：2005～2017年卫生投入指数提升第2位

李　敏*

摘　要： 2000～2017年，湖南卫生投入总量由11.88亿元增至585.98亿元，年均增长25.77%，明显高于全国平均增长3.81个百分点。当地卫生投入增长极显著高于产值增长，也显著高于财政收入、财政支出增长；同时明显高于教育投入增长，但略微低于科技投入增长，而显著高于文化投入增长。湖南综合评价排行：在省域横向测评中，处于2017年度卫生投入指数排名第25位；在自身纵向测评中，处于2000～2017年卫生投入指数提升第4位，2005～2017年卫生投入指数提升第2位，2010～2017年卫生投入指数提升第11位，2016～2017年卫生投入指数提升第28位。

关键词： 湖南　卫生投入　综合评价　增长检验

本项研究同时检测湖南卫生投入总量、人均值增长和地区差变化，经济、财政增长的相关社会背景，教科文卫投入增长的相邻同步关系，综合测评湖南2017年公共卫生投入增长指数排名；最后通过其间多重关系交叠检验，以曾有和应有“合理值”测算湖南卫生投入当前增长“应然差距”。

---

* 李敏，昆明市社会科学院智库建设处副所长、副研究员，主要从事公共管理学研究。

一　卫生投入及其相关背景基本态势

（一）经济财政基本面背景状况

2000 年以来湖南卫生投入总量增长及相关背景关系态势见图 1。

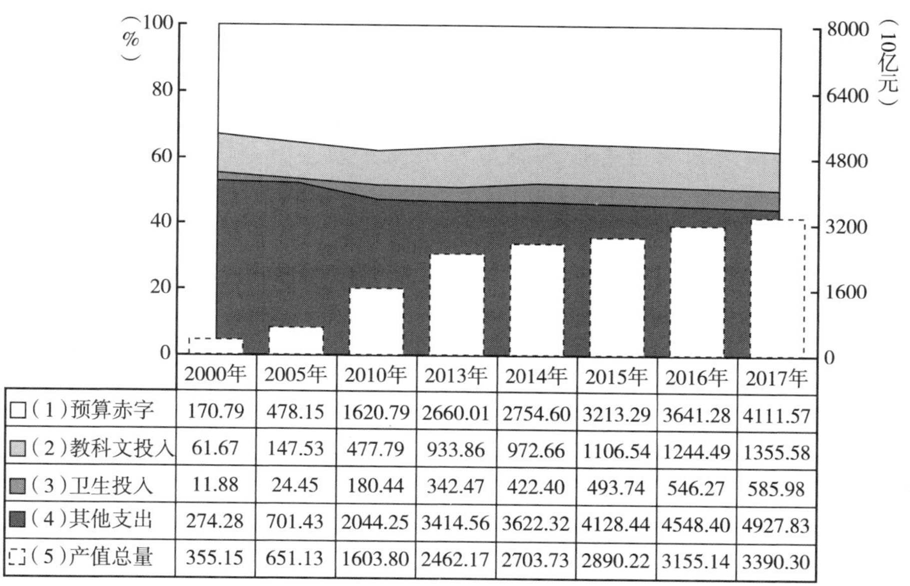

	2000年	2005年	2010年	2013年	2014年	2015年	2016年	2017年
□（1）预算赤字	170.79	478.15	1620.79	2660.01	2754.60	3213.29	3641.28	4111.57
▨（2）教科文投入	61.67	147.53	477.79	933.86	972.66	1106.54	1244.49	1355.58
▨（3）卫生投入	11.88	24.45	180.44	342.47	422.40	493.74	546.27	585.98
■（4）其他支出	274.28	701.43	2044.25	3414.56	3622.32	4128.44	4548.40	4927.83
⬚（5）产值总量	355.15	651.13	1603.80	2462.17	2703.73	2890.22	3155.14	3390.30

图 1　2000 年以来湖南卫生投入总量增长及相关背景关系态势

左轴面积：本级财政预算赤字（中央财政税收返还和转移支付等，“财政包干”地区可为国债份额）、教科文投入、卫生投入、其他支出总量（亿元转换为%），（2）+（3）+（4）=财政支出总量，（2）+（3）+（4）-（1）=财政收入总量，各项数值呈直观比例。右轴柱形：产值总量（10 亿元，增长演算取亿元）。

2000～2017 年，湖南产值总量增长 854.61%，年均增长 14.19%；财政收入总量增长 1457.74%，年均增长 17.53%；财政支出总量增长 1874.93%，年均增长 19.18%；教科文卫综合投入（图 1 中教科文投入与卫生投入之和，后同）总量增长 2539.78%，年均增长 21.23%；教科文卫综合投入之外财政支出统归为“其他支出”，其总量增长 1696.64%，年均增长 18.52%。

在此期间，湖南教科文卫综合投入总量年均增长高于产值年增 7.04 个百分点，高于财政收入年增 3.70 个百分点，高于财政支出年增 2.05 个百分点，高于其他支出年增 2.71 个百分点。

“十五”以来，湖南教科文卫建设作为公共服务的一个重要方面，确实处于一种极为特殊的优先发展地位。“十一五”以来，湖南教科文卫综合投入增长高于其他支出增长的情况更加明显。

（二）卫生投入总量增长状况

2000 年以来湖南卫生投入总量及相邻关系、占全国份额变动态势见图 2。

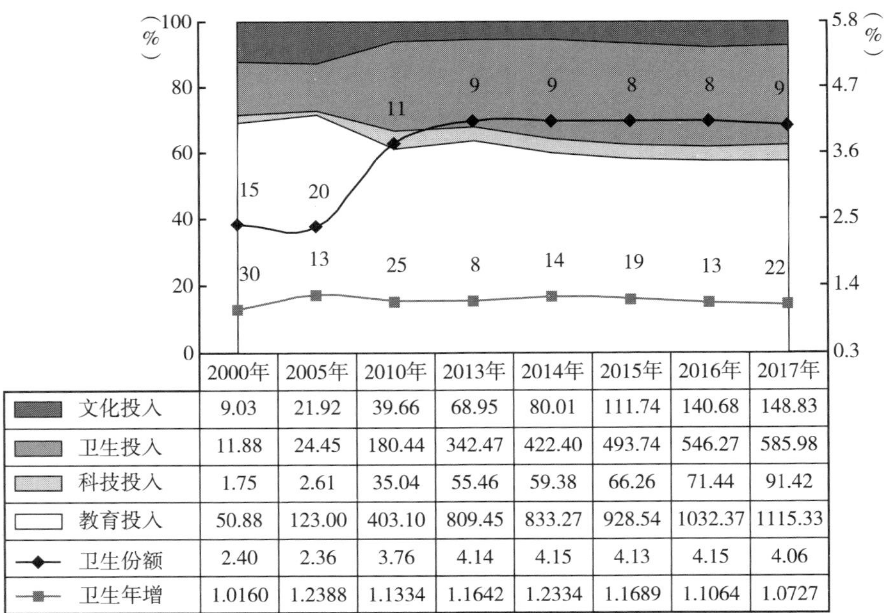

	2000年	2005年	2010年	2013年	2014年	2015年	2016年	2017年
文化投入	9.03	21.92	39.66	68.95	80.01	111.74	140.68	148.83
卫生投入	11.88	24.45	180.44	342.47	422.40	493.74	546.27	585.98
科技投入	1.75	2.61	35.04	55.46	59.38	66.26	71.44	91.42
教育投入	50.88	123.00	403.10	809.45	833.27	928.54	1032.37	1115.33
卫生份额	2.40	2.36	3.76	4.14	4.15	4.13	4.15	4.06
卫生年增	1.0160	1.2388	1.1334	1.1642	1.2334	1.1689	1.1064	1.0727

图 2　2000 年以来湖南卫生投入总量及相邻关系、占全国份额变动态势

左轴面积：教育、科技、卫生、文化投入总量（亿元转换为%），各项数值呈直观比例。右轴曲线：卫生投入年增指数（上年 =1，小于 1 为负增长，保留 4 位小数，正文转换为 2 位小数增长百分比，后同）；卫生投入占全国份额（%）。标注历年增长、份额省域位次。

2000～2017年，湖南卫生投入总量由11.88亿元增至585.98亿元，总增长4832.49%，年均增长25.77%，省域间增长位次排序第3位。其中，“十五”期间年增15.53%，“十一五”期间年增49.15%，“十二五”以来年均增长18.33%。最高增长年度为2009年，增长81.74%；最低增长年度为2000年，增长1.60%。

相比之下，湖南卫生投入总量年均增长高于产值年增11.58个百分点，其中“十五”期间高于产值年增2.64个百分点，“十一五”期间高于产值年增29.39个百分点，“十二五”以来高于产值年增7.04个百分点；同时高于财政收入年增8.24个百分点，其中“十五”期间低于财政收入年增1.90个百分点，“十一五”期间高于财政收入年增26.85个百分点，“十二五”以来高于财政收入年增4.02个百分点；高于财政支出年增6.59个百分点，其中“十五”期间低于财政支出年增4.69个百分点，“十一五”期间高于财政支出年增23.80个百分点，“十二五”以来高于财政支出年增4.07个百分点。

检测其间历年增长相关系数，卫生投入与产值增长之间为0.5706，与财政收入增长之间为0.5160，与财政支出增长之间为0.6120，即分别在57.06%、51.60%、61.20%程度上成正比，同步增长相关性较低。这表明，湖南产值、财政收入、财政支出与卫生投入增长之间尚未形成稳定、良好的多重“协调增长”关系。

细致对比，湖南卫生投入总量年均增长高于教科文三项投入年增5.84个百分点，其中“十五”期间低于教科文投入年增3.53个百分点，“十一五”期间高于教科文投入年增22.66个百分点，“十二五”以来高于教科文投入年增2.27个百分点。在2000年以来湖南教科文卫综合投入优先高增长当中，卫生投入增长处于良性平衡状态。从图2亦可清楚、直观地看出，卫生投入所占面积呈逐渐拓宽之势，表明其在教科文卫综合投入中的比例份额持续增高。

与此同时，全国卫生投入总量增长2823.69%，年增21.96%。2000年以来，湖南卫生投入总量年均增长高于全国年增3.81个百分点，占全国份额从2000年的2.40%上升至2017年的4.06%，省域间份额位次从第15位上升为第9位。

（三）人均值增长及其地区差变动状况

2000年以来湖南卫生投入人均值及其地区差变动态势见图3。

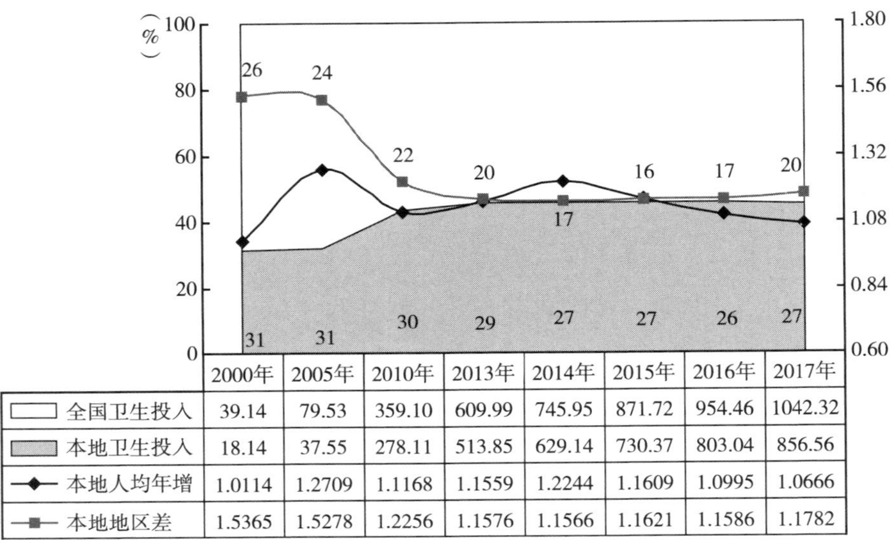

	2000年	2005年	2010年	2013年	2014年	2015年	2016年	2017年
全国卫生投入	39.14	79.53	359.10	609.99	745.95	871.72	954.46	1042.32
本地卫生投入	18.14	37.55	278.11	513.85	629.14	730.37	803.04	856.56
本地人均年增	1.0114	1.2709	1.1168	1.1559	1.2244	1.1609	1.0995	1.0666
本地地区差	1.5365	1.5278	1.2256	1.1576	1.1566	1.1621	1.1586	1.1782

图3 2000年以来湖南卫生投入人均值及其地区差变动态势

左轴面积：本地、全国卫生投入人均值（元转换为%），二者历年变动呈直观比例。右轴曲线：本地人均值年增指数（上年=1，小于1为负增长，由于历年人口增长，人均值年增指数略低于总量年增指数）；本地人均值地区差指数（无差距=1，保留4位小数检测细微差异）。标注历年本地人均值及其地区差省域位次。

2000~2017年，湖南卫生投入人均值由18.14元增至856.56元，总增长4621.94%，年均增长25.45%，省域间增长位次排序第4位。其中，“十五”期间年增15.66%，“十一五”期间年增49.25%，“十二五”以来年均增长17.43%。最高增长年度为2009年，增长81.01%；最低增长年度为2000年，增长1.14%。

与此同时，全国卫生投入人均值总增长2563.06%，年均增长21.30%。2000年以来，湖南卫生投入人均值年均增长高于全国年增4.15个百分点，人均绝对数值从2000年为全国人均值的46.35%上升至2017年为全国人均值的82.18%，省域间人均绝对值高低位次从第31位上升为第27位。

同期，湖南卫生投入人均值地区差由1.5365缩小至1.1782，缩小23.32%，省域间地区差扩减变化位次排序第12位，地区差指数大小（倒序）位次从第26位上升为第20位。其中，“十五”期间缩小0.57%，“十一五”期间缩小19.78%，“十二五”以来地区差缩小3.87%。最小地区差为2014年的1.1566，最大地区差为2003年的1.5807。

湖南产值、财政收入和支出，以及教科文卫投入各类人均值地区差变动检测：各类数据的地区差都呈现为缩小态势，其间仅有财政支出地区差在2017年缩减至历年最小值。这无疑表明，卫生投入增长的差距不但表现在数量的可比性之上，而且表现在质量的可比性之上。可以用人均值来衡量的公共卫生投入均等化进展尚待时日，而这是公共卫生服务均等化的基础。

据既往历年动态推演测算，2020年湖南公共卫生投入地区差将为1.0908，相比当前较明显缩减；2035年湖南公共卫生投入地区差将为1.5069，相比当前显著扩增。这是长期预测的理论演算值，基于既往增长态势合理推演供参考。

二　卫生投入相关协调性态势

（一）相关背景变动状况

2000年以来湖南卫生投入相关背景比值变动态势见图4。

1. 卫生投入与产值比

2000～2017年，湖南卫生投入总量年均增长高于产值年增11.58个百分点，其中“十五”期间年增偏高2.64个百分点，“十一五”期间年增偏高29.39个百分点，“十二五”以来年均增长偏高7.04个百分点。基于二者历年不同增长，湖南卫生投入与产值比从0.33%增高至1.73%，上升1.40个百分点，省域间升降变化位次排序第4位，比值高低位次从第31

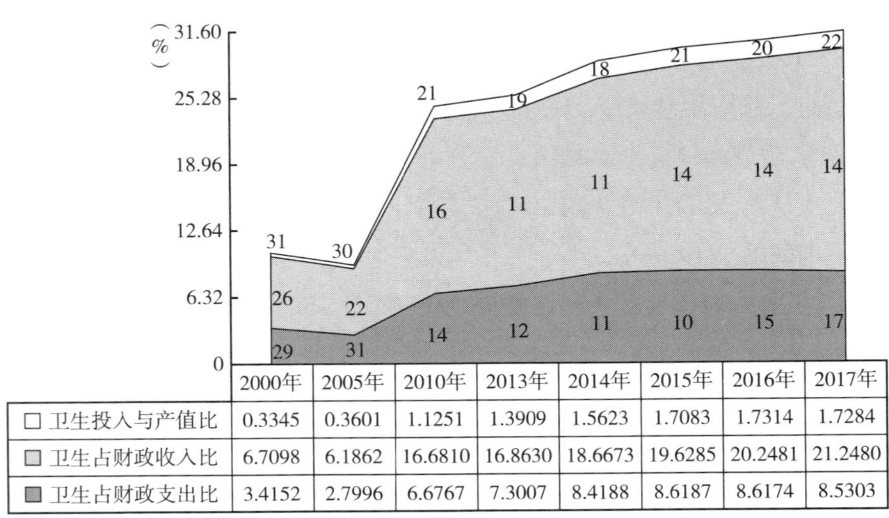

	2000年	2005年	2010年	2013年	2014年	2015年	2016年	2017年
□ 卫生投入与产值比	0.3345	0.3601	1.1251	1.3909	1.5623	1.7083	1.7314	1.7284
▨ 卫生占财政收入比	6.7098	6.1862	16.6810	16.8630	18.6673	19.6285	20.2481	21.2480
■ 卫生占财政支出比	3.4152	2.7996	6.6767	7.3007	8.4188	8.6187	8.6174	8.5303

图 4　2000 年以来湖南卫生投入相关背景比值变动态势

左轴面积：卫生投入与产值比、占财政收入和支出比（%），各项比值历年升降呈直观比例。比值过小保留 4 位小数演算，正文按惯例保留 2 位小数。标注各项比值省域位次。

位上升为第 22 位。最高比值为 2016 年的 1.73%，最低比值为 2004 年的 0.32%。

2. 卫生投入占财政收入比

2000～2017 年，湖南卫生投入总量年均增长高于财政收入年增 8.24 个百分点，其中“十五”期间年增偏低 1.90 个百分点，“十一五”期间年增偏高 26.85 个百分点，“十二五”以来年均增长偏高 4.02 个百分点。基于二者历年不同增长，湖南卫生投入占财政收入比从 6.71% 增高至 21.25%，上升 14.54 个百分点，省域间升降变化位次排序第 5 位，比值高低位次从第 26 位上升为第 14 位。最高比值为 2017 年的 21.25%，最低比值为 2004 年的 6.16%。

3. 卫生投入占财政支出比

2000～2017 年，湖南卫生投入总量年均增长高于财政支出年增 6.59 个百分点，其中“十五”期间年增偏低 4.69 个百分点，“十一五”期间年增偏高23.80个百分点，“十二五”以来年均增长偏高4.07个百分点。基于二者历年不同增长，湖南卫生投入占财政支出比从3.42%增高至8.53%，上升5.12个百分点，省域间升降变化位次排序第4位，比值高低位次从第29位上升为第17位。最高比值为2015年的8.62%，最低比值为2004年的2.74%。

（二）相邻关系变动状况

2000年以来湖南卫生投入相邻关系比值变动态势见图5。

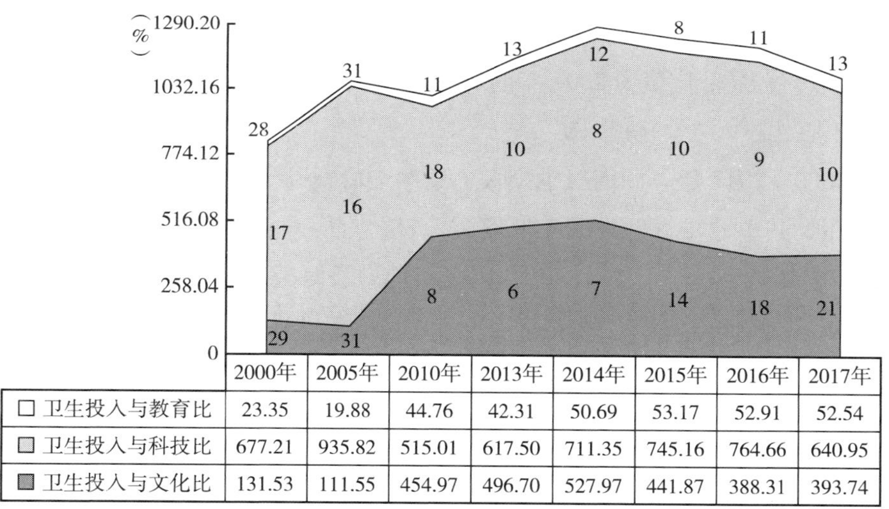

	2000年	2005年	2010年	2013年	2014年	2015年	2016年	2017年
□ 卫生投入与教育比	23.35	19.88	44.76	42.31	50.69	53.17	52.91	52.54
▨ 卫生投入与科技比	677.21	935.82	515.01	617.50	711.35	745.16	764.66	640.95
■ 卫生投入与文化比	131.53	111.55	454.97	496.70	527.97	441.87	388.31	393.74

图5　2000年以来湖南卫生投入相邻关系比值变动态势

左轴面积：卫生投入与教育、科技、文化投入比（%），各项比值历年升降呈直观比例。标注各项比值省域位次。

1. 卫生投入与教育投入比

2000~2017年，湖南卫生投入总量年均增长高于教育投入年增5.85个百分点，其中“十五”期间年增偏低3.78个百分点，“十一五”期间年增偏高22.36个百分点，“十二五”以来年均增长偏高2.68个百分点。基于二者历年不同增长，湖南卫生投入与教育投入比从23.35%增高至52.54%，上升 29. 19 个百分点，省域间升降变化位次排序第 4 位，比值高低位次从第 28 位上升为第 13 位。最高比值为 2015 年的 53. 17%，最低比值为 2002 年的 17. 72%。

2. 卫生投入与科技投入比

2000～2017 年，湖南卫生投入总量年均增长低于科技投入年增 0. 43 个百分点，其中“十五”期间年增偏高 7. 21 个百分点，“十一五”期间年增偏低 18. 96 个百分点，“十二五”以来年均增长偏高 3. 65 个百分点。基于二者历年不同增长，湖南卫生投入与科技投入比从 677. 21% 降低至 640. 95%，下降 36. 26 个百分点，省域间升降变化位次排序第 12 位。由于各地不同变动，湖南比值高低位次从第 17 位上升为第 10 位。最高比值为 2006 年的 1134. 11%，最低比值为 2007 年的 288. 86%。

3. 卫生投入与文化投入比

2000～2017 年，湖南卫生投入总量年均增长高于文化投入年增 7. 85 个百分点，其中“十五”期间年增偏低 3. 88 个百分点，“十一五”期间年增偏高 36. 56 个百分点，“十二五”以来年均增长偏低 2. 46 个百分点。基于二者历年不同增长，湖南卫生投入与文化投入比从 131. 53% 增高为 393. 74%，上升 262. 21 个百分点，省域间升降变化位次排序第 16 位，比值高低位次从第 29 位上升为第 21 位。最高比值为 2011 年的 572. 23%，最低比值为 2003 年的 108. 51%。

三　2017年卫生投入纵横向双重测评

综合以上分析，2000 年以来湖南卫生投入总量年均增长 25. 77%，明显高于全国平均增长 3. 81 个百分点，人均值地区差缩小 23. 32%；当地卫生投入增长极显著高于产值增长，也显著高于财政收入、财政支出增长；同时明显高于教育投入增长，但略微低于科技投入增长，而显著高于文化投入增长。这些都集中体现在卫生投入增长综合指数测评演算之中。2000 年以来湖南卫生投入增长综合指数变动态势见图 6。

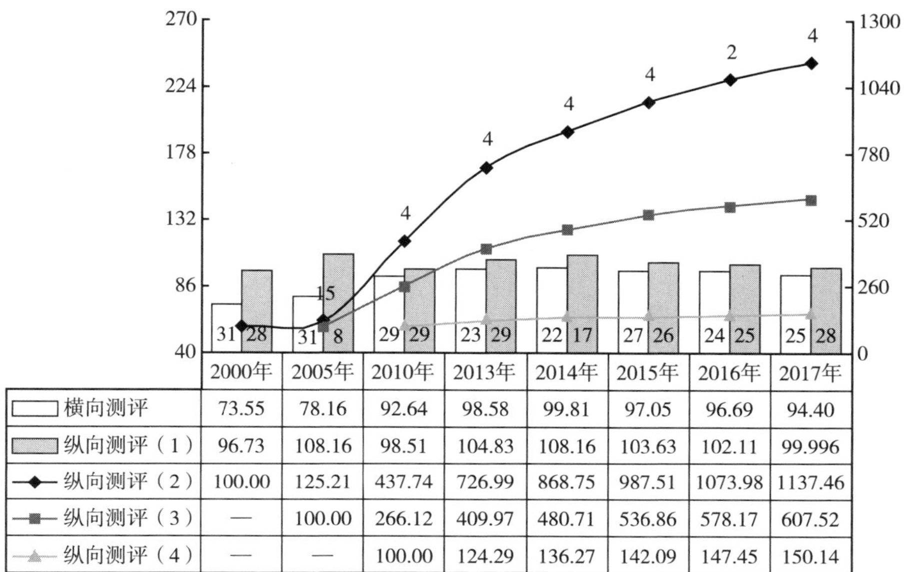

	2000年	2005年	2010年	2013年	2014年	2015年	2016年	2017年
横向测评	73.55	78.16	92.64	98.58	99.81	97.05	96.69	94.40
纵向测评（1）	96.73	108.16	98.51	104.83	108.16	103.63	102.11	99.996
纵向测评（2）	100.00	125.21	437.74	726.99	868.75	987.51	1073.98	1137.46
纵向测评（3）	—	100.00	266.12	409.97	480.71	536.86	578.17	607.52
纵向测评（4）	—	—	100.00	124.29	136.27	142.09	147.45	150.14

图6　2000年以来湖南卫生投入增长综合指数变动态势

左轴柱形：左横向测评（无差距理想值＝100）；右纵向测评（1），上年＝100。右轴曲线：纵向测评（起点年基数值＝100），（2）以2000年为起点，（3）以2005年为起点，（4）以2010年为起点。标注横向测评、纵向测评（1）（2）省域排行，纵向测评（2）起点年不计。个别指数值保留3位小数精确测算。

1. 各年度理想值横向检测指数

以卫生投入人均值地区无差距、文化消费与投入同构占比无差距状态为“理想值”100，2017年湖南卫生投入增长状况此项综合指数为94.40，处于省域间第25位，低于无差距理想值5.60%，也低于上年测评指数2.29个点。

各年度此项综合指数对比，2009年1个年度高于无差距理想值100；2001～2007年、2009年、2011年、2013～2014年11个年度高于上年指数值。其中，最高值为2009年的109.71，最低值为2000年的73.55。湖南此项综合指数在省域间排行变化，2000年为第31位，2005年与之持平，2010年为第29位，2017年从上年第24位下降为第25位。

2. 2000年以来基数值纵向检测指数

以“九五”末年2000年为起点基数值100，2017年湖南卫生投入增长状况此项综合指数为1137.46，处于省域间第4位，高出2000年起点基数1037.46%，也高出上年测评指数63.48个点。

“十五”以来各年度此项综合指数对比，全部各个年度均高于2000年起点基数值100；全部各个年度均高于上年指数值。其中，最高值为2017年的1137.46，最低值为2001年的102.07。湖南此项综合指数在省域间排行变化，2000年起点不计，2005年为第15位，2010年为第4位，2017年从上年第2位下降为第4位。

3. 2005年以来基数值纵向检测指数

以“十五”末年2005年为起点基数值100，2017年湖南卫生投入增长状况此项综合指数为607.52，处于省域间第2位，高出2005年起点基数507.52%，也高出上年测评指数29.35个点。

“十一五”以来各年度此项综合指数对比，全部各个年度均高于2005年起点基数值100；全部各个年度均高于上年指数值。其中，最高值为2017年的607.52，最低值为2006年的117.12。湖南此项综合指数在省域间排行变化，2005年起点不计，2010年为第2位，2017年从上年第1位下降为第2位。

4. 2010年以来基数值纵向检测指数

以“十一五”末年2010年为起点基数值100，2017年湖南卫生投入增长状况此项综合指数为150.14，处于省域间第11位，高出2010年起点基数50.14%，也高出上年测评指数2.69个点。

“十二五”以来各年度此项综合指数对比，全部各个年度均高于2010年起点基数值100；全部各个年度均高于上年指数值。其中，最高值为2017年的150.14，最低值为2011年的115.18。湖南此项综合指数在省域间排行变化，2010年起点不计，2013年为第5位，2017年从上年第8位下降为第11位。

5. 逐年度基数值纵向检测指数

以上一年（2016年）为起点基数值100，2017年湖南卫生投入增长状况此项综合指数为99.996（保留3位小数精确测算），处于省域间第28位，低于2016年起点基数0.004%，也低于上年基于2015年基数值的测评指数2.114个点。

逐年度此项综合指数对比，2001 年、2003～2009 年、2011～2016 年 14 个年度高于自身上年起点基数值 100；2001 年、2003～2007 年、2009 年、2011 年、2013～2014 年 10 个年度高于上年指数值。其中，最高值为 2009 年的 139.33，最低值为 2000 年的 96.73。湖南此项综合指数在省域间排行变化，2000 年为第 28 位，2005 年为第 8 位，2010 年为第 29 位，2017 年从上年第 25 位下降为第 28 位。

四　2017年卫生投入增长差距测算

2017 年湖南卫生投入总量、人均值增长差距测算见图 7，其中包括“最佳比例值”“最小地区差”“全国均等化”三项，前两项属于协调、均衡增长“应然目标”（依据曾经出现的历年最佳关系值）测算，后一项属于全国各地完全实现均衡发展“理想目标”测算。

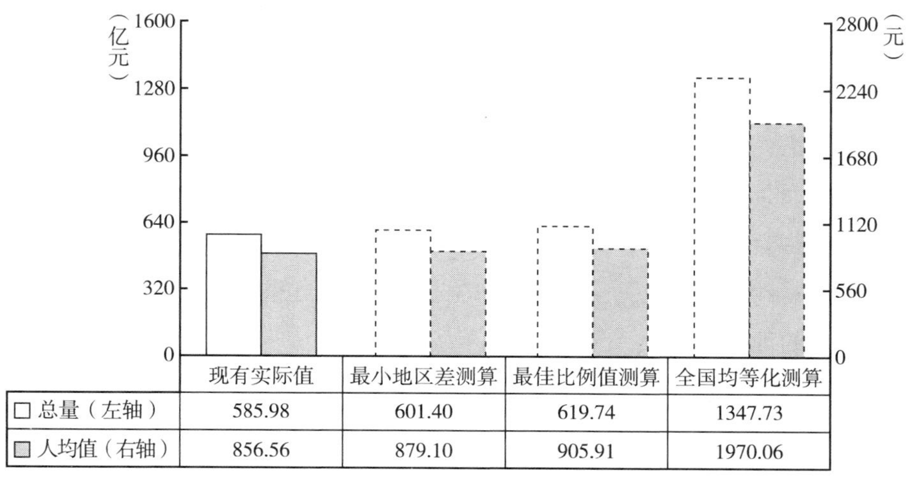

	现有实际值	最小地区差测算	最佳比例值测算	全国均等化测算
□ 总量（左轴）	585.98	601.40	619.74	1347.73
■ 人均值（右轴）	856.56	879.10	905.91	1970.06

图 7　2017 年湖南卫生投入总量、人均值增长差距测算

实线：现有实际值；虚线：目标测算值。最小地区差测算：假设全国及 31 个省域公共卫生投入以人均值计算实现 2000 年以来历年最小地区差；最佳比例值测算：假设当地产值—财政支出—教科文卫综合投入—卫生投入间均实现 2000 年以来历年最佳比值；全国均等化测算：假设全国及 31 个省域公共卫生投入以人均值计算实现均等化（皆取北京人均值）。

（1）最小地区差目标：假设当地实现2000年以来历年最小地区差，即高于全国总体人均值各地取向下最接近全国人均值的“最小地区差”反推当地演算值，而低于全国总体人均值各地取向上最接近全国人均值的“最小地区差”反推当地演算值（上下偏差皆为偏离全国人均值基准的差距）。按照这一“应然目标”测算，2017年湖南卫生投入人均值应为879.10元，总量应为601.40亿元，系现有实际值的102.63%。

（2）最佳比例值目标：假设当地产值—财政支出、财政支出—教科文卫综合投入、教科文卫综合投入—卫生投入之间均实现2000年以来历年最佳比值，以三项最佳比值叠加演算。按照这一“应然目标”测算，2017年湖南卫生投入人均值应为905.91元，总量应为619.74亿元，系现有实际值的105.76%。

（3）全国均等化目标：假设当地弥合既有地区差实现全国均等化（取北京现有人均值），即高于北京人均值各地向下趋同一致，而低于北京人均值各地向上趋同一致。按照这一“理想目标”测算，2017年湖南卫生投入人均值应为1970.06元，总量应为1347.73亿元，系现有实际值的230.00%。

实际上，以上假定测算得出重要发现：如果各地普遍实现“最小地区差”增长目标，那么卫生投入人均值地区差将普遍明显缩小，各地卫生投入人均值将会逐步趋近，为今后实现全国卫生投入均等化（以人均值衡量）奠定良好基础。最终达到全国各地卫生投入均等化正是公共财政、公共卫生服务追求的理想目标。

ℝ.21

重庆：2010～2017年卫生投入指数提升第2位

高一璟*

摘　要： 2000～2017年，重庆卫生投入总量由8.04亿元增至353.79亿元，年均增长24.93%，较明显高于全国平均增长2.97个百分点。当地卫生投入增长显著高于产值增长，也明显高于财政收入、财政支出增长；同时明显高于教育投入增长，但明显低于科技投入增长，而显著高于文化投入增长。重庆综合评价排行：在省域横向测评中，处于2017年度卫生投入指数排名第15位；在自身纵向测评中，处于2000～2017年卫生投入指数提升第5位，2005～2017年卫生投入指数提升第3位，2010～2017年卫生投入指数提升第2位，2016～2017年卫生投入指数提升第16位。

关键词： 重庆　卫生投入　综合评价　增长检验

本项研究同时检测重庆卫生投入总量、人均值增长和地区差变化，经济、财政增长的相关社会背景，教科文卫投入增长的相邻同步关系，综合测评重庆2017年公共卫生投入增长指数排名；最后通过其间多重关系交叠检验，以曾有和应有“合理值”测算重庆卫生投入当前增长“应然差距”。

---

* 高一璟，昆明市社会科学院社会发展研究所助理研究员，主要从事生态健康城、体育休闲养生研究。

一　卫生投入及其相关背景基本态势

（一）经济财政基本面背景状况

2000 年以来重庆卫生投入总量增长及相关背景关系态势见图 1。

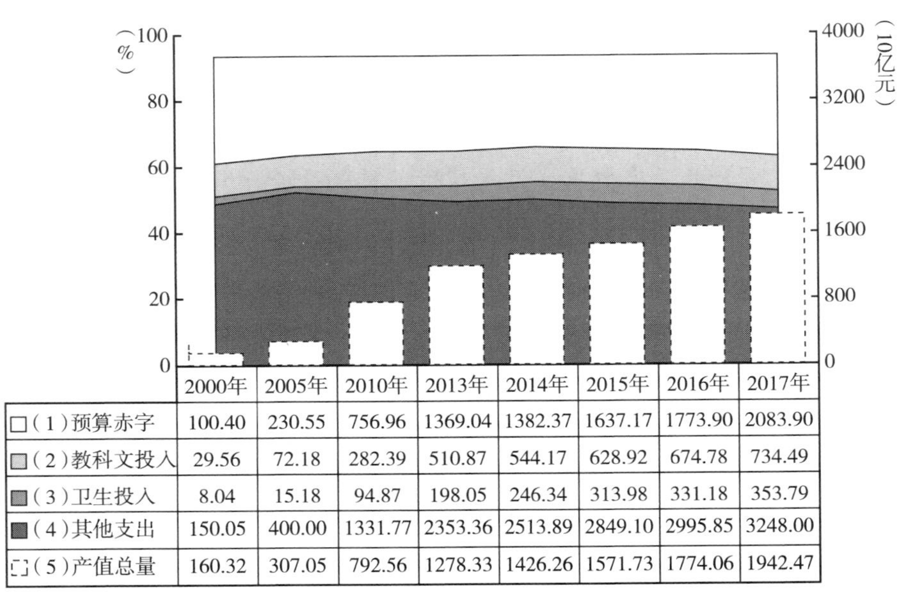

	2000年	2005年	2010年	2013年	2014年	2015年	2016年	2017年
□（1）预算赤字	100.40	230.55	756.96	1369.04	1382.37	1637.17	1773.90	2083.90
■（2）教科文投入	29.56	72.18	282.39	510.87	544.17	628.92	674.78	734.49
■（3）卫生投入	8.04	15.18	94.87	198.05	246.34	313.98	331.18	353.79
■（4）其他支出	150.05	400.00	1331.77	2353.36	2513.89	2849.10	2995.85	3248.00
⬚（5）产值总量	160.32	307.05	792.56	1278.33	1426.26	1571.73	1774.06	1942.47

图 1　2000 年以来重庆卫生投入总量增长及相关背景关系态势

左轴面积：本级财政预算赤字（中央财政税收返还和转移支付等，“财政包干”地区可为国债份额）、教科文投入、卫生投入、其他支出总量（亿元转换为%），（2）＋（3）＋（4）＝财政支出总量，（2）＋（3）＋（4）－（1）＝财政收入总量，各项数值呈直观比例。右轴柱形：产值总量（10 亿元，增长演算取亿元）。

2000～2017 年，重庆产值总量增长 1111.62%，年均增长 15.81%；财政收入总量增长 2481.82%，年均增长 21.07%；财政支出总量增长 2210.96%，年均增长 20.29%；教科文卫综合投入（图 1 中教科文投入与卫生投入之和，后同）总量增长 2794.36%，年均增长 21.89%；教科文卫综合投入之外财政支出统归为“其他支出”，其总量增长 2064.61%，年均增长19.83%。

在此期间，重庆教科文卫综合投入总量年均增长高于产值年增6.08个百分点，高于财政收入年增0.82个百分点，高于财政支出年增1.60个百分点，高于其他支出年增2.06个百分点。

"十五"以来，重庆教科文卫建设作为公共服务的一个重要方面，确实处于一种极为特殊的优先发展地位。"十一五"以来，重庆教科文卫综合投入增长高于其他支出增长的情况更加明显。

（二）卫生投入总量增长状况

2000年以来重庆卫生投入总量及相邻关系、占全国份额变动态势见图2。

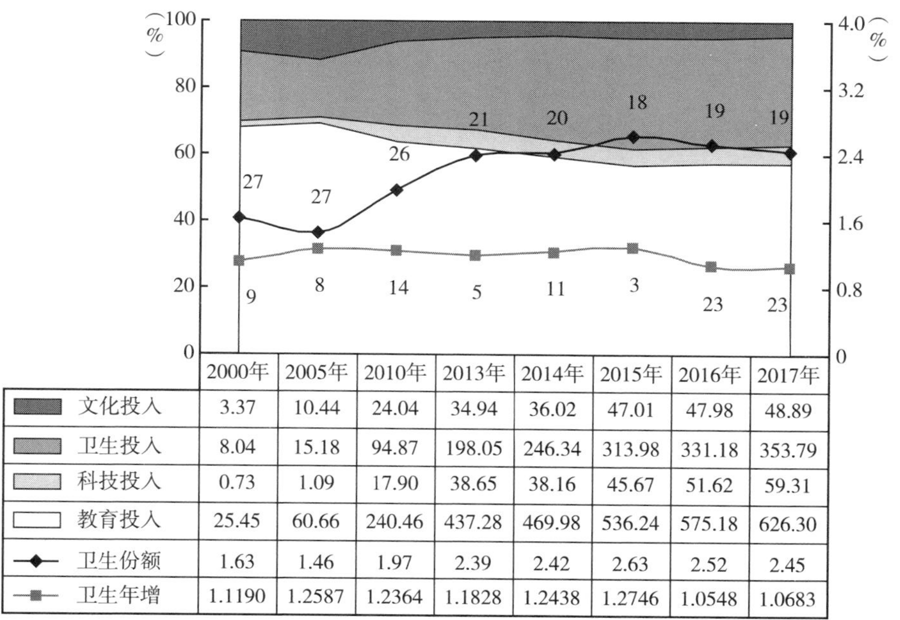

	2000年	2005年	2010年	2013年	2014年	2015年	2016年	2017年
文化投入	3.37	10.44	24.04	34.94	36.02	47.01	47.98	48.89
卫生投入	8.04	15.18	94.87	198.05	246.34	313.98	331.18	353.79
科技投入	0.73	1.09	17.90	38.65	38.16	45.67	51.62	59.31
教育投入	25.45	60.66	240.46	437.28	469.98	536.24	575.18	626.30
卫生份额	1.63	1.46	1.97	2.39	2.42	2.63	2.52	2.45
卫生年增	1.1190	1.2587	1.2364	1.1828	1.2438	1.2746	1.0548	1.0683

图2　2000年以来重庆卫生投入总量及相邻关系、占全国份额变动态势

左轴面积：教育、科技、卫生、文化投入总量（亿元转换为%），各项数值呈直观比例。右轴曲线：卫生投入年增指数（上年=1，小于1为负增长，保留4位小数，正文转换为2位小数增长百分比，后同）；卫生投入占全国份额（%）。标注历年增长、份额省域位次。

2000～2017 年，重庆卫生投入总量由 8.04 亿元增至 353.79 亿元，总增长 4300.37%，年均增长 24.93%，省域间增长位次排序第 9 位。其中，“十五”期间年增 13.55%，“十一五”期间年增 44.27%，“十二五”以来年均增长 20.69%。最高增长年度为 2007 年，增长 71.68%；最低增长年度为 2016 年，增长 5.48%。

相比之下，重庆卫生投入总量年均增长高于产值年增 9.12 个百分点，其中“十五”期间低于产值年增 0.33 个百分点，“十一五”期间高于产值年增 23.39 个百分点，“十二五”以来高于产值年增 7.03 个百分点；同时高于财政收入年增 3.86 个百分点，其中“十五”期间低于财政收入年增 10.55 个百分点，“十一五”期间高于财政收入年增 14.31 个百分点，“十二五”以来高于财政收入年增 7.60 个百分点；高于财政支出年增 4.64 个百分点，其中“十五”期间低于财政支出年增 7.48 个百分点，“十一五”期间高于财政支出年增 15.75 个百分点，“十二五”以来高于财政支出年增 6.46 个百分点。

检测其间历年增长相关系数，卫生投入与产值增长之间为 0.6446，与财政收入增长之间为 0.5879，与财政支出增长之间为 0.5803，即分别在 64.46%、58.79%、58.03% 程度上成正比，同步增长相关性较低。这表明，重庆产值、财政收入、财政支出与卫生投入增长之间尚未形成稳定、良好的多重“协调增长”关系。

细致对比，重庆卫生投入总量年均增长高于教科文三项投入年增 4.13 个百分点，其中“十五”期间低于教科文投入年增 6.00 个百分点，“十一五”期间高于教科文投入年增 12.90 个百分点，“十二五”以来高于教科文投入年增 6.06 个百分点。在 2000 年以来重庆教科文卫综合投入优先高增长当中，卫生投入增长处于良性平衡状态。从图 2 亦可清楚、直观地看出，卫生投入所占面积呈逐渐拓宽之势，表明其在教科文卫综合投入中的比例份额持续增高。

与此同时，全国卫生投入总量增长 2823.69%，年增 21.96%。2000 年以来，重庆卫生投入总量年均增长高于全国年增 2.97 个百分点，占全国份额从 2000 年的 1.63% 上升至 2017 年的 2.45%，省域间份额位次从第 27 位上升为第 19 位。

（三）人均值增长及其地区差变动状况

2000 年以来重庆卫生投入人均值及其地区差变动态势见图 3。

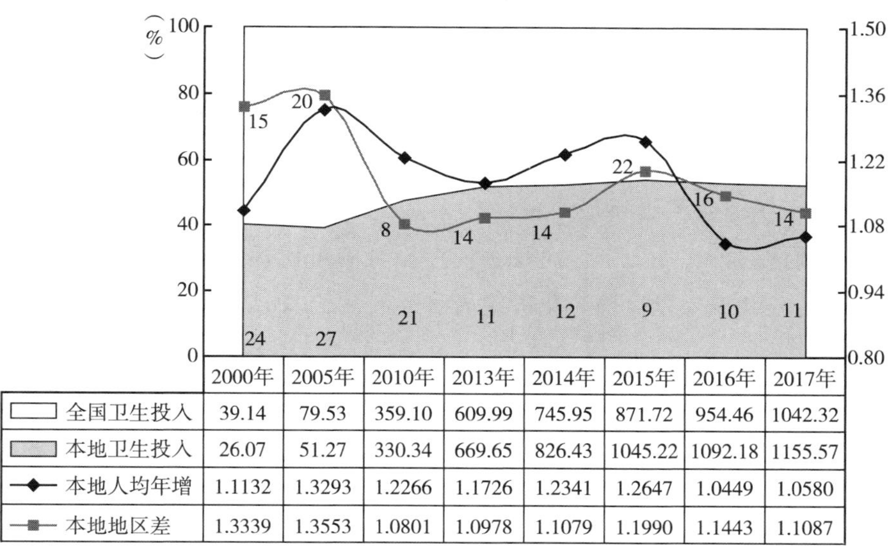

	2000年	2005年	2010年	2013年	2014年	2015年	2016年	2017年
全国卫生投入	39.14	79.53	359.10	609.99	745.95	871.72	954.46	1042.32
本地卫生投入	26.07	51.27	330.34	669.65	826.43	1045.22	1092.18	1155.57
本地人均年增	1.1132	1.3293	1.2266	1.1726	1.2341	1.2647	1.0449	1.0580
本地地区差	1.3339	1.3553	1.0801	1.0978	1.1079	1.1990	1.1443	1.1087

图 3　2000 年以来重庆卫生投入人均值及其地区差变动态势

左轴面积：本地、全国卫生投入人均值（元转换为%），二者历年变动呈直观比例。右轴曲线：本地人均值年增指数（上年 =1，小于 1 为负增长，由于历年人口增长，人均值年增指数略低于总量年增指数）；本地人均值地区差指数（无差距 =1，保留 4 位小数检测细微差异）。标注历年本地人均值及其地区差省域位次。

2000～2017 年，重庆卫生投入人均值由 26.07 元增至 1155.57 元，总增长 4332.57%，年均增长 24.99%，省域间增长位次排序第 5 位。其中，“十五”期间年增 14.48%，“十一五”期间年增 45.15%，“十二五”以来年均增长 19.59%。最高增长年度为 2007 年，增长 71.13%；最低增长年度为 2016 年，增长 4.49%。

与此同时，全国卫生投入人均值总增长 2563.06%，年均增长 21.30%。2000 年以来，重庆卫生投入人均值年均增长高于全国年增 3.69 个百分点，人均绝对数值从2000年为全国人均值的66.61%上升至2017年为全国人均值的110.87%，省域间人均绝对值高低位次从第24位上升为第11位。

同期，重庆卫生投入人均值地区差由1.3339缩小至1.1087，缩小16.88%，省域间地区差扩减变化位次排序第15位，地区差指数大小（倒序）位次从第15位上升为第14位。其中，“十五”期间扩大1.60%，“十一五”期间缩小20.31%，“十二五”以来地区差扩大2.65%。最小地区差为2011年的1.0353，最大地区差为2003年的1.4254。

重庆产值、财政收入和支出，以及教科文卫投入各类人均值地区差变动检测：各类数据的地区差全都呈现为缩小态势，其间仅有科技投入地区差在2017年缩减至历年最小值。这无疑表明，卫生投入增长的差距不但表现在数量的可比性之上，而且表现在质量的可比性之上。可以用人均值来衡量的公共卫生投入均等化进展尚待时日，而这是公共卫生服务均等化的基础。

据既往历年动态推演测算，2020年重庆公共卫生投入地区差将为1.2129，相比当前较明显扩增；2035年重庆公共卫生投入地区差将为1.9014，相比当前继续极显著扩增。这是长期预测的理论演算值，基于既往增长态势合理推演供参考。

二　卫生投入相关协调性态势

（一）相关背景变动状况

2000年以来重庆卫生投入相关背景比值变动态势见图4。

1. 卫生投入与产值比

2000~2017年，重庆卫生投入总量年均增长高于产值年增9.12个百分点，其中“十五”期间年增偏低0.33个百分点，“十一五”期间年增偏高23.39个百分点，“十二五”以来年均增长偏高7.03个百分点。基于二者历年不同增长，重庆卫生投入与产值比从0.46%增高至1.82%，上升1.36个

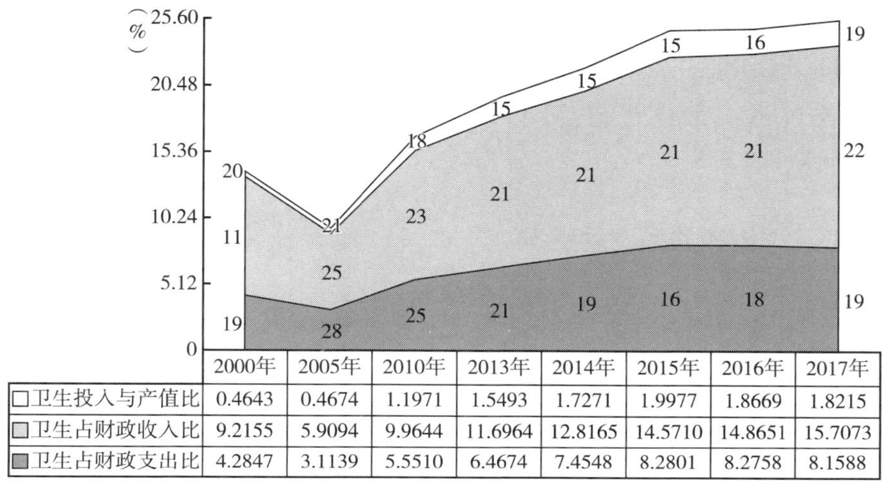

	2000年	2005年	2010年	2013年	2014年	2015年	2016年	2017年
□卫生投入与产值比	0.4643	0.4674	1.1971	1.5493	1.7271	1.9977	1.8669	1.8215
▨卫生占财政收入比	9.2155	5.9094	9.9644	11.6964	12.8165	14.5710	14.8651	15.7073
■卫生占财政支出比	4.2847	3.1139	5.5510	6.4674	7.4548	8.2801	8.2758	8.1588

图4　2000年以来重庆卫生投入相关背景比值变动态势

左轴面积：卫生投入与产值比、占财政收入和支出比（%），各项比值历年升降呈直观比例。比值过小保留4位小数演算，正文按惯例保留2位小数。标注各项比值省域位次。

百分点，省域间升降变化位次排序第16位，比值高低位次从第20位上升为第19位。最高比值为2015年的2.00%，最低比值为2004年的0.40%。

2. 卫生投入占财政收入比

2000～2017年，重庆卫生投入总量年均增长高于财政收入年增3.86个百分点，其中“十五”期间年增偏低10.55个百分点，“十一五”期间年增偏高14.31个百分点，“十二五”以来年均增长偏高7.60个百分点。基于二者历年不同增长，重庆卫生投入占财政收入比从9.22%增高至15.71%，上升6.49个百分点，省域间升降变化位次排序第24位。由于各地不同变动，重庆比值高低位次从第11位下降为第22位。最高比值为2017年的15.71%，最低比值为2005年的5.91%。

3. 卫生投入占财政支出比

2000～2017年，重庆卫生投入总量年均增长高于财政支出年增4.64个百分点，其中“十五”期间年增偏低7.48个百分点，“十一五”期间年增偏高15.75个百分点，“十二五”以来年均增长偏高6.46个百分点。基于二者历年不同增长，重庆卫生投入占财政支出比从 4.28% 增高至 8.16%，上升 3.88 个百分点，省域间升降变化位次排序第 17 位，比值高低位次前后保持在第 19 位。最高比值为 2015 年的 8.28%，最低比值为 2004 年的 3.05%。

（二）相邻关系变动状况

2000 年以来重庆卫生投入相邻关系比值变动态势见图 5。

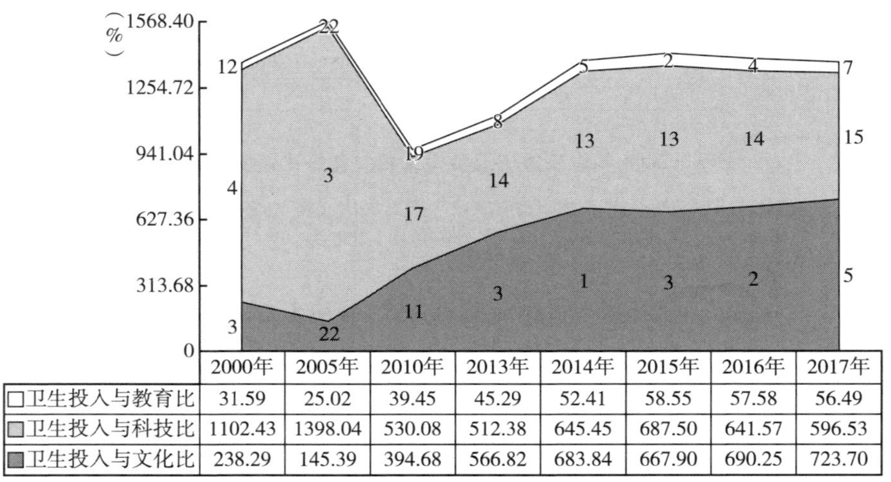

	2000年	2005年	2010年	2013年	2014年	2015年	2016年	2017年
□卫生投入与教育比	31.59	25.02	39.45	45.29	52.41	58.55	57.58	56.49
▨卫生投入与科技比	1102.43	1398.04	530.08	512.38	645.45	687.50	641.57	596.53
■卫生投入与文化比	238.29	145.39	394.68	566.82	683.84	667.90	690.25	723.70

图 5　2000 年以来重庆卫生投入相邻关系比值变动态势

左轴面积：卫生投入与教育、科技、文化投入比（%），各项比值历年升降呈直观比例。标注各项比值省域位次。

1. 卫生投入与教育投入比

2000～2017 年，重庆卫生投入总量年均增长高于教育投入年增 4.20 个百分点，其中“十五”期间年增偏低 5.42 个百分点，“十一五”期间年增偏高 12.56 个百分点，“十二五”以来年均增长偏高 6.04 个百分点。基于二者历年不同增长，重庆卫生投入与教育投入比从 31.59% 增高至 56.49%，上升 24.90 个百分点，省域间升降变化位次排序第 17 位，比值高低位次从第 12 位上升为第 7 位。最高比值为 2015 年的 58.55%，最低比值为 2002 年的 23.97%。

2. 卫生投入与科技投入比

2000～2017 年，重庆卫生投入总量年均增长低于科技投入年增 4.59 个百分点，其中“十五”期间年增偏高 5.20 个百分点，“十一五”期间年增偏低 30.75 个百分点，“十二五”以来年均增长偏高 2.02 个百分点。基于二者历年不同增长，重庆卫生投入与科技投入比从 1102.43% 降低至 596.53%，下降 505.90 个百分点，省域间升降变化位次排序第 22 位，比值高低位次从第 4 位下降为第 15 位。最高比值为 2006 年的 1460.51%，最低比值为 2007 年的 307.39%。

3. 卫生投入与文化投入比

2000～2017 年，重庆卫生投入总量年均增长高于文化投入年增 7.89 个百分点，其中“十五”期间年增偏低 11.83 个百分点，“十一五”期间年增偏高 26.12 个百分点，“十二五”以来年均增长偏高 10.02 个百分点。基于二者历年不同增长，重庆卫生投入与文化投入比从 238.29% 增高为 723.70%，上升 485.41 个百分点，省域间升降变化位次排序第 14 位。由于各地不同变动，重庆比值高低位次从第 3 位下降为第 5 位。最高比值为 2017 年的 723.70%，最低比值为 2004 年的 136.03%。

三　2017年卫生投入纵横向双重测评

综合以上分析，2000 年以来重庆卫生投入总量年均增长 24.93%，较明显高于全国平均增长 2.97 个百分点，人均值地区差缩小 16.88%；当地卫生投入增长显著高于产值增长，也明显高于财政收入、财政支出增长；同时明显高于教育投入增长，但明显低于科技投入增长，而显著高于文化投入增长。这些都集中体现在卫生投入增长综合指数测评演算之中。2000 年以来重庆卫生投入增长综合指数变动态势见图 6。

1. 各年度理想值横向检测指数

以卫生投入人均值地区无差距、文化消费与投入同构占比无差距状态为

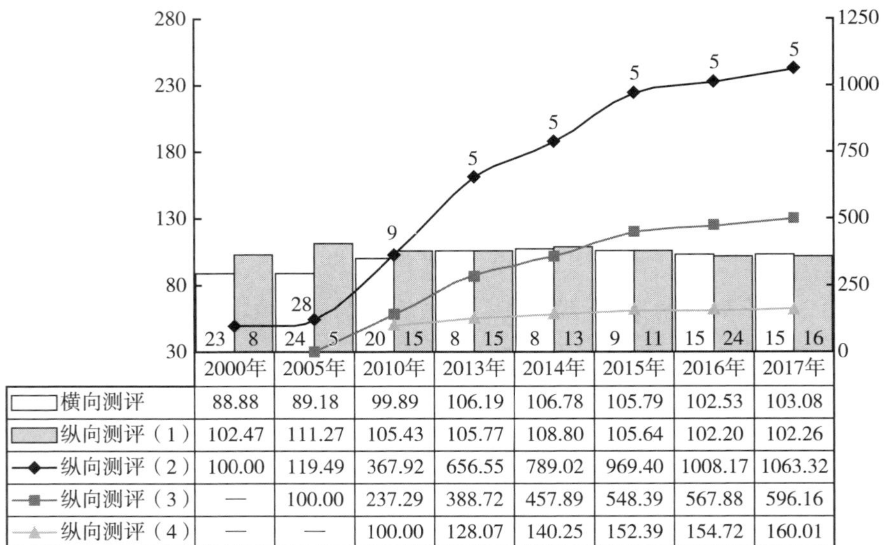

	2000年	2005年	2010年	2013年	2014年	2015年	2016年	2017年
横向测评	88.88	89.18	99.89	106.19	106.78	105.79	102.53	103.08
纵向测评（1）	102.47	111.27	105.43	105.77	108.80	105.64	102.20	102.26
纵向测评（2）	100.00	119.49	367.92	656.55	789.02	969.40	1008.17	1063.32
纵向测评（3）	—	100.00	237.29	388.72	457.89	548.39	567.88	596.16
纵向测评（4）	—	—	100.00	128.07	140.25	152.39	154.72	160.01

图6　2000年以来重庆卫生投入增长综合指数变动态势

左轴柱形：左横向测评（无差距理想值=100）；右纵向测评（1），上年=100。右轴曲线：纵向测评（起点年基数值=100），（2）以2000年为起点，（3）以2005年为起点，（4）以2010年为起点。标注横向测评、纵向测评（1）（2）省域排行，纵向测评（2）起点年不计。

“理想值”100，2017年重庆卫生投入增长状况此项综合指数为103.08，处于省域间第15位，高于无差距理想值3.08%，也高于上年测评指数0.55个点。

各年度此项综合指数对比，2008～2009年、2011～2017年9个年度高于无差距理想值100；2002年、2004～2009年、2011年、2013～2014年、2017年11个年度高于上年指数值。其中，最高值为2011年的107.03，最低值为2003年的82.85。重庆此项综合指数在省域间排行变化，2000年为第23位，2005年为第24位，2010年为第20位，2017年与上年持平，皆为第15位。

2. 2000年以来基数值纵向检测指数

以“九五”末年2000年为起点基数值100，2017年重庆卫生投入增长状况此项综合指数为1063.32，处于省域间第5位，高出2000年起点基数

963.32%，也高出上年测评指数55.15个点。

"十五"以来各年度此项综合指数对比，2003～2017年15个年度高于2000年起点基数值100；全部各个年度均高于上年指数值。其中，最高值为2017年的1063.32，最低值为2001年的97.35。重庆此项综合指数在省域间排行变化，2000年起点不计，2005年为第28位，2010年为第9位，2017年与上年持平，皆为第5位。

3. 2005年以来基数值纵向检测指数

以"十五"末年2005年为起点基数值100，2017年重庆卫生投入增长状况此项综合指数为596.16，处于省域间第3位，高出2005年起点基数496.16%，也高出上年测评指数28.28个点。

"十一五"以来各年度此项综合指数对比，全部各个年度均高于2005年起点基数值100；全部各个年度均高于上年指数值。其中，最高值为2017年的596.16，最低值为2006年的111.15。重庆此项综合指数在省域间排行变化，2005年起点不计，2010年为第7位，2017年从上年第2位下降为第3位。

4. 2010年以来基数值纵向检测指数

以"十一五"末年2010年为起点基数值100，2017年重庆卫生投入增长状况此项综合指数为160.01，处于省域间第2位，高出2010年起点基数60.01%，也高出上年测评指数5.29个点。

"十二五"以来各年度此项综合指数对比，全部各个年度均高于2010年起点基数值100；全部各个年度均高于上年指数值。其中，最高值为2017年的160.01，最低值为2011年的116.92。重庆此项综合指数在省域间排行变化，2010年起点不计，2013年为第2位，2017年与上年持平，皆为第2位。

5. 逐年度基数值纵向检测指数

以上一年（2016年）为起点基数值100，2017年重庆卫生投入增长状况此项综合指数为102.26，处于省域间第16位，高出2016年起点基数2.26%，也高出上年基于2015年基数值的测评指数0.06个点。

逐年度此项综合指数对比，2000 年、2003～2017 年 16 个年度高于自身上年起点基数值 100；2002～2007 年、2011 年、2013～2014 年、2017 年 10 个年度高于上年指数值。其中，最高值为 2007 年的 125.74，最低值为 2001 年的 96.98。重庆此项综合指数在省域间排行变化，2000 年为第 8 位，2005 年为第 5 位，2010 年为第 15 位，2017 年从上年第 24 位上升为第 16 位。

四　2017年卫生投入增长差距测算

2017 年重庆卫生投入总量、人均值增长差距测算见图7，其中包括“最佳比例值”“最小地区差”“全国均等化”三项，前两项属于协调、均衡增长“应然目标”（依据曾经出现的历年最佳关系值）测算，后一项属于全国各地完全实现均衡发展“理想目标”测算。

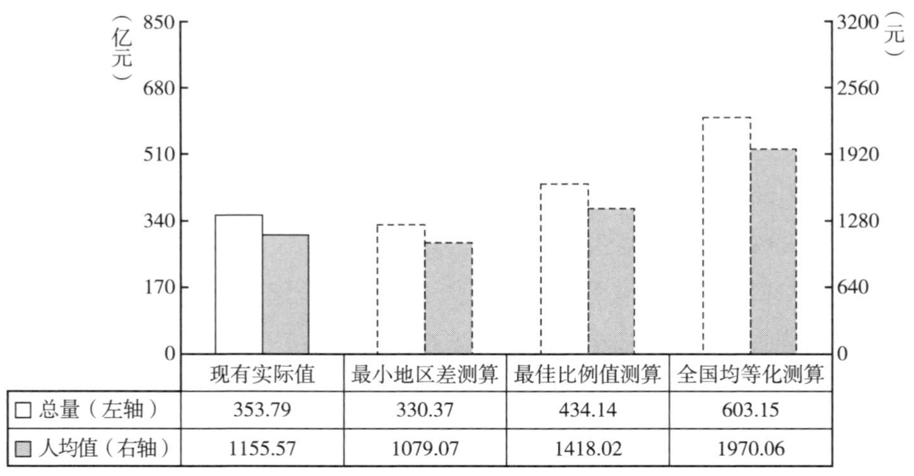

	现有实际值	最小地区差测算	最佳比例值测算	全国均等化测算
□ 总量（左轴）	353.79	330.37	434.14	603.15
▨ 人均值（右轴）	1155.57	1079.07	1418.02	1970.06

图 7　2017 年重庆卫生投入总量、人均值增长差距测算

实线：现有实际值；虚线：目标测算值。最小地区差测算：假设全国及 31 个省域公共卫生投入以人均值计算实现 2000 年以来历年最小地区差；最佳比例值测算：假设当地产值—财政支出—教科文卫综合投入—卫生投入间均实现 2000 年以来历年最佳比值；全国均等化测算：假设全国及 31 个省域公共卫生投入以人均值计算实现均等化（皆取北京人均值）。

（1）最小地区差目标：假设当地实现2000年以来历年最小地区差，即高于全国总体人均值各地取向下最接近全国人均值的“最小地区差”反推当地演算值，而低于全国总体人均值各地取向上最接近全国人均值的“最小地区差”反推当地演算值（上下偏差皆为偏离全国人均值基准的差距）。按照这一“应然目标”测算，2017年重庆卫生投入人均值应为1079.07元，总量应为330.37亿元，系现有实际值的93.38%。

（2）最佳比例值目标：假设当地产值—财政支出、财政支出—教科文卫综合投入、教科文卫综合投入—卫生投入之间均实现2000年以来历年最佳比值，以三项最佳比值叠加演算。按照这一“应然目标”测算，2017年重庆卫生投入人均值应为1418.02元，总量应为434.14亿元，系现有实际值的122.71%。

（3）全国均等化目标：假设当地弥合既有地区差实现全国均等化（取北京现有人均值），即高于北京人均值各地向下趋同一致，而低于北京人均值各地向上趋同一致。按照这一“理想目标”测算，2017年重庆卫生投入人均值应为1970.06元，总量应为603.15亿元，系现有实际值的170.48%。

实际上，以上假定测算得出重要发现：如果各地普遍实现“最小地区差”增长目标，那么卫生投入人均值地区差将普遍明显缩小，各地卫生投入人均值将会逐步趋近，为今后实现全国卫生投入均等化（以人均值衡量）奠定良好基础。最终达到全国各地卫生投入均等化正是公共财政、公共卫生服务追求的理想目标。

R.22

内蒙古：2016 ~2017年卫生投入指数提升第2位

陈晓磊*

摘　要： 2000 ~ 2017 年，内蒙古卫生投入总量由 9.11 亿元增至 323.48 亿元，年均增长 23.37%，较明显高于全国平均增长 1.41 个百分点。当地卫生投入增长显著高于产值增长，也明显高于财政收入、财政支出增长；同时明显高于教育投入增长，也较明显高于科技投入增长，亦明显高于文化投入增长。内蒙古综合评价排行：在省域横向测评中，处于 2017 年度卫生投入指数排名第 7 位；在自身纵向测评中，处于 2000 ~ 2017 年卫生投入指数提升第 14 位，2005 ~ 2017 年卫生投入指数提升第 15 位，2010 ~ 2017 年卫生投入指数提升第 15 位，2016 ~ 2017 年卫生投入指数提升第 2 位。

关键词： 内蒙古　卫生投入　综合评价　增长检验

本项研究同时检测内蒙古卫生投入总量、人均值增长和地区差变化，经济、财政增长的相关社会背景，教科文卫投入增长的相邻同步关系，综合测评内蒙古 2017 年公共卫生投入增长指数排名；最后通过其间多重关系交叠检验，以曾有和应有“合理值”测算内蒙古卫生投入当前增长“应然差距”。

---

* 陈晓磊，昆明市社会科学院产业发展研究所研究实习员，主要从事昆明市新兴产业发展研究。

一　卫生投入及其相关背景基本态势

（一）经济财政基本面背景状况

2000 年以来内蒙古卫生投入总量增长及相关背景关系态势见图 1。

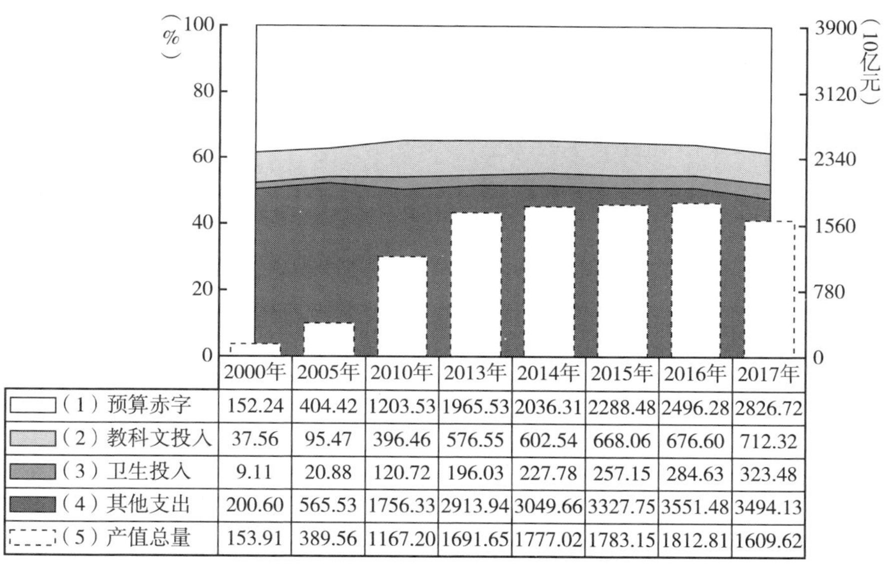

	2000年	2005年	2010年	2013年	2014年	2015年	2016年	2017年
（1）预算赤字	152.24	404.42	1203.53	1965.53	2036.31	2288.48	2496.28	2826.72
（2）教科文投入	37.56	95.47	396.46	576.55	602.54	668.06	676.60	712.32
（3）卫生投入	9.11	20.88	120.72	196.03	227.78	257.15	284.63	323.48
（4）其他支出	200.60	565.53	1756.33	2913.94	3049.66	3327.75	3551.48	3494.13
（5）产值总量	153.91	389.56	1167.20	1691.65	1777.02	1783.15	1812.81	1609.62

图 1　2000 年以来内蒙古卫生投入总量增长及相关背景关系态势

左轴面积：本级财政预算赤字（中央财政税收返还和转移支付等，“财政包干”地区可为国债份额）、教科文投入、卫生投入、其他支出总量（亿元转换为%），（2）＋（3）＋（4）＝财政支出总量，（2）＋（3）＋（4）－（1）＝财政收入总量，各项数值呈直观比例。右轴柱形：产值总量（10 亿元，增长演算取亿元）。

2000～2017 年，内蒙古产值总量增长 945.82%，年均增长 14.81%；财政收入总量增长 1692.29%，年均增长 18.50%；财政支出总量增长 1731.98%，年均增长 18.66%；教科文卫综合投入（图 1 中教科文投入与卫生投入之和，后同）总量增长 2119.41%，年均增长 20.00%；教科文卫综合投入之外财政支出统归为“其他支出”，其总量增长 1641.84%，年均增长 18.30%。

在此期间，内蒙古教科文卫综合投入总量年均增长高于产值年增 5.19 个百分点，高于财政收入年增 1.50 个百分点，高于财政支出年增 1.34 个百分点，高于其他支出年增 1.70 个百分点。

“十五”以来，内蒙古教科文卫建设作为公共服务的一个重要方面，确实处于一种极为特殊的优先发展地位。“十一五”以来，内蒙古教科文卫综合投入增长高于其他支出增长的情况更加明显。

（二）卫生投入总量增长状况

2000 年以来内蒙古卫生投入总量及相邻关系、占全国份额变动态势见图 2。

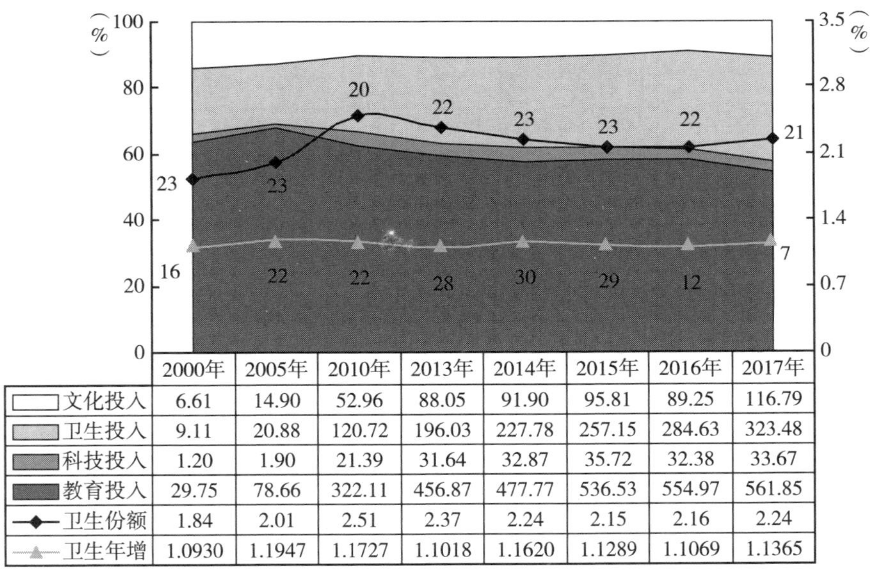

	2000年	2005年	2010年	2013年	2014年	2015年	2016年	2017年
文化投入	6.61	14.90	52.96	88.05	91.90	95.81	89.25	116.79
卫生投入	9.11	20.88	120.72	196.03	227.78	257.15	284.63	323.48
科技投入	1.20	1.90	21.39	31.64	32.87	35.72	32.38	33.67
教育投入	29.75	78.66	322.11	456.87	477.77	536.53	554.97	561.85
卫生份额	1.84	2.01	2.51	2.37	2.24	2.15	2.16	2.24
卫生年增	1.0930	1.1947	1.1727	1.1018	1.1620	1.1289	1.1069	1.1365

图 2　2000 年以来内蒙古卫生投入总量及相邻关系、占全国份额变动态势

左轴面积：教育、科技、卫生、文化投入总量（亿元转换为%），各项数值呈直观比例。右轴曲线：卫生投入年增指数（上年 =1，小于 1 为负增长，保留 4 位小数，正文转换为 2 位小数增长百分比，后同）；卫生投入占全国份额（%）。标注历年增长、份额省域位次。

2000～2017 年，内蒙古卫生投入总量由 9.11 亿元增至 323.48 亿元，总增长 3450.82%，年均增长 23.37%，省域间增长位次排序第 14 位。其中，“十五”期间年增 18.04%，“十一五”期间年增 42.04%，“十二五”以来年均增长 15.12%。最高增长年度为 2009 年，增长 72.08%；最低增长年度为 2004 年，增长 2.26%。

相比之下，内蒙古卫生投入总量年均增长高于产值年增 8.56 个百分点，其中“十五”期间低于产值年增 2.37 个百分点，“十一五”期间高于产值年增 17.50 个百分点，“十二五”以来高于产值年增 10.42 个百分点；同时高于财政收入年增 4.87 个百分点，其中“十五”期间低于财政收入年增 5.86 个百分点，“十一五”期间高于财政收入年增 11.05 个百分点，“十二五”以来高于财政收入年增 8.25 个百分点；高于财政支出年增 4.71 个百分点，其中“十五”期间低于财政支出年增 4.45 个百分点，“十一五”期间高于财政支出年增 14.81 个百分点，“十二五”以来高于财政支出年增 4.77 个百分点。

检测其间历年增长相关系数，卫生投入与产值增长之间为 0.5383，与财政收入增长之间为 0.4571，与财政支出增长之间为 0.5592，即分别在 53.83%、45.71%、55.92% 程度上成正比，同步增长相关性较低。这表明，内蒙古产值、财政收入、财政支出与卫生投入增长之间尚未形成稳定、良好的多重“协调增长”关系。

细致对比，内蒙古卫生投入总量年均增长高于教科文三项投入年增 4.47 个百分点，其中“十五”期间低于教科文投入年增 2.47 个百分点，“十一五”期间高于教科文投入年增 9.10 个百分点，“十二五”以来高于教科文投入年增 6.39 个百分点。在 2000 年以来内蒙古教科文卫综合投入优先高增长当中，卫生投入增长处于良性平衡状态。从图 2 亦可清楚、直观地看出，卫生投入所占面积呈逐渐拓宽之势，表明其在教科文卫综合投入中的比例份额持续增高。

与此同时，全国卫生投入总量增长 2823.69%，年增 21.96%。2000 年以来，内蒙古卫生投入总量年均增长高于全国年增 1.41 个百分点，占全国份额从 2000 年的 1. 84% 上升至 2017 年的 2. 24%，省域间份额位次从第 23 位上升为第 21 位。

（三）人均值增长及其地区差变动状况

2000 年以来内蒙古卫生投入人均值及其地区差变动态势见图 3。

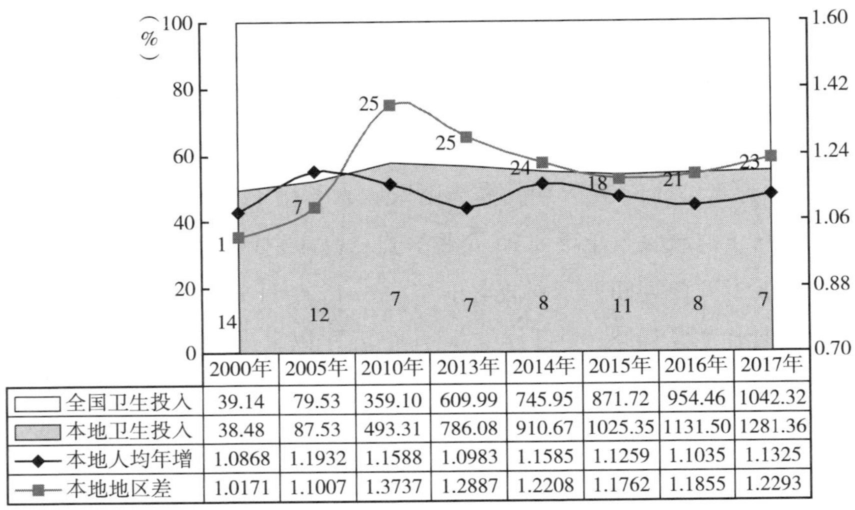

	2000年	2005年	2010年	2013年	2014年	2015年	2016年	2017年
全国卫生投入	39.14	79.53	359.10	609.99	745.95	871.72	954.46	1042.32
本地卫生投入	38.48	87.53	493.31	786.08	910.67	1025.35	1131.50	1281.36
本地人均年增	1.0868	1.1932	1.1588	1.0983	1.1585	1.1259	1.1035	1.1325
本地地区差	1.0171	1.1007	1.3737	1.2887	1.2208	1.1762	1.1855	1.2293

图 3　2000 年以来内蒙古卫生投入人均值及其地区差变动态势

左轴面积：本地、全国卫生投入人均值（元转换为%），二者历年变动呈直观比例。右轴曲线：本地人均值年增指数（上年 =1，小于 1 为负增长，由于历年人口增长，人均值年增指数略低于总量年增指数）；本地人均值地区差指数（无差距 =1，保留 4 位小数检测细微差异）。标注历年本地人均值及其地区差省域位次。

2000 ~2017 年，内蒙古卫生投入人均值由 38. 48 元增至 1281. 36 元，总增长 3229. 94%，年均增长 22. 90%，省域间增长位次排序第 14 位。其中，“十五”期间年增 17. 86%，“十一五”期间年增 41. 32%，“十二五”以来年均增长 14. 61%。最高增长年度为 2009 年，增长 71. 47%；最低增长年度为 2004 年，增长 2. 16%。

与此同时，全国卫生投入人均值总增长 2563. 06%，年均增长 21. 30%。2000 年以来，内蒙古卫生投入人均值年均增长高于全国年增 1. 60 个百分点，人均绝对数值从2000年为全国人均值的98.31%上升至2017年为全国人均值的122.93%，省域间人均绝对值高低位次从第14位上升为第7位。

同期，内蒙古卫生投入人均值地区差由1.0171扩大至1.2293，扩大20.86%，省域间地区差扩减变化位次排序第28位，地区差指数大小（倒序）位次从第1位下降为第23位。其中，“十五”期间扩大8.22%，“十一五”期间扩大24.80%，“十二五”以来地区差缩小10.51%。最小地区差为2000年的1.0171，最大地区差为2009年的1.4190。

内蒙古产值、财政收入和支出，以及教科文卫投入各类人均值地区差变动检测：其间仅有产值、财政收入、教育投入地区差呈现为缩小态势，但2017年地区差均非历年最小值即反而有所扩大。这无疑表明，可以用人均值差异来衡量的公共财政、公共服务投入均等化成效尚未取得全面进展，而这是公共卫生服务均等化的基础。

据既往历年动态推演测算，2020年内蒙古公共卫生投入地区差将为1.2788，相比当前略微扩增；2035年内蒙古公共卫生投入地区差将为1.5579，相比当前继续显著扩增。这是长期预测的理论演算值，基于既往增长态势合理推演供参考。

二 卫生投入相关协调性态势

（一）相关背景变动状况

2000年以来内蒙古卫生投入相关背景比值变动态势见图4。

1. 卫生投入与产值比

2000~2017年，内蒙古卫生投入总量年均增长高于产值年增8.56个百分点，其中“十五”期间年增偏低2.37个百分点，“十一五”期间年增偏高17.50个百分点，“十二五”以来年均增长偏高10.42个百分点。基于二者历年不同增长，内蒙古卫生投入与产值比从0.59%增高至2.01%，上升1.42个百分点，省域间升降变化位次排序第18位。由于各地不同变动，内

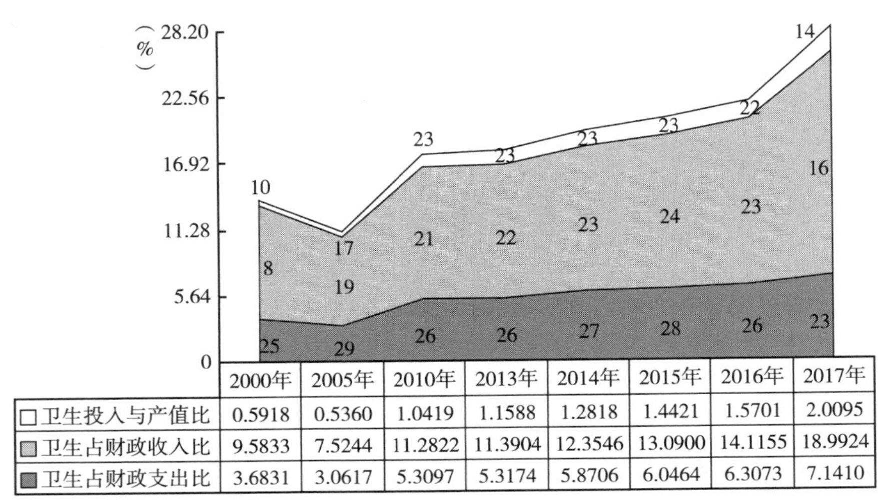

	2000年	2005年	2010年	2013年	2014年	2015年	2016年	2017年
□卫生投入与产值比	0.5918	0.5360	1.0419	1.1588	1.2818	1.4421	1.5701	2.0095
▥卫生占财政收入比	9.5833	7.5244	11.2822	11.3904	12.3546	13.0900	14.1155	18.9924
■卫生占财政支出比	3.6831	3.0617	5.3097	5.3174	5.8706	6.0464	6.3073	7.1410

图 4　2000 年以来内蒙古卫生投入相关背景比值变动态势

左轴面积：卫生投入与产值比、占财政收入和支出比（%），各项比值历年升降呈直观比例。比值过小保留 4 位小数演算，正文按惯例保留 2 位小数。标注各项比值省域位次。

蒙古比值高低位次从第 10 位下降为第 14 位。最高比值为 2017 年的 2.01%，最低比值为 2005 年的 0.54%。

2. 卫生投入占财政收入比

2000～2017 年，内蒙古卫生投入总量年均增长高于财政收入年增 4.87 个百分点，其中“十五”期间年增偏低 5.86 个百分点，“十一五”期间年增偏高 11.05 个百分点，“十二五”以来年均增长偏高 8.25 个百分点。基于二者历年不同增长，内蒙古卫生投入占财政收入比从 9.58% 增高至 18.99%，上升 9.41 个百分点，省域间升降变化位次排序第 22 位。由于各地不同变动，内蒙古比值高低位次从第 8 位下降为第 16 位。最高比值为 2017 年的 18.99%，最低比值为 2005 年的 7.52%。

3. 卫生投入占财政支出比

2000～2017 年，内蒙古卫生投入总量年均增长高于财政支出年增 4.71 个百分点，其中“十五”期间年增偏低 4.45 个百分点，“十一五”期间年增偏高 14.81 个百分点，“十二五”以来年均增长偏高 4.77 个百分点。基于二者历年不同增长，内蒙古卫生投入占财政支出比从 3.68% 增高至 7.14%，上升 3.46 个百分点，省域间升降变化位次排序第 16 位，比值高低位次从第 25 位上升为第 23 位。最高比值为 2017 年的 7.14%，最低比值为 2005 年的 3.06%。

（二）相邻关系变动状况

2000 年以来内蒙古卫生投入相邻关系比值变动态势见图 5。

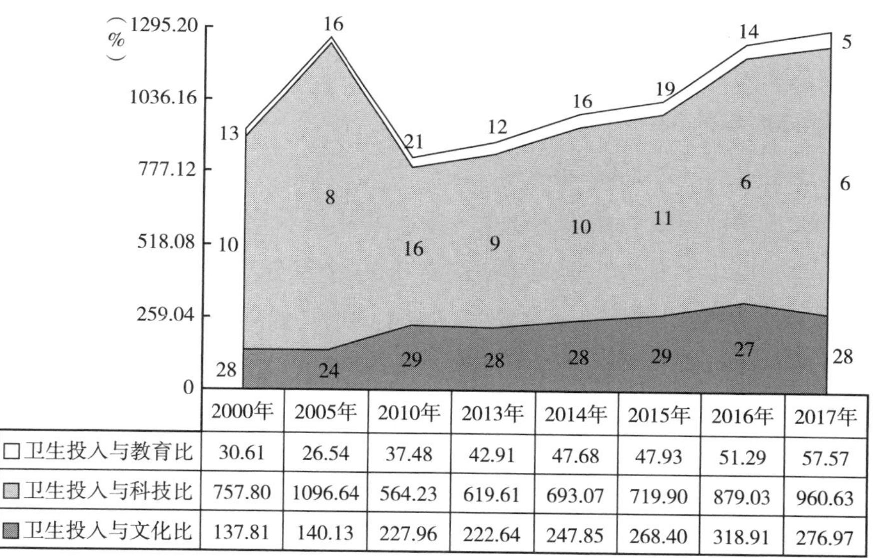

	2000年	2005年	2010年	2013年	2014年	2015年	2016年	2017年
□卫生投入与教育比	30.61	26.54	37.48	42.91	47.68	47.93	51.29	57.57
▨卫生投入与科技比	757.80	1096.64	564.23	619.61	693.07	719.90	879.03	960.63
■卫生投入与文化比	137.81	140.13	227.96	222.64	247.85	268.40	318.91	276.97

图 5　2000 年以来内蒙古卫生投入相邻关系比值变动态势

左轴面积：卫生投入与教育、科技、文化投入比（%），各项比值历年升降呈直观比例。标注各项比值省域位次。

1. 卫生投入与教育投入比

2000～2017 年，内蒙古卫生投入总量年均增长高于教育投入年增 4.50 个百分点，其中“十五”期间年增偏低 3.43 个百分点，“十一五”期间年增偏高 9.47 个百分点，“十二五”以来年均增长偏高 6.85 个百分点。基于二者历年不同增长，内蒙古卫生投入与教育投入比从 30.61% 增高至 57.57%，上升 26.96 个百分点，省域间升降变化位次排序第 14 位，比值高低位次从第 13 位上升为第 5 位。最高比值为 2017 年的 57.57%，最低比值为 2002 年的 25.71%。

2. 卫生投入与科技投入比

2000～2017 年，内蒙古卫生投入总量年均增长高于科技投入年增 1.70 个百分点，其中“十五”期间年增偏高 8.41 个百分点，“十一五”期间年增偏低 20.25 个百分点，“十二五”以来年均增长偏高 8.42 个百分点。基于二者历年不同增长，内蒙古卫生投入与科技投入比从 757.80% 增高至 960.63%，上升 202.83 个百分点，省域间升降变化位次排序第 6 位，比值高低位次从第 10 位上升为第 6 位。最高比值为 2006 年的 1322.76%，最低比值为 2008 年的 389.37%。

3. 卫生投入与文化投入比

2000～2017 年，内蒙古卫生投入总量年均增长高于文化投入年增 4.97 个百分点，其中“十五”期间年增偏高 0.39 个百分点，“十一五”期间年增偏高 13.17 个百分点，“十二五”以来年均增长偏高 3.16 个百分点。基于二者历年不同增长，内蒙古卫生投入与文化投入比从 137.81% 增高为 276.97%，上升 139.16 个百分点，省域间升降变化位次排序第 24 位，比值高低位次前后保持在第 28 位。最高比值为 2016 年的 318.91%，最低比值为 2002 年的 129.95%。

三　2017年卫生投入纵横向双重测评

综合以上分析，2000 年以来内蒙古卫生投入总量年均增长 23.37%，较明显高于全国平均增长 1.41 个百分点，人均值地区差扩大 20.86%；当地卫生投入增长显著高于产值增长，也明显高于财政收入、财政支出增长；同时明显高于教育投入增长，也较明显高于科技投入增长，亦明显高于文化投入增长。这些都集中体现在卫生投入增长综合指数测评演算之中。2000 年以来内蒙古卫生投入增长综合指数变动态势见图 6。

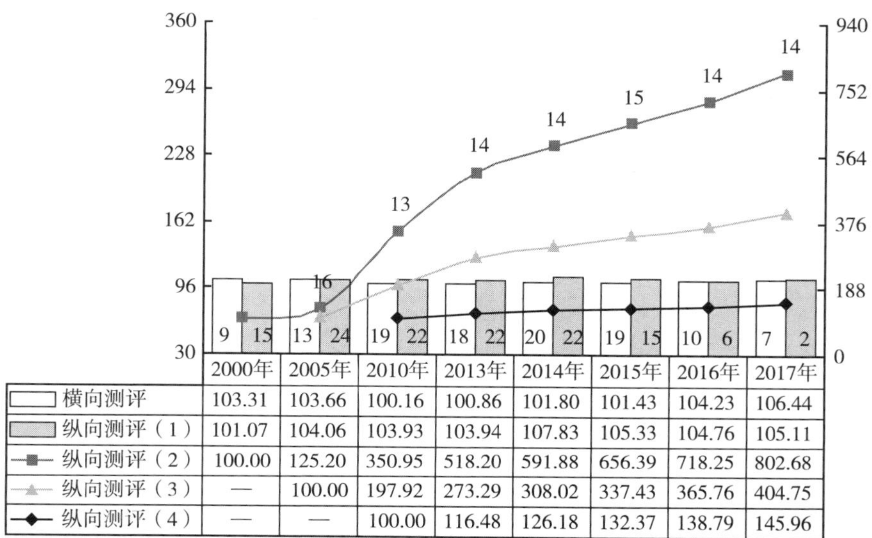

	2000年	2005年	2010年	2013年	2014年	2015年	2016年	2017年
横向测评	103.31	103.66	100.16	100.86	101.80	101.43	104.23	106.44
纵向测评（1）	101.07	104.06	103.93	103.94	107.83	105.33	104.76	105.11
纵向测评（2）	100.00	125.20	350.95	518.20	591.88	656.39	718.25	802.68
纵向测评（3）	—	100.00	197.92	273.29	308.02	337.43	365.76	404.75
纵向测评（4）	—	—	100.00	116.48	126.18	132.37	138.79	145.96

图6　2000年以来内蒙古卫生投入增长综合指数变动态势

左轴柱形：左横向测评（无差距理想值＝100）；右纵向测评（1），上年＝100。右轴曲线：纵向测评（起点年基数值＝100），（2）以2000年为起点，（3）以2005年为起点，（4）以2010年为起点。标注横向测评、纵向测评（1）（2）省域排行，纵向测评（2）起点年不计。

1. 各年度理想值横向检测指数

以卫生投入人均值地区无差距、文化消费与投入同构占比无差距状态为“理想值”100，2017年内蒙古卫生投入增长状况此项综合指数为106.44，处于省域间第7位，高于无差距理想值6.44%，也高于上年测评指数2.21个点。

各年度此项综合指数对比，2000～2011年、2013～2017年17个年度高于无差距理想值100；2001年、2003年、2005～2006年、2009年、2011年、2013～2014年、2016～2017年10个年度高于上年指数值。其中，最高值为2003年的109.92，最低值为2012年的99.93。内蒙古此项综合指数在省域间排行变化，2000年为第9位，2005年为第13位，2010年为第19位，2017年从上年第10位上升为第7位。

2. 2000年以来基数值纵向检测指数

以“九五”末年2000年为起点基数值100，2017年内蒙古卫生投入增长状况此项综合指数为802.68，处于省域间第14位，高出2000年起点基数702.68%，也高出上年测评指数84.43个点。

“十五”以来各年度此项综合指数对比，全部各个年度均高于2000年起点基数值100；2002～2003年、2005～2017年15个年度高于上年指数值。其中，最高值为2017年的802.68，最低值为2001年的105.60。内蒙古此项综合指数在省域间排行变化，2000年起点不计，2005年为第16位，2010年为第13位，2017年与上年持平，皆为第14位。

3. 2005年以来基数值纵向检测指数

以“十五”末年2005年为起点基数值100，2017年内蒙古卫生投入增长状况此项综合指数为404.75，处于省域间第15位，高出2005年起点基数304.75%，也高出上年测评指数38.99个点。

“十一五”以来各年度此项综合指数对比，全部各个年度均高于2005年起点基数值100；全部各个年度均高于上年指数值。其中，最高值为2017年的404.75，最低值为2006年的108.97。内蒙古此项综合指数在省域间排行变化，2005年起点不计，2010年为第14位，2017年从上年第17位上升为第15位。

4. 2010年以来基数值纵向检测指数

以“十一五”末年2010年为起点基数值100，2017年内蒙古卫生投入增长状况此项综合指数为145.96，处于省域间第15位，高出2010年起点基数45.96%，也高出上年测评指数7.17个点。

“十二五”以来各年度此项综合指数对比，全部各个年度均高于2010年起点基数值100；全部各个年度均高于上年指数值。其中，最高值为2017年的145.96，最低值为2011年的109.49。内蒙古此项综合指数在省域间排行变化，2010年起点不计，2013年为第15位，2017年从上年第16位上升为第15位。

5. 逐年度基数值纵向检测指数

以上一年（2016年）为起点基数值100，2017年内蒙古卫生投入增长状况此项综合指数为105.11，处于省域间第2位，高出2016年起点基数

5.11%，也高出上年基于2015年基数值的测评指数0.35个点。

逐年度此项综合指数对比，2000～2003年、2005～2017年17个年度高于自身上年起点基数值100；2001年、2003年、2005～2007年、2009年、2011年、2013～2014年、2017年10个年度高于上年指数值。其中，最高值为2009年的118.94，最低值为2004年的98.60。内蒙古此项综合指数在省域间排行变化，2000年为第15位，2005年为第24位，2010年为第22位，2017年从上年第6位上升为第2位。

四 2017年卫生投入增长差距测算

2017年内蒙古卫生投入总量、人均值增长差距测算见图7，其中包括“最佳比例值”“最小地区差”“全国均等化”三项，前两项属于协调、均衡增长“应然目标”（依据曾经出现的历年最佳关系值）测算，后一项属于全国各地完全实现均衡发展“理想目标”测算。

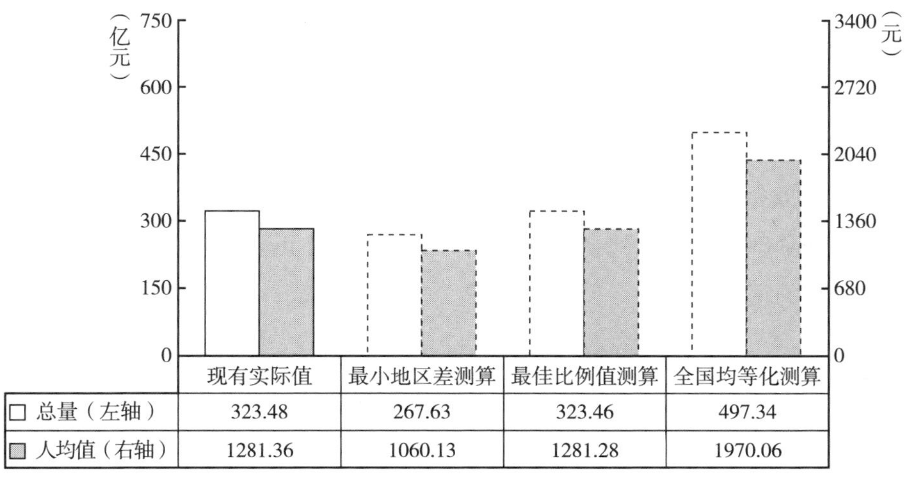

	现有实际值	最小地区差测算	最佳比例值测算	全国均等化测算
□ 总量（左轴）	323.48	267.63	323.46	497.34
▨ 人均值（右轴）	1281.36	1060.13	1281.28	1970.06

图7 2017年内蒙古卫生投入总量、人均值增长差距测算

实线：现有实际值；虚线：目标测算值。最小地区差测算：假设全国及31个省域公共卫生投入以人均值计算实现2000年以来历年最小地区差；最佳比例值测算：假设当地产值—财政支出—教科文卫综合投入—卫生投入间均实现2000年以来历年最佳比值；全国均等化测算：假设全国及31个省域公共卫生投入以人均值计算实现均等化（皆取北京人均值）。

（1）最小地区差目标：假设当地实现2000年以来历年最小地区差，即高于全国总体人均值各地取向下最接近全国人均值的“最小地区差”反推当地演算值，而低于全国总体人均值各地取向上最接近全国人均值的“最小地区差”反推当地演算值（上下偏差皆为偏离全国人均值基准的差距）。按照这一“应然目标”测算，2017年内蒙古卫生投入人均值应为1060.13元，总量应为267.63亿元，系现有实际值的82.73%。

（2）最佳比例值目标：假设当地产值—财政支出、财政支出—教科文卫综合投入、教科文卫综合投入—卫生投入之间均实现2000年以来历年最佳比值，以三项最佳比值叠加演算。按照这一“应然目标”测算，2017年内蒙古卫生投入人均值应为1281.28元，总量应为323.46亿元，系现有实际值的99.99%。

（3）全国均等化目标：假设当地弥合既有地区差实现全国均等化（取北京现有人均值），即高于北京人均值各地向下趋同一致，而低于北京人均值各地向上趋同一致。按照这一“理想目标”测算，2017年内蒙古卫生投入人均值应为1970.06元，总量应为497.34亿元，系现有实际值的153.75%。

实际上，以上假定测算得出重要发现：如果各地普遍实现“最小地区差”增长目标，那么卫生投入人均值地区差将普遍明显缩小，各地卫生投入人均值将会逐步趋近，为今后实现全国卫生投入均等化（以人均值衡量）奠定良好基础。最终达到全国各地卫生投入均等化正是公共财政、公共卫生服务追求的理想目标。

ℝ.23

山东：2010~2017年卫生投入指数提升第7位

郑先芳*

摘　要： 2000~2017年，山东卫生投入总量由28.26亿元增至829.27亿元，年均增长21.99%，略微高于全国平均增长0.03个百分点。当地卫生投入增长显著高于产值增长，也明显高于财政收入、财政支出增长；同时明显高于教育投入增长，但明显低于科技投入增长，而显著高于文化投入增长。山东综合评价排行：在省域横向测评中，处于2017年度卫生投入指数排名第30位；在自身纵向测评中，处于2000~2017年卫生投入指数提升第19位，2005~2017年卫生投入指数提升第16位，2010~2017年卫生投入指数提升第7位，2016~2017年卫生投入指数提升第31位。

关键词： 山东　卫生投入　综合评价　增长检验

本项研究同时检测山东卫生投入总量、人均值增长和地区差变化，经济、财政增长的相关社会背景，教科文卫投入增长的相邻同步关系，综合测评山东2017年公共卫生投入增长指数排名；最后通过其间多重关系交叠检验，以曾有和应有“合理值”测算山东卫生投入当前增长“应然差距”。

* 郑先芳，昆明市社会科学院城市历史文化研究所研究实习员，主要从事社会公共服务研究。

一　卫生投入及其相关背景基本态势

（一）经济财政基本面背景状况

2000 年以来山东卫生投入总量增长及相关背景关系态势见图 1。

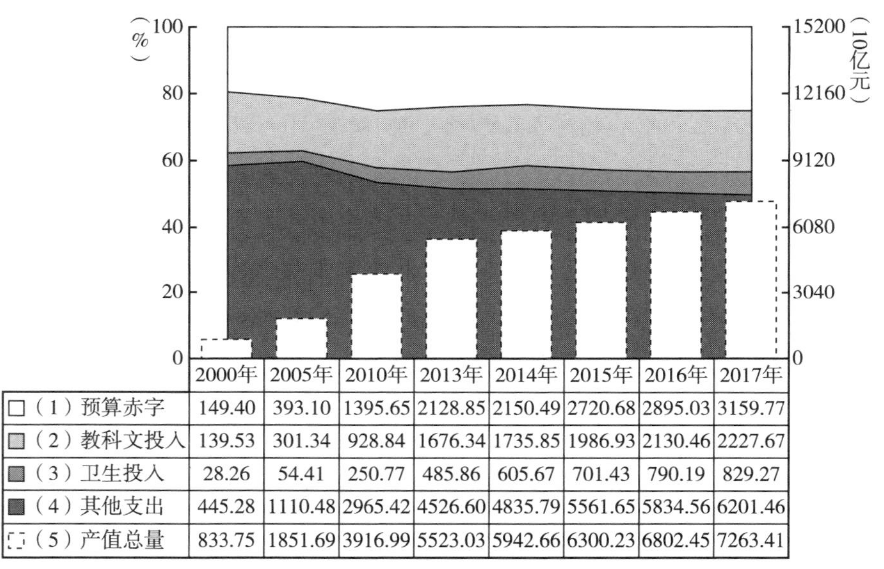

	2000年	2005年	2010年	2013年	2014年	2015年	2016年	2017年
□（1）预算赤字	149.40	393.10	1395.65	2128.85	2150.49	2720.68	2895.03	3159.77
■（2）教科文投入	139.53	301.34	928.84	1676.34	1735.85	1986.93	2130.46	2227.67
■（3）卫生投入	28.26	54.41	250.77	485.86	605.67	701.43	790.19	829.27
■（4）其他支出	445.28	1110.48	2965.42	4526.60	4835.79	5561.65	5834.56	6201.46
⬚（5）产值总量	833.75	1851.69	3916.99	5523.03	5942.66	6300.23	6802.45	7263.41

图 1　2000 年以来山东卫生投入总量增长及相关背景关系态势

左轴面积：本级财政预算赤字（中央财政税收返还和转移支付等，“财政包干”地区可为国债份额）、教科文投入、卫生投入、其他支出总量（亿元转换为%），（2）+（3）+（4）=财政支出总量，（2）+（3）+（4）-（1）=财政收入总量，各项数值呈直观比例。右轴柱形：产值总量（10 亿元，增长演算取亿元）。

2000 ~2017 年，山东产值总量增长 771.17%，年均增长 13.58%；财政收入总量增长 1215.27%，年均增长 16.37%；财政支出总量增长 1410.15%，年均增长 17.32%；教科文卫综合投入（图 1 中教科文投入与卫生投入之和，后同）总量增长 1721.88%，年均增长 18.62%；教科文卫综合投入之外财政支出统归为“其他支出”，其总量增长 1292.71%，年均增长16.76%。

在此期间，山东教科文卫综合投入总量年均增长高于产值年增5.04个百分点，高于财政收入年增2.25个百分点，高于财政支出年增1.30个百分点，高于其他支出年增1.86个百分点。

“十五”以来，山东教科文卫建设作为公共服务的一个重要方面，确实处于一种极为特殊的优先发展地位。“十一五”以来，山东教科文卫综合投入增长高于其他支出增长的情况更加明显。

（二）卫生投入总量增长状况

2000年以来山东卫生投入总量及相邻关系、占全国份额变动态势见图2。

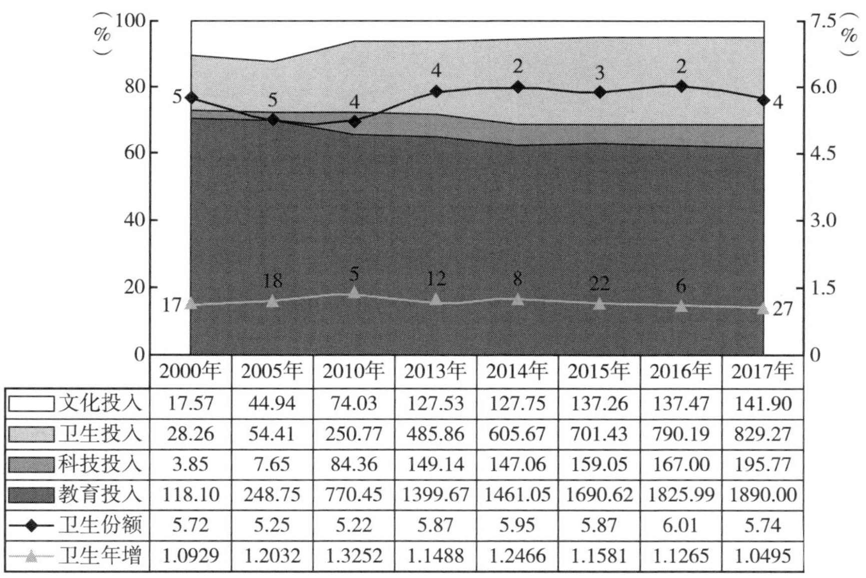

	2000年	2005年	2010年	2013年	2014年	2015年	2016年	2017年
文化投入	17.57	44.94	74.03	127.53	127.75	137.26	137.47	141.90
卫生投入	28.26	54.41	250.77	485.86	605.67	701.43	790.19	829.27
科技投入	3.85	7.65	84.36	149.14	147.06	159.05	167.00	195.77
教育投入	118.10	248.75	770.45	1399.67	1461.05	1690.62	1825.99	1890.00
卫生份额	5.72	5.25	5.22	5.87	5.95	5.87	6.01	5.74
卫生年增	1.0929	1.2032	1.3252	1.1488	1.2466	1.1581	1.1265	1.0495

图2　2000年以来山东卫生投入总量及相邻关系、占全国份额变动态势

左轴面积：教育、科技、卫生、文化投入总量（亿元转换为%），各项数值呈直观比例。右轴曲线：卫生投入年增指数（上年=1，小于1为负增长，保留4位小数，正文转换为2位小数增长百分比，后同）；卫生投入占全国份额（%）。标注历年增长、份额省域位次。

2000 ~2017 年，山东卫生投入总量由 28. 26 亿元增至 829. 27 亿元，总增长 2834. 43% ，年均增长 21. 99% ，省域间增长位次排序第 19 位。其中，“十五”期间年增 14. 00% ，“十一五”期间年增 35. 74% ，“十二五”以来年均增长 18. 63% 。最高增长年度为 2011 年，增长 43. 70% ；最低增长年度为 2017 年，增长 4. 95% 。

相比之下，山东卫生投入总量年均增长高于产值年增 8. 41 个百分点，其中“十五”期间低于产值年增 3. 30 个百分点，“十一五”期间高于产值年增 19. 57 个百分点，“十二五”以来高于产值年增 9. 41 个百分点；同时高于财政收入年增 5. 62 个百分点，其中“十五”期间低于财政收入年增 4. 27 个百分点，“十一五”期间高于财政收入年增 15. 04 个百分点，“十二五”以来高于财政收入年增 6. 58 个百分点；高于财政支出年增 4. 67 个百分点，其中“十五”期间低于财政支出年增 5. 05 个百分点，“十一五”期间高于财政支出年增 12. 64 个百分点，“十二五”以来高于财政支出年增 6. 46 个百分点。

检测其间历年增长相关系数，卫生投入与产值增长之间为 0. 4078，与财政收入增长之间为 0. 5342，与财政支出增长之间为 0. 5833，即分别在 40. 78% 、53. 42% 、58. 33% 程度上成正比，同步增长相关性较低。这表明，山东产值、财政收入、财政支出与卫生投入增长之间尚未形成稳定、良好的多重“协调增长”关系。

细致对比，山东卫生投入总量年均增长高于教科文三项投入年增 4. 29 个百分点，其中“十五”期间低于教科文投入年增 2. 65 个百分点，“十一五”期间高于教科文投入年增 10. 49 个百分点，“十二五”以来高于教科文投入年增 5. 32 个百分点。在 2000 年以来山东教科文卫综合投入优先高增长当中，卫生投入增长处于良性平衡状态。从图 2 亦可清楚、直观地看出，卫生投入所占面积呈逐渐拓宽之势，表明其在教科文卫综合投入中的比例份额持续增高。

与此同时，全国卫生投入总量增长 2823. 69% ，年增 21. 96% 。2000 年以来，山东卫生投入总量年均增长高于全国年增 0. 03 个百分点，占全国份额从 2000 年的 5.72% 上升至 2017 年的 5.74%，省域间份额位次从第 5 位上升为第 4 位。

（三）人均值增长及其地区差变动状况

2000 年以来山东卫生投入人均值及其地区差变动态势见图 3。

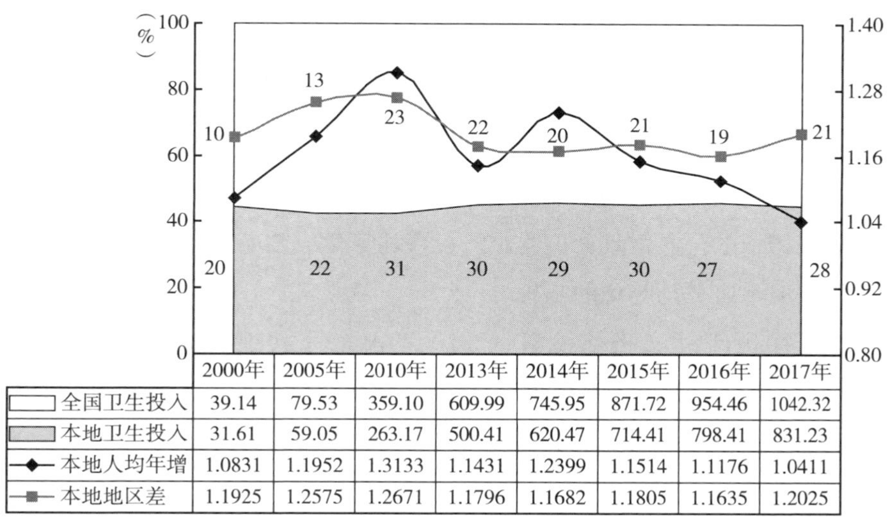

	2000年	2005年	2010年	2013年	2014年	2015年	2016年	2017年
全国卫生投入	39.14	79.53	359.10	609.99	745.95	871.72	954.46	1042.32
本地卫生投入	31.61	59.05	263.17	500.41	620.47	714.41	798.41	831.23
本地人均年增	1.0831	1.1952	1.3133	1.1431	1.2399	1.1514	1.1176	1.0411
本地地区差	1.1925	1.2575	1.2671	1.1796	1.1682	1.1805	1.1635	1.2025

图 3　2000 年以来山东卫生投入人均值及其地区差变动态势

左轴面积：本地、全国卫生投入人均值（元转换为%），二者历年变动呈直观比例。右轴曲线：本地人均值年增指数（上年＝1，小于 1 为负增长，由于历年人口增长，人均值年增指数略低于总量年增指数）；本地人均值地区差指数（无差距＝1，保留 4 位小数检测细微差异）。标注历年本地人均值及其地区差省域位次。

2000～2017 年，山东卫生投入人均值由 31.61 元增至 831.23 元，总增长 2529.64%，年均增长 21.21%，省域间增长位次排序第 19 位。其中，“十五”期间年增 13.31%，“十一五”期间年增 34.84%，“十二五”以来年均增长 17.86%。最高增长年度为 2011 年，增长 42.45%；最低增长年度为 2017 年，增长 4.11%。

与此同时，全国卫生投入人均值总增长 2563.06%，年均增长 21.30%。2000 年以来，山东卫生投入人均值年均增长低于全国年增 0.09 个百分点，人均绝对数值从 2000 年为全国人均值的 80.76% 下降至 2017 年为全国人均值的 79.75%，省域间人均绝对值高低位次从第 20 位下降为第 28 位。

同期，山东卫生投入人均值地区差由 1.1925 扩大至 1.2025，扩大 0.84%，省域间地区差扩减变化位次排序第 25 位，地区差指数大小（倒序）位次从第 10 位下降为第 21 位。其中，“十五”期间扩大 5.45%，“十一五”期间扩大 0.76%，“十二五”以来地区差缩小 5.10%。最小地区差为 2016 年的 1.1635，最大地区差为 2009 年的 1.3320。

山东产值、财政收入和支出，以及教科文卫投入各类人均值地区差变动检测：其间仅有财政收入、财政支出、科技投入地区差呈现为缩小态势，但 2017 年地区差均非历年最小值即反而有所扩大。这无疑表明，可以用人均值差异来衡量的公共财政、公共服务投入均等化成效尚未取得全面进展，而这是公共卫生服务均等化的基础。

据既往历年动态推演测算，2020 年山东公共卫生投入地区差将为 1.2043，相比当前略微扩增；2035 年山东公共卫生投入地区差将为 1.2130，相比当前继续略微扩增。这是长期预测的理论演算值，基于既往增长态势合理推演供参考。

二　卫生投入相关协调性态势

（一）相关背景变动状况

2000 年以来山东卫生投入相关背景比值变动态势见图 4。

1. 卫生投入与产值比

2000～2017 年，山东卫生投入总量年均增长高于产值年增 8.41 个百分点，其中“十五”期间年增偏低 3.30 个百分点，“十一五”期间年增偏高 19.57 个百分点，“十二五”以来年均增长偏高 9.41 个百分点。基于二者历年不同增长，山东卫生投入与产值比从 0.34% 增高至 1.14%，上升 0.80 个百分点，省域间升降变化位次排序第 19 位，比值高低位次从第 29

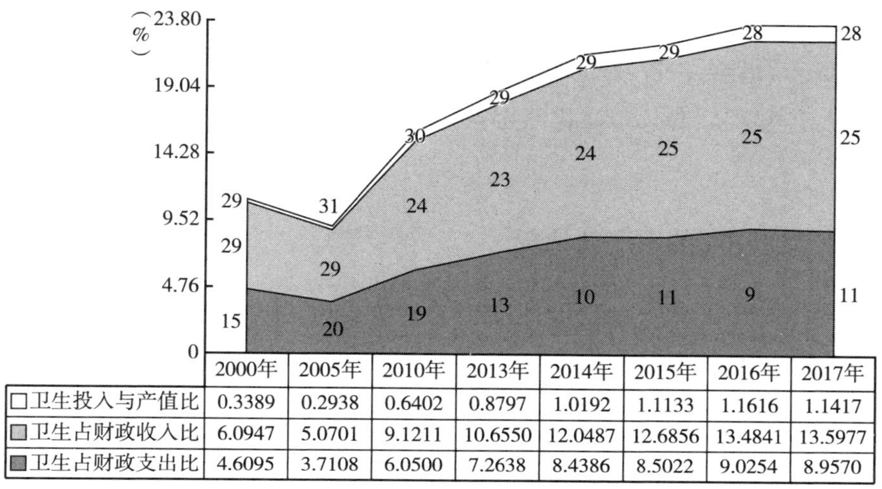

	2000年	2005年	2010年	2013年	2014年	2015年	2016年	2017年
□卫生投入与产值比	0.3389	0.2938	0.6402	0.8797	1.0192	1.1133	1.1616	1.1417
▨卫生占财政收入比	6.0947	5.0701	9.1211	10.6550	12.0487	12.6856	13.4841	13.5977
■卫生占财政支出比	4.6095	3.7108	6.0500	7.2638	8.4386	8.5022	9.0254	8.9570

图 4　2000 年以来山东卫生投入相关背景比值变动态势

左轴面积：卫生投入与产值比、占财政收入和支出比（%），各项比值历年升降呈直观比例。比值过小保留 4 位小数演算，正文按惯例保留 2 位小数。标注各项比值省域位次。

位上升为第 28 位。最高比值为 2016 年的 1.16%，最低比值为 2005 年的 0.29%。

2. 卫生投入占财政收入比

2000 ~ 2017 年，山东卫生投入总量年均增长高于财政收入年增 5.62 个百分点，其中“十五”期间年增偏低 4.27 个百分点，“十一五”期间年增偏高 15.04 个百分点，“十二五”以来年均增长偏高 6.58 个百分点。基于二者历年不同增长，山东卫生投入占财政收入比从 6.09% 增高至 13.60%，上升 7.51 个百分点，省域间升降变化位次排序第 16 位，比值高低位次从第 29 位上升为第 25 位。最高比值为 2017 年的 13.60%，最低比值为 2005 年的 5.07%。

3. 卫生投入占财政支出比

2000 ~ 2017 年，山东卫生投入总量年均增长高于财政支出年增 4.67 个百分点，其中“十五”期间年增偏低 5.05 个百分点，“十一五”期间年增偏高 12.64 个百分点，“十二五”以来年均增长偏高 6.46 个百分点。基于二者历年不同增长，山东卫生投入占财政支出比从 4.61% 增高至 8.96%，上升 4.35 个百分点，省域间升降变化位次排序第 15 位，比值高低位次从第 15 位上升为第 11 位。最高比值为 2016 年的 9.03%，最低比值为 2005 年的 3.71%。

（二）相邻关系变动状况

2000 年以来山东卫生投入相邻关系比值变动态势见图 5。

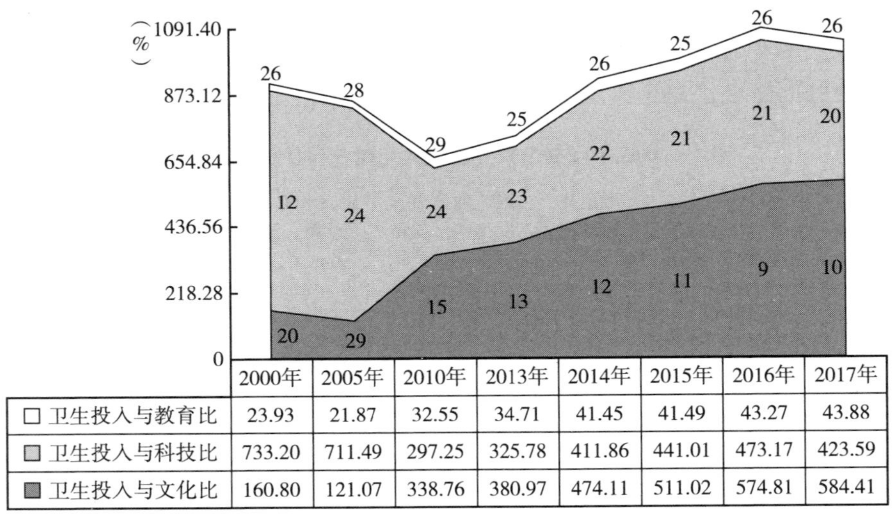

	2000年	2005年	2010年	2013年	2014年	2015年	2016年	2017年
□ 卫生投入与教育比	23.93	21.87	32.55	34.71	41.45	41.49	43.27	43.88
▨ 卫生投入与科技比	733.20	711.49	297.25	325.78	411.86	441.01	473.17	423.59
■ 卫生投入与文化比	160.80	121.07	338.76	380.97	474.11	511.02	574.81	584.41

图 5　2000 年以来山东卫生投入相邻关系比值变动态势

左轴面积：卫生投入与教育、科技、文化投入比（%），各项比值历年升降呈直观比例。标注各项比值省域位次。

1. 卫生投入与教育投入比

2000～2017 年，山东卫生投入总量年均增长高于教育投入年增 4.27 个百分点，其中“十五”期间年增偏低 2.07 个百分点，“十一五”期间年增偏高 10.37 个百分点，“十二五”以来年均增长偏高 4.95 个百分点。基于二者历年不同增长，山东卫生投入与教育投入比从 23.93% 增高至 43.88%，上升 19.95 个百分点，省域间升降变化位次排序第 16 位，比值高低位次前后保持在第 26 位。最高比值为 2017 年的 43.88%，最低比值为 2002 年的 20.62%。

2. 卫生投入与科技投入比

2000～2017 年，山东卫生投入总量年均增长低于科技投入年增 4.01 个百分点，其中"十五"期间年增偏低 0.72 个百分点，"十一五"期间年增偏低 25.88 个百分点，"十二五"以来年均增长偏高 5.85 个百分点。基于二者历年不同增长，山东卫生投入与科技投入比从 733.20% 降低至 423.59%，下降 309.61 个百分点，省域间升降变化位次排序第 21 位，比值高低位次从第 12 位下降为第 20 位。最高比值为 2006 年的 809.78%，最低比值为 2007 年的 214.73%。

3. 卫生投入与文化投入比

2000～2017 年，山东卫生投入总量年均增长高于文化投入年增 8.92 个百分点，其中"十五"期间年增偏低 6.66 个百分点，"十一五"期间年增偏高 25.24 个百分点，"十二五"以来年均增长偏高 8.89 个百分点。基于二者历年不同增长，山东卫生投入与文化投入比从 160.80% 增高为 584.41%，上升 423.61 个百分点，省域间升降变化位次排序第 5 位，比值高低位次从第 20 位上升为第 10 位。最高比值为 2017 年的 584.41%，最低比值为 2005 年的 121.07%。

三　2017年卫生投入纵横向双重测评

综合以上分析，2000 年以来山东卫生投入总量年均增长 21.99%，略微高于全国平均增长 0.03 个百分点，人均值地区差扩大 0.84%；当地卫生投入增长显著高于产值增长，也明显高于财政收入、财政支出增长；同时明显高于教育投入增长，但明显低于科技投入增长，而显著高于文化投入增长。这些都集中体现在卫生投入增长综合指数测评演算之中。2000 年以来山东卫生投入增长综合指数变动态势见图 6。

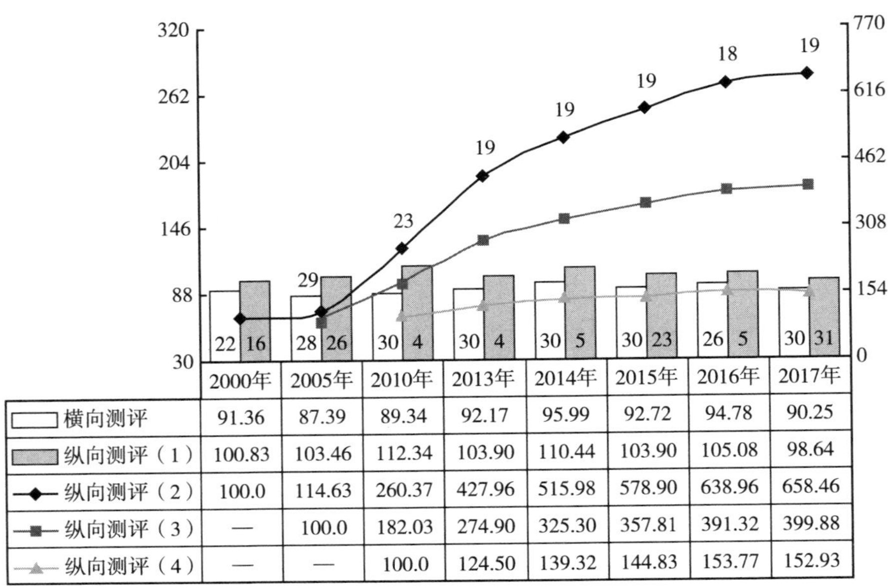

	2000年	2005年	2010年	2013年	2014年	2015年	2016年	2017年
横向测评	91.36	87.39	89.34	92.17	95.99	92.72	94.78	90.25
纵向测评（1）	100.83	103.46	112.34	103.90	110.44	103.90	105.08	98.64
纵向测评（2）	100.0	114.63	260.37	427.96	515.98	578.90	638.96	658.46
纵向测评（3）	—	100.0	182.03	274.90	325.30	357.81	391.32	399.88
纵向测评（4）	—	—	100.0	124.50	139.32	144.83	153.77	152.93

图 6　2000 年以来山东卫生投入增长综合指数变动态势

左轴柱形：左横向测评（无差距理想值 = 100）；右纵向测评（1），上年 = 100。右轴曲线：纵向测评（起点年基数值 = 100），（2）以 2000 年为起点，（3）以 2005 年为起点，（4）以 2010 年为起点。标注横向测评、纵向测评（1）（2）省域排行，纵向测评（2）起点年不计。

1. 各年度理想值横向检测指数

以卫生投入人均值地区无差距、文化消费与投入同构占比无差距状态为“理想值”100，2017 年山东卫生投入增长状况此项综合指数为 90. 25，处于省域间第 30 位，低于无差距理想值 9. 75%，也低于上年测评指数 4. 53 个点。

各年度此项综合指数对比，全部各个年度均低于无差距理想值 100；2002 年、2004 年、2006 年、2008 年、2010 ~ 2011 年、2013 ~ 2014 年、2016 年 9 个年度高于上年指数值。其中，最高值为 2014 年的 95. 99，最低值为 2007 年的 84. 26。山东此项综合指数在省域间排行变化，2000 年为第 22 位，2005 年为第 28 位，2010 年为第 30 位，2017 年从上年第 26 位下降为第 30 位。

2. 2000年以来基数值纵向检测指数

以“九五”末年2000年为起点基数值100，2017年山东卫生投入增长状况此项综合指数为658.46，处于省域间第19位，高出2000年起点基数558.46%，也高出上年测评指数19.50个点。

“十五”以来各年度此项综合指数对比，2003～2017年15个年度高于2000年起点基数值100；全部各个年度均高于上年指数值。其中，最高值为2017年的658.46，最低值为2001年的97.61。山东此项综合指数在省域间排行变化，2000年起点不计，2005年为第29位，2010年为第23位，2017年从上年第18位下降为第19位。

3. 2005年以来基数值纵向检测指数

以“十五”末年2005年为起点基数值100，2017年山东卫生投入增长状况此项综合指数为399.88，处于省域间第16位，高出2005年起点基数299.88%，也高出上年测评指数8.56个点。

“十一五”以来各年度此项综合指数对比，全部各个年度均高于2005年起点基数值100；全部各个年度均高于上年指数值。其中，最高值为2017年的399.88，最低值为2006年的112.72。山东此项综合指数在省域间排行变化，2005年起点不计，2010年为第19位，2017年从上年第13位下降为第16位。

4. 2010年以来基数值纵向检测指数

以“十一五”末年2010年为起点基数值100，2017年山东卫生投入增长状况此项综合指数为152.93，处于省域间第7位，高出2010年起点基数52.93%，但低于上年测评指数0.84个点。

“十二五”以来各年度此项综合指数对比，全部各个年度均高于2010年起点基数值100；2012～2016年5个年度高于上年指数值。其中，最高值为2016年的153.77，最低值为2011年的113.96。山东此项综合指数在省域间排行变化，2010年起点不计，2013年为第4位，2017年从上年第3位下降为第7位。

5. 逐年度基数值纵向检测指数

以上一年（2016 年）为起点基数值 100，2017 年山东卫生投入增长状况此项综合指数为 98.64，处于省域间第 31 位，低于 2016 年起点基数 1.36%，也低于上年基于 2015 年基数值的测评指数 6.44 个点。

逐年度此项综合指数对比，2000 年、2002～2016 年 16 个年度高于自身上年起点基数值 100；2002～2004 年、2006 年、2008 年、2010～2011 年、2014 年、2016 年 9 个年度高于上年指数值。其中，最高值为 2011 年的 115.45，最低值为 2001 年的 97.20。山东此项综合指数在省域间排行变化，2000 年为第 16 位，2005 年为第 26 位，2010 年为第 4 位，2017 年从上年第 5 位下降为第 31 位。

四　2017年卫生投入增长差距测算

2017 年山东卫生投入总量、人均值增长差距测算见图 7，其中包括“最佳比例值”“最小地区差”“全国均等化”三项，前两项属于协调、均衡增长“应然目标”（依据曾经出现的历年最佳关系值）测算，后一项属于全国各地完全实现均衡发展“理想目标”测算。

（1）最小地区差目标：假设当地实现 2000 年以来历年最小地区差，即高于全国总体人均值各地取向下最接近全国人均值的“最小地区差”反推当地演算值，而低于全国总体人均值各地取向上最接近全国人均值的“最小地区差”反推当地演算值（上下偏差皆为偏离全国人均值基准的差距）。按照这一“应然目标”测算，2017 年山东卫生投入人均值应为 871.90 元，总量应为 869.85 亿元，系现有实际值的 104.89%。

（2）最佳比例值目标：假设当地产值—财政支出、财政支出—教科文卫综合投入、教科文卫综合投入—卫生投入之间均实现 2000 年以来历年最佳比值，以三项最佳比值叠加演算。按照这一“应然目标”测算，2017 年山东卫生投入人均值应为 864.63 元，总量应为 862.59 亿元，系现有实际值的 104.02%。

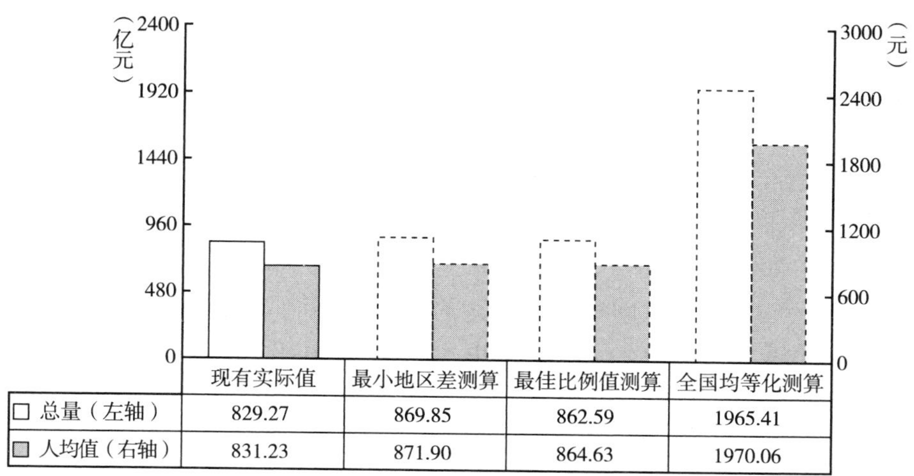

	现有实际值	最小地区差测算	最佳比例值测算	全国均等化测算
□ 总量（左轴）	829.27	869.85	862.59	1965.41
▨ 人均值（右轴）	831.23	871.90	864.63	1970.06

图7　2017年山东卫生投入总量、人均值增长差距测算

实线：现有实际值；虚线：目标测算值。最小地区差测算：假设全国及31个省域公共卫生投入以人均值计算实现2000年以来历年最小地区差；最佳比例值测算：假设当地产值—财政支出—教科文卫综合投入—卫生投入间均实现2000年以来历年最佳比值；全国均等化测算：假设全国及31个省域公共卫生投入以人均值计算实现均等化（皆取北京人均值）。

（3）全国均等化目标：假设当地弥合既有地区差实现全国均等化（取北京现有人均值），即高于北京人均值各地向下趋同一致，而低于北京人均值各地向上趋同一致。按照这一“理想目标”测算，2017年山东卫生投入人均值应为1970.06元，总量应为1965.41亿元，系现有实际值的237.00%。

实际上，以上假定测算得出重要发现：如果各地普遍实现“最小地区差”增长目标，那么卫生投入人均值地区差将普遍明显缩小，各地卫生投入人均值将会逐步趋近，为今后实现全国卫生投入均等化（以人均值衡量）奠定良好基础。最终达到全国各地卫生投入均等化正是公共财政、公共卫生服务追求的理想目标。

Abstract

From 2000 to 2017, the countrywide total residents' health investment increased from 213. 896 billion yuan to 2045. 057 billion yuan, with an average annual growth of 14. 20% . The health investment growth was 0. 99 percentage point higher than the GDP growth; it was 1. 21 percentage point higher than residents' income growth, and 1. 86 percentage point higher than total consumption growth, but 0. 65 percentage point lower than residents' amassment growth. The countrywide urban and rural ratio of the health investment was reduced by 41. 66% , and its regional disparity was reduced by 8. 40% . Based on the dynamic prediction test of calendar year, the countrywide urban and rural ratio of the health consumption will evidently be reduced, and its regional disparity will slightly be reduced to 2020; the urban and rural ratio will continue to significantly be reduced, and the regional disparity will slightly be extended to 2035. If the health consumption data all over China should synchronously achieve a minimum ratio of the urban and rural until the bridging of the urban and rural ratio, the health consumption demand status index would be significantly enhanced.

Based on the fiducial value since 2000, the longitudinal measurement shows a largest rise in the health consumption living demand index of The Central Regions, followed by The West, The Northeast and The East, which means some preliminary effects of the national strategy of regional balanced development; Hubei, Guizhou, Anhui, Guangxi and Henan ranked top five. The lateral measurement based on no-gap ideal value in 2017 shows the gap still exists because of the poor coordination and balance; Hubei, Heilongjiang, Hunan, Tianjin and Beijing ranked top five. Besides, the longitudinal measurement based on the fiducial value shows that since 2005 Hubei, Guizhou, Shanxi, Gansu and Henan ranked top five; since 2010 Hubei, Gansu, Qinghai, Hainan and Sichuan ranked top five; since 2016 Hunan, Guangxi, Beijing, Hubei and Tianjin ranked top five.

At the same time, the national total expenditure for public health investment increased from 49.426 billion yuan to 1445.063 billion yuan, with an average annual growth of 21.96%. The health investment growth was remarkably higher than GDP growth; it was evidently higher than the fiscal revenue growth, and evidently higher than the fiscal expenditure growth; it was evidently higher than the education investment growth, but certainly lower than the science & technology investment growth, and that remarkably higher than the culture investment growth. The regional disparity of the health investment was reduced by 24.70%. With the ultimate goal of resolving the unbalanced and inadequate development, the expected growth target of the national health investment to 2020 is estimated as follows: if the lowest regional differences of the national health investment should be realized, the gross would reach 2598.038 billion yuan, and the per capita value would reach 1843.33 yuan; if the equal per capita value of the national health investment should be realized, the gross would reach 4093.922 billion yuan, and the per capita value would reach 2904.67 yuan.

The rankings of the comprehensive evaluation of the health investment growth across the provinces are as follows: In the lateral evaluation of ideal value without urban-rural and regional gaps, Tibet, Qinghai, Yunnan, Gansu and Guangxi ranked top five in the "2017 annual health investment index leaders"; In the vertical evaluation of self-base value throughout the past years, Anhui, Henan, Shaanxi, Hunan and Chongqing ranked top five in the "2000 - 2017 health investment index runners-up"; Anhui, Hunan, Chongqing, Jiangxi and Henan ranked top five in the "2005 - 2017 health investment index runners-up"; Guangdong, Chongqing, Anhui, Fujian and Hainan ranked top five in the "2010 - 2017 health investment index runners-up"; Anhui, Inner Mongolia, Qinghai, Tianjin and Hainan ranked top five in the "2016 - 2017 health investment index runners-up".

Contents

Ⅰ General Reports

Abstract: Based upon the per capita value in urban and rural comprehensive calculation, the countrywide residents' total consumption in 2017 was 6.58 times that of 2000, the immaterial consumption was 7.92 times and the health consumption was 8.71 times. The proportion of the residents' material consumption evidently fell over 5.95 percentage points and the proportion of the residents' immaterial consumption evidently rose over 5.95 percentage points, showing a certain upgrading change of the consumption structure, and the proportion of the health consumption in total consumption rose over 1.92

percentage points. But the residents' consumption rate evidently fell from 35. 91% to 31. 46% , it rose slightly since the Twelfth Five-Year Plan, and the rate of the health consumption in the residents' income certainly rose from 4. 60% to 5. 52% . The regional disparity of the residents' total consumption and immaterial consumption roundly continued to be reduced, that of the health consumption remarkably was reduced; and the urban and rural ratio of the residents' total consumption and immaterial consumption roundly continued to be reduced, that of the health consumption significantly was reduced. The unbalanced development has improved in the field of the people's livelihood. Based on the dynamic prediction test of calendar year, the countrywide urban and rural ratio of the health consumption will evidently be reduced, and its regional disparity will slightly be reduced to 2020; the urban and rural ratio will continue to significantly be reduced, and the regional disparity will slightly be extended to 2035.

Keywords: Countrywide Area; Health Consumption; Demand Status; Measurement and Evaluation

Abstract: From 2000 to 2017, the national total expenditure for public health increased from 49.426 billion yuan to 1445.063 billion yuan, with an average annual growth of 21.96%. The highest values of the composite index of longitudinal evaluation in each Five-Year Plan period mostly appear in 2017; however it didn't continuously improve but showing ups and downs. In the lateral evaluation, the gap of the ideal value has always been very obvious and the comprehensive index declined slightly from time to time. By in-depth testing the health investment related to its economic and financial background, the similarities to the expenditure for education, science & technology and culture, and the regional balance of all kinds of per capita value calculation, we can reveal the headway and the gaps: (1) The health investment growth was remarkably higher than GDP growth; it was evidently higher than the fiscal revenue growth, and evidently higher than the fiscal expenditure growth; it was evidently higher than the education investment growth, but certainly lower than the science & technology investment growth, and that remarkably higher than the culture investment growth. (2) Besides the culture investment, the regional disparity of all the other kinds of data has narrowed, the regional disparity of the health investment was reduced by 24.70%. It is gradually becoming a reality, not just a pursuit that the whole country has achieved economic and financial "balanced growth" and "equal growth" in the expenditure for education, science & technology and health.

Keywords: Countrywide Area; Health Investment; Growth Test; Comprehensive Evaluation

Ⅱ Technical Report and Comprehensive Analysis

R. 3 Technical Report on the Measuring Systems of the Residents' Health Consumption and Public Health Investment of China

—Comprehensive Weighted Ranking and Growth Gap Test

Wang Ya'nan, Fang Yu, Gao Jun and Zhao Juan / 042

Abstract: This paper is the technical report on "The Measuring Systems of Health Consumption and Public Health Investment of China". Based on the national and provincial available data from 2000 to 2017, it explains the basic data source, the data deduction method, the related numerical relationship, measuring system design and the specific index calculation; and analyses the correlative growth trends reflected by various data facts. By putting the residents' health consumption and public health Investment growth into interrelated background of the economic and financial growth, into the community and people's livelihood development, into the adjacent relation of the E. S. C. H. (education, science & technology, culture, health) Investment growth, and into the regional differences, urban and rural gap of the per capita value, this evaluation system aims to roundly assess the growth coordination and equalization of the residents' health consumption and public health Investment, thus to get the applicable comprehensive evaluation index under the current statistical system meanwhile realizing commensurability, comparability and repeatability.

Keywords: Health Consumption; Health Investment; Growth Trends; Comprehensive Test; Measuring and Ranking

R. 4 Ranking on Status Index of the Residents' Health Consumption Demand across the Countrywide Various Provinces

—*The Test of 2017 and the Measurement to 2020*

Wang Ya'nan, Liu Ting, Li Zhijie and Huang Jianhui / 075

Abstract: "The Residents' Health Consumption Status Index" is one of eight third-class subsystems in "The Measuring System of People's Living Development Index of China". Based on the fiducial value since 2000, the longitudinal measurement shows a largest rise in the health consumption living demand index of The Central Regions, followed by The West, The Northeast and The East, which means some preliminary effects of the national strategy of regional balanced development; Hubei, Guizhou, Anhui, Guangxi and Henan ranked top five. The lateral measurement based on no-gap ideal value in 2017 shows the gap still exists because of the poor coordination and balance; Hubei, Heilongjiang, Hunan, Tianjin and Beijing ranked top five. Besides, the longitudinal measurement based on the fiducial value shows that since 2005 Hubei, Guizhou, Shanxi, Gansu and Henan ranked top five; since 2010 Hubei, Gansu, Qinghai, Hainan and Sichuan ranked top five; since 2016 Hunan, Guangxi, Beijing, Hubei and Tianjin ranked top five. If the health consumption data all over China should synchronously achieve a minimum ratio of the urban and rural until the bridging of the urban and rural ratio, the health consumption demand status index would be significantly enhanced.

Keywords: Overall Well-off; Health Consumption; Living Demand; Measuring and Ranking

R. 5 Ranking on Comprehensive Evaluation of the Health Investment Growth across the Provinces

—*The Test of 2017 and the Measurement to 2020*

Wang Ya'nan, Zhao Juan, Yin Jun and Li Meiting / 102

Abstract: From 2000 to 2017, the total health investment increased with annual average of more than 15% in 31 provinces, in 25 of which by over 20%; Anhui, Shaanxi, Hunan, Henan and Jiangxi ranked top 5 in the total growth. The per capita value of health investment increased with annual average of more than 15% in 29 provinces, in 21 of which by over 20%; Anhui, Shaanxi, Henan, Hunan and Chongqing ranked top 5 in the per capita value growth. The rankings of the comprehensive evaluation of the health investment growth across the provinces are as follows: In the lateral evaluation of ideal value without urban-rural and regional gaps, Tibet, Qinghai, Yunnan, Gansu and Guangxi ranked top five in the "2017 annual health investment index leaders"; In the vertical evaluation of self-base value throughout the past years, Anhui, Henan, Shaanxi, Hunan and Chongqing ranked top five in the "2000 -2017 health investment index runners-up"; Anhui, Hunan, Chongqing, Jiangxi and Henan ranked top five in the "2005 -2017 health investment index runners-up"; Guangdong, Chongqing, Anhui, Fujian and Hainan ranked top five in the "2010 -2017 health investment index runners-up"; Anhui, Inner Mongolia, Qinghai, Tianjin and Hainan ranked top five in the "2016 -2017 health investment index runners-up".

Keywords: Across the Provinces; Health Investment; Comprehensive Evaluation; The Index Ranking

Ⅲ Provincial Reports of Residents' Consumption

R. 6 Hubei: Ranked the 1st in the 2017 Health Consumption Status Index Leaders

Wei Haiyan / 128

Abstract: Based upon the per capita value in Hubei's urban and rural, the residents' total consumption in 2017 was 6.24 times that of 2000, the immaterial consumption was 8.03 times and the health consumption was 14.99 times. The proportion of the residents' immaterial consumption remarkably rose over 7.83 percentage points, showing a remarkable upgrading change of the consumption structure, and the proportion of the health consumption in total consumption rose over 6.29 percentage points. But the residents' consumption rate significantly fell from 44.01% to 28.73%, it rose slightly since the Twelfth Five-Year Plan, and the rate of the health consumption in the residents' income significantly rose from 3.51% to 7.64%. The regional disparity of the residents' immaterial consumption continued to be reduced, but that of the residents' total consumption continued to be extended, that of the health consumption slightly was extended; and the urban and rural ratio of the residents' total consumption and immaterial consumption roundly continued to be reduced, that of the health consumption significantly was reduced.

Keywords: Hubei; Health Consumption; Demand Status; Measuration and Evaluation

R. 7 Hunan: Ranked the 1st in the 2016 -2017 Health Consumption Status Index Runners-up

Yuan Chunsheng / 142

Abstract: Based upon the per capita value in Hunan's urban and rural, the residents' total consumption in 2017 was 6.14 times that of 2000, the immaterial consumption was 8. 40 times and the health consumption was 10. 61 times. The proportion of the residents' immaterial consumption significantly rose over 10. 32 percentage points, showing a significant upgrading change of the consumption structure, and the proportion of the health consumption in total consumption rose over 3. 44 percentage points. But the residents' consumption rate significantly fell from 53. 33% to 35. 87% , it rose slightly since the Twelfth Five-Year Plan, and the rate of the health consumption in the residents' income evidently rose from 4. 07% to 5. 99% . The regional disparity of the residents' but that of the residents' total consumption and immaterial consumption roundly continued to be extended, that of the health consumption evidently was extended; and the urban and rural ratio of the residents' total consumption and immaterial consumption roundly continued to be reduced, that of the health consumption significantly was reduced.

Keywords: Hunan; Health Consumption; Demand Status; Measuration and Evaluation

Abstract: Based upon the per capita value in Heilongjiang's urban and rural, the residents' total consumption in 2017 was 5. 81 times that of 2000, the immaterial consumption was 7. 61 times and the health consumption was 7. 76 times. The proportion of the residents' immaterial consumption significantly rose over 9. 58 percentage points, showing a significant upgrading change of the consumption structure, and the proportion of the health consumption in total consumption rose over 2. 88 percentage points. The residents' consumption rate evidently rose from 32. 62% to 37. 48% , it rose faster since the Twelfth Five-Year Plan, and the rate of the health consumption in the residents' income evidently rose from 6. 51% to 8. 39% . The regional disparity of the residents' but that of the residents' total consumption and immaterial consumption roundly continued to be extended, that of the health consumption slightly was reduced; and the urban and rural ratio of the residents' total consumption and immaterial consumption roundly continued to be reduced, that of the health consumption evidently was reduced.

Keywords: Heilongjiang; Health Consumption; Demand Status; Measuration and Evaluation

R. 9 Guizhou: Ranked the 2nd in the 2000 –2017 Health Consumption Status Index Runners-up *Guo Na* / 168

Abstract: Based upon the per capita value in Guizhou's urban and rural, the residents' total consumption in 2017 was 7. 47 times that of 2000, the immaterial consumption was 11. 57 times and the health consumption was 11. 79 times. The proportion of the residents' immaterial consumption significantly rose over 12. 80 percentage points, showing a significant upgrading change of the consumption structure, and the proportion of the health consumption in total consumption rose over 2. 38 percentage points. But the residents' consumption rate significantly fell from 66. 65% to 36. 18% , it continued to fall since the Twelfth Five-Year Plan, and the rate of the health consumption in the residents' income evidently rose from 3. 36% to 4. 96% . The regional disparity of the residents' total consumption and immaterial consumption roundly continued to be reduced, that of the health consumption slightly was reduced; and the urban and rural ratio of the residents' total consumption and immaterial consumption roundly continued to be reduced, that of the health consumption significantly was reduced.

Keywords: Guizhou; Health Consumption; Demand Status; Measuration and Evaluation

Abstract: Based upon the per capita value in Gansu's urban and rural, the residents' total consumption in 2017 was 7. 65 times that of 2000, the immaterial consumption was 9. 48 times and the health consumption was 10. 81 times. The proportion of the residents' immaterial consumption remarkably rose over 7. 11 percentage points, showing a remarkable upgrading change of the consumption structure, and the proportion of the health consumption in total consumption rose over 2. 71 percentage points. The residents' consumption rate evidently rose from 43. 63% to 48. 36% , it rose faster since the Twelfth Five-Year Plan, and the rate of the health consumption in the residents' income remarkably rose from 5. 25% to 7. 50% . The regional disparity of the residents' total consumption and immaterial consumption roundly continued to be reduced, that of the health consumption certainly was reduced; and the urban and rural ratio of the residents' total consumption and immaterial consumption roundly continued to be reduced, that of the health consumption certainly was reduced.

Keywords: Gansu; Health Consumption; Demand Status; Measuration and Evaluation

Abstract: Based upon the per capita value in Guangxi's urban and rural, the residents' total consumption in 2017 was 5. 72 times that of 2000, the immaterial consumption was 7. 65 times and the health consumption was 10. 83 times. The proportion of the residents' immaterial consumption remarkably rose over 8. 97 percentage points, showing a remarkable upgrading change of the consumption structure, and the proportion of the health consumption in total consumption rose over 3. 73 percentage points. But the residents' consumption rate significantly fell from 51. 79% to 36. 15% , it rose slightly since the Twelfth Five-Year Plan, and the rate of the health consumption in the residents' income evidently rose from 3. 40% to 5. 27% . The regional disparity of the residents' but that of the residents' total consumption and immaterial consumption roundly continued to be extended, that of the health consumption slightly was extended; and the urban and rural ratio of the residents' total consumption and immaterial consumption roundly continued to be reduced, that of the health consumption significantly was reduced.

Keywords: Guangxi; Health Consumption; Demand Status; Measuration and Evaluation

Abstract: Based upon the per capita value in Anhui's urban and rural, the residents' total consumption in 2017 was 7. 67 times that of 2000, the immaterial consumption was 10. 02 times and the health consumption was 12. 55 times. The proportion of the residents' immaterial consumption remarkably rose over 7. 88 percentage points, showing a remarkable upgrading change of the consumption structure, and the proportion of the health consumption in total consumption rose over 2. 76 percentage points. But the residents' consumption rate remarkably fell from 44. 19% to 37. 30% , it rose slightly since the Twelfth Five-Year Plan, and the rate of the health consumption in the residents' income evidently rose from 3. 21% to 5. 05% . The regional disparity of the residents' total consumption and immaterial consumption roundly continued to be reduced, that of the health consumption evidently was reduced; and the urban and rural ratio of the residents' total consumption and immaterial consumption roundly continued to be reduced, that of the health consumption evidently was reduced.

Keywords: Anhui; Health Consumption; Demand Status; Measuration and Evaluation

Abstract: Based upon the per capita value in Beijing's urban and rural, the residents' total consumption in 2017 was 5. 11 times that of 2000, the immaterial consumption was 5. 06 times and the health consumption was 5. 68 times. The proportion of the residents' immaterial consumption slightly fell over 0. 32 percentage points, showing a partial "inverted upgrading" change of the consumption structure, and the proportion of the health consumption in total consumption rose over 0. 78 percentage points. But the residents' consumption rate certainly fell from 30. 40% to 29. 02% , it rose slightly since the Twelfth Five-Year Plan, and the rate of the health consumption in the residents' income certainly fell from 5. 66% to 5. 07% . The regional disparity of the residents' total consumption and immaterial consumption roundly continued to be reduced, that of the health consumption significantly was reduced; and the urban and rural ratio of the residents' total consumption and immaterial consumption roundly continued to be reduced, that of the health consumption significantly was reduced.

Keywords: Beijing; Health Consumption; Demand Status; Measuration and Evaluation

Abstract: Based upon the per capita value in Hainan's urban and rural, the residents' total consumption in 2017 was 6. 33 times that of 2000, the immaterial consumption was 7. 33 times and the health consumption was 9. 21 times. The proportion of the residents' immaterial consumption certainly rose over 4. 56

percentage points, showing a certain upgrading change of the consumption structure, and the proportion of the health consumption in total consumption rose over 2. 24 percentage points. But the residents' consumption rate evidently fell from 36. 66% to 32. 59% , it rose slightly since the Twelfth Five-Year Plan, and the rate of the health consumption in the residents' income evidently rose from 3. 60% to 4. 88% . The regional disparity of the residents' but that of the residents' total consumption and immaterial consumption roundly continued to be extended, that of the health consumption slightly was reduced; and the urban and rural ratio of the residents' total consumption and immaterial consumption roundly continued to be reduced, that of the health consumption evidently was extended.

Keywords: Hainan; Health Consumption; Demand Status; Measuration and Evaluation

Ⅳ Provincial Reports of Public Investment

Abstract: From 2000 to 2017, Tibet's total expenditure for public health increased from 0. 324 billion yuan to 9. 380 billion yuan, with an average annual growth of 21. 89% , which was slightly 0. 07 percentage point lower than the national average growth. The local health investment growth was remarkably higher than GDP growth; it was certainly lower than the fiscal revenue growth, but slightly higher than the fiscal expenditure growth; at the same time, it was slightly lower than the education investment growth, and evidently lower than the science & technology investment growth, but certainly higher than the culture investment growth. The comprehensive evaluation of Tibet: In the provincial lateral evaluation, Tibet was ranked 1st in the 2017 annual health investment index leaders; In the vertical evaluation of self-base value, Tibet was ranked 21st in the 2000 -2017 health investment index runners-up, 22nd in the 2005 -2017, 28th in the 2010 –2017 and 10th in the 2016 –2017.

Keywords: Tibet; Health Investment; Comprehensive Evaluation; Growth Test

Abstract: From 2000 to 2017, Anhui's total expenditure for public health increased from 1. 171 billion yuan to 59. 774 billion yuan, with an average annual growth of 26. 03% , which was evidently 4. 07 percentage point higher than the national average growth. The local health investment growth was significantly higher than GDP growth; it was remarkably higher than the fiscal revenue growth, and remarkably higher than the fiscal expenditure growth; at the same time, it was remarkably higher than the education investment growth, but significantly lower than the science & technology investment growth, and that significantly higher than the culture investment growth. The comprehensive evaluation of Anhui: In the provincial lateral evaluation, Anhui was ranked 11th in the 2017 annual health investment index leaders; In the vertical evaluation of self-base value, Anhui was ranked 1st in the 2000 –2017 health investment index runners-up, 1st in the 2005 –2017, 3rd in the 2010 –2017 and 1st in the 2016 –2017.

Keywords: Anhui; Health Investment; Comprehensive Evaluation; Growth Test

Abstract: From 2000 to 2017, Guangdong's total expenditure for public health increased from 4. 773 billion yuan to 130. 756 billion yuan, with an average annual growth of 21.50%, which was slightly 0.46 percentage point lower than the national average growth. The local health investment growth was remarkably higher than GDP growth; it was evidently higher than the fiscal revenue growth, and evidently higher than the fiscal expenditure growth; at the same time, it was evidently higher than the education investment growth, but remarkably lower than the science & technology investment growth, and that remarkably higher than the culture investment growth. The comprehensive evaluation of Guangdong: In the provincial lateral evaluation, Guangdong was ranked 19th in the 2017 annual health investment index leaders; In the vertical evaluation of self-base value, Guangdong was ranked 25th in the 2000 -2017 health investment index runners-up, 18th in the 2005 -2017, 1st in the 2010 -2017 and 14th in the 2016 -2017.

Keywords: Guangdong; Health Investment; Comprehensive Evaluation; Growth Test

R.18 Qinghai: Ranked the 2nd in the 2017 Annual Health Investment Index Leaders

Gao Huiping / 286

Abstract: From 2000 to 2017, Qinghai's total expenditure for public health increased from 0.282 billion yuan to 12.521 billion yuan, with an average annual growth of 25.00%, which was evidently 3.04 percentage point higher than the national average growth. The local health investment growth was significantly higher than GDP growth; it was remarkably higher than the fiscal revenue growth, and evidently higher than the fiscal expenditure growth; at the same time, it was evidently higher than the education investment growth, but certainly lower than the science & technology investment growth, and that evidently higher than the culture investment growth. The comprehensive evaluation of Qinghai: In the provincial lateral evaluation, Qinghai was ranked 2nd in the 2017 annual health investment index leaders; In the vertical evaluation of self-base value, Qinghai was ranked 11th in the 2000 -2017 health investment index runners-up, 19th in the 2005 -2017, 14th in the 2010 -2017 and 3rd in the 2016 -2017.

Keywords: Qinghai; Health Investment; Comprehensive Evaluation; Growth Test

Abstract: From 2000 to 2017, Henan's total expenditure for public health increased from 1. 730 billion yuan to 83. 666 billion yuan, with an average annual growth of 25. 63% , which was evidently 3. 67 percentage point higher than the national average growth. The local health investment growth was significantly higher than GDP growth; it was remarkably higher than the fiscal revenue growth, and remarkably higher than the fiscal expenditure growth; at the same time, it was remarkably higher than the education investment growth, but certainly lower than the science & technology investment growth, and that significantly higher than the culture investment growth. The comprehensive evaluation of Henan: In the provincial lateral evaluation, Henan was ranked 21st in the 2017 annual health investment index leaders; In the vertical evaluation of self-base value, Henan was ranked 2nd in the 2000 –2017 health investment index runners-up, 5th in the 2005 –2017, 13th in the 2010 –2017 and 29th in the 2016 –2017.

Keywords: Henan; Health Investment; Comprehensive Evaluation; Growth Test

Abstract: From 2000 to 2017, Hunan's total expenditure for public health increased from 1. 188 billion yuan to 58. 598 billion yuan, with an average annual growth of 25. 77% , which was evidently 3. 81 percentage point higher than the national average growth. The local health investment growth was significantly higher than GDP growth; it was remarkably higher than the fiscal revenue growth, and remarkably higher than the fiscal expenditure growth; at the same time, it was evidently higher than the education investment growth, but slightly lower than the science & technology investment growth, and that remarkably higher than the culture investment growth. The comprehensive evaluation of Hunan: In the provincial lateral evaluation, Hunan was ranked 25th in the 2017 annual health investment index leaders; In the vertical evaluation of self-base value, Hunan was ranked 4th in the 2000 –2017 health investment index runners-up, 2nd in the 2005 –2017, 11th in the 2010 –2017 and 28th in the 2016 –2017.

Keywords: Hunan; Health Investment; Comprehensive Evaluation; Growth Test

Abstract: From 2000 to 2017, Chongqing's total expenditure for public health increased from 0. 804 billion yuan to 35. 379 billion yuan, with an average annual growth of 24. 93% , which was certainly 2. 97 percentage point higher than the national average growth. The local health investment growth was remarkably higher than GDP growth; it was evidently higher than the fiscal revenue growth, and evidently higher than the fiscal expenditure growth; at the same time, it was evidently higher than the education investment growth, but evidently lower than the science & technology investment growth, and that remarkably higher than the culture investment growth. The comprehensive evaluation of Chongqing: In the provincial lateral evaluation, Chongqing was ranked 15th in the 2017 annual health investment index leaders; In the vertical evaluation of self-base value, Chongqing was ranked 5th in the 2000 – 2017 health investment index runners-up, 3rd in the 2005 –2017, 2nd in the 2010 – 2017 and 16th in the 2016 –2017.

Keywords: Chongqing; Health Investment; Comprehensive Evaluation; Growth Test

R. 22 Inner Mongolia: Ranked the 2nd in the 2016 -2017 Health Investment Index Runners-up

Chen Xiaolei / 338

Abstract: From 2000 to 2017, Inner Mongolia's total expenditure for public health increased from 0. 911 billion yuan to 32. 348 billion yuan, with an average annual growth of 23. 37% , which was certainly 1. 41 percentage point higher than the national average growth. The local health investment growth was remarkably higher than GDP growth; it was evidently higher than the fiscal revenue growth, and evidently higher than the fiscal expenditure growth; at the same time, it was evidently higher than the education investment growth, and certainly higher than the science & technology investment growth, as well as evidently higher than the culture investment growth. The comprehensive evaluation of Inner Mongolia: In the provincial lateral evaluation, Inner Mongolia was ranked 7th in the 2017 annual health investment index leaders; In the vertical evaluation of self-base value, Inner Mongolia was ranked 14th in the 2000 -2017 health investment index runners-up, 15th in the 2005 -2017, 15th in the 2010 -2017 and 2nd in the 2016 -2017.

Keywords: Inner Mongolia; Health Investment; Comprehensive Evaluation; Growth Test

R. 23 Shandong: Ranked the 7th in the 2010 -2017 Health Investment Index Runners-up

Zheng Xianfang / 351

Abstract: From 2000 to 2017, Shandong's total expenditure for public health increased from 2. 826 billion yuan to 82. 927 billion yuan, with an average annual growth of 21. 99% , which was slightly 0. 03 percentage point higher than the national average growth. The local health investment growth was remarkably higher than GDP growth; it was evidently higher than the fiscal revenue growth, and evidently higher than the fiscal expenditure growth; at the same time, it was evidently higher than the education investment growth, but evidently lower than the science & technology investment growth, and that remarkably higher than the culture investment growth. The comprehensive evaluation of Shandong: In the provincial lateral evaluation, Shandong was ranked 30th in the 2017 annual health investment index leaders; In the vertical evaluation of self-base value, Shandong was ranked 19th in the 2000 –2017 health investment index runners-up, 16th in the 2005 –2017, 7th in the 2010 –2017 and 31st in the 2016 –2017.

Keywords: Shandong; Health Investment; Comprehensive Evaluation; Growth Test

图书在版编目（CIP）数据

中国健康消费与公共卫生投入双检报告．2019 / 王亚南，杨正权主编．-- 北京：社会科学文献出版社，2019.5
（民生指数报告）
ISBN 978-7-5201-4746-0

Ⅰ．①中… Ⅱ．①王… ②杨… Ⅲ．①公共卫生-投入-研究报告-中国-2019 Ⅳ．①R199.2

中国版本图书馆 CIP 数据核字（2019）第 075521 号

民生指数报告
中国健康消费与公共卫生投入双检报告（2019）

主　　编 / 王亚南　杨正权
副 主 编 / 陈勇强　方　彧　魏海燕

出 版 人 / 谢寿光
责任编辑 / 张　超

出　　版 / 社会科学文献出版社·皮书出版分社（010）59367127
地址：北京市北三环中路甲 29 号院华龙大厦　邮编：100029
网址：www.ssap.com.cn
发　　行 / 市场营销中心（010）59367081　59367083
印　　装 / 三河市龙林印务有限公司

规　　格 / 开　本：787mm × 1092mm　1/16
印　张：25　字　数：379 千字
版　　次 / 2019 年 5 月第 1 版　2019 年 5 月第 1 次印刷
书　　号 / ISBN 978-7-5201-4746-0
定　　价 / 128.00 元

本书如有印装质量问题，请与读者服务中心（010-59367028）联系